本书将为医生、患者、机关、制药企业、国家管理部门和公众提供重要的参考，并进一步推动我国生物类似药产业的发展进程！

—— 沈　琳　北京大学肿瘤医院

随着生物类似药在国内不断发展，业界对生物类似药的研发试验设计、统计分析和评审方法相关专著的需求日益凸现。以此为契机，本书对生物类似药的研发过程进行了系统的描述，将中国与欧美等国的相关评审法规进行对比，从各个不同角度进行了深入的探讨。这是第一本由国内学者共同编撰、适用于国内生物类似药发展情况的巨著，它的出版无疑将提升国内外生物类似药的研发审评水平。期待它能作为业界的前沿专著供大家学习参考，成为中国生物类似药研发领域的一大成果！

—— 周贤忠　美国杜克大学医学院

生物类似药的研发有助于降低生物药的价格，满足公众用药需求，在"健康中国"建设中发挥重要作用。亦弘商学院在多年教学及法规研究的基础上，汇聚相关领域的资深专家及最富一线经验的行业同仁，共同编撰成书。相信本书一定会成为该领域相关方的重要参考书籍，为我国生物类似药的发展提供有益的指导。

—— 胡　欣　北京医院

本书的学术专业性和实践性引人注目。编委会由30余位生物类似药研发、生产、审评及临床应用领域的资深专家组建而成。专业执笔人团队近50人，分别在生物类似药临床、学术和制药领域深耕开拓。在48位资深临床专家的指导下，本书将理论与实践结合，定会转化为前线医务工作者与病魔作战的有力武器，为深受疾病之苦的患者带去希望。

—— 曾小峰　北京协和医院

我国生物类似药的研发和管理工作虽起步较晚，但在生物医药领域充分发挥了后发优势，成为目前拥有生物类似药研发项目最多的国家。生物类似药市场的发展，一方面为国家医疗服务体系节省开支，为中国老百姓治病减负；另一方面提升了国家在生物医药领域的创新发展推动力。希望本书的编写和出版能给中国老百姓认识该类药物、民族医药企业发展创新药以及广大医务工作者正确使用生物类似药带去帮助。

—— 谢　幸　浙江大学医学院附属妇产科医院

生物类似药
从研发到使用

BIOSIMILARS
From Research and Development to
Clinical Use

主 编 单 位　沈阳药科大学亦弘商学院

联合主编单位　上海复宏汉霖生物技术股份有限公司
　　　　　　　齐鲁制药集团有限公司

中国健康传媒集团
中国医药科技出版社

内 容 提 要

　　本书是对生物类似药发展进程和全生命周期管理的总结。内容涵盖生物类似药概述、研发与市场、研发与评价（药学研究、非临床研究和临床研究）、生产与质量控制、审评审批、药物警戒、市场准入、临床使用与上市后研究、展望等，并针对国内十大生物类似药研发管线产品案例进行剖析，希望为生物类似药相关读者提供有益的帮助。

　　本书旨在广泛提升制药企业、医生、支付方、患者以及公众对生物类似药的认知与关注，为推动中国生物类似药产业的健康发展提供借鉴。

图书在版编目（CIP）数据

生物类似药：从研发到使用/沈阳药科大学亦弘商学院主编 . —北京：中国医药科技出版社，2021.6

ISBN 978 - 7 - 5214 - 2434 - 8

Ⅰ.①生… Ⅱ.①沈… Ⅲ.①生物制品—类似物—研究 Ⅳ.①R977

中国版本图书馆 CIP 数据核字（2021）第 077331 号

美术编辑　陈君杞

版式设计　张　璐

出版　**中国健康传媒集团**｜中国医药科技出版社

地址　北京市海淀区文慧园北路甲 22 号

邮编　100082

电话　发行：010 - 62227427　邮购：010 - 62236938

网址　www.cmstp.com

规格　889×1194mm $\frac{1}{16}$

印张　18½

字数　528 千字

版次　2021 年 6 月第 1 版

印次　2021 年 6 月第 1 次印刷

印刷　三河市万龙印装有限公司

经销　全国各地新华书店

书号　ISBN 978 - 7 - 5214 - 2434 - 8

定价　**158.00 元**

获取新书信息、投稿、为图书纠错，请扫码联系我们。

《生物类似药——从研发到使用》
编委会

临床指导委员会 （以姓氏笔画为序）

丁艳华	吉林大学白求恩第一医院	张 力	中山大学附属肿瘤医院
万 挺	中山大学附属肿瘤医院	张 洪	吉林大学第一医院
马 丁	华中科技大学同济医院	陈 颖	中国医科大学附属第一医院
马 军	哈尔滨血液肿瘤研究所	罗 婷	四川大学华西医院
马斌林	新疆抗癌协会	周贤忠	美国杜克大学医学院
王 雷	上海市肺科医院	周恩相	中南大学湘雅二医院
王哲海	山东省肿瘤医院	周彩存	上海市肺科医院
牛 挺	四川大学华西医院	周道斌	北京协和医院血液科
孔北华	山东大学齐鲁医院	赵洪云	中山大学附属肿瘤医院
石远凯	中国医学科学院肿瘤医院	赵维莅	上海交通大学医学院附属瑞金医院
冯继锋	江苏省肿瘤医院	胡 蓓	北京协和医院
朱 军	北京大学肿瘤医院	胡夕春	复旦大学附属肿瘤医院
刘云鹏	中国医科大学附属第一医院	秦 燕	中国医学科学院肿瘤医院
刘继红	中山大学附属肿瘤医院	秦叔逵	中国人民解放军第八一医院
闫 敏	河南省肿瘤医院	夏结来	西安空军军医大学
许瑞莲	深圳市人民医院	顾爱琴	上海交通大学附属肿瘤医院
孙 涛	辽宁省肿瘤医院	徐兵河	中国医学科学院肿瘤医院
李建勇	江苏省人民医院血液科	徐瑞华	中山大学附属肿瘤医院
李惠平	北京大学肿瘤医院	黄慧强	中山大学附属肿瘤医院
吴凤英	上海市肺科医院	韩宝惠	上海市胸科医院
邱 峰	重庆医科大学附属第一医院	傅佩芬	浙江大学医学院附属第一医院
邱录贵	中国医学科学院血液病医院	曾小峰	北京协和医院
宋海峰	蛋白质药物国家工程研究中心	谢 幸	浙江大学医学院附属妇产科医院
沈 琳	北京大学肿瘤医院	黎 莉	山东大学齐鲁医院

序

生物医药是"十四五"期间我国战略性新兴产业的重点方向，对于我国抢占新一轮科技革命和产业革命制高点，建设"健康中国"具有重要意义。生物技术产品日益成为维护人类健康的关键工具，围绕生物技术产品的科学研究、技术发明与创造以及产品制造等领域的竞争日益成为全球竞争的主要内容之一。我国作为一个人口大国，构建生物技术产品竞争体系与能力是维系国家健康安全的重要生命线。毋庸置疑，生物类似药产业是我国生物制药产业的基础性组成部分，具有不可或缺的地位。

近年来，随着多个"重磅炸弹"级原研生物药专利保护到期，生物类似药的研发呈现井喷态势。为了促进生物类似药的发展，各国监管机构正在努力建立健全相关监管制度与技术指南。我国生物类似药的研发虽然起步较晚，但企业的研发布局广泛，生物类似药产品在研数量居世界首位，势头良好。我国相关法规和指导原则陆续出台，注册审批路径日趋明朗，为生物类似药的发展提供了有利的条件。

生物药在治疗一些疾病方面的明显优势推动了其快速发展，临床用药的可及性始终是政府和社会关注的焦点。生物类似药的研发和上市，将大幅降低生物药的价格，进而显著提升患者用药的可及性。同时，生物类似药的开发也面临着供给不足与需求增长的矛盾、创新与垄断间的不平衡以及行业发展质量和全球竞争力等问题与挑战，解决这些有赖于"充分、规范与公平"的市场竞争环境，需要从国家药物政策、法规体系、国家支付政策等方面加以系统完善，需要行业、监管部门、支付方、医生以及患者的共同努力。

在此背景下，亦弘商学院组织生物类似药领域的资深专家及最富行业一线经验的亦弘师生群体，急行业发展之需，在教学和课题研究的基础上，编撰成这本生物类似药综合性书籍。该书系统、全面地介绍了生物类似药的监管政策法规、研发技术指南与上市许可评价、生产与质量控制、临床使用、市场准入与支付以及全球行业发展态势与挑战等，可谓一部全面、深入阐述生物类似药的全书。相信该书一定会成为利益相关各方的重要参考书籍，有助于大家理解生物类似药的科学本质、商业内涵和价值、发展中问题的实质，为我国生物类似药相关问题与挑战的研究和解决提供有益的借鉴与参考。

在接下来的几年中，我国生物类似药市场规模有望呈现爆发式增长，迎来"黄金时代"。随着相关政策的完善以及人才和技术的积累，生物类似药产业必将成为我国生物制品产业的重要基础，更大限度地满足患者的临床需求，在"健康中国"建设中发挥重要的作用。

中国工程院院士　桑國卫

序

肿瘤是一种非常古老的疾病，伴随人类进化全程，目前已成为严重危害人类健康的常见病、多发病之一。随着人们对肿瘤的认识越来越深入，外科治疗、放化疗、内分泌治疗、靶向治疗、免疫治疗等治疗手段相继涌现，不断更新的诊疗手段显著提高了肿瘤治愈率，改善了病人的生活质量。近年来，随着分子生物学的发展，生物药的临床应用给肿瘤疾病的治疗带来了根本性变革，靶向治疗和免疫治疗在临床上的地位越来越重要，成为肿瘤治疗手段的中流砥柱。

然而，与生物药的飞速发展和强烈需求相对的，是生物药令人望"药"兴叹的高昂价格。全球肿瘤治疗费用持续增加，无疑给病患和医疗保障体系造成了极大负担。不论是对于各国医保部门还是全球中低收入患者人群，在质量、安全性和有效性方面与已获批上市的原研药没有临床意义差异的生物类似药都将以更具有影响力的方式改变全球医疗服务质量，提升医疗公平性和癌症防控可及性。

我国生物类似药起步虽然较晚，但近年来，在国家鼓励药品和医疗器械创新、鼓励生物类似药研发等政策支持下，相关审批政策与国际接轨，相关的法律法规和技术指导原则逐步完善，海归人才回国创业，这些都使得我国生物类似药的发展迎来了换挡提速，成为未来肿瘤新药研发的趋势之一。自 2019 年 2 月中国首个生物类似药获批上市以来，重磅抗肿瘤药物贝伐珠单抗和曲妥珠单抗的生物类似药也相继获批上市。

随着研究的不断推进，生物类似药已逐步在临床实践中开展应用，其质量、安全性和有效性受到广泛关注。在有效性方面，越来越多的临床应用和管理方面的宝贵经验证明，生物类似药的临床疗效与原研药高度相似。在安全性方面，自 2006 年欧盟批准第一个生物类似药并应用于临床以来，尚未在欧盟安全监控系统中发现生物类似药与原研药之间存在不良反应性质、严重程度或发生频率的差异；对中国上市的生物类似药陆续开展的真实世界研究也将持续积累起国产生物类似药上市后安全性数据。这些都让我们对生物类似药的临床应用充满信心，也对生物类似药可及性的提升寄予厚望。我国"十三五"已经收官，在此期间，药政部门批准上市的新抗肿瘤药共 39 种，其中包括生物类似药，充分体现了我国在这一领域的快速进展。癌症防治是构筑健康中国极为重要的内容。

在这样的背景之下，《生物类似药——从研发到使用》作为中国首部全面介绍生物类似药的书籍，它的划时代意义不言而喻。在仔细阅读本书后，我不仅为编者能将生物类似药全产品周期的方方面面一一呈现而倍感惊喜，更为生物类似药领域能够出版这样一本兼顾学术专业性和实践真实性的论著感到欣慰。我认为，本书的出版发行将提升制药企业、医生、支付方、患者以及公众对生物类似药的认知与关注。希望这样一部教科书级别的作品可以将生物类似药最前沿的理论知识和宝贵的临床经验带给更多的医务工作者，让他们对生物类似药有更加全面和深入的了解，从而为疾病的诊断与治疗做出更大的贡献。我也衷心期盼生物类似药的可及性更上一层楼，广大患者能够早日迎来用得上、用得起高品质生物药的医药发展新时代。

构筑健康中国，在抗癌路上与大家偕行，是我的期盼和光荣。

中国工程院院士

前 言
PREFACE

近年来，生物类似药凭借与原研药在质量、安全性及有效性方面的相似性和价格优势，在减轻医疗负担、提升公众用药可及性等方面发挥了重要作用，逐渐成为国内外医药领域研发的热点。许多发达国家和地区都以不同的政策和方式鼓励和支持生物类似药的研发及使用。

在政策、资本的双重激励下，我国生物类似药的研发也已步入快车道。相关数据显示，中国生物类似药研发管线数量目前位居世界第一。2019 年 2 月，国内首个生物类似药利妥昔单抗注射液正式获批上市；同年，阿达木单抗注射液和贝伐珠单抗注射液也相继获批。截至 2020 年 12 月，已有 9 款国产生物类似药产品获批上市，标志着中国生物类似药领域迎来突破性进展。

2017 年，沈阳药科大学亦弘商学院在开展"生物制品注册管理相关问题研究课题"的过程中即意识到：由于我国生物类似药的研发起步较晚，相关的注册管理及配套政策尚未形成体系而滞后于产业的发展，生物类似药的研发和申报过程将面临诸多问题与挑战。在此基础上，结合行业发展的迫切需要，学院于同年 8 月组建专业研究团队，针对"生物类似药的相关法规体系"启动了更为深入的延伸研究，并就生物类似药注册管理的关键问题提出了较为完善的建议。随着注册法规的不断明晰，我们发现生物类似药在准入政策、临床使用和患者可及性等方面的问题也现端倪。

在此领域蓬勃发展的势头下，推出内容翔实、兼具学习和实际指导意义的专业书籍具有现实的必要性与紧迫性。由上海复宏汉霖生物技术股份有限公司发起、在齐鲁制药集团有限公司的共同支持下，亦弘商学院于 2020 年 2 月牵头组织并启动了中国首部全面介绍生物类似药书籍的编撰工作。我们特别邀请 40 余位来自生物类似药研发、审评及生产等领域的资深专家组成编审委员会，并组建了近 50 人的专业执笔人团队，他们分别来自企业、高校及亦弘学员群体。经过对框架内容和编写大纲的反复讨论与完善以及对各章节内容的多轮审阅、修订，本书历时近一年编撰而成，以期呈现系统、科学、实用的内容。

本书由生物类似药概述、研发与市场、研发与评价（包括药学、非临床及临床研究）、生产与质量控制、审评与审批、药物警戒、市场准入、临床使用与上市后研究及展望共十一章组成。第一、二章从生物类似药的概念入手，纵览其发展历史，并放眼全球市场，讨论生物类似药的发展趋势和机遇，同时提供了极其宝贵的国内十大生物类似药研发管线产品案例；第三至五章着眼于生物类似药的研发与评价，针对药学研究、非临床研究和临床研究三方面，多层次、多维度地探究其研发内涵；第六章聚焦生产与质量控制，将复杂的流程娓娓道来，使整个环节更加透明、清晰；第七、八章讲述审评审批及药物警戒，即守好上市前最后一关，为药品质量"保驾护航"；正所谓"行百里者半九十"，上市后工作仍不可小觑，第九至十一章对市场准入政策、临床使用与上市后研究及趋势展望的分析令整个逻辑更加完整。

我们希望本书能够为生物类似药这一领域勾勒出从研发到使用的相对系统的轮廓，对已有经验或正处于学习、探索阶段的读者有所帮助。我们尽力确保本书知识体系完整、内容翔实，兼顾专业性和实用性，力图广泛提升制药企业、医生、支付方、患者以及公众对生物类似药的认知与关注，进而提升生物类似药的可及性，推动中国生物类似药产业的健康发展。

本书初稿由数十位专家和学者撰写及审阅，特别是来自临床一线的各位专家教授，我们对他们付出的宝贵时间与精力以及提出的建设性意见表示由衷感谢。我们还要感谢复宏汉霖和齐鲁制药的领导、编写人员和项目组成员，得益于他们的大力支持和参与，本书最终得以面世。最后，还要衷心感谢广大读者的支持，恳切希望各位对本书提出宝贵的意见和建议，更切望大家共同努力，进一步推进我国医药行业的健康发展。

鉴于政策环境和行业环境快速地发展、变化，加之时间仓促、篇幅有限，书中内容难以及时更新实为遗憾，不足之处也在所难免，敬请广大读者批评、指正。

沈阳药科大学亦弘商学院
2021 年 4 月

目录

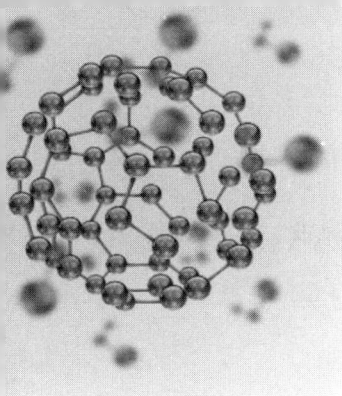

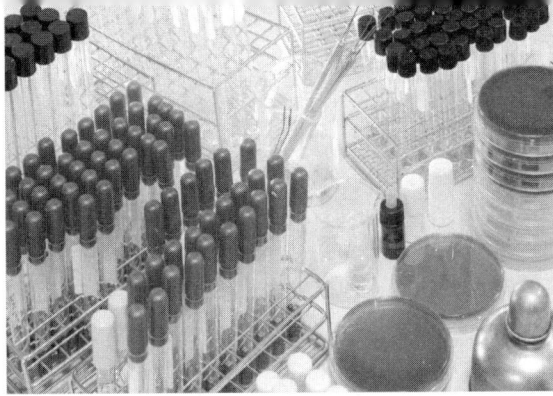

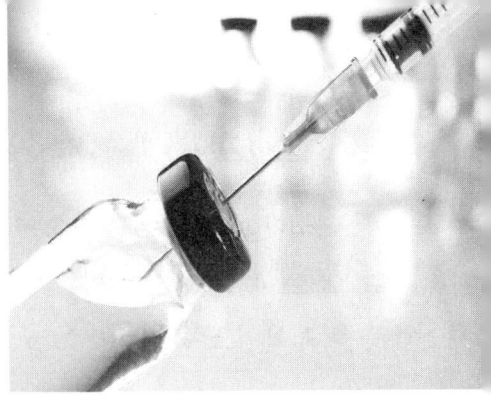

第一章　生物类似药概述

自 18 世纪以来，吗啡、依米丁、奎宁、士的宁、可卡因等活性成分从植物中被提纯出来，标志着现代药学的逐渐形成与发展。在随后 200 年的时间里，从源于偶然发现和（或）天然产物的药物发现，到基于结构的药物设计，小分子化学药物逐渐成为药物研究的主流，解决了大量的医学问题。

1953 年，Watson 和 Crick 提出 DNA 双螺旋结构，标志着人类打开了分子生物学的大门。之后，DNA 重组技术和单克隆抗体技术的出现，促使了一个新兴的高新技术产业——生物制药产业的诞生。从 1982 年第一个基因重组生物制品——胰岛素（Humulin）开始，第一个治疗性单克隆抗体药物——Orthoclone OKT3（1986）、第一个基因重组疫苗——乙肝疫苗（1986）、第一个肿瘤治疗抗体——利妥昔单抗（rituximab，Rituxan，1997）、第一个反义寡核苷酸药物——Vitravene（1998）、第一个治疗性人源抗体——阿达木单抗（adalimumab，Humira，2002）陆续上市，这些都成为生物制药史上具有里程碑意义的事件。

据 IMS 报道，2017 年全球生物药的销售额达到 2164 亿美元，占全球药品总销售额的 18.8%。到 2019 年，"药王"阿达木单抗的销售额更是创纪录地达到了 199 亿美元，成为有史以来年销售额最高的药物。生物制药产业的发展势头迅猛，已成为整个制药行业的新亮点。

1　生物药和小分子药物

1.1　生物药的定义

目前，行业内还未针对生物药形成统一的定义。比较广义的生物药是指以生物质为原料的各种生物活性物质及其人工合成类似物以及通过现代生物技术制得的药物。按照这个定义，许多利用生物技术生产的药物都可以归为广义的生物药，包括从血液中提取的活性物质（如多克隆抗体、凝血因子）、用微生物发酵生产的抗生素（如青霉素）、用生物技术生产的人用和兽用疫苗（如流感疫苗、甲肝疫苗等）、从动物、植物、微生物或海洋生物中提取的活性物质（如从猪胰脏中提取的胰岛素、从红豆杉中提取的紫杉醇等），这些药物都可被称为广义的生物药。

考虑到与小分子药物的区别，目前，人们更倾向于采用狭义的生物药定义：生物药指利用基因工程、抗体工程或细胞工程技术生产的源自生物体内的物质，用于体内诊断、治疗或预防。具体来说，生物药包括：激素、酶、生长因子、疫苗、单克隆抗体、反义寡核苷酸或核酸、细胞治疗或组织工程产品等。

本书主要以狭义的概念来定义生物药，主要介绍大肠杆菌、酵母或动植物细胞表达的重组蛋白、用杂交瘤技术生产的治疗性抗体、用细胞培养技术制备的组织工程产品等。本书中介绍的生物类似药不包括以下几类更早期的生物制品：①用细胞培养方法生产的减毒或灭毒疫苗；②从血液、尿液或组织中提取的生物活性物质。

1.2 生物药和小分子药物的区别

生物药和小分子药物有着本质的区别，二者在结构、制备及药学性质上的区别见表1-1。

表1-1 生物药和小分子药物的区别

		生物药	小分子药物
结构	分子量	通常大于5000Da	小于1000Da
	复杂程度	多为混合物，具有三级或以上结构，难以描述	多为单一分子实体，结构简单、明确，易于表征
制备	方法	利用活的细胞或生物体，工艺复杂，投入高	化学合成，工艺简单，投入少
	工艺适应性	敏感，微小变化对产品质量的影响大	微小变化对产品质量的影响小
药学性质	稳定性	对热、光、酸碱不稳定	稳定
	给药途径	注射	口服、注射及外用
	分布位置	一般难以透过细胞膜，分布于血浆或组织细胞外	可分布于任何器官或组织
	免疫原性	有	无
	靶向特异性	强	弱

1.2.1 结构差异

一般来说，小分子药物指的是分子量小于1000道尔顿（Da）的化合物，且大多数小分子药物的分子量小于500Da。例如，阿司匹林的活性物质乙酰水杨酸（acetylsalicylic acid，ASA），其分子量约为180g/mol或180Da。与此相比，生物药在分子量上要大几百甚至上千倍，如抗体药物的分子量高达150000Da。

这两者的差别不仅仅在于分子大小，更重要的是，生物药的分子结构远比小分子药物复杂，比如蛋白质类药物有一级结构（氨基酸序列）、二级结构（如α螺旋、β折叠等）以及复杂的三级结构（在二级结构的基础上进一步盘旋折叠）。有些生物药的蛋白质亚基通过疏水作用、氢键、离子键等结合后，还会形成四级结构。更为复杂的是，在生物合成过程中，这些生物药的结构通常带有翻译后修饰（post-translational modification，PTM），包括乙酰化、甲基化、糖基化、磷酸化等。因此，即使氨基酸序列相同，由于可能存在不同的翻译后修饰（例如不同的糖型），生物药通常是蛋白质的混合物而没有单一的分子式和分子量。生物药的结构复杂性使其结构表征面临很大的挑战，即使将最先进的仪器设备全用上，也不可能将生物药的结构特性完全表征清楚。而对于传统的小分子化学药，由于其一般都有非常确定且稳定的化学结构，现有的分析方法（比如红外、核磁共振、X射线衍射、质谱等）足以将其化学结构完全确证。

1.2.2 制备工艺差异

生物药在结构上的特点也注定着其生产过程更加复杂。生产过程中的许多步骤，如细胞的培养（温度和营养）以及产品的加工、纯化、储存和包装等的微小差别都可能会对最终产品的质量、纯度、生物特性以及临床效果产生较大的影响。而小分子药物是通过经典的化学反应方法进行合成。因此，生物药对于生产条件的要求远比小分子化学药苛刻，并且其生产成本也更高。

1.2.3 药学性质差异

小分子药物由于分子结构简单，可制成口服的片剂、胶囊或其他剂型。在消化道内，活性物质会被机体吸收进入血液，几乎可到达体内的任何位置。此外，凭借其小巧的结构和化学组成，小分子药物一般可以轻易穿透细胞膜。

生物药一般通过注射方式进行给药，这是因为生物药与其他蛋白质一样，口服后会被胃肠道消化而导致药物无效。生物药可与疾病过程中存在的特异性细胞受体相结合，例如在癌症治疗中，单克隆抗体可识别细胞表面的高度特异性结构，从而识别并攻击特定的肿瘤细胞而不攻击正常细胞。因此，与标准化疗相比，生物制品的副作用通常较轻。但需要注意的是，生物药是一种外源性大分子物质，可能会引发不必要的免疫反应，从而导致有效性或安全性的问题。

1.2.4　作用机制差异

由于生物药和小分子药物本身结构的不同，即使两种药物作用于同一靶点，二者对于疾病的作用机制也完全不同。下面以抑制肿瘤细胞上的表皮生长因子受体（epidermal growth factor receptor，EGFR）的药物吉非替尼（gefitinib，Iressa，图 1-1）和西妥昔单抗（cetuximab，Erbitux，图 1-2）为例，比较生物药和小分子药物在作用机制上的差异。

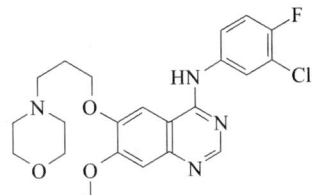

图 1-1　吉非替尼的结构式

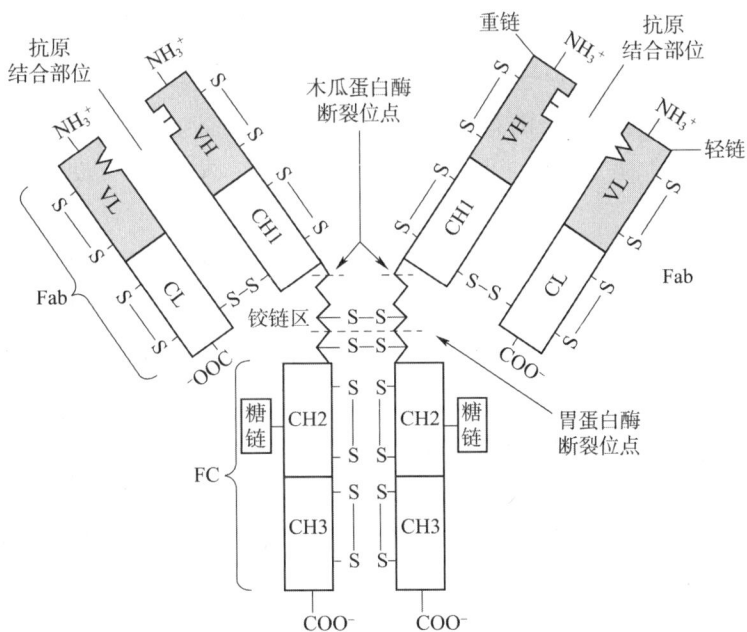

图 1-2　西妥昔单抗结构示意图

注：西妥昔单抗属于 IgG 类抗体，此图为 IgG 单抗的一般结构。

首先对 EGFR 的结构和功能进行简要说明。EGFR 位于细胞膜上，其结构如图 1-3 所示，是由细胞外的控制区域和细胞内的激酶结构区域两部分组成，中间通过一段跨膜蛋白连接。在胞外 EGF 和膜上 EGFR 结合的同时，受体发生二聚化，激活胞内的激酶，进而导致受体上的多个位点发生自磷酸化。受体上多个位点的自磷酸化会进一步触发细胞内下游信号的级联反应，从而协调多种细胞功能（如细胞增殖和分化）。因此，受体酪氨酸激酶功能的失调在许多类型癌症的发展和恶化中起关键作用。靶向抑制 EGFR 的药物可以阻断酪氨酸激酶的活性，从而抑制细胞增殖，在肿瘤治疗中发挥重要作用（图 1-4）。

小分子药物吉非替尼和抗体药物西妥昔单抗都是作用于 EGFR 的药物，但作用机制不同，因此，两者的功能和药物特性也不同。

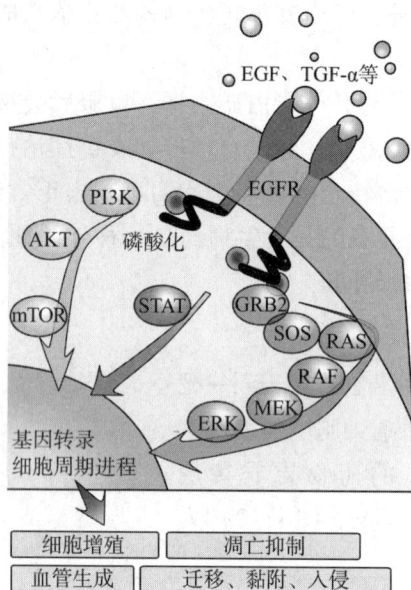

图 1-3 EGFR 结构及作用机制示意图

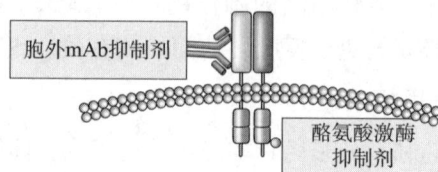

图 1-4 EGFR 抑制剂的作用位点

吉非替尼属于小分子药物，可以通过扩散或经载体蛋白进入细胞，作为三磷酸腺苷（adenosine triphosphate，ATP）与酪氨酸激酶结合的竞争性抑制剂，作用于细胞内的 EGFR 磷酸化位点，阻断受体的胞内区活化信号，从而抑制细胞增殖。但也是由于其体积小，吉非替尼很难避免对其他靶点的影响，所以存在脱靶的风险。

西妥昔单抗为大分子，难以通过细胞膜，因此不能作用于细胞内部的 EGFR 磷酸化位点。抗体具有类似的结构，它们的几何外形呈字母 "Y" 型，由 4 条多肽链组成，其中包括两条相同的 50kDa 的重链和两条相同的 25kDa 的轻链，轻重链之间由二硫键连接。位于 "Y" 型两臂末端的 Fab 片段为抗原结合片段，其作用是识别并结合细胞表面的受体，从而阻止表皮生长因子（epidermal growth factor，EGF）与受体的结合。位于 "Y" 型结构柄部的是 Fc 片段，其包含抗体被免疫细胞识别的区域。西妥昔单抗作为生物药，通过蛋白 - 蛋白相互作用（protein - protein interface，PPI）与 EGFR 的胞外部分结合，阻断 EGF 和 EGFR 的结合，从而抑制下游的细胞通路。西妥昔单抗的分子量很大，其与受体的接触面积和结合位点数量都显著大于受体和小分子的结合，因此，西妥昔单抗作用的特异性更强。

2 化学仿制药和生物类似药

一个新药的产生，需要投入巨大的资金且经历漫长的周期。因此，药物研发企业需要获得尽可能长时间的市场独占权，从而获得市场补偿，而专利制度就是获得市场独占的一个重要制度。专利制度对研发活动的影响因行业而异。由于药品研发具有周期长、投资大、风险高的特点，其对专利保护的依赖性更强。在医药行业中，专利会影响到 64% 的研发支出，而在其他领域，专利可以影响 25% 左右的研发支出。各个国家都建立了符合本国国情的药品专利保护体系，以保护药品研发者的权益，提升行业药品创新的积极性。

专利都存在有效期，一旦超过专利保护期，其他制药企业亦可生产这些药物，此时就出现了 "仿制药"。由于没有像原研专利药一样高额的研发成本，同时不需要再做市场推广，仿制药的价格自然会比原研专利药低很多。一般来讲，仿制药的价格可以下降 80% 甚至更多。

2.1 化学仿制药和生物类似药的定义

化学仿制药（也称通用名药，即 generic drugs）是指与品牌药（原研药）在剂量、安全性和效力、质量、作用以及适应症上相同的一种仿制品。虽然"generic drugs"的官方译名为"通用名药"，但业内多称之为仿制药，故本书沿用"仿制药"这个俗称。美国食品药品管理局（Food and Drug Administration，FDA）有关文件指出，能够获得 FDA 批准的仿制药必须满足以下条件：①和被仿制产品含有相同的活性成分，其中的非活性成分可以不同；②和被仿制产品的适应症、剂型、规格、给药途径一致；③生物等效；④质量符合相同的要求；⑤生产的 GMP 标准和被仿制产品同样严格。

由于生物药的特性以及不同国家和地区的监管要求和评审路径不完全相同，生物药的仿制药并不同于化学仿制药，且命名和定义也不尽相同。欧洲药品管理局（European Medicines Agency，EMA）和 FDA 将生物药的仿制药称为生物类似药（biosimilar）；加拿大卫生部（HC）将其称为后上市生物药（subsequent-entered biologics，SEBs）；世界卫生组织（World Health Organization，WHO）将其称为类似生物制品（similar biotherapeutic products，SBPs）；中国药品监管部门在相关法规文件中称其为生物类似药。最终，"生物类似药"（biosimilar）的说法获得了普遍认可，本书也用这一说法来统一表示此类药物。国际上几个最为重要的且有影响力的组织机构对生物类似药的定义表述如下（表1-2）。

表1-2 不同国家或机构对生物类似药的定义

机 构	英 文 定 义	中 文 释 义
WHO	A biotherapeutic product which is similar in terms of quality, safety and efficacy to an already licensed reference biotherapeutic product	与已批准的参比生物治疗产品在质量、安全性和效力方面均相似的生物治疗产品
EMA	A biosimilar is a biological medicinal product that contains a version of the active substance of an alreadyauthorised original biological medicinal product (reference medicinal product) in the EEA. Similarity to the reference medicinal product in terms of quality characteristics, biological activity, safety and efficacy based on a comprehensive comparability exercise needs to be established	生物类似药是包含 EEA 已批准原研生物药（参照药）活性成分变体的生物药物。需要基于全面的可比性研究，在质量特性、生物活性、安全性和效力方面建立与参比药品的相似性
FDA	Biosimilar or biosimilarity means that 'the biological product is highly similar to the reference product notwithstanding minor differences in clinically inactive components' and that 'there are no clinically meaningful differences between the biological product and the reference product in terms of the safety, purity, and potency of the product'	生物类似药或生物相似性是指生物药与参照药高度相似，尽管在无活性成分上有细微差别，但在安全性、纯度与效力方面，该生物药与参照药之间不存在临床意义上的显著差异
中国药品监管部门	—	生物类似药是指在质量、安全性和有效性方面与已获准上市的参照药具有相似性的治疗性生物制品

尽管上述几种定义不尽相同，却是大同小异，并且都强调生物类似药必须在安全性、质量和有效性方面和参照药高度相似，同时参照药必须是该国家或地区已经批准的生物药。

2.2 化学仿制药和生物类似药的区别

生物类似药和化学仿制药虽然都属于仿制药的范畴，但是存在显著不同。二者的差异主要表现在化学、制造和控制（Chemical Manufacturing and Control，CMC）研究、临床研究、监管要求、可互换性（interchangeability）、适应症外推（indication extrapolation）、研发成本和价格等几个方面。

2.2.1　化学、制造和控制研究

化学仿制药属于小分子化学药，而生物类似药属于生物药，这两种药物在结构、制备和药学性质等方面有较大差异。由于生物类似药是由活细胞或生物体制备的，其生产过程非常复杂，对工艺变化非常敏感，分子结构可能会随着生产过程的变化而变化，对最终的产品质量、纯度、生物特性以及临床效果产生较大的影响。同时，生物药是不均匀的混合物，目前的分析方法不能充分地描述这些复杂的分子特征。另外，由于专利的存在，与参照药相比，生物类似药可能采用另一套全新的工艺制造体系，甚至采用不同的宿主或载体系统，并且采用不同的工艺、设施和设备。而化学仿制药的生产工艺则相对简单，药物结构明确，质量属性容易描述。

由于上述种种原因，在生物类似药的 CMC 研究过程中，必须要进行完善的质量控制、制造过程和稳定性的可比性或一致性研究，以尽可能全面地实现两者的质量一致性。

2.2.2　临床研究

在化学仿制药的研究过程中，由于仿制药和参照药的有效成分完全一致，监管机构一般要求对其进行人体药动学的生物等效性研究，以获得仿制药和参照药在平均生物利用度上达到生物等效的医学依据。这是一种针对有效性和安全性评价的替代终点。由于前面提到的生物类似药和化学仿制药在基本性质上的差异，采用化学仿制药的生物等效性评价准则不能满足生物类似药生物相似性的评价要求。对于生物类似药，常见的问题是"什么程度的相似将被认定为相似"和"如何测定相似程度及其标准"。而仅靠单独的一项研究，几乎不可能证明生物类似药和参比药物在药物特性的各个方面都高度相似。除了要进行上文提到的质量一致性评价外，对于安全性和有效性，则一般要求通过临床试验来证明，除非有充足的证据证明人体药动学的生物等效性研究的替代终点或生物标志物可以预测临床结果。

2.2.3　监管要求

在美国，传统的化学仿制药遵循《药品价格竞争和专利期补偿法案》（Hatch - Waxman 法案），该法案对化学仿制药的简化新药上市申请（Abbreviated New Drug Application，ANDA）过程进行了规范。该法案获得了巨大的成功，不仅将大量价格低廉的仿制药推向了市场、减轻了患者的负担，还维护了原研药公司新药研制的积极性。鉴于此，同时考虑生物药的高昂费用和复杂性，《生物制品价格竞争与创新法案》（the Biologics Price Competition and Innovation Act，BPCIA）于 2010 年获得通过，成为美国生物类似药的主要监管依据。另外，欧盟、加拿大、日本、韩国以及 WHO 也分别制定了相应的监管要求。其中，欧盟由于在生物类似药领域起步较早，其制定的法规和监管路径相对完善。这些法规和监管路径都充分考虑了生物类似药的特性，使之有别于化学仿制药。目前，大多数国家对于生物类似药均采用个案审评（case - by - case review）方式。因此，各国的监管机构如何建立标准的审查和审评路径并保证监管要求一致，也是迫切需要关注的问题。另外，对于生物类似药的研究还有许多科学问题尚未有明确答案，其中最关键的问题就是"相似性的定义和标准"。随着研究的深入和更多医学证据的出现，后续的法规和指南必须进行进一步的更新和规范。

2.2.4　可互换性

对于小分子药物，生物等效性一般可以反映其治疗等效性，所以药物处方的可选择性、转换和交替通常被认为是合理的。目前，FDA 及其他机构并未允许化学仿制药和专利药之间或仿制药之间的交替使用。但有研究表明，当仿制药数量为 2~3 种时，生物等效性可以保持很好的传递；当仿制药数量

达到 6 种时，生物等效的可靠性才会比较低。而对于生物药，由于其复杂性和对微小变化的敏感性，变异往往很大，无法实现和参照药的自动互换，需要更多的研究来评估参照药和生物类似药之间替换的风险和获益。

在美国，当一个生物仿制药（follow - on biologics，FOBs）采用简略的程序（an abbrieviated process）申请时，《公共卫生服务法案》（Public Health Service Act，PHSA）和 BPCIA 规定了 FDA 将其作为生物类似药（biosimilar）和（或）可互换产品（interchangable product）许可时必须遵循的标准，其中关于"生物类似药"的要求请参考表 1 – 2。"可互换产品"的标准更高。PHSA 第 351(k)(4) 条指出，生物制品的互换性是指无需原参照药处方医生的干预即可使用该生物制品替代参照药。BPCIA 规定：只有生物类似药对任何受试者均能达到和参照药相同的疗效，才可视为两者之间具备可互换性。另外，对于多次给药的生物类似药，还要求申办方验证对任何受试者交替使用生物类似药和参照药的风险不高于连续使用参照药。从这个意义上说，当 FDA 宣布两种药品具有生物相似性时，并不代表两种药物是可以互换的，这一点必须通过从参照药到生物类似药替换的临床对照试验来证明。此外，参照药与生物类似药之间或不同生物类似药之间多次替换的有效性和安全性仍不确定，也需要直接获得临床实践的结果。因此，只有生物类似药可互换性评价中的许多科学问题（如判定原则、研究设计、统计分析等）在相关指导原则中被明确后，再经过临床验证，才能谨慎地进行药物的互换使用。

目前，仅 FDA 在批准产品上市时有互换性产品（interchange products）概念和相关的审评要求。欧盟关于产品转换或替代的原则并未做严格说明，这些均在临床使用中由临床医生来判断和决定。相关内容将在后续章节进行讨论。

2.2.5　适应症外推

适应症外推是生物类似药概念的重要元素，即如果生物类似药在单一适应症临床研究中和参照药显示同等疗效和安全性，则通常可以申请获得参照药的所有注册适应症。根据小分子药物的基本生物等效性假设，如果认为两个药物达到生物等效，则可以认为两个药物具备相同的治疗作用。因此，小分子仿制药在临床上自动获得和参照药相同的适应症。然而，对于生物类似药来说，适应症外推的安全性和有效性是有争议的。有专家指出，生物类似药对于某个适应症的有效性的临床证据并不一定意味着该药物对另一个适应症是有效的。生物类似药的适应症外推要求不同疾病之间的作用机制在已知范围内是相同的。另外，在监管决策中，也要考虑参照药的现有临床经验、药物的功能特性、使用方法（包括给药途径、剂量、使用周期等）以及不同适应症中可能存在的安全性或免疫原性方面的差异。

2.2.6　研发成本、价格和制造商

前已述及，生物类似药的生产、监管要求都更为复杂。因此，其临床前和临床阶段的研发成本及时间成本往往远高于化学仿制药。2009 年，美国联邦贸易委员会（Federal Trade Commission，FTC）估计，研发一个生物类似药平均需要 8～10 年的时间和 1 亿～2 亿美元，相比之下，研发一个化学仿制药平均仅需要 3～5 年的时间和 100 万～500 万美元。也正因为如此，生物类似药行业在 2010 年 BPCIA 通过之后，没有很快形成一个独立的产业，没有出现 1984 年 Hatch - Waxman 法案通过之后化学仿制药行业蓬勃发展的现象。在美国，1984 年仿制药处方量是 19%，而到现在可以达到 89%。政府的另一项统计发现，在过去十年中，仿制药价格降低了 80% 以上，为美国医疗系统节省了超过一万亿美元。相比之下，以在美国已上市的 6 种生物类似药为例，截至 2018 年 8 月，它们的医疗成本只比最初的同类公司低 17%～57%，尚未达到仿制药的节约水平。

正是由于生物类似药的研发成本更高，制药行业巨头的参与程度也更高。在美国已获批生物类似药产品的 8 家制造商中，有 3 家（安进 Amgen、勃林格殷格翰 Boehringer – Ingelheim 和辉瑞 Pfizer）同时生产原创生物药，有 2 家（赫升瑞 Hospira 和山德士 Sandoz）是原创生物药制造商（辉瑞、诺华 Novartis）的子公司，其余 3 家生物类似药的制造商（Celltrion、迈兰 Mylan 和三星生物）的市场资本也都超过了大多数仿制药制造商。

3 生物类似药的发展与价值

3.1 各国家和地区生物类似药的发展

3.1.1 生物类似药在欧盟

EMA 是全球最早将生物类似药纳入监管的机构。早在 2001 年，欧洲议会和欧洲理事会颁布法令 2001/83/EC 及其附件，规定了生物类似药的定义、申请途径和申报资料要求，从而形成了欧盟生物类似药的法律基础。2005 年，《生物类似物指南》（CHMP/47/04）正式生效，这是世界上第一部用于生物类似药研发与评价的指导原则。2006 年，欧盟又相继出台了《以生物技术来源蛋白质作为活性成分的类似生物制品药物指导原则：质量问题》（Guideline on Similar Biological Medicinal Products Containing Biotechnology – derived Proteins as Active Substance：Quality Issues）和《以生物技术来源蛋白质作为活性成分的类似生物制品药物指导原则：非临床和临床问题》（Guideline on Similar Biological Medicinal Products Containing Biotechnology – derived Proteins as Active Substance：Non – clinical and Clinical Issues）。上述三部指导原则构成了欧盟对于生物类似药研发和评价的总体指导原则。之后，EMA 又对这些指导原则进行了多次修订和完善，还相继出台了针对重组促红细胞生成素、胰岛素、人生长激素、α 干扰素、粒细胞集落刺激因子、低分子肝素、β 干扰素、促卵泡素、单克隆抗体等 9 个细分领域的指导原则。

2006 年，生长激素（somatropin）的专利到期，山德士向 EMA 提交了其生物类似药的上市申请并获得批准，该药物成为欧盟的首个生物类似药。此后，欧盟一直是全球生物类似药最为开放的地区，截至 2020 年 6 月，已批准 17 种原研药的 58 个生物类似药上市。

根据欧盟的法规规定，生产厂商如果能够证明其生物类似药与原研药的高度相似和可比性，那么该生物类似药将能获得原研药对应的适应症。作为生物类似药发展的最主要推动者，EMA 在生物类似药的评审方面逐渐形成了目前最为系统和完备的法规和监管体系，充分考虑了生物类似药的特性，并使之有别于小分子化学仿制药的监管路径。总体而言，欧盟的审评较为宽松，在体外验证相似性的情况下，某些生物类似药品种无须毒理试验即可进行 Ⅰ + Ⅲ 期临床试验。

3.1.2 生物类似药在美国

美国早在 1984 年就通过了著名的 Hatch – Waxman 法案，建立了小分子仿制药的申报途径——简化新药申请（ANDA），或称为 505(j) 申报途径。然而，根据 1902 年的生物药控制法案（Biologics Control Act），结构复杂而无法有效描述分子结构的生物药不适用 Hatch – Waxman 法案。

2006 年，山德士按照改良型新药的 505（b）（2）途径申请生长激素（somatropin）的上市许可，获得了 FDA 的批准。由于生长激素的结构相对简单、明确，且是按照 505（b）（2）途径申报并获批的，从严格意义上来讲并不是生物类似药。

美国于 2009 年颁布《生物制品价格竞争与创新法案》（BPCIA）；2010 年颁布的《患者保护与平

价医疗法案》（The Patient Protection and Affordable Care Act）修订了《公共卫生服务法案》351（k）途径，即确立了生物类似药的简化程序审批原则和上市途径。随后，FDA发布了一系列关于生物类似药申报审批的指南文件，包括如下。

- 证明与参照药具有生物相似性的科学考量（Scientific Considerations in Demonstrating Biosimilarity to a Reference Product）。
- 证明与参照药具有生物相似性的质量考量（Quality Considerations in Demonstrating Biosimilarity to a Reference Protein Product）。
- 生物类似药：关于2009年BPCIA实施的问答（Biosimilars：Questions and Answers Regarding Implementation of the Biologics Price Competition and Innovation Act of 2009）。

通过这一系列的指南文件，FDA明确了审批生物类似药的原则性考量，具体包括：①生产流程的稳健性；②蛋白结构的相似性；③对药物作用机制的理解程度；④恰当适宜的药物动力学研究；⑤可比的药物代谢数据；⑥免疫原性的数据；⑦对应原研药的临床研究资料。

相对而言，FDA的安全审评较为谨慎，临床前一般需要通过动物毒理试验。对于结构相对比较简单的大分子药，如非格司亭（filgrastim），也可不进行动物毒理试验。

2015年3月，FDA批准了山德士的非格司亭生物类似药的上市申请，该药物成为美国的第一款生物类似药，并被命名为filgrastim-sndz。

非格司亭是安进公司原研的粒细胞集落刺激因子，商品名为优保津（Neupogen）。这是一种结构相对简单的生物药，包含175个氨基酸，没有糖基化位点。在FDA批准之前，山德士的非格司亭生物类似药已经在欧盟上市，并且日处方量超过安进的原研药。因此，山德士在向FDA申报前，已经积累了超过750万人日的临床使用及不良反应事件监测数据。此外，山德士的非格司亭生物类似药在质量控制、非临床和临床研究数据中都体现了与原研药的高度相似性。

山德士于2014年7月24日向美国FDA提交上市申请，FDA首次依照351（k）途径进行审批，于2015年3月6日批准其上市，还允许其外推应用于所有原研药已获批的适应症。截至2020年6月，FDA针对9个参照生物药共批准27个生物类似药上市。

3.1.3　生物类似药在中国

中国的生物类似药监管工作起步较晚，但发展很快。2015年2月，国家食品药品监督管理总局（CFDA）颁布了《生物类似药研发与评价技术指导原则（试行）》，标志着中国生物类似药产业的启动。该指导原则首次明确了生物类似药的定义，提出了生物类似药研发和评价的基本原则，对生物类似药的药学、非临床及临床的研究和评价等内容提出了具体的要求。另外，在该指导原则的起草过程中，起草小组针对参照药的定义和选择、研发和评价等基本原则进行了重点讨论，使得其更适合中国国情。

该指导原则分为10个章节。前4章是总论，包括前言、定义和适用范围、参照药、研发和评价的基本原则。第5~7章按照药学、非临床和临床专业对生物类似药研发和评价中的技术问题进行了说明和建议。最后，第8~10章为说明书、药物警戒和名词解释。

2016年，《药品注册管理办法（修订稿）》进一步规范了生物类似药的概念和审批标准。2019年3月，复宏汉霖的生物类似药汉利康®（下称汉利康，利妥昔单抗，rituximab）获批上市，成为中国境内的第一个生物类似药。

复宏汉霖早在2012年就完成了利妥昔单抗生物类似药的临床前研究工作。该药物于2012年5月8日申请临床，2014年3月4日获得临床许可。经过3年多的临床研究，该药物于2017年10月30日递交上市注册申请，并最终于2019年2月22日获得批准（图1-5）。

申请临床	批准临床	CTR20140764 临床Ⅰb期	CTR20140400 临床Ⅰa期	CTR20150583 临床Ⅲ期	CTR20150727 临床Ⅰ/Ⅱ期	递交上市 注册申请	纳入优先审评	批准生产
2011-12	2014-3-4	2014-11-20	2015-6-25	2015-10-13	2016-3-29	2017-10-30	2018-1-31	2019-2-22

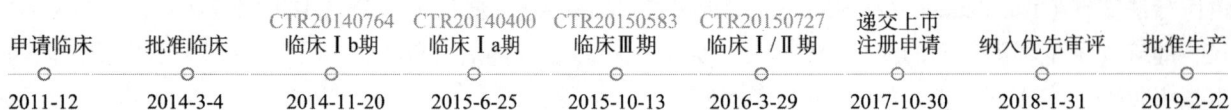

图1-5 复宏汉霖利妥昔单抗生物类似药研发进程

目前，针对专利到期的主要生物药重磅品种，中国企业都在开展生物类似药的研发和上市工作。截至目前，有超过20家企业正在研发贝伐珠单抗（bevacizumab）和阿达木单抗（adalimumab）的生物类似药，其中，齐鲁制药和信达生物的贝伐珠单抗生物类似药已经上市，百奥泰和海正、信达生物、复宏汉霖的阿达木单抗生物类似药也已上市。另外，还有超过10家企业正在研发利妥昔单抗（rituximab）和曲妥珠单抗（trastuzumab）的生物类似药，其中，复宏汉霖和信达生物的利妥昔单抗生物类似药已经上市，复宏汉霖的曲妥珠单抗生物类似药已在欧盟和中国上市。

3.2 生物类似药的命名

药品名称包括通用名和商品名。对生物类似药名称进行规范管理不仅有利于医生处方和患者用药，更重要的是利于药品上市的药物警戒，利于监测可能出现的不良反应和其他安全性问题，确保药品的可追溯性。

在欧盟，生物类似药和化学仿制药一样，可以使用独特的商品名称和与其参照药相同的通用名（也称国际非专利名称，简称为INN）。例如，三星生物的生物类似药Benepali（商品名，2016年1月被欧盟批准）的原研药是安进公司的Enbrel（商品名），都使用依那西普（etanercept）作为通用名。

而在美国，2017年1月，FDA制定了《生物制品非专利名命名行业指南》。该指南规定，所有生物制品均应具备专有名称，由通用名（INN）和后缀4个小写字母组成，但该后缀必须是没有任何意义的（至少有3个字母不同）。此命名原则适用于既往或最近经公共健康法案351（a）或351（k）批准的原研生物制品、相关生物制品和生物类似药。

FDA要求采用上述可区分后缀的原因包括以下两点。

①降低处方或药房配药错误的风险。

②将不良事件与特定相关产品进行准确关联，以便于实施有效的药物警戒管理。

例如：2015年，FDA批准了首个生物类似物Zarxio（商品名），该药物由诺华旗下山德士（Sandoz）生产。原研药是安进生产的Neupogen（商品名），其通用名是filgrastim。按照FDA的规定，山德士在这个药的非专利名称后面加上了后缀"-sndz"，也就是filgrastim-sndz。

3.3 生物类似药的可互换性

目前，关于生物类似药的争论已经从监管法规的适当性转移到了可互换性的实践。可互换性是医疗专业人员及病人非常关心的一个问题，在美国和欧洲存在着不同的定义和监管框架。在欧洲，EMA规定，可互换性是用一种预期具有相同临床效果的药物代替另外一种药物的可能性，这包括用一个生物类似药代替参照药（或相反）或者生物类似药之间的替换。EMA并没有对生物类似药的可互换性使用进行推荐，而是交给成员国在法律层面上以及由处方者做出决定。

在美国，一个可互换性产品的推出是通过相关的可互换性法规进行监管的，需要经专门的互换性临床研究进行验证。一种具有可互换性的生物类似药是可以由药剂师根据所在州政策进行替换的，且不会受到原始处方的干扰。2019年5月，FDA进一步发布了《可互换性生物类似药的审评指南》，规定生物类似药需要通过多次与原研药的交叉临床试验来证明其可互换性。获得可互换性资格的生物类似药可以用于对患者正在使用的原研药进行替换使用，并可获得一年的市场独占期。尽管 FDA 的指导意见最近才发布，但美国大多数州已经制定了相关的州法律，推动了生物类似药替代原研药的进程。

在医学界存在的一个关键问题是，生物类似药是否适用于已经接受原研药治疗的患者转换为生物类似药治疗。目前的互换性研究结果并不能证明用生物类似药替换参照药对安全性和有效性产生不良影响，因此，对可互换性的担心还停留在理论阶段，且这些担心背后的科学依据还并不清楚。

互换性研究不太可能解决诸如"从一种生物类似物转换到另一种生物类似物是否安全"之类的问题。欧洲监管当局没有将可互换性研究作为生物类似药审批的一部分而提出强制要求。但一些处方医生还是希望，在患者从参照药治疗转换为生物类似药治疗之前，有必要进行互换研究。然而，如果要求进行涵盖临床实践中所有情况的互换研究，很可能会抵消生物类似药开发的成本节约并阻碍生物类似药进入市场。此外，主要使用生物类似药的国家可能缺乏支持从生物类似药转回原研药或从市场领先的生物类似药转到下一个生物类似药的互换研究。要求进行转换研究意味着第一个生物类似药可能在相当长的一段时间内在市场上占据主导地位，从而减少了竞争。

由于以上原因，医疗专业人士和政策制定者必须对生物类似药在可互换性方面的未经证实的理论风险和由于生物类似药竞争获得的成本节约进行权衡。现在做出决定是非常困难的，如表 1 - 3 所示，美国和欧洲各国在生物类似药可互换使用上的具体建议也不尽相同。例如，美国对于已经接受原研药治疗的患者不推荐进行生物类似药转换，这大大影响了重磅生物类似药的处方渗透率（5% ~ 20%），该数据远低于没有这种限制的欧洲国家。这种现象也印证了目前存在的困难。尽管如此，随着时间的推移，在强有力的科学证据支持下，进一步接受生物类似药的可互换性是值得期待的。

表 1 - 3　各国对于生物类似药可互换性的建议和处方渗透率

	未经治疗患者的使用	已接受原研治疗患者的替换	各国监管机构的具体建议	重磅生物类似药的处方渗透率
英国	√	√	由医生自行决定替换，不建议在药房级别进行自动替代	80% ~ 90%
德国	√	√	鼓励新患者、老患者在医生建议下进行生物类似药替换	50% ~ 60%
法国	√	√	未接受过治疗的患者可以自行在药房替换，并通知处方医生	25% ~ 65%
荷兰	√	√	新患者可立即接受生物类似药，老患者由医生决定是否替换	50% ~ 80%
挪威	√	√	转换由医师决定，认为在参照药和生物类似药之间以及在生物类似药之间进行切换是安全的	90% ~ 98%
美国	√	×	已经接受原研药治疗的患者不推荐进行生物类似药转换	5% ~ 20%

数据来源：欧洲药品第 17 届生物类似药会议；FDA；IQVIA。

3.4　各国家和地区生物类似药的替代率

替代率是指同一通用名下，该地区生物类似药的合计处方量占当期总处方量的比例。

欧盟地区最早实施生物类似药的审批。这些生物类似药在进入市场后，就开始了替代原研药的过程。在德国、奥地利、希腊、罗马尼亚等国家，生物类似药的替代率已经超过了50%，且仍在持续上升的过程中。有的国家（例如罗马尼亚）生物类似药的替代率甚至接近80%，已经接近化学仿制药对原研药的替代率。英国（当时属于欧盟）、法国、意大利、西班牙、比利时等几乎所有欧盟国家的生物类似药的替代率都随着时间的推移而不断提升（图1-6）。

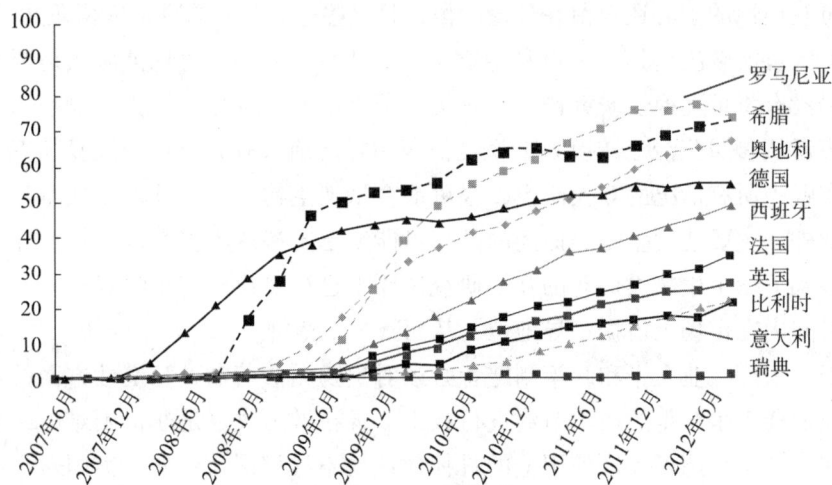

图1-6　部分欧盟国家的生物类似药市场替代率
数据来源：花旗研究；IMS；国家处方审计。

当然，不同产品的生物类似药的替代率也有差异。非格司亭（filgrastim，Neupogen）的生物类似药在上市后的4年内，对其原研药的替代率就超过了50%。而生长激素（somatropin）的生物类似药在上市后相同的时间内，对原研药的替代率仍不到10%。其中主要的原因在于，两种药物自身的临床使用方式迥然不同。非格司亭主要在医院使用，且主要用于病人的短期治疗，因此相对容易进行替换。而生长激素往往作为生长激素缺乏病人的终身用药，如果病情稳定，病人通常不会轻易替换正在使用的药物。正是因为生长激素类药物具有更强的用户黏性和销售惯性，它们的生物类似药需要更长的时间才能实现一定的替代率。

美国以及其他主要国家和地区针对生物类似药的监管立法晚于欧盟（欧盟：2004年；WHO：2009年；韩国：2009年；日本：2009年；美国：2010年；加拿大：2010年；中国：2015年），因此，其生物类似药的审批和上市销售也晚于欧盟。大体上来说，在未来的一段时间内，美国以及其他国家和地区也会经历类似于欧盟市场所发生的生物类似药对原研药的替代。

3.5　生物类似药对医疗健康行业的影响

生物类似药对整个医疗健康行业的相关方，包括患者、医疗部门、医保体系、产业界等，都具有非常积极的意义，有利于提高各方的营运效率，实现社会整体福利的提高。

3.5.1　患者获益

患者是生物类似药的直接受益者。生物类似药的到来，将极大地提升众多高价特效生物药的临床可及性。更低的价格、更大的产量，意味着更多的病人可以支付得起。

以中国为例，利妥昔单抗（rituximab，MabThera/Rituxan）、阿达木单抗（adalimumab，Humira）、曲妥珠单抗（trastuzumab，Herceptin）等生物药在临床的使用率远远低于西方发达国家。其中的核心问题之一，就是原研药高昂的使用成本限制了更多的病人享受生物科技进步的成果。他们被迫只能接受疗效较差的传统治疗方案。生物类似药的出现，无疑将让这部分病人获益。

以罗氏的贝伐珠单抗为例，其于 2010 年在中国获批，商品名为安维汀（Avastin）。2017 年 7 月，罗氏安维汀通过谈判进入国家医保目录，从 5223 元/瓶降为 1998 元/瓶；2019 年，经医保谈判，再次降价 24.92%，以 1500 元/瓶的价格被纳入国家医保。2019 年 12 月，齐鲁制药的贝伐珠单抗注射液作为国内首个获批的 Avastin 生物类似药顺利上市，定价 1266 元/瓶，后降价为 1198 元/瓶。2020 年 7 月，信达生物的贝伐珠单抗注射液在某省的挂网价格为 1188 元/瓶（4ml：100mg）。

3.5.2　医疗效率提高

在生物类似药推动高价特效生物药迅速普及的过程中，医疗部门也是明确的受益方。特效药物的大量使用意味着医疗效率的提升，医护人员能够在相同的劳动时间里让更多的病人获得更好的医治和更佳的预后。

此外，生物类似药对于产业的倒逼也会让产业创新提速。这样，将有更多、更好的新疗法和特效药出现，从长期来看，也将进一步提高医疗系统的效率。

整体来看，包括生物类似药在内的不同生物药之间的竞争，增加了患者和临床医生的选择，增强了单个药物的价值主张（如更好的治疗和服务以及更高的医疗效率），从而实现行业内各个环节成本的大幅节约。

3.5.3　缓解医保支付压力

目前，各国医疗卫生开支占 GDP 的比重都居高不下。美国医疗卫生总支出占 GDP 的比重已经超过 17%，欧、日等发达国家大多也超过了 10%，且有持续上升的趋势。中国医疗卫生总支出占 GDP 的比重也达到了 5%（表 1-4）。另外，随着社会的发展和老龄化的不断加剧（预计到 2050 年，中国超过 30% 的人口将进入老年阶段），医疗卫生支出上涨的压力持续增大。

生物类似药的出现能够有效地引入竞争，大幅降低医疗保险的支付压力，让医疗保险能够更快、更全面地覆盖特效生物药，并且保持医保基金的运行安全和可持续性。

表 1-4　部分国家医疗卫生支出总额占 GDP 的比重与趋势

年份	德国	美国	日本	韩国	英国	法国	意大利	加拿大	中国
1995	9.43	13.09	6.62	3.67	6.69	10.11	7.1	8.86	3.53
2000	9.83	12.5	7.15	4	5.97	9.54	7.58	8.28	4.47
2005	10.23	14.54	7.78	4.89	7.19	10.18	8.36	9.06	4.14
2010	11	16.41	9.16	6.24	8.47	11.18	8.95	10.56	4.21
2015	11.08	16.82	10.87	7.05	9.79	11.5	8.99	10.38	4.89

数据来源：世界银行。

3.5.4　产业升级

生物类似药对产业的影响是加速其新陈代谢。据估计，2015～2028 年，现有的生物药重磅品种将在欧盟和美国陆续失去专利保护（图 1-7）。涉及的药物包括利妥昔单抗（rituximab，MabThera）、阿达木单抗（adalimumab，Humira）、曲妥珠单抗（trastuzumab，Herceptin）、英夫利昔单抗（infliximab，Remicade）、依那西普（etanercept，Enbrel）、贝伐珠单抗（bevacizumab，Avastin）、培非格司亭（pegfilgrastim，Neulasta）、西妥昔单抗（cetuximab，Erbitux）、促红细胞生成素（Epogen）、非格司亭（filgrastim，Neupogen）等，年销售额峰值合计超过 500 亿美元。随着生物类似药的逐步上市，最近几年，上述药品的原研产品的销售收入都出现了下降（表 1-5）。

	2015	2016	2017	2018	2019	2020	2021	2022	2028
Humira				○				●	
Remicade	○				●				
Enbrel	○								●
Rituximab					●				
Avastin						●		○	
Herceptin		○				●			
Neulasta		●		○					
Erbitux									

● 美国专利到期　　○ 欧盟专利到期

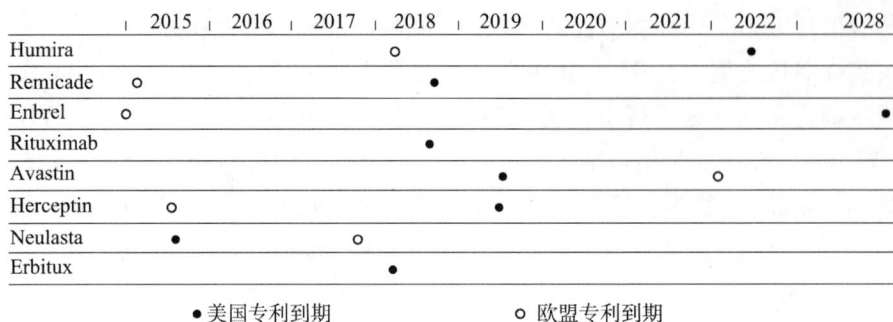

图1-7　部分生物药原研产品在欧盟和美国的专利到期时间

表1-5　生物原研药品种销售收入变化情况

原研药	厂家	单位	2015	2016	2017	2018	2019
修美乐	艾伯维	亿美元	140	161	184	199	192
类克	强生	亿美元	66	70	63	53	44
恩利	安进+辉瑞	亿美元	87	89	79	71	69
美罗华	罗氏	亿瑞郎	70	73	74	67	65
阿瓦斯汀	罗氏	亿瑞郎	67	68	67	68	71
赫赛汀	罗氏	亿瑞郎	65	68	70	70	60
培非格司亭	安进	亿美元	47	46	45	45	32
爱必妥	礼来/百时美施贵宝	亿美元	6.7	6.9	6.5	6.4	—
依伯汀	安进	亿美元	19	13	11	10	8.7
非格司亭	安进	亿美元	10	7.7	5.5	3.7	2.6

数据来源：公司财报。

　　由于生物类似药对原研药市场份额的不断侵蚀以及生物类似药自身价格在竞争中的不断下降，产业界必须持续研发更多的新型药物，以保证其收入和利润的稳定。这相当于通过对产业本身的倒逼，加速产业的创新和新陈代谢。

4　小结

　　生物药已经替代小分子药物，成为目前全球制药行业发展的热点。生物药和小分子药物在结构、制备工艺、药学特点（包括稳定性、给药途径、体内分布和安全性等）、作用机制等方面的差异，造成了生物类似药和化学仿制药在CMC（化学、制造和控制）、临床试验、监管要求、可互换性、适应症外推、研发成本、参与企业等多方面的显著性区别。整体来说，由于生物药更加复杂、对参数的微小变化更加敏感、变异更大，生物类似药只能尽可能做到与参照药的"相似性"，而不能像化学仿制药一样实现和参照药的"一致性"。

　　正是由于生物类似药的复杂性，其在欧洲各国、美国、中国等国家和地区的发展历程存在很大的不同，且各国政府对其监管的要求和尺度也有很大区别。例如，在生物类似药的可互换性和命名上，美国和欧洲的要求就不一致，这也进一步影响了生物类似药对原研药的替代率和处方渗透率。考虑到生物类似药对整个医疗行业相关方，包括患者、医疗部门、医保体系、产业界等的积极意义，各国监管部门正在采取一系列措施，以推动整个行业的可持续发展。

撰稿：陈斌、徐更

审阅：王俭、张哲如

参考文献

[1] 朱圣庚, 徐长法. 生物化学 [M]. 4 版. 北京: 高等教育出版社, 2017: 4 - 5, 147.

[2] 胡显文, 陈惠鹏, 汤仲明, 等. 生物制药的现状和未来 (一): 历史与现实市场 [J]. 中国生物工程杂志, 2004 (12): 94 - 100.

[3] 胡显文, 陈惠鹏, 汤仲明, 等. 美国、欧盟和中国生物技术药物的比较 [J]. 中国生物工程杂志, 2005, 25 (2): 82.

[4] 毛开云, 陈大明, 江洪波. 生物制药专利分析及对策 [J]. 生物产业技术, 2011 (04): 70.

[5] Dutta B, Huys I, Vulto A G, et al. Identifying Key Benefits in European Off - Patent Biologics and Biosimilar Markets: It is Not Only About Price! [J]. BioDrugs, 2020, 34 (2): 159 - 170.

[6] Santos S B, JM Sousa Lobo, Silva A C. Biosimilar medicines used for cancer therapy in Europe: a review [J]. Drug Discov Today, 2018, 24 (1): 293 - 299.

[7] J O'Callaghan, Barry S P, Bermingham M, et al. Regulation of biosimilar medicines and current perspectives on interchangeability and policy [J]. Eur J Clin Pharmacol, 2019, 75 (1): 1 - 11.

[8] Anderson S, Hauck W W. Consideration of individual bioequivalence [J]. J Pharmacokinet Biopharm, 1990, 18 (3): 259 - 273.

[9] Ameet Sarpatwari, Rachel Barenie, Gregory Curfman, et al. The US Biosimilar Market: Stunted Growth and Possible Reforms [J]. Clin Pharmacol Ther, 2019, 105 (1): 92 - 100.

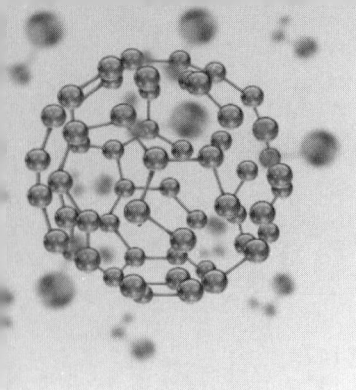

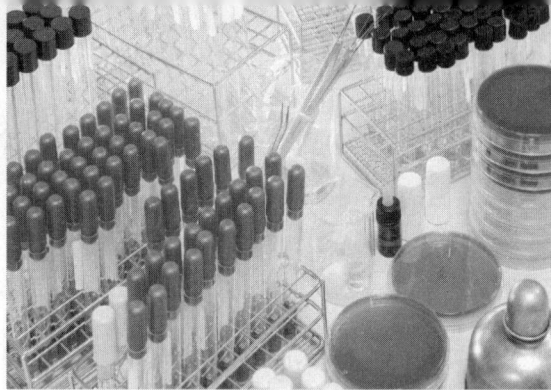

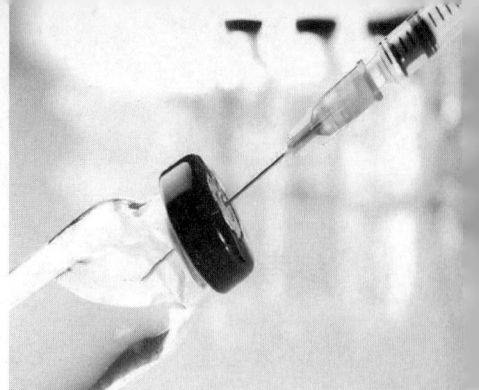

第二章 生物类似药的研发与市场

1 生物类似药的研发流程

生物类似药是与原研药在安全性、纯度和生物活性等方面高度相似且没有临床意义上的差异的生物药品。不同于化学仿制药可做到与原研药的药学等效和生物等效，生物类似药在结构特征和功能特性、非临床毒理、临床药代动力学/药效动力学（PK/PD）以及临床药效、安全性和免疫原性等方面只能尽量做到与原研药相类似。生物类似药研发流程的重心是基于生物类似药和原研药进行广泛而深入的结构和功能的头对头比较，以证明其相似性。研发流程可概括如下（图2-1）。

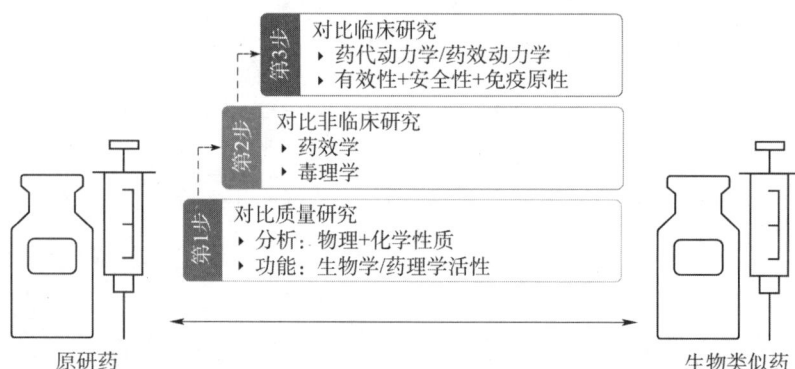

图2-1 生物类似药的研发流程

对生物类似药的研发，首先要评估其质量属性和特性，然后将其与原研药进行比较研究。一般可分为三步：①对比质量研究；②对比非临床研究；③对比临床研究。

在步骤①中，主要是对生物类似药的分子结构（例如蛋白质的主要结构或它们的糖基化结构）、生物活性（例如受体结合和其他基于细胞的生物测定）等物理、化学和生物特性进行评估。由于不可能获得原研药的生产工艺，生物类似药开发的第一步是建立自行生产的工艺。考虑到生物技术产品的质量可能因制造方法（如宿主细胞、细胞培养条件和纯化程序）的不同而受到影响，对生物类似药与其原研药的质量属性可比性评估至关重要。整个评估过程可能需要多达20~40种不同的测试方法，用于检测分子结构和功能。根据生物相似性的要求，生物类似药的氨基酸序列必须与参照药一致，并且在高级结构、纯度、生物活性和蛋白质含量等方面存在相似性。应在评估结果的基础上进行生产工艺的调整，直至生物类似药的质量属性尽可能地符合参照药的范围，并最终确保生物类似药和参照药在安全性和有效性方面没有临床意义上的差异。

由于生物类似药和参照药的质量属性存在一定的差异，为了评估这些差异对生物类似药的安全性和有效性的影响，还需要进行步骤②，主要包括动物药代动力学（PK）、药效动力学（PD）和毒理学的评估。

对于检测生物类似药和参照药之间潜在的相关差异，许多动物模型通常缺乏必要的灵敏度，而且动物模型的免疫原性评估通常不能预测人类的免疫原性，因此，必须进行临床比较研究（步骤③）。此步骤的目的是证实生物类似药和参照药之间具有可比的临床疗效。早期的临床研究关注的是生物类似药 PK/PD 特性的可比性，后期应证明其有效性和安全性。一般还要进行免疫原性数据的对比。在某些情况下，PK/PD 研究也可能能够证明临床的可比性，这需要足够的数据证明 PD 指标可以准确预测患者的疗效。例如，非格司亭采用绝对中性粒细胞计数作为 PD 指标进行测定。

总之，生物类似药的开发流程是一个逐步的、循序渐进的过程，是调整、适应、比较和确认的循环过程。只有在安全性、有效性和质量可控性方面与参照药之间没有临床意义上的差异时，生物类似药才可以被批准。

2 生物类似药立项的关键考量因素

由于生物类似药和一般化学仿制药存在多方面的差异（详见第一章），生物类似药的立项除遵循一般化学仿制药立项需考虑的要素和原则外，还需要关注生物类似药的产品复杂性、监管不确定性以及研发周期长、成本高等要素和特点。

2.1 产品定位策略

目前，欧美成熟市场与新兴市场中生物类似药领域的竞争日趋激烈，研发热点已经从结构简单的重组蛋白药物转向了单抗、融合蛋白、胰岛素类似物等结构复杂的生物药，尤其是阿达木单抗（adalimumab）、曲妥珠单抗（trastuzumab）、利妥昔单抗（rituximab）、英夫利昔单抗（infliximab）等单抗类重磅产品。在国内，针对 TNF-α、EGFR、VEGF、HER2 等热门靶点的单抗或融合蛋白类生物类似药品种出现了扎堆申报现象，这可能会导致后续的同质化和过度竞争的问题，使进度落后的企业的投资回报达不到预期。因此，不同企业要根据自身的优势聚焦有市场优势的疾病领域，避免选择过度热门的靶点。另外，在研发立项之初，制定面向全球目标市场的开发策略尤为重要。例如，国内也有企业的贝伐珠单抗生物类似药已在中国和美国同时开展临床试验，采用了在当前中国为数不多的"中美双报"注册策略。

2.2 市场竞争

生物类似药除与原研厂商争夺市场外，同时面临着同品种多个厂家的扎堆研制和竞争。另外，还需要考虑以下其他两类品种的竞争。

一类是在历史时期未按照生物类似药监管途径与原研产品进行质量、安全性、有效性的严格比对试验，或未能验证与原研产品具有高度生物相似性，在质量和成分上有差异，不能互相替代的仿制产品（Imitator）。2015 年国家食品药品监督管理总局（CFDA）《生物类似药研发与评价技术指导原则（试行）》出台之前，国内有不少此类按新药途径申报的仿制产品，如依那西普（etanercept）的国内仿制产品益赛普（三生国健）、强克（上海赛金）和安百诺（海正药业）。

另一类是改良型创新生物药（bio-better），是对已上市的原研生物药进行长效化、靶向性、多功能性（多靶点）、给药途径改良等方面的升级，与原研生物药及生物类似药相比具有更佳的安全性、有效性或患者依从性等临床优势。原研厂商通过对原研药做进一步的改良，在原研药专利截止之际，推出改良型的生物新药，以维持其产品在市场中的领先地位，如罗氏的抗体偶联药物（antibody – drug conjugate，ADC）曲妥珠单抗 – 美坦新（trastuzumab emtansine，Kadcyla）、皮下注射剂型利妥昔单抗/透明质酸酶（rituximab/hyaluronidase，Rituxan Hycela）、皮下注射剂型曲妥珠单抗/透明质酸酶（trastuzumab/hyaluronidase – oysk，Herceptin Hylecta）。在国外，皮下注射剂可缩短注射时间、降低病床占有率，同时减少对医护人员的使用，进而降低医疗费用，因而对同一药品的静脉注射剂型类似药带来明显挑战。

另外，原研药厂商还会采用授权品牌生物类似药的方式，以应对生物类似药的冲击。例如，罗氏为应对 Dr. Reddy 制药公司的利妥昔单抗（rituximab）生物类似药 Reditux 上市对其原研药 Rituxan 的冲击，与印度本土药企 Emcure Pharmaceuticals 合作，在当地生产第二个 Rituxan 品牌生物药，以低价与生物类似药 Reditux 竞争。

2.3　监管政策

监管机构对生物类似药的监管政策仍处于发展变化阶段，部分市场缺乏一致和清晰的注册、监管路径。欧盟 EMA 最早开始建立生物类似药监管体系（2001 年），并逐渐形成了目前最为系统和完备的法规和监管体系。美国 FDA 于 2012 年发布了生物类似药指导原则，且已批准了一些生物类似药品种，目前，相应的法规、指南和注册审批体系还在完善之中。中国药品监管部门于 2015 年颁布了《生物类似药研发与评价技术指导原则（试行）》，标志着中国生物类似药产业的启动，之后，相关品种的开发指南也陆续发布；其他相关的法规指南正在完善中，这将逐渐减少研发监管的不确定性。

另外，在中国，其他行政制度也影响着生物类似药的研发。例如，医保控费压力增加将鼓励生物类似药研发，以提高药品的可及性；国内上市许可人（Marketing Authorization Holder，MAH）制度的实施也扩大了生物类似药的合同生产外包（Contract Manufacture Organization，CMO）市场，推动了药品的研发。

各国和地区政府对于生物类似药可互换性要求的不一致性（详见第一章 3.3）也是立项过程中需要认真考虑的问题。生物类似药具有大分子结构，这决定了其难以做到与参照药完全一致进而实现临床使用的完全互换。许多国家通过立法，明确了生物类似药使用和互换的要求。目前，只有美国确定了生物类似药可互换产品的定义，并对其提出了额外的技术要求，要求提供可以证明生物类似药与参照药转换使用没有临床意义差异的额外临床数据。欧盟的"可互换"概念是由医生决定是否用某种具有相同治疗目的的药物替代另一种药物，即转换（switching）。医生通过对生物类似药的了解并结合患者的疾病发生发展情况，给予其合适的生物类似药。我国尚未建立可互换生物类似药的定义和额外的技术标准，目前主要由临床医生根据患者和生物类似药的特点开具处方。

理论上，对原研生物药产生积极反应的患者可以接受相应的生物类似药，从而降低治疗成本。经过多年使用，主要监管机构对于生物类似药可互换性的有效性和安全性（主要是免疫原性和治疗活性）的担心已经大大减少，尽管如此，各监管机构的立场尚未达到一致。这就要求在项目立项时，应根据不同监管机构对于可互换性的要求确定研究策略。

2.4　产品特性

生物类似药具有分子量大、结构高度复杂的特点，因此，其开发涉及多个层次的复杂过程，包括需高度受控的制造工艺开发、临床前结构与功能和生物学活性评估、临床疗效和安全性（包括免疫原性）分析等。为确保与参照药的高度相似性，应在生物类似药开发的每一步开展与参照药的头对头比对试验，以证明其在质量、安全性和疗效方面与参照药没有临床意义上的差异。

生物类似药开发的总体思路是以证明其与参照药具有相似性的比对试验为基础，支持生物类似药的安全、有效和质量可控。应采用逐步递进的顺序，分阶段开展药学、非临床和临床比对试验。监管机构正是基于这一全面、逐步递进的比较相似性研究的综合证据（totality of evidence）来决定是否批准生物类似药的上市许可。

与化药仿制药相比，生物类似药的开发难度更高、生产工艺更为复杂、研发周期更长，因此研发成本也更高。此外，在市场推广方面，生物类似药需要更专业的医生和患者教育以及更高的市场准入门槛。二者的主要特点对比见表2-1。

表2-1　化学仿制药、生物类似药的开发难度、时间和成本的对比

	化学仿制药	生物类似药
开发科学性的困难	低（生物等效性）	高（生物类似、可比、等效）
开发/上市时间	短（3~4年）	约8年
开发费用	低（<500万美元），通常不需要临床研究	约1~2亿美元，通常需要临床研究
GMP生产工艺	简单，时间短	复杂

下面将以抗体药物的研发为例，从工艺、质量评价、临床等几个方面来说明产品复杂性对于生物类似药立项考量的影响。

2.4.1　工艺复杂性

生物类似药的制备工艺同创新生物药、原研生物药（参照药）一样，涉及独特、昂贵且耗时的操作。生物类似药是利用生物合成的大分子药物，使用在良好控制条件下培养的活细胞系（工程细胞株）进行表达制备。因此，生物类似药工艺开发的第一步是开发含有目的蛋白基因的工程细胞株，保证目的基因能够高效率表达目的蛋白且具有所需的翻译后修饰。在获得工程细胞株之后，常规的生物类似药生产工艺包括3个方面：①细胞扩增和蛋白表达；②蛋白分离和纯化；③制剂和包装。为增加产量、提高生产效率、降低风险、保证产品质量和安全性，一次性生物工艺、连续流生产工艺以及模块化工厂等新型工艺技术和设施得到应用，使生物类似药生产工艺具有更强的可行性（图2-2）。

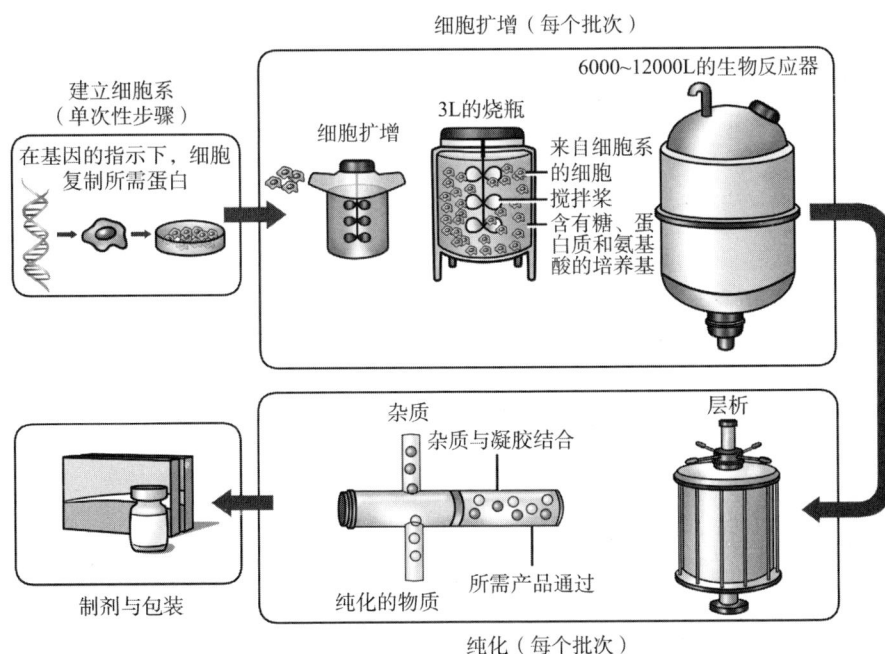

图2-2　常规生物药生产工艺流程

生物类似药生产工艺的复杂性，决定了整个生产工艺需严格受控，因为工艺过程中的微小变化可能会导致最终产品的临床有效性、安全性（包括免疫原性）发生改变。另外，如果产品生产过程或储存过程引起糖基化、脱酰胺、异构化、氧化或产生聚集体等产品相关蛋白或杂质的变化，也可能会影响单抗的结构和抗原结合特性。因此，需对生物类似药生产工艺过程进行严格控制和监测，以保证产品的全部质量属性（包括一级结构、高级结构或构象以及翻译后修饰等特性）的批间一致性。同时，对参照药及其制备工艺的深刻理解有助于实现生物类似药与其在物质基础上的药学相似性。质量源于设计（QbD）的理念和原则逐渐被业界应用于生物类似药的开发，以一种科学的、基于风险的、主动的、系统的药物开发方法，促进对产品及其生产过程的理解，从而使设计出的生物类似药能够满足预期的临床性能，并且能够生产出一致的、持续满足临床所需质量属性的产品。

生物类似药本身是一种生物制剂，因此，所有与批准生物制剂有关的 CMC 方面的要求都适用于生物类似药，除此之外，还有一个更为重要的要求——与参照药的相似性要求。也就是说，生物类似药开发商不仅需要通过最相关的、最先进的方法证明其产品本身能够保持一致的质量，而且必须证明其与参照药足够相似。由于不可能完全重现参照药的生产工艺，可能会引起产品的糖基化和其他翻译后修饰，造成产品异质性（包括 C 末端均一性、产品相关蛋白或杂质的不同等），生物类似药开发商还需证明这些不同不会使生物类似药与其参照药在安全性和有效性方面有临床意义上的差别。

2.4.2　产品质量评价

生物类似药开发的第一步是建立生物类似药的目标质量属性（target quality attribute，TQA）。显然，TQA 是由参照药的特性定义的，而生物类似药开发的目标是使其质量属性尽量与 TQA 高度相似。因此，使用最先进的正交分析工具对参照药进行详细的表征（包括识别批间变异性和杂质），是进行生物类似药开发的先决条件。为确定参照药的变异范围，需对参照药多批次产品进行测试。确定生物类似药 TQA 的主要考虑因素包括：①了解哪些质量属性对其生物学活性和临床疗效是重要的，如单抗的质量属性包括但不限于氨基酸序列、纯度、聚合体、电荷异质性、高级结构、翻译后修饰（包括糖谱）和生物学活性。②如果参照药存在多种作用机制（mechanism of action，MOA）和适应症，则应了解具体适应症的 MOA 和每个 MOA 的目标质量属性。

如前所述，生物类似药开发的成功与否取决于一个逐步递进的过程。在这个逐步递进的开发过程中，产品质量分析数据（包括理化特性、生物学活性、纯度和杂质、免疫学特性等）所显示的相似性水平会影响临床前和临床部分的开发。在产品质量特征（物质基础）上尽可能与参照药保持一致，可能会减少监管上对临床数据的要求。因此，在广泛的产品质量分析特征基础上展示出高水平的相似性，是生物类似药非临床和临床研究的基础，并可决定后续非临床和临床研究的内容是否可以简化。

产品质量特性的改变，如序列变异、分子结构的细微变化、产品相关杂质（氧化、脱氨基、聚集体、降解产物）、工艺相关杂质（如宿主细胞蛋白、其他工艺污染物）等，均有可能引起产品免疫原性变化，进而影响其药动、药代性质，并进一步影响生物类似药的疗效和安全性。尤为重要的是，生物类似药给药后机体产生的抗药抗体（anti-drug antibody，ADA）可能会中和药物的活性，影响药物的清除、血浆半衰期和组织分布，改变其药效动力学（PD）特征。因此，应采用与参照药一致的技术和方法来开展非临床和临床的免疫原性比对试验研究。

在产品质量特性分析比对试验研究中，应对样品质量的批间差异进行分析，选择有代表性的批次进行试验。研究中，应尽可能使用敏感的、先进的分析技术和方法检测候选药（生物类似药）与参照药之间可能存在的差异。还应根据参照药的信息，评估每一个质量特性与临床效果的相关性，并设立判定相似性的限度范围。对特性分析的比对试验研究结果进行综合评判时，应根据各质量特性与临床效果的相关程度评判相似性的权重，并设定标准。产品质量特性分析比对试验包括（但不限于）以下蛋白结构特性及翻译后修饰特性的比较研究：① 一级结构，即氨基酸序列；② 高级结构，包括二级、三级、四级结构（适用时）；③ 翻译后修饰，如糖基化、磷酸化等（适用时）；④ 产品相关物质，如蛋白脱酰胺化、氧化等（表 2 – 2）。

表 2 – 2　产品质量特性分析技术举例

质 量 特 性	方 法 学
一级序列变异体	液质联用（LC/MS）
纯度、电荷异质性	毛细管电泳
主要翻译后修饰 （聚合物水平）	离子交换高效液相色谱/分子排阻高效液相色谱（CEX – HPLC/SEC – HPLC） N – 糖谱定量分析 正交液相色谱（orthogonal LC） 超高质量数范围质谱（UHMS）
主要翻译后修饰 （脱酰胺、氧化）	反相高压液相色谱（RP – HPLC） 液质联用（LC/MS）
体外生物学活性	表面等离子体共振（SPR/BiaCore）
配基和 Fc 受体结合动力学	细胞试验［抗体依赖细胞介导的细胞毒性（ADCC）试验、补体依赖的细胞毒性（CDC）试验］

2.4.3　临床试验及适应症外推

临床试验作为生物类似药相似度评估的最后一步，其目的是确认生物类似药在临床安全性和有效性方面与参照药是否高度相似并解决任何残留不确定性（residual uncertainties）问题。一旦生物类似药展示出与参照药在产品质量特征分析中的相似性，生物类似药开发商就可以部分依赖于参照药的质量、安全性和有效性的临床数据，而不必从头开展证明安全性和有效性的确证性临床。由于生物类似药的使用剂量和给药方案与参照药相同，生物类似药开发商也无须开展剂量探索的前期临床试验。

Schneider 等人将生物类似药临床试验的基本原则总结如下。①第一步必须包括 PK 和 PD 的头对头比较。②至少采用一项充分的、随机的、平行对照的临床试验，最好是双盲设计，用以比较生物类似药和参照药的有效性和安全性。③采用参照药建议的剂量，以展示生物类似药临床疗效的等效性（既不是非劣效也不是非优效）。④以确认相似性为目标，应选择对于检测相关产品质量差异（如果存在的话）最敏感的人群进行临床试验。⑤临床方案的设计应与各研究阶段支持可比性的逐步递进的比对试验中获得的证据水平相适应。

生物类似药与参照药的等效性比对试验研究，由于比较、确认的特性，其通常所需病例数小于原研创新药的Ⅲ期临床研究（确证性临床）的病例数。

在生物类似药临床疗效比较研究中，需要合理选择比值或差值作为主要终点指标的效应量。等效性界值一般基于参照药疗效的置信区间进行估算，并结合临床意义进行确定。参照药的疗效通常依据参照药与标准治疗（或安慰剂）随机对照优效性研究的 Meta 分析结果来确定。纳入 Meta 分析文献的选择、分析结果的利用等，需要综合考虑目标适应症的国内外临床实践、种族差异、样本量可行性等因素。

对于经过等效性比对试验研究证实临床相似的生物类似药，可以考虑外推至参照药的其他适应症。该外推的适应症，应当是临床相关的病理机制和（或）有关受体相同，且作用机理、靶点是相同的。另外，临床比对试验应选择合适的适应症，并确保对外推适应症的安全性和免疫原性进行了充分的评估。尽管如此，也有专家担心一种生物类似物对一种适应症有效的临床证据并不一定意味着这种药物对另一种适应症有效。虽然这些争议的声音正在减弱，但还是需要在项目立项时进行充分评估。

3 生物类似药的专利问题

目前，生物药正处于高速增长期。从 2006 年到 2016 年这 10 年间，全球生物药市场规模由 780 亿美元增长至 1990 亿美元，预计 2020 年将达到 2780 亿美元。只有当原研药没有专利、原研药专利过期或者能够证明原研药专利不可执行、无效或不会被侵犯时，制造商才会开发生物类似药。如今，市场总价值约 1000 亿美元的生物药，包括多年占据全球畅销药首位的"药王"——阿达木单抗（adalimumab，Humira®，中文名为修美乐®，下称 Humira 或修美乐）在内，将在未来几年里失去在欧美的关键专利保护。在美国，预计有 70 多个生物药专利将于 2021 年到期。因此，生物类似药必将成为各生产商研究的热门领域。

药品不同于普通商品，关系到国计民生，同时，药物的研发过程是一个高风险、高投入的过程。既要鼓励生产商投入新药研发以促进更多、更好的新药投入市场，又要推动竞争以防止药品价格过高。这就需要政府平衡好"原研药"和"仿制药"的市场地位，保证患者能够用上价格合理的"好药"。政府通过专利体系的"排他性"和药监部门授予的"市场独占权"来实现这一目的。只有等到专利权和市场独占权都到期之后，仿制药才能上市销售。对于生物药来说，欧洲遵循和小分子药物一样的"8 +2"年的市场独占期，即新药被 EMA 授予 8 年的数据独占期以及 2 年的市场独占期。因此，在欧洲可采用与仿制药相类似的专利策略，在此不再详述。而美国则有很大不同，现将具体情况介绍如下。

3.1 专利权

专利（patent）具有排他性，也就是说，非经专利权人本人同意，任何单位或者个人均不得利用该专利发明创造，否则即构成对专利权的侵犯。专利保护期限为 20 年，时间一般是从向专利局提交专利申请的日期开始算起。但制药公司会利用知识产权条例中一些有利条款，尽量延长自己的垄断权，并在药物研发的不同阶段，根据研发进展和专利保护策略，制定不同的专利申请策略，不断申请新的专利，最终形成"专利族"。对于小分子药物，核心专利一般是化合物专利，后续随着研发的进展，一些外围专利，包括晶型、活性化合物盐、酯、异构体、水或溶剂化物专利开始形成。到了临床阶段，随着临床试验的深入和试验数据的积累，此时可以开始申请组合物专利、制剂专利、工艺专利及用途专利等。药品上市后，为了进一步扩大专利的独占权、延长新药的生命周期，还可以申请新组合物专利、新剂型专利以及新用途专利等。

对于生物药来说，其结构要比小分子药物复杂得多，而且其生产过程常常涉及活的生物体（如微生物、细胞、动植物体等），导致最终产品与生产工艺方法之间存在错综复杂的联系。小分子药物的化合物专利是核心专利，仿制药厂家想要绕开化合物专利是很困难的。而对于生物药来说，生物类似药和原研药进行比较的是"相似性"，在某些情况下，生物类似药与原研药的结构可能并不完全相同，但可以获得相同或相似的生物活性，这样就可以绕过原研药的化合物专利。因此，生物创新药企业会更加重视专利布局，经常采用保护范围宽窄不一的多件专利来保护同一个药品活性成分的结构，如：核酸序列、表达载体、宿主细胞、生产及纯化方法、制剂、耗材、针对不同适应症的产品用途等。这种情况下，生物药可能拥有超过 50 个专利，从而提高了生物类似药企业专利挑战的难度，使专利保护期尽可能延长。

3.2 市场独占期

美国政府对于药品的保护，除了由专利局给予专利保护外，还依据 1984 年颁布的 Hatch – Waxman

法案，由 FDA 给予市场独占期（exclusivity）的保护。该法案是传统的化学仿制药需要遵循的规则。专利保护是一种相对保护，存在被挑战的可能，也就是说，如果挑战成功，在原研药专利保护期间，仿制药仍可上市。而市场独占期是一种绝对保护，通过在保护期采取"不受理"或"不批准"仿制药申请的行政措施，设置了仿制药上市准入门槛，以保证创新药绝对市场独占状态。市场独占期是从药物批准上市之日起算的，可弥补新药在 FDA 审批时损失的时间，也可以平衡创新药企业和仿制药企业之间的利益，在延长创新药市场销售时间的同时，鼓励仿制药企业尽早进行研发。根据 Hatch - Waxman 法案，新化学实体（new chemical entity，NCE）、补充的新药申请（supplemental NDAs）和仿制药（generic drugs）都可享受不同期限的市场独占权。另外，儿童用药和孤儿药也可以获得不同期限的市场独占权。

生物药物的市场独占期是依据美国 BPCIA 进行管控的。根据 BPCIA 的规定，在原研药按照 351(a) 首次获得批准上市后 12 年内，不可以批准生物类似药 351(k) 的简化申请；在最初的 4 年内，生物类似药企业不得向 FDA 提交生物类似药 351(k) 的简化申请。这说明，12 年的市场独占权实际上是"4+8"的结构：前 4 年的时间是数据独占期，FDA 不会受理生物类似药的上市申请；后 8 年，FDA 可以接受并审理，但不能批准生物类似药的上市申请。

BPCIA 还规定，如果生物药获得儿童用药的适应症，可以获得额外 6 个月的独占期。如果生物药上市后又开发了罕见病适应症，那么自罕见病适应症批准之日起，该药可获得 7 年的孤儿药独占期。该生物药物的市场独占期将取决于原有的 12 年独占期和 7 年孤儿药独占期之中结束更晚的一个。另外，只有首个被认定具有可互换性的生物类似药可以获得 1 年独占期，在 1 年独占期内，FDA 可以批准其他生物类似药，但不能批准其他生物类似药具有可互换性。

3.3　专利舞蹈

除了对生物类似药审批的相关规定外，BPCIA 还制定了一套用来解决原研药企业与生物类似药企业之间专利纠纷的制度。其规则非常复杂，包括了一连串要求生物类似药企业与原研药企业轮流执行的动作，这样一来一回，非常像两个人在跳舞，所以被称为"专利舞蹈 patent dance"。"专利舞蹈"大略可分为三个部分，分别是信息交换程序、专利范围谈判与诉讼、上市前通知（图 2-3）。

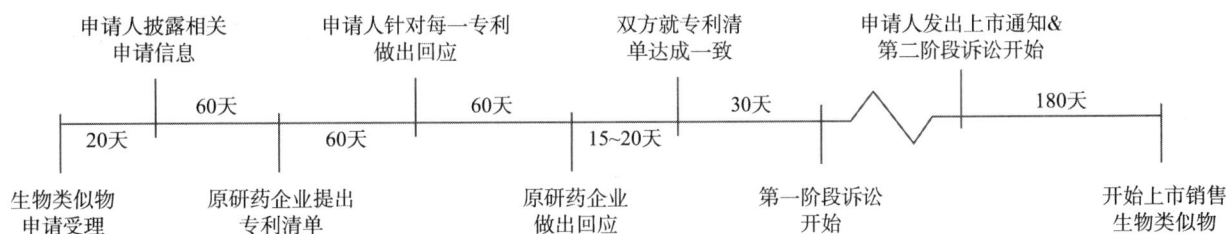

图 2-3　美国生物类似药和原研药的"专利舞蹈"

现将"专利舞蹈"的程序简单解释如下。

根据 BPCIA 的规定，在原研生物药获准上市销售的 4 年后，FDA 才可以接受生物类似药申请，然后就触发了"专利舞蹈"程序。FDA 受理生物类似药上市申请后 20 天内，生物类似药企业应向原研药企业提供一份申请副本以披露相关信息。原研药企业在收到副本 60 天后，应向生物类似药生产企业提供一份被侵权专利清单和可许可专利清单。生物类似药企业在收到专利清单 60 天后，应向原研药企业说明原研专利无效、不可执行或不被侵犯，或者提供原研专利到期前不销售该产品的声明。原研药企业可在收到声明 60 天之内做出回应，表明是否接受生物类似药企业的声明及其原因。

在上述过程中，如果双方达成共同确认的专利清单，双方可根据该清单的内容进行第一阶段的诉讼；如果无法达成一致，双方互换的清单中的一致部分就构成了共同确认的专利清单。此阶段的诉讼并不影响 FDA 的上市审批。

下一步，生物类似药企业应在不迟于药品上市 180 天前，向原研药企业发出其进入市场的意向通知。原研药企业在收到上市通知之后，可以开始第二阶段诉讼。诉讼内容可以包括双方在第一阶段中已经列出但没有提起的诉讼，也可以包括原研药企业后来再次取得的新的专利。

前面提到，原研药企业为了尽可能延长保护期，会申请多达几十个专利，从而限制生物类似药企业的进入。如果等到生物类似药被批准上市后才提出专利诉讼，可能会影响生物类似药的实际销售时间。按照专利法的观点（Bolar 例外规则），在美国境内，只有在未经专利权人许可的情况下制造、使用、许诺销售、销售任何专利发明才构成侵权，为向联邦政府递交注册申请而实施的上述行为不构成侵权。BPCIA 规定的"专利舞蹈"使双方在生物类似药批准上市前就可以提起诉讼，加速了专利诉讼的进程，因而加快了生物类似药上市的速度。另外，"专利舞蹈"实际上也给了生物类似药企业一定的控制权，使其可以主动提出专利诉讼并控制第一阶段的专利诉讼范围和第二阶段的专利诉讼时间。但是，如果生物类似药企业选择不遵守"专利舞蹈"程序，原研药企业可以立即提出诉讼，而生物类似药企业则不能提出专利诉讼。这样，生物类似药企业也就不能控制专利诉讼的范围和时间，从而失去了提起专利诉讼的主动权。

然而，这种"专利舞蹈"也成为一些生物类似药企业进入市场的障碍。首先，"专利舞蹈"要求生物类似药企业向竞争对手披露潜在的敏感性制造信息，而生物类似药企业可能不愿这么做，尤其是当他们在多个不同市场上存在竞争的时候。其次，由于这种舞蹈是在幕后进行的，原研药企业可以采取各种措施来减慢"专利舞蹈"的进程，从而推迟生物类似药进入市场的时间。第三，"专利舞蹈"是一种新的程序，没有先例可循。因此，一些生物类似药企业宁愿跳过这一环节，直接提交产品的上市申请，并因此招致专利诉讼，然后在公开法庭上"碰碰运气"。据统计，在目前批准的生物类似药中，约有一半选择不启动"专利舞蹈"。

3.4 相关专利案例

原研药企业和生物类似药企业之间在司法领域"交战"激烈。2015 年 3 月 7 日，FDA 批准了生物类似药 Zarxio 上市。Zarxio 由诺华旗下的山德士公司研发，其原研药是安进公司 1991 年获批的 Neupogen（非格司亭，filgrastim），FDA 此次批准了 Zarxio 用于原研药的所有五个适应症，但没有批准其和 Neupogen 的可互换性。这一专利纠纷最终上诉到了最高法院。该案例的最终判决，解决了很多对于 BPCIA 的关键分歧。虽然争论不可能停止，但专利仍然作为一种平衡机制发挥作用。那么，专利是如何在生物类似药的发展中发挥作用的？通过对此案例的分析，我们可能获得一些答案。

山德士和安进就 Neupogen 的专利纠纷的几个关键时间节点如下。

2014 年 7 月，山德士收到 FDA 接受 Zarxio 审查的通知，随即触发"专利舞蹈"程序。但是山德士不准备严格按照"专利舞蹈"的程序进行，并未提供其生物类似药的申请副本及制造信息，仅通知安进：①其已向 FDA 提交申请；②其打算在收到 FDA 的批准后立即推出 Zarxio（预计为 2015 年上半年）。此举是为了满足 BPCIA 规定的提前 180 天发出上市通知的要求，使 Zarxio 尽快上市。

2014 年 10 月，安进向北加州地方法院提出对山德士的诉讼，控告对方未遵守 BPCIA 关于信息交换与上市前通知的规定、不当使用其原研药的审查数据以及对其专利的侵犯。据此，安进请求法院颁发禁制令，强制要求山德士提供申请副本和生物类似药的制造信息，并强制要求山德士在 FDA 批准其申请之后再向安进发出上市通知。但山德士则提出反诉，请求法院确认：①其未侵犯专利；②其未违反 BPCIA 规定，因为 BPCIA 已规定，生物类似药企业如未遵从任一项专利舞蹈程序，或没有提供完整的审查及制造工艺资料，原研药企业可直接对其提起侵权诉讼，这表示 BPCIA 默认生物类似药企业可以选择拒绝"专利舞蹈"。

2015 年 3 月，北加州地方法院支持山德士对 BPCIA 的解释，即"专利舞蹈非强制性规定"，并拒绝了安进的禁制令要求。安进不服判决结果，向美国联邦巡回上诉法院提起上诉。

2015 年 7 月，联邦巡回上诉法院仍认定生物类似药企业具有是否提供审查及制造工艺资料的自由，但对于提前 180 天上市通知的开始时间点却有不同的见解。该院认为，该时间点应在获得 FDA 审查批准后才能提出，因此，山德士应等到同年 9 月 2 日后才能销售该药品。

2015 年 9 月 3 日，山德士宣布 Zarxio 在美国上市。但由于本案牵涉到未来"专利舞蹈"游戏规则的解释与确定，山德士和安进又双双提出上诉，并最终上诉至联邦最高法院。

2017 年 6 月，最高法院判定：①安进公司要求法院强制命令山德士提供生物类似药申请副本及其制造信息，并不属于联邦法律范畴，可以由州法院决定。并且根据 BPCIA，法院只需确定生物类似药企业是否向原研药企业提供了这些信息，并不要求法院决定这些行为是否为强制性的。②生物类似药企业可以在获得 FDA 审查批准之前提供商业营销通知，法律并无禁止。

从上述判决看，美国最高法院似乎有一点儿偏向生物类似药企业，实际上更是在原研药和生物类似药之间的进行平衡。这一判决对"专利舞蹈"的规则甚至美国生物类似药行业的发展都产生了重要影响。如果遵循"专利舞蹈"规则，这个过程也是非常费时费力的。以 Apotex 公司生产的非格司亭（filgrastim）和培非格司亭（pegfilgrastim）的生物类似药与安进的原研药 Neupogen 和 Neulasta 的专利之争为例，Apotex 选择遵从 BPCIA 中的"专利舞蹈"规则，花费 8 个月的时间才进入专利诉讼阶段。而且，即使 Apotex 安然度过此次诉讼，也并不意味着不会再遇到安进的其他阻挠。相比之下，在山德士和安进的案例中，山德士并未遵从"专利舞蹈"，3 个月后也进入了专利诉讼阶段。因此，专利诉讼基本上是不能避免的。另外，由于"专利舞蹈"要求生物类似药企业提供的信息可能涉及技术秘密，这可能会令许多生物类似药企业选择拒绝"专利舞蹈"。但对于是否启动"专利舞蹈"起决定作用的因素是生物类似药企业对其产品生产工艺和原研药专利相关程度的评估结果。

总之，由于生物药的特点，原研药企业会采用非常复杂的专利策略来阻止生物类似药的上市。在美国的专利制度下，专利挑战需要大量时间和金钱，这大大增加了生物类似药进入市场的成本。在美国，尽管目前已有 20 多款产品获批，但真正上市销售的还不到一半。生物类似药公司与原研药公司的"战斗"，其主要"战场"还是在专利诉讼上，真正比拼的是二者对专利信息和监管法规的掌握程度。

4　全球生物类似药的研发进展和趋势

自 2006 年以来，中国、欧盟、美国、日本等全球主要医药市场先后进入生物类似药时代。其中最早的是欧盟，EMA 于 2006 年 4 月批准了全球首个生物类似药——生长激素（somatropin）生物类似药 Omnitrope，用于治疗生长激素缺乏症等多种疾病，全球生物类似药时代正式开启。随后，在过去的十年间，第二波原创生物制剂（包括 TNF - α 抑制剂、曲妥珠单抗、贝伐珠单抗、利妥昔单抗、胰岛素类重磅药物）的专利逐渐到期，欧美监管机构也针对生物类似药的研发发布了详细的指导意见，全球生物类似药开发进入"黄金时代"。在中国，复宏汉霖研发生产的治疗非霍奇金淋巴瘤的汉利康（利妥昔单抗，rituximab）于 2019 年 2 月 22 日获国家药品监督管理局（NMPA）批准，这是中国首个按照《生物类似药研发与评价技术指导原则（试行)》批准的生物类似药。

4.1　全球已获批生物类似药的进展情况

自 1986 年全球首个单克隆抗体药物获批上市，以抗体、融合蛋白、重组治疗性蛋白等为代表的生物大分子药物给多种疾病的治疗带来了创新性方案，阿达木单抗（adalimumab，Humira）、利妥昔单抗（rituximab，MabThera）、曲妥珠单抗（trastuzumab，Herceptin）等已经成为其治疗领域中的标准疗法，由此也引起了全球医疗支出的快速增加。高价值、可替代性的生物类似药能够有效提高创新药物的可及性、降低医疗成本，因而具有重要的意义。

在获批的生物类似药中，抗体、粒细胞集落刺激因子（G-CSF）重组治疗性蛋白、融合蛋白这三类药物是本部分关注的重点。

4.1.1 不同国家和地区已获批生物类似药的分布

全球主要医药市场的生物类似药获批数量正在快速增加。医药魔方 NextPharma® 数据库（下称医药魔方 NextPharma 数据库）统计结果显示，截至 2020 年 2 月 29 日，EMA 批准数量最多，共有 42 个生物类似药获批，覆盖 14 个原研药（按通用名计）。其次是日本，共批准了覆盖 11 个原研药的 25 个生物类似药。FDA 共批准了覆盖 9 个原研药的 26 个生物类似药。中国作为生物类似药布局最晚的地区，在 2019 年一年内批准了 4 个生物类似药，包括利妥昔单抗（rituximab）、阿达木单抗（adalimumab）和贝伐珠单抗（bevacizumab），获批的品种全部是全球畅销的重磅产品（图 2-4）。

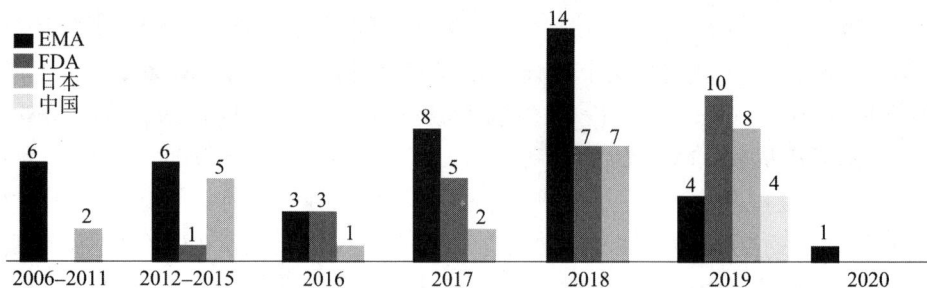

图 2-4　欧美日中历年获批生物类似药的数量

数据说明：①美国仅统计按照 351(k) 生物制品上市申请途径批准的产品；②中国仅统计根据《生物类似药研发与评价技术指导原则（试行）》途径批准的产品。

抗体类生物大分子药物的生物类似药获批数量最多，达 46 个。其中，欧盟和美国分别有 18 个，已覆盖贝伐珠单抗（bevacizumab）、曲妥珠单抗（trastuzumab）、利妥昔单抗（rituximab）、阿达木单抗（adalimumab）和英夫利昔单抗（infliximab）5 个全球重磅原研产品。其中，贝伐珠单抗和利妥昔单抗都已至少有 1 款生物类似药在欧美日中均获批。

G-CSF 类重组治疗性蛋白生物大分子药物中，欧美日共批准了 20 个生物类似药，其中欧盟批准 12 个。G-CSF 类重组治疗性蛋白药物主要包括非格司亭（filgrastim）和培非格司亭（pegfilgrastim），是治疗化疗引起的白细胞减少症的标准疗法。

对于融合蛋白类药物依那西普（etanercept），欧美日分别有 2 款生物类似药先后获批（图 2-5）。

总体来看，欧美日中生物类似药的获批情况各有不同，但受原研产品价值驱动，生物类似药开发的重点都聚焦于全球畅销重磅产品。目前，专利已到期的全球销售额大于 22 亿美元的高市场价值的生物大分子药物均至少有一个生物类似药获批。

4.1.2 已获批生物类似药的治疗领域

从已获批生物类似药中的抗体、G-CSF 类重组治疗性蛋白和融合蛋白 3 类药物来看，治疗领域涵盖肿瘤、免疫、皮肤、血液、消化和眼科等多个领域（图 2-6）。其中，以肿瘤和自身免疫最为热门，具体包括肺癌、胃癌、乳腺癌等多个肿瘤适应症和强直性脊柱炎、银屑病、类风湿关节炎等自身免疫适应症。

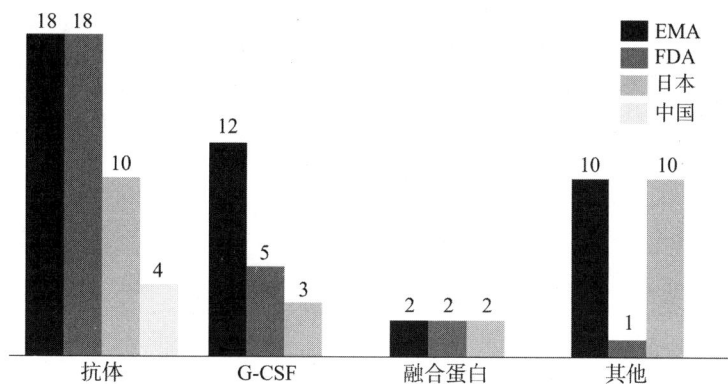

图 2 - 5　欧美日中获批生物类似药的分类

数据来源：医药魔方 NextPharma 数据库。

数据说明：①美国仅统计按照 351(k) 生物制品上市申请途径批准的产品；②中国仅统计根据《生物类似药研发与评价技术指导原则（试行）》途径批准的产品；③"其他"包括胰岛素、多肽和重组人促红细胞生成素。

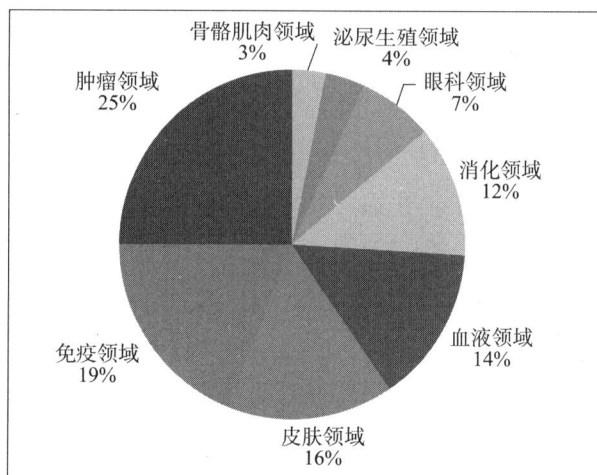

图 2 - 6　欧美日中获批生物类似药的治疗领域

数据来源：医药魔方 NextPharma 数据库。

数据说明：仅统计抗体、G - CSF 类重组治疗性蛋白和融合蛋白这 3 类生物类似药。

具体来看，肿瘤领域主要包括贝伐珠单抗（bevacizumab，Avastin）、曲妥珠单抗（trastuzumab，Herceptin）、利妥昔单抗（rituximab，MabThera）、培非格司亭（pegfilgrastim，Neulasta）和非格司亭（filgrastim，Neupogen）5 个原研产品的生物类似药，共有 47 个产品获批；自身免疫领域包括阿达木单抗（adalimumab，Humira）、英夫利昔单抗（infliximab，Remicade）、利妥昔单抗（rituximab，Mab-Thera）和依那西普（etanercept，Enbrel）4 个原研产品的生物类似药，共有 36 个产品获批。上述产品多是疾病的标准疗法，因此，可以说生物类似药的上市极大地改善了患者的药物可及性。

4.1.3　已获批生物类似药的商业化情况

商业化比例是指被成功推向市场的生物类似药数量与通过监管部门审评审批的生物类似药数量之比。医药魔方分析结果显示，欧美日中获批的抗体、融合蛋白、G - CSF 重组治疗性蛋白等生物类似药的商业化比例全都超过 50%，这意味着生物类似药已开始逐渐惠及患者（图 2 - 7）。尤其是各重磅药物（全球销售额 TOP20）的生物类似药，大都在已获批地区至少有一个产品实现商业化（美国的阿达木单抗、依那西普生物类似药和欧盟的贝伐珠单抗生物类似药除外）。

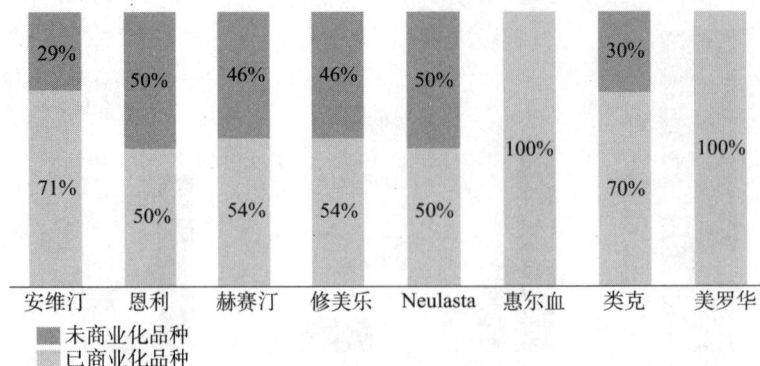

图 2-7 欧美日中获批生物类似药的商业化比例

不同的产品，其商业化情况大不相同。例如，非格司亭（filgrastim，Neupogen）和利妥昔单抗（rituximab，MabThera）的生物类似药在各地区获批的 17 个生物类似药均已上市，而美国和欧盟已批准的 4 个依那西普（etanercept，Enbrel）生物类似药中，仅欧盟批准的 2 个药物完成上市。

从地区角度来看，虽然欧盟与美国较先布局各类生物类似药，但中国和日本却是商业化效率较高的地区，大多数产品在获批当年即可完成上市。

从时间维度来看，生物类似药在各地区获批后，大多数都可在 0~2 年内快速实现商业化，从而较快地满足患者需求，也使企业迅速得到市场回报（图 2-8）。

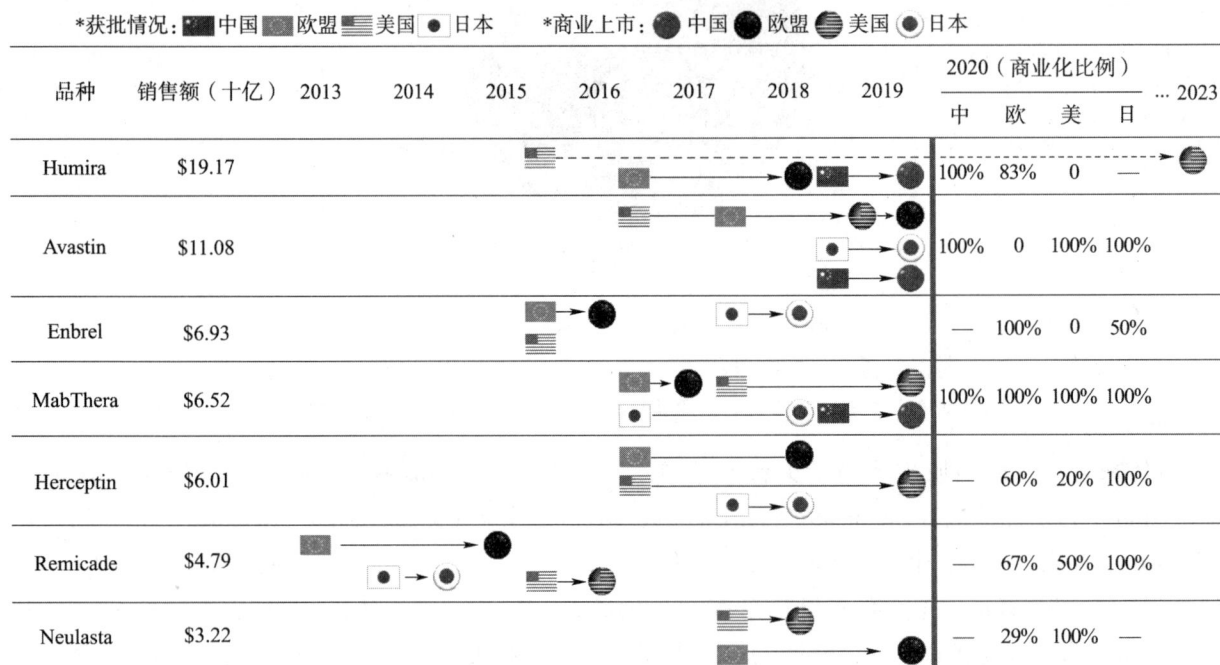

图 2-8 中欧美日获批的生物类似药及商业化情况（截至 2020 年 3 月）

数据说明：仅统计全球销售额 TOP50 中已有生物类似药商业化的品种。

在生物类似药商业化比例的影响因素中，专利仍是最关键的因素。以阿达木单抗（adalimumab，Humira）的生物类似药为例，原研药企业艾伯维（AbbVie）制定了复杂的专利保护策略。虽然 2016 年美国 FDA 批准了阿达木单抗的首个生物类似药，但由于专利纠纷，艾伯维与生物类似药企业进行了专利和解谈判，根据约定，预计美国最早可于 2023 年实现其上市，相比欧盟推迟了 5 年，相比中国推迟了 4 年。在美国，各公司阿达木单抗生物类似药的专利和解情况见表 2-3。

表 2 – 3 阿达木单抗生物类似药专利和解

商品名	公司	FDA 批准日期	和解约定上市日期
Amjevita	安进	2016 – 09	2023 – 01
Cyltezo	BI	2017 – 08	2023 – 07
Hyrimoz	诺华	2018 – 10	2023 – 09
Hadlima	Merck KGaA／三星生物	2019 – 07	2023 – 06
Abrilada	辉瑞	2019 – 11	2023 – 11
Hulio	Fujifilm Kyowa KirinBiologics；迈兰；Biocon	Ⅲ期临床	2023 – 07
Kromeya	Fresenius；Merck KGaA	Ⅲ期临床	2023 – 09
BAX 923	Baxalta（Takeda）；Momenta	Ⅲ期临床	2023 – 11

数据来源：医药魔方 NextPharma 数据库及公开信息。

4.1.4 中国已获批生物类似药的进展

2019 年 2 月 22 日，中国首个生物类似药——汉利康获批上市。截至 2020 年 12 月，共有 9 个生物类似药先后成功在中国上市，并均已完成商业化（表 2 – 4）。

表 2 – 4 中国已获批生物类似药

企业	商品名	通用名	获批适应症	获批时间
复宏汉霖	汉利康	利妥昔单抗	非霍奇金淋巴瘤	2019 – 02 – 22
百奥泰	格乐立	阿达木单抗	强直性脊柱炎、类风湿关节炎、斑块状银屑病	2019 – 11 – 04
海正药业	安健宁	阿达木单抗	强直性脊柱炎、类风湿关节炎、斑块状银屑病	2019 – 12 – 06
齐鲁制药	安可达	贝伐珠单抗	结直肠癌、非小细胞肺癌	2019 – 12 – 06
信达生物	达攸同	贝伐珠单抗	晚期非小细胞肺癌、转移性结直肠癌	2020 – 06 – 19
复宏汉霖	汉曲优	曲妥珠单抗	HER2 阳性乳腺癌和胃癌	2020 – 08 – 12
信达生物	苏立信	阿达木单抗	强直性脊柱炎、类风湿关节炎、银屑病和多关节型幼年特发性关节炎；儿童斑块状银屑病和对糖皮质激素应答不充分、需要节制使用糖皮质激素治疗的成年非感染性中间葡萄膜炎、后葡萄膜炎和全葡萄膜炎	2020 – 09 – 02
信达生物	达伯华	利妥昔单抗	弥漫性大 B 细胞淋巴瘤、滤泡性淋巴瘤、慢性淋巴细胞白血病	2020 – 09 – 30
复宏汉霖	汉达远	阿达木单抗	强直性脊柱炎、类风湿关节炎、斑块状银屑病	2020 – 12 – 02

原研药在进入中国之后，降价意愿不强，价格保持稳定。直到最近几年，经过医保谈判后，原研药价格大幅降低，才有资格进入国家医保目录。而生物类似药的上市，进一步推动了这类药品的价格降低。

以阿达木单抗（adalimumab，Humira）及其生物类似药为例，2019 年 11 月医保谈判成功之前，原研艾伯维公司的 Humira 的最低价格为 3160 元／40mg，经过医保谈判，价格降低至 1290 元／40mg，降幅约 59.2%。随着其生物类似药（百奥泰的格乐立®和海正的安健宁®）于 2020 年初正式启动商业化销售，根据医药魔方 PharmaGo®数据库（下称医药魔方 PharmaGo 数据库）查询结果，二者的最新中标价格分别为 1160 元／40mg 和 1150 元／40mg，价格分别进一步降低 10%和 11%。

生物类似药的上市对于原研药价格的影响还体现在利妥昔单抗（rituximab，MabThera®，中文名为美罗华，下称 MabThera 或美罗华）和贝伐珠单抗（bevacizumab，Avastin）上。2019 年，利妥昔单抗直接被纳入国家医保目录，罗氏的美罗华的最低中标价格为 2294 元（100mg／10ml／瓶）。复宏汉霖的生物类似药汉利康上市后的最低中标价格仅为 1398 元（100mg／10ml／瓶），价格比原研药降低 39%。

同样地，2019 年，罗氏的贝伐珠单抗（bevacizumab，Avastin）的最低中标价格为 1934 元/100mg，而齐鲁制药的生物类似药安可达®（下称安可达）的最低中标价格为 1198 元/100mg，价格降幅达到 38%。中国生物类似药的获批明显降低了治疗成本，并有效推动了创新治疗方案惠及中国患者（图 2-9）。

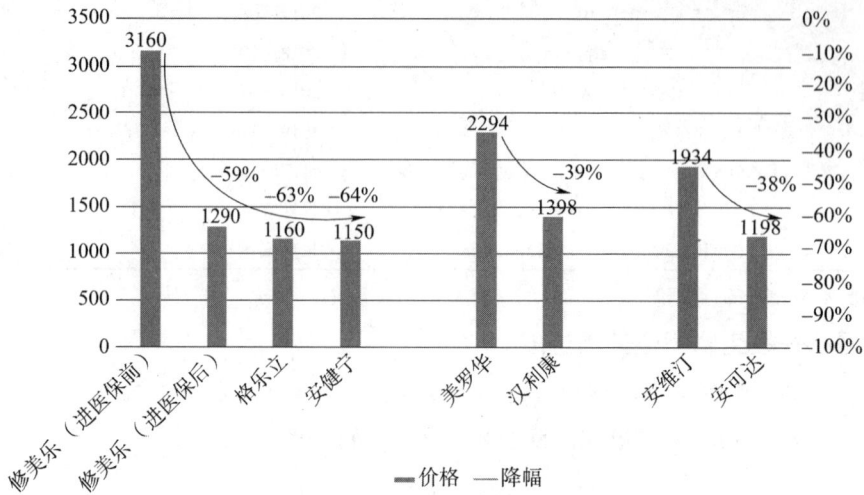

图 2-9　原研药与生物类似药的价格对比
数据来源：医药魔方 PharmaGo 数据库。

4.2　中美在研生物类似药的研发现状

如前所述，生物类似药的发展正在快速降低医疗成本、提高生物药物的可及性，这促进了全球生物类似药研发如雨后春笋般高速增长。以中国为例，目前处于临床或申报阶段的生物类似药品种共有 27 个，药品数量达 130 多个。中国在研生物类似药较多的品种有贝伐珠单抗（bevacizumab，Avastin）、阿达木单抗（adalimumab，Humira）、曲妥珠单抗（trastuzumab，Herceptin）、利妥昔单抗（rituximab，MabThera）、地舒单抗（denosumab，Xgeva）、西妥昔单抗（cetuximab，Erbitux）、托珠单抗（tocilizumab，Actemra）、帕妥珠单抗（pertuzumab，Perjeta）、伊匹木单抗（ipilimumab，Yervoy）和依那西普（etanercept，Enbrel），共有 104 个，占总体生物类似药数量的 75.4%（图 2-10）。

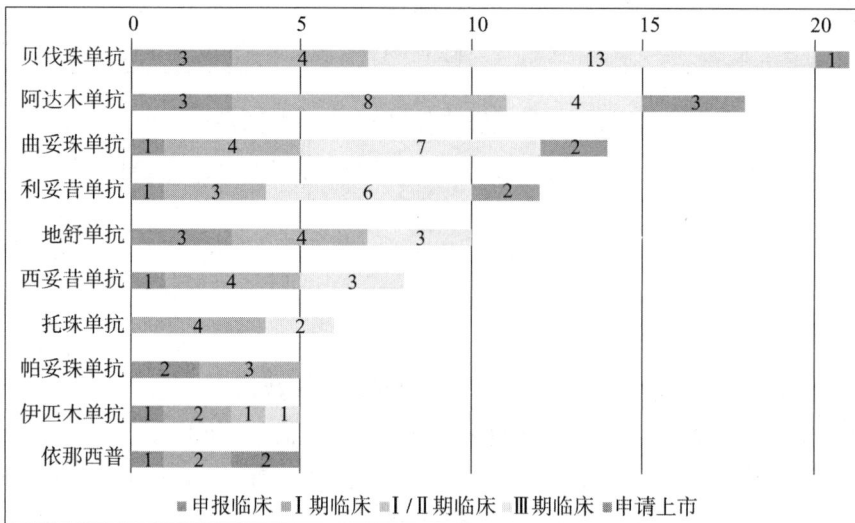

图 2-10　生物类似药药品数量 TOP10
数据来源：医药魔方 NextPharma 数据库。

美国和中国分别是发达医药市场和新兴医药市场的典型代表。下面将以中国和美国为切入点，深入分析在研生物类似药现状，从而帮助我们了解未来 3~5 年生物类似药市场的发展趋势。

4.2.1　中美在研生物类似药的研究领域

医药魔方统计显示，美国有 14 个生物类似药涉及肿瘤相关疾病，其中 13 个生物类似药是仿制罗氏原研的 3 个重磅产品：曲妥珠单抗（trastuzumab，Herceptin）、利妥昔单抗（rituximab，MabThera）和贝伐珠单抗（bevacizumab，Avastin）。自身免疫疾病领域主要包括英夫利昔单抗（infliximab，Remicade）、托珠单抗（tocilizumab，Actemra）和阿达木单抗（adalimumab，Humira）3 个品种的生物类似药。此外，在眼科领域和罕见病领域各有一个生物类似药在研，原研品种分别是雷珠单抗（ranibizumab，Lucentis）和依库珠单抗（eculizumab，Soliris）。各疾病领域生物类似药的比例见图 2 – 11。

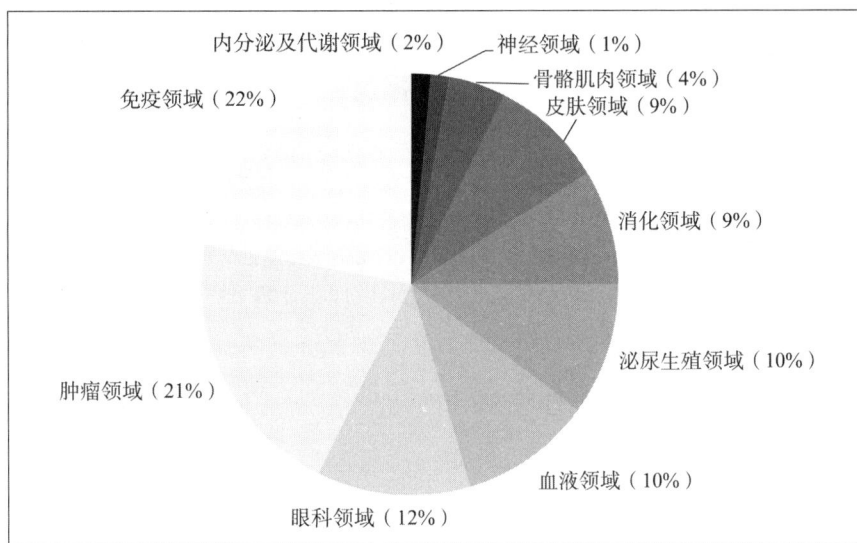

图 2 – 11　美国在研生物类似药疾病领域

数据来源：医药魔方 NextPharma 数据库。

数据说明：仅统计抗体、G – CSF 类重组治疗性蛋白和融合蛋白这 3 类生物类似药。

中国在研生物类似药同样集中在肿瘤领域，共有 12 个品种的 83 个药物处于临床阶段，其中有 5 个已递交上市申请。

在中国同样属于热门领域的还有自身免疫类疾病，覆盖 5 个原研产品，主要集中在阿达木单抗（adalimumab，Humira）和英夫利昔单抗（infliximab，Remicade）这两个老牌品种。在眼科领域，中国也有一个品种的生物类似药在研，即诺华/罗氏原研的雷珠单抗（ranibizumab，Lucentis），目前已有 1 个生物类似药进入Ⅲ期临床，3 个在临床申报阶段（图 2 – 12）。

由此可见，无论是中国还是美国，肿瘤、自身免疫这两个细分市场都是大家共同关注的领域。这主要得益于此两个领域市场容量大，有足够的空间容纳生物类似药与原研药的竞争。

4.2.2　中美在研抗体类生物类似药的研发现状

目前，中国在研的抗体类生物类似药多达 127 个，在数量上远超美国。从品种上来看，全球重磅产品仍是各家企业最为关注的品种，并已多处于临床后期阶段，例如阿达木单抗（adalimumab）、利妥昔单抗（rituximab）、贝伐珠单抗（bevacizumab）、曲妥珠单抗（trastuzumab）和地舒单抗（denosumab），预计未来 2~3 年会有大批生物类似药获批（图 2 – 13）。这也意味着，不管是在中国市场还是在美国市场，这些热门品种的生物类似药将展开激烈的市场竞争。

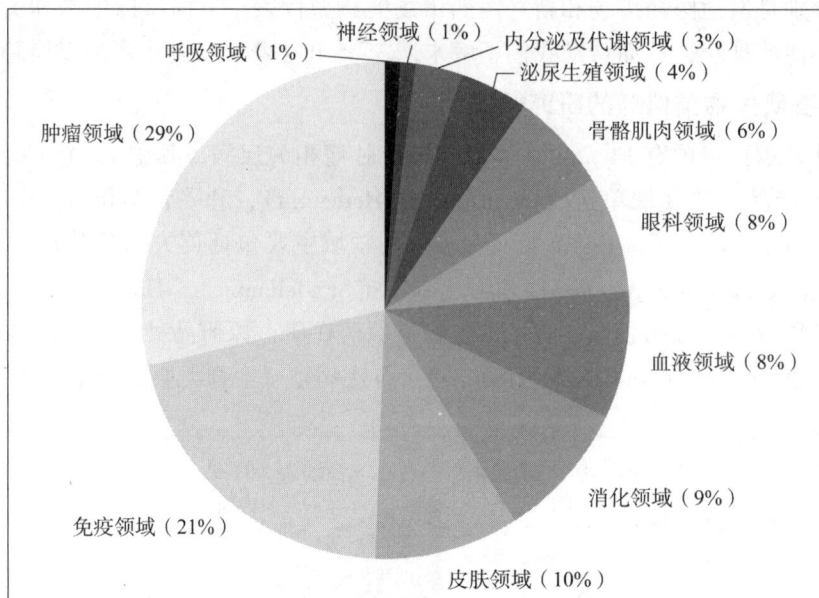

图 2 - 12　中国在研生物类似药疾病领域

数据来源：医药魔方 NextPharma 数据库。

数据说明：仅统计抗体、G - CSF 类重组治疗性蛋白和融合蛋白这 3 类生物类似药。

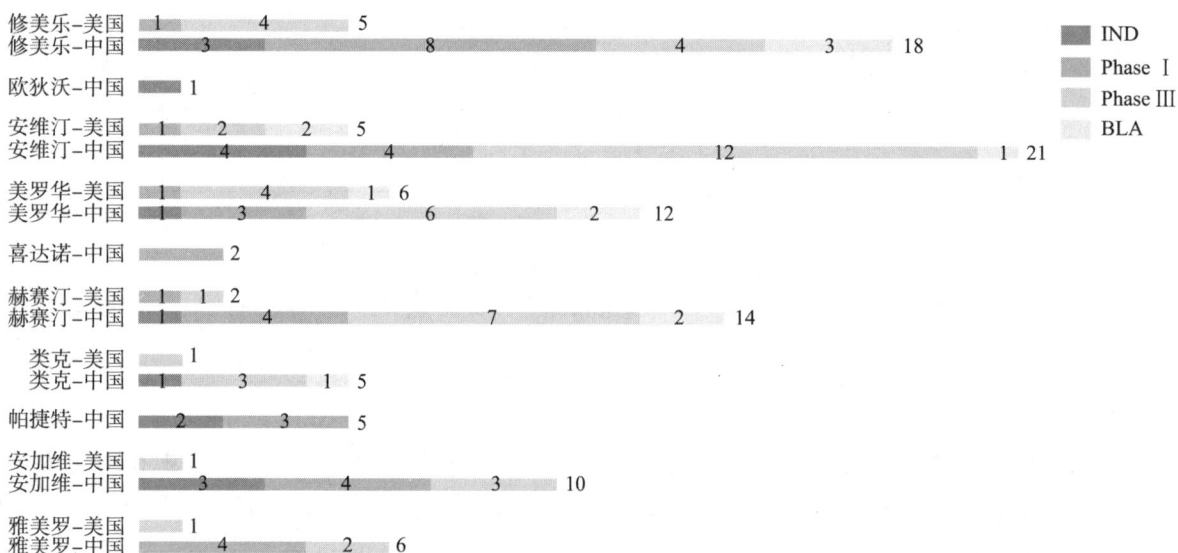

图 2 - 13　中美在研抗体类生物类似药的主要品种及数量

数据来源：医药魔方 NextPharma 数据库。

此外值得关注的是，中国企业已将抗体生物类似药的开发管线拓展至进入中国市场不久或尚未在中国获批的原研品种。例如，纳武利尤单抗（nivolumab，Opdivo）的生物类似药已经在研，成为该品种在全球范围内进入临床阶段的首个生物类似药。从现有研究情况看，中国生物类似药在数量和品种上都有望实现"弯道超车"。

4.2.3　中美在研融合蛋白类生物类似药的研发现状

针对融合蛋白类生物大分子药物，中国有 11 个生物类似药在研，美国仅有 4 个。以依那西普（et-anercept，Enbrel）为例，在美国，原研企业安进的强大的专利壁垒延长了依那西普在美国市场的独占期，使 FDA 批准的两个生物类似药迟迟不能实现商业化，目前仅有 2 个生物类似药在研［Coherus/Shire（Takeda）/第一三共的 CHS0214 和迈兰/YL Biologics/Lupin 的 YLB113］。在中国，由于安进没有进行专利布局，目前有 5 个生物类似药在研，其中按照生物类似药途径申报的齐鲁、复旦张江/新时代和双鹭药业的依那西普生物类似药已经进入了上市申请阶段（已上市的生物类似药包括三生制药、赛金生物和海正药业的产品，并非按照生物类似药途径申报上市）。

除此之外，阿柏西普（ziv – aflibercept，Zaltrap）、阿柏西普（aflibercept，Eylea）、阿巴西普（abatacept，Orencia）、阿法西普（alefacept，Amevive）和贝拉西普（belatacept，Nulojix）等的生物类似药已进入临床阶段，对于其中部分品种，中国企业的研究进程已进入临床Ⅲ期阶段，要快于美国。

相较于抗体领域的生物类似药开发情况，融合蛋白类生物类似药的竞争较为"温和"，在各类原研产品下分别有少数几家在跟进。

4.2.4　中美在研 G – CSF 类生物类似药的研发现状

目前中国在研的 G – CSF 类生物类似药主要为培非格司亭（pegfilgrastim，Neulasta），涉及 6 家企业，包括新时代、杭州九源、奥赛康、未名新鹏等（石药和齐鲁已上市的培非格司亭不是按照生物类似药途径申报上市的），其中进展最快的为新时代药业，目前在申请上市阶段。

当前美国在研 G – CSF 类生物类似药的数量为个位数，且多处于早期临床状态。另外，Apotex 公司的培非格司亭（pegfilgrastim，Neulasta）和非格司亭（filgrastim，Neupogen）的生物类似药虽已递交了 BLA 申请，但目前处于停滞状态。

总体来看，非格司亭和培非格司亭的生物类似药商业化比例较高，研发数量少，开发热度不如抗体类药物，且多处于研发早期阶段。

4.3　生物类似药研发企业的发展情况

4.3.1　国外主要生物类似药研发企业情况

由于生物类似药的研发门槛高，不同品种间的研发可复制性较强，头部效应较为显著。在最成熟的欧洲市场上，Celltrion、山德士、安进、三星生物持有全市场 50% 的生物类似药批件。上述主要企业可以分为三类：①以辉瑞、安进、BI 及默克为代表的大药企；②以山德士、迈兰和 Teva 为代表的传统仿制药企；③以韩国企业三星生物、Celltrion 为代表的新型企业。

大药企中，辉瑞在美国上市了首个英夫利昔单抗（infliximab）生物类似物 Inflectra。另外，辉瑞的曲妥珠单抗（trastuzumab）、贝伐珠单抗（bevacizumab）以及阿达木单抗（adalimumab）生物类似物都在 2019 年获 FDA 批准，但是由于专利问题，仍不能上市销售。

凭借在生物制药领域的深厚积累和优秀的专利团队，安进公司的几款产品在 2019 年都取得了不错的成绩。2019 年 7 月，安进在法庭对决中取胜，其曲妥珠单抗（trastuzumab）生物类似药 Kanjinti 和贝伐珠单抗（bevacizumab）生物类似药 Mvasi 成为最早两个且目前唯二在美国上市销售的生物类似药，并在几个月的时间内分别取得了 2.26 亿美元和 1.27 亿美元的销售额。2018 年 10 月，安进公司的阿达木单抗（adalimumab）生物类似药 Amgevita 也开始在欧洲上市销售，并在 2019 年获得了 2.15 亿美元的销售额，但由于专利问题，其在美国还不能上市销售。此外，该公司的英夫利昔单抗（infliximab）生物类似药 Avsola 于 2019 年 12 月开始在美国上市销售。目前，安进的生物类似药管线中还有利妥昔单抗（rituximab）类似物 ABP 798、西妥昔单抗（cetuximab）类似物 ABP 494 以及依库珠单抗（eculizumab）类似物 ABP 959。

在传统仿制药企业中，山德士已经上市了阿达木单抗（adalimumab）生物类似药 Hyrimoz、英夫利昔单抗（infliximab）生物类似药 Zessly、利妥昔单抗（rituximab）生物类似药 Rixathon、依那西普（etanercept）生物类似药 Erelzi 和培非格司亭（pegfilgrastim）生物类似药 Ziextenzo 等；正处于Ⅲ期临床的有地诺单抗（denosumab）生物类似药 GP2411。此外，山德士在 2018 年宣布与印度生物医药公司百康建立全球合作伙伴关系，两家公司将分担一系列产品的端到端开发、制造和全球监管审批的责任，并将在全球范围内进行成本分摊和利润分配。山德士将在北美和欧盟主导产品的商业化，而百康将在世界其他地区主导商业化。由此来看，两家公司以合作的方式来推进生物类似药的研发，可进一步降低成本。

在这波生物类似药浪潮中，还涌现出了三星生物、Celltrion 等新兴企业。三星生物目前已有阿达木单抗（adalimumab，Adalloce）、依那西普（etanercept，Etolace）、英夫利昔单抗（infliximab，Remaloce）、曲妥珠单抗（trastuzumab，Ontruzant）4 款生物类似药在欧洲和美国获批；贝伐珠单抗（bevacizumab）也正处于申报注册阶段；此外，管线中还有雷珠单抗（ranibizumab）、依库珠单抗（eculizumab）和阿柏西普（aflibercept）的生物类似药处于临床阶段。总体来看，在主要产品获批上市后，公司后续的研发投入主要聚焦于一些在未来专利即将到期的重磅产品。

Celltrion 公司于 2009 年开始进行生物类似药研发，其产品线布局全面，覆盖了癌症和免疫领域的重磅单抗品种，目前已有 3 个重磅单抗——英夫利昔单抗（infliximab，Inflectra）、曲妥珠单抗（trastuzumab，Herzuma）和利妥昔单抗（rituximab，Truxima）的生物类似药在全球主要市场（美国、欧盟和韩国）获批或上市，市场占有率逐年走高（图 2 - 14）。另外，该公司还有贝伐珠单抗（bevacizumab）和阿达木单抗（adalimumab）的生物类似药正在研发过程中。

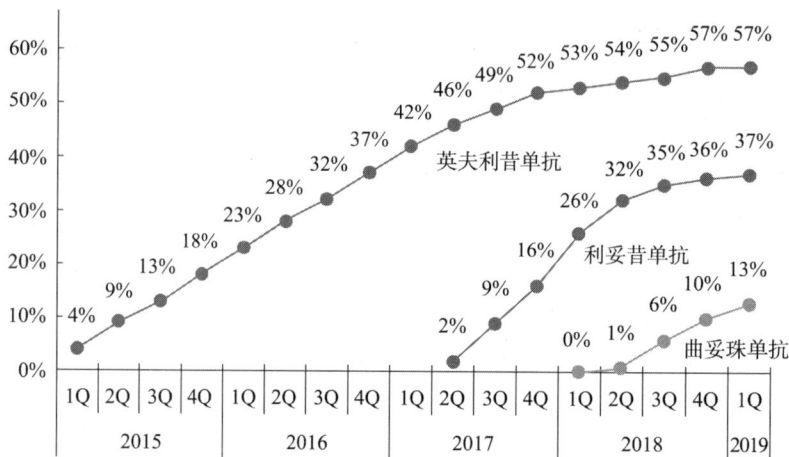

图 2 - 14　Celltrion 生物类似药的欧洲市场占有率

4.3.2　国内主要生物类似药研发企业情况

得益于高层次人才归国创业以及资本市场的大力支持，我国的生物类似药产业也迅速发展。2019 年，国家药品监督管理局（NMPA）先后批准了复宏汉霖的利妥昔单抗（rituximab）生物类似药（汉利康）、百奥泰和海正药业的阿达木单抗（adalimumab）生物类似药（格乐立和安健宁），以及齐鲁药业的贝伐珠单抗（bevacizumab）生物类似药（安可达）上市，国内生物类似药产业也步入了收获期。

从各国和地区的研发管线数量来看，目前中国内地（大陆）的项目有 390 余个，处于首位，远超过印度（约 300 个）、美国（约 260 个）、韩国（约 140 个）、欧盟（约 140 个）等国家和地区。国内生物类似药行业由于起步较晚、资金涌入快，存在同质化竞争的问题。目前，国内生物类似药行业也出现了类似国外发展模式的苗头——向头部集中。一些大药企，如恒瑞医药，也开始着手研发一些生物类似药项目（例如贝伐珠单抗生物类似药）。另一方面，从生物类似药入手的一些企业，如复宏汉霖、百奥泰等，也正积极布局创新药，力图向创新转型。未来，随着监管更加严格，竞争将更加理性，也可能会有部分企业退出或合并。

截至 2020 年 12 月，国内布局生物类似药的厂商超过 150 家，处于前列的有迈博药业、海正药业、齐鲁制药、复宏汉霖、华兰生物、正大天晴、嘉和生物、张江生物、信达生物和百奥泰等。其中，生物类似药处于临床后期的管线数量较多的企业有齐鲁制药、华兰生物、正大天晴、嘉和生物、信达生物等（图 2 - 15）。

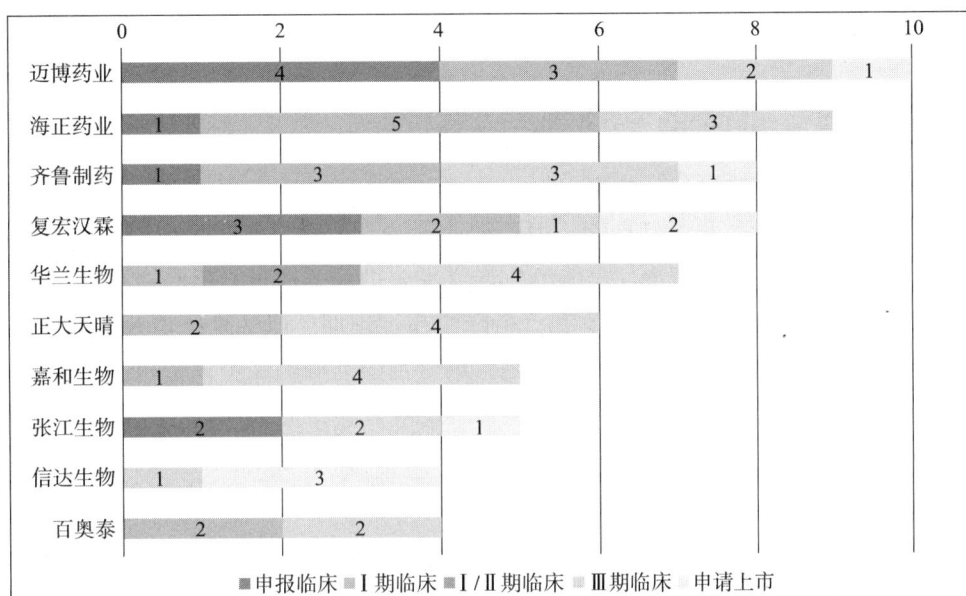

图 2 - 15　生物类似药研发企业 TOP10

* 数据来源：医药魔方 NextPharma 数据库。

4.3.3　国内外生物类似药的产能分布和规模

生物药生产的规模效应十分明显。产能的扩大和生产效率的提升能够显著降低生物类似药的生产成本。假设单抗表达量为 5.0g/L，投资 1.3 亿美元建设发酵规模达 5000L 的产线，可将生产成本控制在 100 \$/g 以内。而同等条件下，500L 的发酵规模，其单位生产成本超过 400 \$/g（表 2 - 5）。目前在全球，产能规模领先的是 Celltrion 和 Samsung。我国代表性企业复宏汉霖和信达生物产能仍然有限，但正处于快速爬升阶段（图 2 - 16）。

表 2 - 5　发酵规模与生产成本的对应关系

规模（升） Scale（L）	投资（百万美元） Investment（million \$）	批生产时间（天） Batch time（day）	批产量（kg） Batch product（kg）	年度产量（kg） Annul product（kg）	单位产品成本（美元/g） Product unit Cost（\$/g）
500	61.7	13.7	1.7	38.1	423.3
2000	88.7	13.7	7.0	154.5	142.6
5000	127.3	13.7	16.9	356.0	90.2
15000	187.2	13.7	50.1	1057.3	52.7

数据来源：*Development of Sustainable Bioprocesses*：*Modeling and Assessment*. Elmar Henzle，第 241 页。

注：单抗表达量为 5g/L。

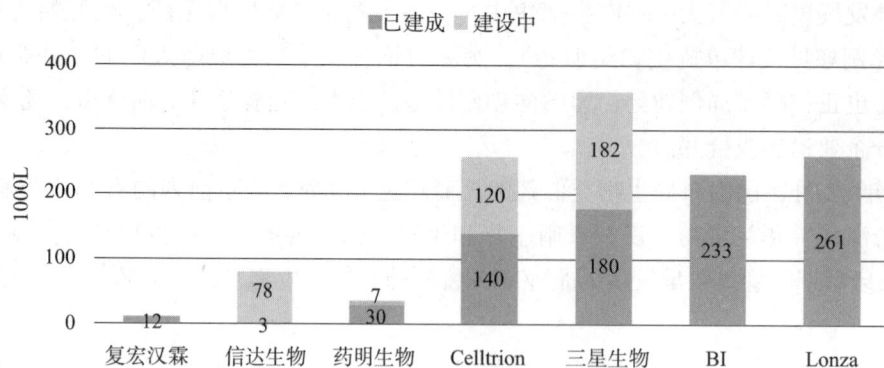

图 2-16 国内外生物药生产企业的产能分布

4.4 全球生物类似药面临的主要挑战与发展趋势

相较于小分子仿制药，生物类似药的研发投入和难度更大，且监管更为严格。因此，业界普遍预期该行业的参与者数量少、竞争相对呈良性。根据此前预测，生物类似药的价格降幅将在20%左右，这样既可以为政府和医保节省大量资金，也能给生产商带来可观的回报。但是从生物类似药上市的这几年来看，在欧洲市场，生物类似药的竞争和价格降幅超过预期，但生物类似药的回报似乎并不高；而在美国市场，原研厂商构建了强有力的专利网络，也给生物类似药在美国上市制造了阻力。在意识到这些问题之后，监管机构也正在积极推动生物类似药的开发、注册和商业化，以维持生物类似药的可持续发展。从目前全球生物类似药的研发情况来看，未来面临的挑战与机遇并存。

4.4.1 欧洲生物类似药面临的主要挑战

在欧洲，为了推动产品的市场占有率，近两年，生物类似药在价格上与原研药展开了激烈的竞争，逐渐占领了原研药的市场份额。生物类似药上市后，原研产品的销售额也迅速下降，以下8个原研产品的总销售额从2014年的173.1亿美元下降到2018年的117亿美元，降低幅度达32.6%（表2-6）。

表 2-6 欧洲原研生物药销售额受生物类似药的影响

通用名	商品名	公司	首个生物类似药上市	销售额（百万美元）		变化率（%）
				2014	2018	
infliximab	Remicade	默沙东	2015（Q1）	2372	582	-75.5
insulin glargine	Lantus	赛诺菲	2015（Q3）	1281	807	-37.0
etanercept	Enbrel	辉瑞	2016（Q1）	2511	1152	-54.1
rituximab	MabThera	罗氏	2017（Q2）	2204	937	-56.6
trastuzumab	Herceptin	罗氏	2018（Q1）	2439	1891	-22.5
insulin lispro	Humalog	礼来	2018（Q1）	624	520	-16.7
adalimumab	Humira	艾伯维	2018（Q4）	3800	3950	4.0
bevacizumab	Avastin	罗氏	NA	2142	1861	-13.1
		总销售额		17371	11700	-32.6

数据来源：英富曼会展集团（Informa）。

以英夫利昔单抗（infliximab）的原研药 Remicade 为例，其在欧洲的销售额从2014年的23.72亿美元下降到2018年的5.82亿美元，下降幅度高达75.5%。首个英夫利昔单抗生物类似药是来自 Celltrion/辉瑞的 Inflectra，其上市后的定价是原研药 Remicade 价格的 85%；此后，三星的生物类似药 Renflexis 上市，定价仅为原研药的 65%；再后，来自 Biogen 的 Flixabi 和来自山德士的 Zessly 陆续上市，价格战愈演愈烈。

由于价格的不断降低，目前英夫利昔单抗（infliximab）的生物类似药在欧洲主要市场的份额不断提升，比如在英国，其市场份额已达到 78.6%。但从另一方面来看，较低的价格也带来偏低的销售额。2018 年，辉瑞 Inflectra 在欧洲的销售额为 3.19 亿美元。整个英夫利昔单抗市场（包括原研药和生物类似药）在 2018 年的销售额相较于 2014 年也有 50% 以上的降幅。从这些情况来看，生物类似药的利润似乎远远低于之前预期。

面临同样情况的还有阿达木单抗（adalimumab）。安进的生物类似药 Amgevita 率先在欧洲获批，且于 2018 年 10 月原研药欧洲专利到期后开始上市销售。就在欧洲专利到期的前半个月，原研厂家艾伯维为了应对竞争，原研药 Humira 主动降价 80%，触发了价格战。2019 年，原研药 Humira 在美国以外的国际市场销售额为 43.05 亿美元，较上一年度大幅下跌 31.1%；与此同时，Amgevita 的销售额也仅为 2.15 亿美元。激烈的竞争和超预期的价格降幅，导致部分生物类似药在欧洲市场的表现并不理想。

4.4.2　美国生物类似药面临的主要挑战

在美国，FDA 的审批监管更为严格，之前曾向某些生物类似药生产厂商发出了一系列首轮审评拒绝批准的完整回复信，要求其增加更多的数据，这些都增加了生物类似药研发的难度。另外，原研厂商也为自己的产品构建了一系列的专利，从而最大限度地延长产品的专利保护期。生物类似药制造商更愿意与原研厂商达成庭外和解，而不是在侵权诉讼结束前进行"有风险"的上市。

以阿达木单抗（adalimumab，Humira）为例，原研企业艾伯维共申请了包括工艺和制剂在内多达 50 余项的专利，将修美乐的保护期延长到了 2023 年。截至目前，艾伯维已先后与 9 家制药公司（安进、三星生物/默沙东、迈兰、山德士、费森尤斯卡比、Momenta、辉瑞、Coherus BioSciences、勃林格殷格翰）达成专利和解，这些公司的生物类似药将于 2023 年陆续上市（表 2-3）。因此，在美国，更可能的是原研药厂商而非监管机构，决定了生物类似药的上市时间。且一般情况下，与原研厂商达成庭外和解还需要额外支付一笔专利许可费用，这也进一步增加了生物类似物厂商的成本。

此外，为了尽快解决与原研厂商之间的专利纠纷，一些生物类似药厂商选择接受更小的适应症标签。例如，山德士的依那西普（etanercept）生物类似药 Erelzi 被限制在类风湿关节炎（RA）和强直性脊柱炎（AS）上应用，而放弃了其在银屑病和银屑病关节炎上的应用。Celltrion 的利妥昔单抗（rituximab）生物类似药 Truxima 也放弃了在慢性淋巴细胞白血病（CLL）和类风湿关节炎（RA）上的应用。这也将进一步影响生物类似药在以后的销售。

从销售额上看，已上市生物类似药在美国市场上对原研药的影响也低于欧洲市场。例如，首个英夫利昔单抗（infliximab）生物类似药于 2016 年第四季度就在美国上市，但是 2019 年其原研药 Remicade 在美国的销售额为 30.79 亿美元，仅比 2014 年下降 25.9%，这一降幅远远低于欧洲市场。礼来的赖脯胰岛素（insulin lispro）生物类似物也在 2018 年第二季度进入美国市场，但是 2018 年其原研药 Humalog 在美国的销售额仍增长了 10%。

4.4.3　欧美生物类似药的发展趋势

第二波生物类似药，如 TNF-α 抑制剂、曲妥珠单抗等进入市场已有两三年，但是这些品种的市场表现并没有预想的好。正如前面两节提到的，在欧洲市场，国家限价采购和激烈竞争限制了生物类似药的售价与利润；在美国市场，原研药厂商构建的强大的专利体系大大延迟了生物类似药的上市。

由于生物类似药的高额研发成本和不及预期的利润空间，有迹象表明，部分企业正在变得更加理性，开始逐渐减缓在这一领域的投入。此外，将来生物类似药市场是否会复制当初小分子仿制药的趋势，使大药厂的兴趣逐渐减弱，也是值得进一步观察和思考的。

在最近一批遭遇"专利悬崖"的生物药中，阿达木单抗（adalimumab，Humira）、英夫利昔单抗（infliximab，Remicade）、依那西普（etanercept，Enbrel）、曲妥珠单抗（trastuzumab，Herceptin）、利妥昔单抗（rituximab，MabThera）和贝伐珠单抗（bevacizumab，Avastin）都是峰值销售额超过 60 亿美元的超级重磅产品，这也给此一轮的生物类似药爆发提供了前所未有的机遇。未来 5 年，在专利即将到期的生物药中，仅有强生的乌司奴单抗（ustekinumab，Stelara）在 2018 年的销售额超过了 50 亿美元。另外，生物创新药也面临着性能更佳产品的竞争。例如，IL - 17 抗体以及 IL - 23 特异性抗体对乌司奴单抗的挑战，阿柏西普（aflibercept，Eylea）对雷珠单抗（ranibizumab，Lucentis）的挑战等（表 2 - 18）。对此，在生物药领域整体飞速发展、单独产品销售额却降低的大背景下，如何降低生物类似药的研发投入、保证合理的投资回报率是未来发展需要面对的一个问题。

监管部门已经意识到生物类似药面临的一系列难题所带来的问题，包括：生物类似药的延期推出，限制了人们使用价格更便宜的替代产品，不能缓解医保负担；过低的价格影响了生物类似药产业的可持续性。对此，监管部门正在采取一些措施以推动生物类似药的发展。例如，2018 年 7 月，FDA 颁布了一项"action plan"，鼓励在美国继续投资生物类似药的开发、注册和商业化，并促进其对专利过期的原研药的替代。同时，欧洲地区正在推进以合适的价格促进生物类似药市场占有率的政策，从而维持整个产业的可持续发展。

此外，虽然近几年单个生物药的销售额有所降低，但全球批准的生物创新药数目正在不断增多，整体市场规模将达到 10 年前的 3 倍左右。例如，FDA 在 2017 年和 2018 年批准的生物创新药数目分别为 15 个和 17 个，远远超过前几年（图 2 - 17）。其中，不乏帕博利珠单抗（Pembrolizumab，Keytruda）、纳武利尤单抗（nivolumab，Opdivo）、乌司奴单抗（ustekinumab，Stelara）等重磅品种。这些药物将在未来给生物类似药提供新的目标，从而促进生物类似药的可持续发展。

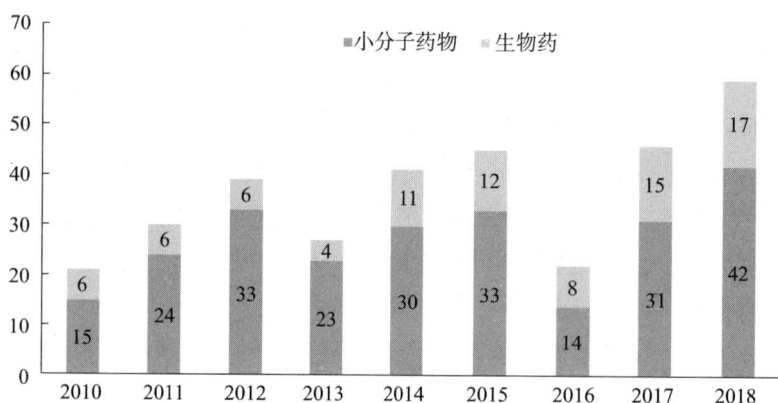

图 2 - 17　2010 ~ 2018 年 FDA 批准的生物药数目

数据来源：FDA。

在生物类似药的研发上，安进公司提供了一个成功的例子。安进公司（详见本章 4.3.1）的曲妥珠单抗（trastuzumab）生物类似药 Kanjinti 和贝伐珠单抗（bevacizumab）生物类似药 Mvasi 的定价比原研药便宜约 15%，它们在几个月的时间内也分别取得了 2.26 亿美元和 1.27 亿美元的销售额成绩。这说明，随着生物类似药领域的投入趋于理性、竞争趋于良性，未来整个生物类似药产业有望保持可持续发展，为参与者们带来可观的利润。

4.4.4　中国生物类似药面临的主要挑战与发展趋势

虽然在欧美市场，生物类似药的发展遇到了一些挑战，但是中国市场有着不同的环境和背景。首先，限于价格因素，原研生物药在国内的渗透率还较低。以修美乐为例，其2018年全球销售额近200亿美元，而国内的销售额仅为2亿元。因此，不同于欧美市场的与原研药直接竞争，国内的生物类似药在上市后可以更低的价格迅速铺开，快速提高渗透率，具有更广阔的市场空间。

中国监管部门制定了一系列的法规和政策来支持生物类似药的发展，包括对具有明显临床价值的生物药的优先审评审批、与国际标准趋同的监管审批路径等。这些政策促进了国内生物类似药的研发，进而提升这些药物在国内市场的多样性和可及性。

另外，生物类似药的研发属于资金密集型行业，研发及生产过程需要大量的投资。近几年，中国资本市场对医药行业进行了大量投资，如2017年投资达249亿美元，占全球医药投资总数的22.2%，这些投资也为生物类似药产业的发展提供了坚实基础。

在中国，旧的药物价格和支付方式限制了产品渗透率。自国家医保局成立后，"4+7"带量采购等政策不断推进，医保基金为疗效更好的药物的支付增加了空间。近两年，大量生物药，包括曲妥珠单抗（trastuzumab，Herceptin）、贝伐珠单抗（bevacizumab，Avastin）、利妥昔单抗（rituximab，Mab-Thera）、阿达木单抗（adalimumab，Humira）等，都被纳入了医保目录。这些都给生物类似药的发展提供了机会，待后续生物类似药上市后，可以进一步提高药物渗透率、降低医保负担。

虽然生物类似药在中国有着很好的前景，但也面临着一些与欧洲市场类似的问题。首先是同质化竞争严重的问题，以阿达木单抗（adalimumab）生物类似药为例（见本章"5　中国十大生物类似药研发管线"），已有超过8家企业处于Ⅲ期临床及以后阶段，未来上市后将要面临激烈的竞争，可能导致企业利润降低。同时也要面临原研厂商的竞争，2019年医保谈判后，阿达木单抗原研药Humira大幅降价至1290元/40mg，这对生物类似药的上市提出了更大的挑战。

另外一个风险来自政策方面，当多家生物类似药上市以后，国家是否会发起类似现在小分子仿制药的集中采购政策，这都需要各个生物类似药厂商深入思考并做好相应的风险评估。

在未来，中国生物类似药的价格下行压力比较大，只有成本低才能取得更好的利润。以抗体药物为例，目前国内一般的生产成本超过2000元/g，仅少数企业能够控制在1700元/g以下；而国外企业的生产成本能够控制在700~1000元/g，这说明中国抗体药物的生产还有很大的改进空间。而抗体的生产成本与其产能规模有着密切联系，随着产能的加大，成本将会降低（参见本章4.3.3）。因此，未来生物类似药企业的产能与成本竞争将成为企业发展的重中之重。

5　中国十大生物类似药研发管线

国内布局生物类似药的厂商超过150家，代表如迈博药业、海正药业、齐鲁制药、复宏汉霖等。目前，我国生物类似药正迅速进入收获期。医药魔方NextPharma数据库显示，中国企业生物类似药研发管线已至少覆盖45个原研品种，但热门品种集中度高，如贝伐珠单抗和阿达木单抗等，其在研产品均超过20个。本部分将逐一介绍中国最具代表性的十个生物类似药研发管线。

5.1　利妥昔单抗

产品概况　利妥昔单抗注射液（rituximab injection）是由基因泰克和Biogen Idec公司合作开发的一种采用基因工程技术合成的人鼠嵌合IgG1κ单克隆抗体，靶向B细胞表面的CD20跨膜蛋白。利妥昔单抗联合化疗是CD20阳性非霍奇金淋巴瘤的治疗金标准，大量随机临床试验及长期随访数据表明，在标准淋巴瘤化疗方案中加入利妥昔单抗，可以显著提高 CD20 阳性滤泡性非霍奇金淋巴瘤和弥漫性大 B 细胞淋巴瘤患者的生存率以及治疗效率。

作用机制 CD20 是一种在免疫系统中的前体 B 细胞及成熟 B 细胞的表面都广泛表达的蛋白质，其恶变与 B 细胞淋巴瘤、白血病、免疫疾病和炎症疾病等相关。利妥昔单抗可与 B 细胞表面的 CD20 相结合，通过细胞凋亡、直接的生长抑制作用、补体依赖的细胞毒性（CDC）及抗体依赖细胞介导的细胞毒性（ADCC）启动免疫应答，最终清除 B 细胞，从而降低异常 B 细胞的作用（图 2 - 18）。

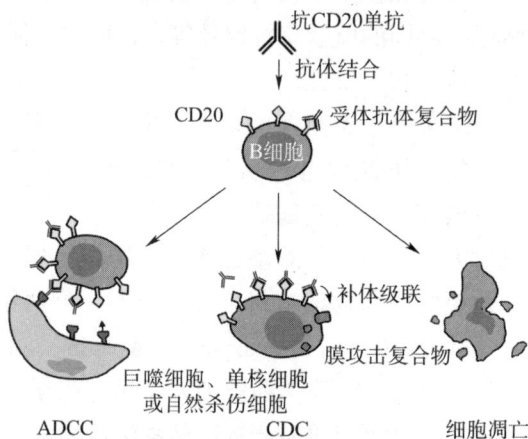

图 2 - 18 利妥昔单抗作用机制示意图

原研情况 利妥昔单抗（MabThera）于 1997 年获美国 FDA 批准而上市，1998 年在欧洲获得批准，2000 年获批进入中国，在中国的商品名为美罗华。目前，利妥昔单抗在中国获批可用于：①复发或耐药的滤泡性中央型淋巴瘤；②先前未经治疗的 CD20 阳性Ⅲ～Ⅳ期滤泡性非霍奇金淋巴瘤；③CD20 阳性弥漫性大 B 细胞非霍奇金淋巴瘤（DLBCL）；④慢性淋巴细胞白血病（chronic lymphocytic leukemia，CLL）；⑤初治滤泡性淋巴瘤（follicular lymphoma，FL）患者经利妥昔单抗联合化疗后达完全或部分缓解后的单药维持治疗。根据 IQVIA CHAPTM 的数据统计，2018 年和 2019 年利妥昔单抗在中国境内的销售金额分别约为 20.7 亿元人民币和 25.03 亿元人民币。

专利情况 利妥昔单抗注射液原研产品在美国、欧洲和中国的专利已分别于 2015 年、2013 年和 2013 年到期。

生物类似药开发情况 2019 年 2 月 22 日，国家药品监督管理局批准上海复宏汉霖生物制药有限公司研制的利妥昔单抗注射液（汉利康）的上市注册申请。作为国内首个按照《生物类似药研发与评价技术指导原则（试行）》研发和申报生产的生物类似药，汉利康一改我国生物药市场历史格局，开启了中国生物类似药时代。截至 2020 年 2 月，仅复宏汉霖的汉利康和信达生物的利妥昔单抗生物类似药获批上市；信达生物的 IBI - 301 已提交新药上市注册申请；另有海正药业、正大天晴等公司的该药物处于Ⅲ期临床阶段。

全球范围内，截至 2020 年 9 月，Celltrion/Teva 的 Truxima、诺华的 Riximyo 和辉瑞的 Ruxience 共 3 款利妥昔单抗生物类似药已获得美国 FDA 和欧盟 EMA 的批准。

适应症开发情况 截至 2020 年 9 月，原研利妥昔单抗在全球范围内获批的适应症包括非霍奇金淋巴瘤、白血病等血液肿瘤疾病以及类风湿关节炎、寻常型天疱疮等自身免疫性疾病。在国内，利妥昔单抗针对类风湿关节炎的适应症暂未获批，但与已上市的其他抗类风湿关节炎制剂相比，利妥昔单抗具有给药频次低、药物有效性持续时间长等优势，可大幅提升患者用药依从性，从而改善患者的生活质量、降低患者的医疗负担。目前，复宏汉霖针对类风湿关节炎这一适应症的开发已进入Ⅲ期临床阶段，有望为国内类风湿关节炎患者提供更加优质、高效的治疗选择。利妥昔单抗在美国、欧洲和中国已批准和正在开发的适应症如表 2 - 7 所示。

表 2 - 7　利妥昔单抗适应症开发情况

全球最高进度	适　应　症	美　国	欧　洲	中　国
	非霍奇金淋巴瘤	√	√	√
	慢性淋巴细胞白血病	√	√	√
已上市	类风湿关节炎	√	√	—
	血管炎肉芽肿或显微镜下多血管炎	√	√	—
	寻常型天疱疮	√	√	—

5.2　曲妥珠单抗

产品概况　注射用曲妥珠单抗（trastuzumab injection）由罗氏子公司基因泰克公司原研，最先获批的适应症为人表皮生长因子受体 2（HER2）阳性乳腺癌的治疗，后拓展至 HER2 阳性胃癌。自曲妥珠单抗上市以来，HER2 阳性乳腺癌的治疗发生了彻底改变，也促使乳腺癌治疗进入靶向时代。曲妥珠单抗已被国内外乳腺癌诊疗指南推荐用于 HER2 阳性乳腺癌患者各阶段的治疗，成为 HER2 阳性乳腺癌患者全程规范化治疗公认的"金标准"用药。除乳腺癌外，HER2 过表达的情况也常出现在胃癌或胃/食管交界处腺癌中。曲妥珠单抗联合化疗能够显著降低 HER2 阳性转移性胃癌患者的死亡风险，延长患者的总生存期，亦已成为 HER2 阳性转移性胃癌一线治疗的基石。

作用机制　HER2 为受体酪氨酸激酶，属于人表皮生长因子受体（HER）家族。HER 家族的成员在细胞生理过程中发挥重要的调节作用，通常经配体结合或相互之间形成二聚体介导信号转导。大约有 20% ~ 30% 的乳腺癌患者和 10% ~ 20% 的胃癌患者存在 HER2 扩增或过表达的现象，曲妥珠单抗可通过阻断 HER2 以及受体的二聚活化来抑制肿瘤细胞生长，同时还可引发抗体依赖细胞介导的细胞毒作用（ADCC）从而杀伤肿瘤细胞（图 2 - 19）。

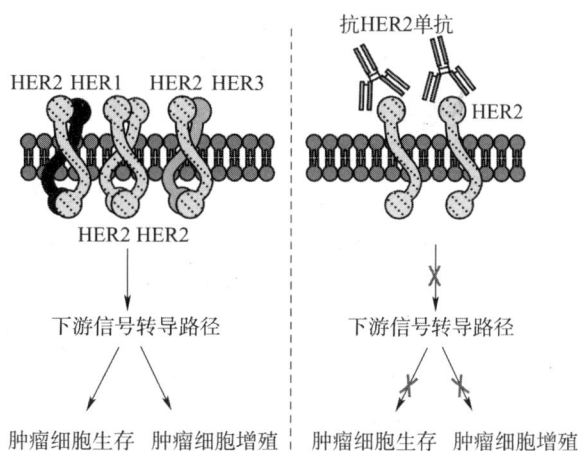

图 2 - 19　曲妥珠单抗作用机制示意图

原研情况　原研曲妥珠单抗于 1998 年被 FDA 批准上市，2000 年在欧盟获批，且在 2002 年即已获批进入中国。目前，曲妥珠单抗在中国获批用于：①HER2 阳性早期乳腺癌；②HER2 阳性转移性乳腺癌；③HER2 阳性转移性胃癌。然而，高昂的药价给患者及社会造成了沉重的负担，直至 2020 年 8 月首个国产曲妥珠单抗汉曲优上市之前，国内仅有一款原研曲妥珠单抗，大批 HER2 阳性患者无法得到相应的治疗。在我国政策保障下，曲妥珠单抗在 2017 年被纳入医保谈判降价目录，根据 IQVIA CHAP-TM 数据统计结果，2018 年和 2019 年曲妥珠单抗在中国境内的销售金额分别约为 27.3 亿元人民币和

45.7 亿元人民币，且呈逐年上升趋势。然而，中国的患者群体庞大，且地区医保覆盖水平不均的问题仍然存在，目前的用药需求远未被满足，仍有很多患者无法获得有效治疗。

专利情况 曲妥珠单抗注射液原研产品在美国、欧洲和中国的专利已分别于 2017 年、2016 年和 2016 年到期。

生物类似药开发情况 2020 年 8 月，由复宏汉霖自主研发和生产的曲妥珠单抗生物类似药汉曲优®（下称汉曲优）获国家药监局批准上市，为广大 HER2 阳性乳腺癌患者提供了高品质的曲妥珠单抗新选择。此前，该药于 2020 年 7 月获得了欧盟委员会批准，成功登陆欧洲市场，成为首个中欧双批的国产单抗类生物类似药。截至 2020 年 9 月，仅复宏汉霖的汉曲优作为唯一的曲妥珠单抗生物类似药在中国获批上市；另外，安科生物、嘉和生物和正大天晴等公司的该药物处于Ⅲ期临床阶段。

全球范围内，截至 2020 年 9 月，美国 FDA 已批准迈兰/Biocon 的 Ogivri、Teva/Celltrion 的 Herzuma 等 5 款曲妥珠单抗生物类似药上市；欧洲则批准 6 款单抗类生物类似药，分别来自 Pfizer、Amgen、Celltrion、Samsung、迈兰和复宏汉霖。

适应症开发情况 截至目前，曲妥珠单抗在全球范围内获批的适应症包括 HER2 阳性的早期乳腺癌、转移性乳腺癌和转移性胃癌。在我国，曲妥珠单抗的原研药及生物类似药汉曲优也获批以上全部适应症。美国、欧洲和中国已批准的适应症如表 2 - 8 所示。

表 2 - 8 曲妥珠单抗适应症开发情况

全球最高进度	适 应 症	美 国	欧 洲	中 国
	早期乳腺癌	√	√	√
已上市	转移性乳腺癌	√	√	√
	转移性胃癌	√	√	√

5.3 贝伐珠单抗

产品概况 贝伐珠单抗由罗氏集团子公司基因泰克和日本子公司中外制药株式会社共同开发，是利用重组 DNA 技术制备的一种人源化 IgG1 单克隆抗体。该药物通过与人血管内皮生长因子（VEGF）结合，抑制 VEGF 与其受体结合，从而阻断血管生成的信号传导途径，抑制肿瘤细胞生长。作为抗肿瘤血管生成的重要药物之一，其被应用于多种恶性肿瘤的治疗。

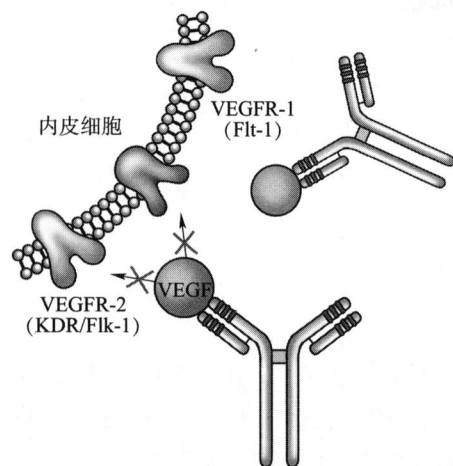

图 2 - 20 贝伐珠单抗作用机制示意图

作用机制 多种恶性肿瘤的发生、发展与血管新生密切相关，新生血管为肿瘤的快速生长和转移提供能量。其中，VEGF 信号通路在其中起着关键作用。VEGF 是肿瘤血管生成的上游因子，通过与其受体的相互作用来调节血管生成，是肿瘤血管新生的关键调节因素。贝伐珠单抗通过与 VEGF 结合，阻断其生物活性，即抑制 VEGF 与其受体（VEGFR - 1 和 VEGFR - 2）结合，阻断血管生成的信号传导途径，最终抑制肿瘤细胞生长。贝伐珠单抗主要通过三大方式发挥抗肿瘤作用，即现有的血管系统退化、抑制新生血管生成以及降低血管通透性。由于其独特的作用机制，贝伐珠单抗不仅能联合化疗药物来提高疗效，还可以与多种分子靶向药物、生物免疫药物联合应用（图 2 - 20）。

原研情况 贝伐珠单抗由罗氏开发，商品名为 Avastin®（安维汀®），下称 Avastin 或安维汀。该药物于 2004 年被 FDA 批准上市，用于治疗转移性结直肠癌；2005 年获得 EMA 批准上市，用于治疗转移性结直肠癌；2010 年在中国获得临床批件，批准的适应症为转移性结直肠癌，2015 年被批准用于转移性非小细胞肺癌的治疗。

安维汀全球销售额具体如下（来自科睿维安数据库）：2016 年，68.5 亿美元；2017 年，67.9 亿美元；2018 年，70 亿美元；2019 年，71.3 亿美元。国内重点医院采购金额为（来自 IMS 数据库）：2016 年，2.79 亿元人民币；2017 年，7.44 亿元人民币；2018 年，13.80 亿元人民币；2019 年，21.66 亿元人民币。

专利情况 在中国的序列专利保护于 2018 年到期。

生物类似药开发情况 截至 2020 年 12 月，国内有两家被批准生产贝伐珠单抗生物类似药。齐鲁制药的安可达®（下称安可达）于 2019 年 12 月获得国家药品监督管理局（NMPA）的生产批件，该药为中国首个获批上市的贝伐珠单抗生物类似药。信达生物的达攸同®（下称达攸同）于 2020 年 6 月被批准生产。截至 2020 年底，苏州盛迪亚、山东博安、浙江海正、百奥泰、东曜药业、复宏汉霖共 6 家先后申报生产。安徽安科、北京天广实等 10 余家的该药物处于Ⅲ期研究阶段，多家厂商的该药物处于临床Ⅰ期研究和批准临床阶段。

美国 FDA 批准上市的 2 个生物类似药分别为安进的 Mvasi 和辉瑞的 Zirabev；处在Ⅲ期临床的有 4 家，分别是勃林格殷格翰、R - Pharm、Centus 和 Biocon。欧洲 EMA 批准上市的 2 个生物类似药也分别是安进的 Mvasi 和辉瑞的 Zirabev；处在Ⅲ期临床的有 6 家，分别是 Hospices Civils、勃林格殷格翰、Celltrion、Centus、Biocon 和 Prestige Biopharma。

适应症开发情况 截至目前，全球获批的适应症包括转移性结直肠癌、复发或转移的非鳞状非小细胞肺癌等 9 个。目前，美国、欧洲、中国和日本的批准和开发情况如下，另有肝细胞癌这一适应症处于申报上市阶段（表 2 - 9）。

表 2 - 9 贝伐珠单抗适应症开发情况

全球最高状态	适应症	美国	欧洲	中国	日本
已上市	转移性结直肠癌	√	√	√	√
	转移性肾细胞癌	√	√	—	Ⅲ期
	成人复发性胶质母细胞瘤	√	√	—	√
	复发性或转移性非鳞状非小细胞肺癌	√	√	√	√
	转移性乳腺癌	—	√	—	√
	原发性腹膜癌	√	√	临床Ⅲ期	√
	上皮性卵巢癌	√	√	临床Ⅲ期	√
	输卵管癌	√	√	临床Ⅲ期	√
	持续性、复发性或转移性宫颈癌	√	√	—	√
申报上市	肝细胞癌	申报上市	申报上市	—	申报上市

5.4 雷珠单抗

产品概况 雷珠单抗由罗氏子公司基因泰克和诺华联合开发，是一种人源化 IgG1κ 型单克隆抗体的 Fab 片段，能与血管内皮生长因子 A（VEGF - A）活化形式的受体结合位点相结合，阻止 VEGF - A 与内皮细胞表面的 VEGF 受体（VEGFR - 1 和 VEGFR - 2）结合，从而减少肿瘤的新生血管生成。该药用于治疗新生血管（湿性）年龄相关性黄斑变性（AMD）、视网膜血管阻塞（RVO）引起的黄斑水肿、糖尿病性黄斑水肿（DME）和糖尿病性视网膜病变（DR）。

目前，国内有 2 家的该药物处于临床Ⅲ期，1 家处于临床Ⅰ期，2 家处于临床前研究阶段。其中，齐鲁制药的 QL - 1205 于 2016 年 9 月获得临床批件，目前已经到了临床Ⅲ期阶段，是研发进度最快的雷珠单抗生物类似药。

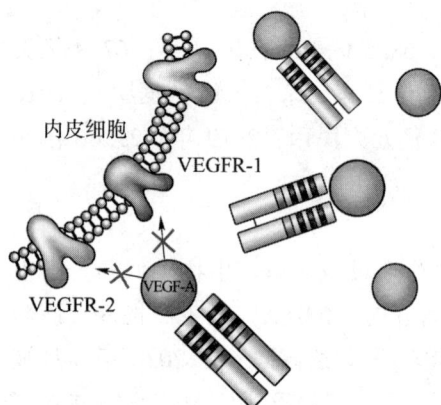

图 2-21 雷珠单抗作用机制示意图

作用机制 雷珠单抗与贝伐珠单抗的作用机制相同，能够特异性结合 VEGF-A。VEGF-A 能使血管生长并渗漏组织液和血液，产生黄斑损伤。通过阻断 VEGF-A，雷珠单抗可以减少眼底处血管的生长，并控制血管的渗漏和肿胀。雷珠单抗在结构上去掉了 Fc 片段而仅保留抗体的 Fab 片段，这一改变具有以下优势：①能够特异性结合 VEGF-A；②分子量更小，具有更好的组织穿透性；③消除 ADCC 和 CDC 对安全性的影响（图 2-21）。

原研情况 雷珠单抗商品名为 Lucentis®（诺适得®），下称 Lucentis 或诺适得，于 2006 年 6 月 30 日获得美国 FDA 批准。目前，该药物获批的适应症包括新生血管（湿性）年龄相关性黄斑变性、视网膜静脉阻塞后黄斑水肿、糖尿病性黄斑水肿、糖尿病视网膜病变和近视性脉络膜新生血管。2007 年，该药物获得欧洲 EMA 批准上市，用于治疗新生血管（湿性）老年性黄斑变性、糖尿病性黄斑水肿所致视力损害、增殖性糖尿病视网膜病变、视网膜静脉阻塞 [简称 RVO，包括分支静脉阻塞（BRVO）和中央静脉阻塞（CRVO）] 继发黄斑水肿所致的视力损害和脉络膜新生血管所致的视力损害。2012 年 4 月，该药物在国内获批上市，被批准用于治疗湿性老年性黄斑退化症；2018 年 5 月，被批准用于治疗继发于视网膜静脉阻塞（包括 BRVO 和 CRVO）的黄斑水肿引起的视力损害；2018 年 11 月，被批准用于治疗脉络膜新生血管 [CNV，包括继发于病理性近视（PM）的和其他原因引起的] 导致的视力损害。至此，诺适得成为目前国内唯一拥有此三项适应症的药物。

Lucentis 的全球销售额（来自科睿维安数据库）为：2016 年，32.55 亿美元；2017 年，33.2 亿美元；2018 年，37.42 亿美元；2019 年 39.26 亿美元。国内重点医院的采购金额（来自 IMS 数据库）为：2016 年，3.4 亿元人民币；2017 年，3.9 亿元人民币；2018 年，5.0 亿元人民币；2019 年，6.2 亿元人民币。

专利情况 序列专利保护已于 2018 年到期。

生物类似药开发情况 目前，国内有四家按照生物类似药在进行开发。齐鲁制药在开展国际多中心的Ⅲ期临床研究；联合赛尔的该药物于 2019 年 1 月被批准临床，按 2 类申报，申报的药品名称为雷珠单抗；杰科生物和杭州中美华东两家按照 15 类申报临床。

欧美在开发生物类似药的有三家，分别是 Bioeq GmbH 公司、三星生物和 Stada 公司，2019 年均在开展Ⅲ期临床研究。

适应症开发情况 截至目前，全球获批的适应症包括脉络膜新血管生成、湿性老年性黄斑退化症、视网膜静脉阻塞、糖尿病性黄斑水肿、糖尿病性视网膜病变和早产儿视网膜病共 6 个。目前，雷珠单抗在美国、欧洲、中国和日本的批准和开发情况见表 2-10。

表 2-10 贝伐珠单抗适应症开发情况

全球最高状态	适应症	美国	欧洲	中国	日本
已上市	脉络膜新血管生成	√	√	√	√
	湿性老年性黄斑退化症	√	√	√	√
	视网膜静脉阻塞	√	√	√	√
	糖尿病性黄斑水肿	√	√	预注册	√
	糖尿病性视网膜病变	√	—	—	—
	早产儿视网膜病	临床Ⅲ期	√	—	√

5.5 西妥昔单抗

产品概况 西妥昔单抗注射液（cetuximab Injection）是由 ImClone 和 Merck KGaA 研发的重组人鼠嵌合抗 EGFR IgG1 单抗。

作用机制 EGFR 信号途径参与控制细胞的存活、增殖、血管生成、细胞迁移、细胞侵袭及转移等。西妥昔单抗与肿瘤细胞 EGFR 结合，阻断细胞内信号转导途径，从而抑制癌细胞的增殖、诱导细胞凋亡。

原研情况 西妥昔单抗最早于 2004 年 2 月 12 日在美国上市，同年 6 月 28 日在欧洲上市，2006 年 1 月 4 日在中国上市，2008 年 7 月 16 日在日本上市。目前，西妥昔单抗在全球获批的适应症包括结直肠癌和头颈部鳞状细胞癌。其中，结直肠癌这一适应症于 2006 年在中国获批，头颈部鳞状细胞癌也于 2020 年 3 月在中国获批。针对其他恶性肿瘤如胃癌、非小细胞肺癌、胰腺癌等的临床试验数据显示，西妥昔单抗的效果大都不佳，开发已经终止。

根据医药魔方 IPM 数据库的统计数据，2019 年西妥昔单抗在中国的销售额约为 8.5 亿元。2018 年 9 月，西妥昔单抗通过第二轮国家医保谈判进入国家医保目录乙类范围，医保支付标准为 1295 元（100mg/20ml/瓶）。

专利情况 西妥昔单抗的核心专利 WO9640210A1 已于 2016 年 6 月 7 日到期。

生物类似药开发情况 目前，全球范围内西妥昔单抗生物类似药在研产品共 13 个，其中进展最快的处于Ⅲ期临床阶段。中国在研的西妥昔单抗生物类似药共有 8 个，开展临床对比试验所选择的适应症均为转移性结直肠癌，其中，安普泽、科伦药业和迈博药业的产品已经处于Ⅲ期临床试验阶段。

适应症开发情况 西妥昔单抗仅获批 2 个适应症，包括 KRAS 野生型且 EGFR 阳性的结直肠癌和头颈部鳞状细胞癌。美国、欧洲、中国和日本已批准的适应症如表 2-11 所示。

表 2-11 西妥昔单抗适应症开发情况

全球最高进度	适应症	美国	欧洲	中国	日本
已上市	结直肠癌	√	√	√	√
	头颈部鳞状细胞癌	√	√	√	√

5.6 英夫利昔单抗

产品概况 注射用英夫利昔单抗（infliximab injectable lyophilized powder）是 Johnson & Johnson 开发的一种人鼠嵌合抗 TNF-α IgG1κ 单抗，用于多种自身免疫性疾病的治疗。

作用机制 英夫利昔单抗可以高亲和力与 TNF-α 的可溶形式和跨膜形式结合，从而抑制 TNF-α 与受体的结合，使 TNF-α 失去生物活性。TNF-β 是一种与 TNF-α 利用相同受体的细胞因子，但该药并不抑制 TNF-β 的活性。TNF-α 的生物活性包括：①诱导致炎细胞因子（如白介素-1 和白介素-6）的生成；②增加内皮层通透性、促进内皮细胞及白细胞表达黏附分子，以增强白细胞迁移；③活化中性粒细胞和嗜酸性粒细胞；④诱生急性期反应物和其他肝脏蛋白质，并诱导滑膜细胞和（或）软骨细胞产生组织降解酶。在体外和体内试验中，表达跨膜 TNF-α 的细胞与该药结合后可被溶解。在体内试验中，该药可与人体 TNF-α 迅速形成稳定复合物，从而使 TNF-α 失去生物活性。

原研情况 英夫利昔单抗于 1998 年 8 月 24 日在美国获批上市，1999 年 8 月 13 日在欧洲上市，2006 年 5 月 17 日在中国获批上市，商品名为类克®（以下称类克）。在中国获批的适应症为类风湿关节炎、克罗恩病、溃疡性结肠炎、强直性脊柱炎和斑块状银屑病。

根据强生年报数据，2019 年类克的销售额为 43.8 亿美元。由于定价较高且患者的支付能力较低，类克在中国的销售额约为 2.8 亿元（数据来源：医药魔方 IPM 数据库）。在 2019 年 11 月的国家医保谈判中，类克成功进入国家医保目录乙类范围，目前，类克的最低中标价格为 2006 元/100mg。

专利情况 英夫利昔单抗的核心专利 US6277969B1 已于 2018 年 8 月 12 日到期。

生物类似药开发情况 全球范围内，已获批的英夫利昔单抗生物类似药有 8 款。在中国，尚无英夫利昔单抗生物类似药上市，在研药品有 6 个。其中，开发进度最快的是张江生物和迈博药业合作开发的 CMAB008 以及海正药业开发的 HS626，目前均已经申请上市；处于Ⅲ期临床阶段的企业有鼎赛医药、嘉和生物；此外，丽珠集团从 EPIRUS Biopharmaceuticals 引进的英夫利昔单抗生物类似药 BOW015 已经于 2014 年 9 月 15 日在印度获批上市，在国内尚未开展临床试验。

适应症开发情况 目前，英夫利昔单抗在全球范围内共获批 11 个适应症，包括类风湿关节炎、克罗恩病、溃疡性结肠炎、强直性脊柱炎、银屑病关节炎、斑块状银屑病、脓疱型银屑病、红皮病型银屑病、白塞氏病、川崎综合征和克罗恩病合并瘘管。美国、欧洲、中国和日本已批准的适应症见表 2-12。

表 2-12 英夫利昔单抗适应症开发情况

全球最高进度	适应症	美国	欧洲	中国	日本
已上市	克罗恩病	√	√	√	√
	溃疡性结肠炎	√	√	√	√
	类风湿关节炎	√	√	√	√
	强直性脊柱炎	√	√	√	√
	银屑病关节炎	√	√	—	√
	斑块状银屑病	√	√	√	√
	白塞氏病	—	—	—	√
	红皮病型银屑病	—	—	—	√
	川崎综合征	—	—	—	√

5.7 阿达木单抗

产品概况 阿达木单抗注射液（adalimumab solution for injection）是一种抗 TNF-α 全人源 IgG1 单抗，由艾伯维研发。该药物是 FDA 批准的第一个全人源单抗，也是目前全球年销售额最高的药品，销售峰值超过 200 亿美元。

作用机制 TNF-α 是一种主要由活化的巨噬细胞和单核细胞产生的促炎细胞因子，通过与细胞的 TNF 受体结合来调节免疫反应，是包括类风湿关节炎在内的自身免疫性疾病的重要治疗靶点。阿达木单抗是一种免疫抑制剂，通过与 TNF-α 结合来中和 TNF-α 的生物活性，从而抑制由 TNF-α 介导的炎症反应，降低 TNF-α 活化 T 细胞的能力，并诱导 TNF 表达细胞的凋亡。

原研情况 阿达木单抗最早于 2002 年 12 月 31 日在美国获批上市，2003 年 8 月 31 日在欧洲上市，2010 年 2 月 26 日在中国上市，商品名为修美乐。在中国，修美乐目前已获批 6 个适应症：2010 年获批类风湿关节炎适应症，2013 年获批强直性脊柱炎适应症，2017 年获批中重度斑块状银屑病适应症，2019 年获批多关节型幼年特发性关节炎适应症，2020 年获批用于克罗恩病的治疗。此外，修美乐作为非感染性中间、后、全葡萄膜炎的治疗药物，被纳入我国第二批临床急需境外新药名单，并于 2020 年

3 月 27 日获批，成为我国唯一一个针对此适应症的生物制剂。

2018 年，修美乐为全球销量最高的药品之一，全球销售额达 205 亿美元。但由于高昂的治疗成本，修美乐在中国的销售额仅约为 3300 万元人民币（数据来源：医药魔方 IPM 数据库）。2019 年 11 月，阿达木单抗通过医保谈判成功进入国家医保目录，医保支付标准为 1290 元/40mg。

专利情况　阿达木单抗的核心序列专利 CN1300173C 已于 2017 年 2 月 10 日到期。

生物类似药开发情况　阿达木单抗的生物类似药在中国拥有巨大的市场机会。目前，中国已上市的阿达木单抗生物类似药共有 4 个。其中，百奥泰研发的格乐立于 2019 年 11 月 4 日获批上市，成为我国首个阿达木单抗生物类似药。在研产品有 17 个，其中，君实生物和正大天晴的产品已经申请上市。

适应症开发情况　目前，阿达木单抗在全球获批的适应症有 12 个，包括类风湿关节炎、强直性脊柱炎、斑块状银屑病、幼年特发性关节炎、克罗恩病、溃疡性结肠炎、化脓性汗腺炎、白塞氏病、脓疱型银屑病、非感染性葡萄膜炎、银屑病关节炎和非放射性中轴型脊柱关节炎。美国、欧洲、中国和日本已批准的适应症见表 2 - 13。

表 2 - 13　阿达木单抗适应症开发情况

全球最高进度	适应症	美国	欧洲	中国	日本
已上市	类风湿关节炎	√	√	√	√
	幼年特发性关节炎	√	√	√	√
	银屑病关节炎	√	√	—	—
	强直性脊柱炎	√	√	√	√
	克罗恩病	√	√	√	√
	溃疡性结肠炎	√	√	—	√
	斑块状银屑病	√	√	√	√
	化脓性汗腺炎	√	√	—	√
	非感染性葡萄膜炎	√	√	—	√
	非放射性中轴型脊柱关节炎	—	√	—	—
	脓疱型银屑病	—	—	—	√
	白塞氏病	—	—	—	√

5.8　依那西普

产品概况　依那西普是由 Immunex 公司开发的一种可溶性 TNF 受体 Fc 融合蛋白。主要用于治疗类风湿关节炎、强直性脊柱炎等免疫系统疾病。

作用机制　依那西普分子中的 TNF 受体与人体中的 TNF 结合，从而阻断 TNF 介导的炎症反应，且可溶性受体二聚体（依那西普）对 TNF 的亲和力更高，更有效地竞争性抑制 TNF 与细胞受体的结合，从而抑制 TNF 的生物活性，阻断 TNF 介导的细胞反应。类风湿关节炎是一种以关节病变为主的慢性全身性自身免疫疾病，主要临床表现为小关节滑膜所致的关节肿痛，继而发生软骨破坏、关节间隙变窄，晚期因严重骨质破坏、吸收导致关节僵直、畸形和功能障碍。在我国，类风湿关节炎的患病率为 0.24% ~ 0.5%，女性发病多于男性，比例约为（2 ~ 3）：1；任何年龄均可发病，以 20 ~ 50 岁最多。该病为反复发作性疾病，致残率较高、预后不良，目前还没有很好的根治方法。

强直性脊柱炎是自身免疫性疾病，属风湿病范畴，其病因尚不明确，是以脊柱为主要病变部位的

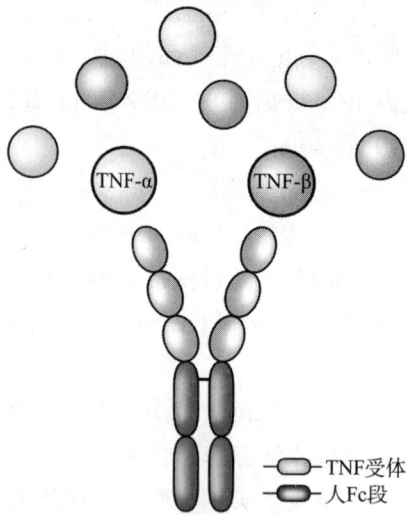

图 2-22 依那西普作用机制示意图

慢性病，常累及骶髂关节，引起脊柱强直和纤维化，还可能造成不同程度的眼、肺、肌肉和骨骼病变。

类风湿关节炎和强直性脊柱炎的关节病变多数是由炎性分子介导的，这些分子与一个由 TNF 控制的网络相联系。TNF 是类风湿关节炎的炎性反应中起主导作用的细胞因子；在强直性脊柱炎患者的血清和滑膜组织中，也可以发现 TNF 水平升高。依那西普是可溶性 TNF 受体的二聚体，与受体单体相比，其对 TNF 的亲和力更高，能更有效地竞争性抑制 TNF 与细胞受体的结合，从而抑制 TNF 的生物活性、阻断其介导的炎症反应。除此之外，该药物利用一个免疫球蛋白的 Fc 区域作为融合元件，使构建的二聚体受体获得更长的血清半衰期（图 2-22）。

原研情况　依那西普的商品名为 Enbrel®（恩利®），下称 Enbrel 或恩利，最初由 Immunex 公司开发。之后，Amgen 公司收购 Immunex 公司，将依那西普纳入安进的产品线。1998 年 11 月 2 日，该药物获得美国 FDA 批准，在美国上市，2000 年 6 月被美国 FDA 批准作为治疗 RA 的一线药物；同年 11 月在欧洲上市。该药物在欧美陆续获批多个适应症，包括类风湿关节炎、青少年特发性关节炎、强直性脊柱炎等。2010 年，恩利在国内上市，目前获批的适应症有类风湿关节炎和强直性脊柱炎。

Enbrel 的全球销售额为：2016 年，92 亿美元；2017 年，83 亿美元；2018 年，74 亿美元；2019 年，72 亿美元（数据来源：科睿维安数据库）。国内重点医院采购金额为：2016 年，1600 万元人民币；2017 年，2500 万元人民币；2018 年，1600 万元人民币；2019 年，1300 万元人民币（数据来源：IMS 数据库）。

专利情况　序列专利于 2010 年到期，且未在国内申请。暂无影响生物类似药开发的专利。

生物类似药开发情况　目前，国内有 5 家公司在开发。上海赛金的该药物于 2011 年获批生产，商品名为强克，获批适应症为强直性脊柱炎；中信国健的该药物于 2011 年获批生产，商品名为益赛普，获批适应症为类风湿关节炎、强直性脊柱炎、银屑病；浙江海正的该药物于 2015 年获批生产，商品名为安百诺，获批适应症为类风湿关节炎、强直性脊柱炎、银屑病。以上三家均按照生物制品注册分类 7 类申报，未按照生物类似药要求开发。2015 年 10 月，国家食品药品监督管理总局颁布《生物类似药研发与评价技术指导原则（试行）》。这之后，齐鲁制药按照生物类似药路径研发，并于 2019 年 5 月申报生产；苏州金盟（信立泰）目前在开展I期临床试验。另外，三叶草公司申报了依那西普的改剂型产品。

适应症开发情况　截至目前，该药物在全球的适应症开发情况如表 2-14 所示。

表 2-14　依那西普适应症开发情况

全球最高状态	适应症	美国	欧洲	中国	日本
已上市	类风湿关节炎	√	√	√	√
	强直性脊柱炎	√	√	√	—
	青少年类风湿关节炎	√	√	—	—
	斑块银屑病	√（≥4 岁）	√（≥6 岁）	—	—
	银屑病关节炎	√	√	—	—
	非放射学中轴脊柱关节炎	—	√	—	—
临床Ⅱ期	川崎病（皮肤黏膜淋巴结综合征）	临床Ⅱ期	—	—	—

5.9 帕妥珠单抗

产品概况 帕妥珠单抗是由罗氏子公司基因泰克研发的一款重组人源化单克隆抗体。该药物其靶向于原癌基因人类表皮生长因子受体2（HER2），通过抑制 HER2 及其他 HER 家族成员之间的配体依赖性异二聚化作用，阻断细胞周期并诱导凋亡。适应症为 HER2 阳性转移性乳腺癌。

作用机制 帕妥珠单抗的靶点为 HER2 的 II 结构域。HER2 在正常细胞中的表达水平非常低，而在胚胎发育期的表达量非常高，对发育过程中的细胞增殖、分化、迁移等起重要的作用。在许多上皮细胞癌症中可以发现 HER2 的过表达，大约有 20%～30% 的乳腺癌会出现 HER2 过表达的现象。HER2 与 HER1（EGFR）、HER3、HER4 同属 HER 家族。HER 家族成员在细胞生理过程中发挥重要的调节作用，通常经配体结合或相互之间形成二聚体来介导信号转导。在受体二聚化后，其构象发生改变，与 ATP 结合后激活胞内的酪氨酸激酶，从而启动下游信号转导通路，继而激活细胞核内的一系列转录因子，在转录水平调控细胞生长、增殖、分化所需蛋白质的合成。

帕妥珠单抗能够结合 HER2 的 II 结构域，从而抑制受体二聚化、阻断下游信号传导，最终抑制肿瘤细胞生长（图 2-23）。

原研情况 帕妥珠单抗于 2012 年 6 月 8 日获得 FDA 批准，2013 年 3 月 4 日在 EMA 获得批准。其商品名为 Perjeta®（下称 Perjeta），获批适应症为早期乳腺癌和转移性乳腺癌。帕妥珠单抗于 2018 年 12 月 17 日在国内获批进口，商品名为帕捷特®（下称帕捷特），适应症为与曲妥珠单抗和多西他赛联合应用于具有高复发风险的 HER2 阳性早期乳腺癌患者的辅助治疗。

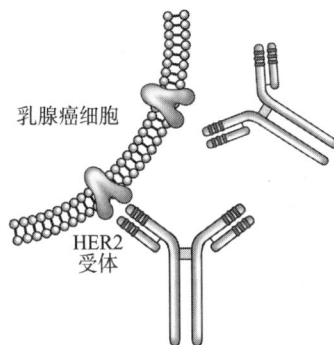

图 2-23 帕妥珠单抗作用机制示意图

Perjeta 的全球销售额为：2016 年，18.65 亿美元；2017 年，22.30 亿美元；2018 年，28.34 亿美元；2019 年，35.50 亿美元（数据来源：科睿维安数据库）。国内重点医院采购金额为：2019 年，0.7 亿元人民币（数据来源：IMS 数据库）。该药物处于上市初期，国内外的销售额都保持着较高的上升趋势。

专利情况 ①序列专利（CN00811898.1）：到期时间为 2020 年 6 月。按照目前生物类似药的开发进度，该专利不影响生物类似药产品的上市。②用途专利（CN201210006776.5）：用于保护 HER2 抗体的固定剂量给药，包括帕妥珠单抗的固定剂量给药，到期时间为 2025 年 6 月。因此，生物类似药如果要在 2025 年 6 月之前上市，就需要挑战该专利。③杂质专利（CN2009801110078）：用于保护帕妥珠单抗产品中的一系列酸性变体，到期时间为 2029 年 11 月。生物类似药开发中，需要对该专利进行关注。罗氏对帕妥珠单抗的专利持续布局中，还存在多个已公开但未授权的专利，也可能会对生物类似药的开发产生影响。

生物类似药开发情况 目前，国内有 6 家针对该药物在按照生物类似药进行开发。齐鲁制药首仿，于 2019 年 12 月启动 III 期临床研究。天广实、恒瑞、正大天晴在开展 I 期临床研究。复宏汉霖同时按照 2 类和 1 类（创新药）进行了申报，其中，1 类创新产品 HLX22 单抗已开展临床研究，适应症为实体瘤；2 类申报的产品尚未见其临床研究开展。

适应症开发情况 截至目前，全球获批的适应症包括早期乳腺癌和转移性乳腺癌，具体适应症的全球开发情况见表 2-15。

①早期乳腺癌：包括 HER2 阳性、局部晚期、炎症性或早期乳腺癌复发风险高的成人患者的新辅助治疗，以及联合曲妥珠单抗和化疗用于具有高复发风险的 HER2 阳性早期乳腺癌患者的辅助治疗。

②转移性乳腺癌：与曲妥珠单抗和多西他赛联合应用于 HER2 阳性转移或局部复发的不能切除的

成人乳腺癌，这些患者既往没有接受过 HER2 治疗或化疗。另外，国内在开展实体瘤适应症的 III 期临床研究，已于 2019 年 5 月完成伦理审查。

表 2 - 15 帕妥珠单抗适应症开发情况

全球最高状态	适应症	美国	欧洲	中国	日本
	早期乳腺癌	√	√	√	申报上市
已上市	转移性乳腺癌	√	√	√	√
	实体瘤	—	—	临床 III 期	—

5.10 地舒单抗

产品概况 地舒单抗注射液（denosumab injection）是目前唯一一个靶向核因子 κB 受体活化因子配体（RANKL）的 IgG2 单抗，由安进开发，于 2010 年 6 月 1 日在美国上市，成为 FDA 批准的第一个用于治疗激素剥夺引起骨质流失的药物。

作用机制 破骨细胞在体内负责骨吸收和调节骨钙释放。RANKL 是一种对破骨细胞的形成、功能和存活发挥关键作用的跨膜或可溶性蛋白。RANKL 可刺激破骨细胞上的受体 RANK，RANK 信号传导可使破骨细胞的活性升高，引起骨质溶解和肿瘤生长，从而介导实体肿瘤骨转移中的骨骼病变。地舒单抗能够阻断 RANKL 对破骨细胞、破骨细胞前体和破骨细胞样巨细胞表面的受体 RANK 的激活，从而抑制破骨细胞的骨吸收。

原研情况 地舒单抗于 2010 年 5 月 25 日在欧洲上市；随后于 6 月 1 日在美国上市；2012 年 1 月 18 日在日本上市；2019 年 5 月 21 日在中国上市。地舒单抗在美国获批的适应症包括骨巨细胞瘤、骨质疏松症、恶性肿瘤所致的高钙血症、多发性骨髓瘤骨病和实体瘤骨转移。在欧洲获批的适应症包括骨巨细胞瘤和骨质疏松症。目前，地舒单抗在中国仅获批用于骨巨细胞瘤的治疗；骨质疏松症和实体瘤骨转移的 III 期临床已经完成。

地舒单抗由安进以 Prolia（普罗力）和 Xgeva（安加维）2 个商品名进行销售。近年来，其销售额增长迅速，2019 年的销售额约为 46 亿美元。安加维在中国的最新中标价格为 5298 元/120mg（1.7ml）/瓶。2020 年 12 月，地舒单抗通过医保谈判被纳入国家医保目录，谈判价格尚未披露。

专利情况 地舒单抗核心专利的申请时间集中于 1997 ~ 2002 年，其核心专利在主要国家和地区的到期时间如下。①美国：2025 年 2 月 19 日；②欧洲：2022 年 6 月 25 日（英法德意和西班牙的到期时间为 2025 年）；③中国：2022 年 6 月 25 日。

生物类似药开发情况 地舒单抗生物类似药在全球范围内的在研产品共 21 个，进度最快的处于 III 期临床阶段。在中国，地舒单抗生物类似药的研发热度较高，目前在研药品共有 14 个。其中，绿叶制药、齐鲁制药、泰康生物、迈博药业和康宁杰瑞 5 家企业的产品进度最快，已进入 III 期临床试验阶段。

适应症开发情况 目前，地舒单抗在全球范围内共获批 10 个适应症，包括骨质疏松相关适应症和恶性肿瘤相关适应症两大类。美国、欧洲、中国和日本已批准的适应症如表 2 - 16 所示。

表 2 - 16 地舒单抗适应症开发情况

全球最高进度	适应症	美国	欧洲	中国	日本
	绝经后妇女骨质疏松症	√	√	√	√
已上市	男性骨质疏松症	√	√	—	√
	糖皮质激素导致的骨质疏松症	√	√		√

全球最高进度	适应症	美国	欧洲	中国	日本
已上市	男性前列腺癌雄激素剥夺疗法导致的骨流失	√	√	—	—
	女性乳腺癌芳香化酶抑制剂疗法导致的骨流失	√	—	—	—
	类风湿关节炎骨侵蚀	—	—	—	√
	多发性骨髓瘤骨相关事件	√	√	√	√
	实体瘤骨转移骨相关事件	√	√	√	√
	骨巨细胞瘤	√	√	√	√
	癌症所致的高钙血症	√	—	—	—

6　小结

生物类似药的研发是一个逐步的、循序渐进的过程，需要和原研药进行广泛而深入的结构和功能的头对头比较。其研发流程一般分为对比质量研究、对比非临床研究和对比临床研究三个步骤。在产品立项方面，除了通常需要考虑的产品定位和市场竞争等方面的因素外，还要重点考虑生物类似药产品的复杂性、监管的不确定性和周期长、投入大等要素和特点。专利问题也是生物类似药研发必然要面对的问题。生物药的原研企业会采用包括蛋白质或核酸序列、表达载体、制剂、适应症、制备方法、细胞等非常复杂的专利策略，尽量延长原研药的专利保护期。监管部门为了实现原研药和生物类似药之间的平衡，也制定了相当复杂的专利纠纷解决制度。

自 2006 年全球生物类似药起步研发以来，获批产品数量逐年增加，各地区生物类似药的商业化比例均已超过 50%。其中，欧盟是生物类似药的先行者，在药物审评政策和获批数量等各个方面均领先全球，且呈现十分包容的态度。美国生物类似药行业起步相对较晚，但是已获批药物品类全面，覆盖了全球销售额 TOP 50 中的重磅产品。2019 年起，中国以汉利康为起点进入生物类似药时代，取得了较大的突破，当年即批准并快速商业化了 4 个产品，包括阿达木单抗、依那西普、贝伐珠单抗等。目前，中国在研生物类似药数量已超越美国，且覆盖品种更广，包含纳武利尤单抗、曲妥珠单抗和地舒单抗等数十个原研产品的生物类似药。在未来，这些品种在中国的可及性可能领先全球。

从已获批和在研的生物类似药的种类分布来看，各企业热衷于开发抗体类生物类似药。从治疗领域的角度来看，肿瘤领域和自身免疫领域依然是热门研发领域。

由于生物类似药的研发门槛高，研发企业的头部效应较为显著。在欧洲市场上，Celltrion、山德士、安进、三星生物持有 50% 的批件。而在国内，该行业虽然起步较晚，但资金涌入快，有超过 150 家企业进行生物类似药研发。从生产规模来看，全球产能规模领先的是 Celltrion 和三星生物。国内的代表性企业有复宏汉霖、信达生物、药明生物等，其产能仍然较小，但正处于快速爬升阶段。

生物类似药研发在欧洲面临着激烈的竞争和低于预期的价格，在美国面临着原研厂商构建的强有力的专利阻力，这些都使生产商获得的回报并不高。现如今，监管机构正在积极推动生物类似药的开发、注册和商业化，以维持生物类似药的可持续发展。另外，近些年获批生物创新药的数目不断增多，如帕博利珠单抗、纳武利尤单抗、乌司奴单抗等，这些药物将在未来给生物类似药提供新的目标。中国市场有着不同的环境和背景。较低的原研药渗透率给了生物类似药更多的机会和市场空间，监管方式和医保制度的改革也促进了国内生物类似药的研发，从而提升这些药物的可及性。然而，以同质化竞争严重为首的一系列问题仍然亟待解决。总体来看，不管在中国还是欧美，未来生物类似药行业将同样面临挑战与机遇并存的情况。

撰稿：王燕、平宝哲、汤华东、周文婷、秦云贺、徐更、廖庆阳
审阅：王俭、张哲如

参考文献

[1] Santos S B, JM Sousa Lobo, Silva A C. Biosimilar medicines used for cancer therapy in Europe：a review [J]. Drug Discov Today, 2018, 24 (1)：293-299.

[2] J O'Callaghan, Barry S P, Bermingham M, et al. Regulation of biosimilar medicines and current perspectives on interchangeability and policy [J]. Eur J Clin Pharmacol, 2019, 75 (1)：1.

[3] Al-Sabbagh A, Olech E, Mcclellan J E, et al. Development of biosimilars [J]. Semin Arthritis Rheum, 2016, 45 (5 Suppl)：S11-S18.

[4] Conlon HD, Thompson M, Ng CK, et al. Analytical challenges during the development of a biosimilar [C]. Boston：Annual Meeting of the IBC Bioprocess International Conference, 2014.

[5] Schneider C K, Vleminckx C, Gravanis I, et al. Setting the stage for biosimilar monoclonal antibodies [J]. Nat Biotechnol, 2012, 30：1179-85.

[6] Ameet Sarpatwari, Rachel Barenie, Gregory Curfman, et al. The US Biosimilar Market：Stunted Growth and Possible Reforms [J]. Clin Pharmacol Ther, 2019, (1)：92-100.

[7] Ameet Sarpatwari, Abbe R. Gluck, Gregory D. Curfman. The Supreme Court Ruling in Sandoz v Amgen A Victory for Follow-on Biologics [J]. JAMA Intern Med, 2018, 178 (1)：5.

[8] Weiner G J. Rituximab：mechanism of action [J]. Semin Hematol, 2010, 47 (2)：115-123.

[9] Yao M, Fu P. Advances in anti-HER2 therapy in metastatic breast cancer [J]. Chin Clin Oncol, 2018, 7 (3)：27.

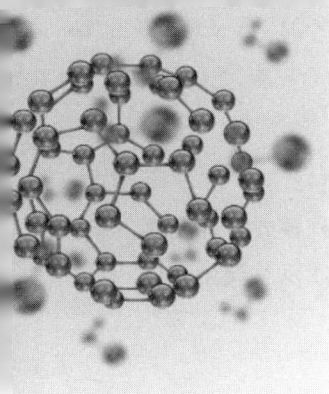

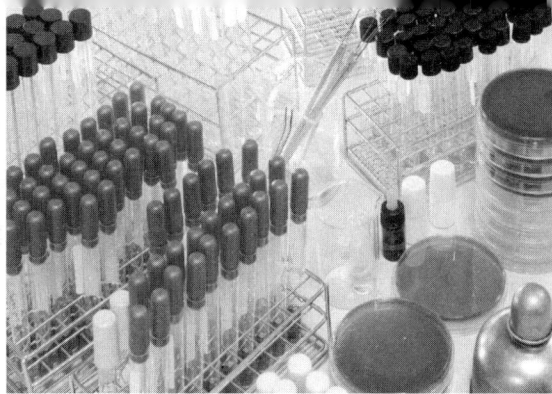

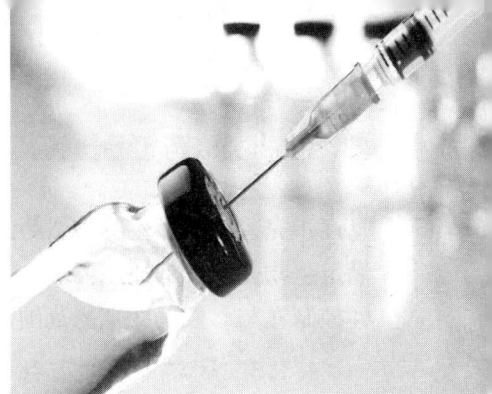

第三章　生物类似药的研发与评价（1）
——药学研究

药学研究是生物类似药研发的第一步，也是关键的一步，生物类似药与参照药的药学相似性决定了后续非临床和临床试验的设计与规模。本章将从生物类似药的药学研究技术要求和评价基本原则出发，结合产品实例，对比生物类似药与创新生物药在药学研究方面的异同，阐述生物类似药药学研究中的工艺研究、关键质量属性评估、分析策略、质量控制、稳定性研究和分析相似性评估等内容。本章重点讨论药学研究中的质量研究部分，工艺研究相关内容将在本书第六章中具体讨论。

1　生物类似药药学研究的一般考虑

1.1　与创新生物药研发的差异

1.1.1　风险不同

创新生物药的研发周期长、投资大，且临床试验存在较大的失败风险。由于原研参照药的药效、毒理以及临床数据可供参考，生物类似药研发的临床风险相对较低，研发挑战主要在于实现与原研参照药的相似性（图 3-1）。

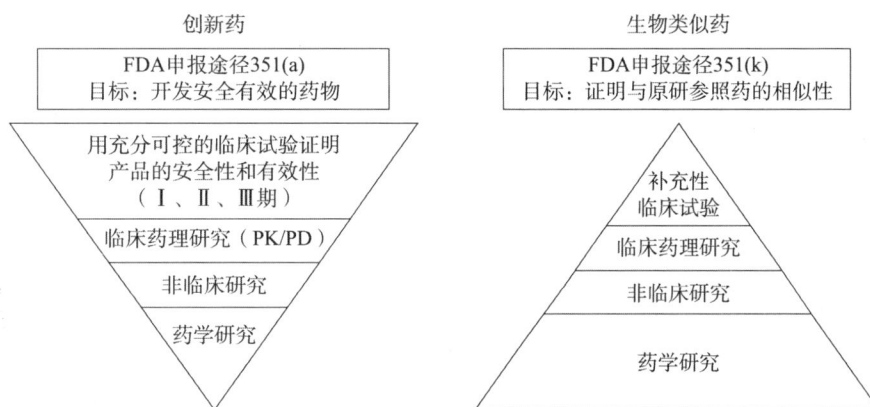

图 3-1　创新药与生物类似药的研发流程和研究内容比重

1.1.2　化学、生产和控制的研发模式与难度不同

创新药的药学研发过程是渐进和阶段性的，相关质量和工艺参数是基于产品开发过程中获得的信

息逐步完善的。而生物类似药的药学参数是由参照药确定的，其药学研发采用反向工程模式，除了需满足生物药研发的通用要求外，还需将生物类似药的理化特征、生物活性和免疫学特性以及安全有效性控制在与参照药相似的范围内，CMC 难度高于创新药研发。

1.1.3 药学评价侧重点不同

创新药在临床阶段通常会发生工艺变更，药学研究内容可按照临床试验进展情况分阶段进行，重点关注影响临床用药"基本安全性"的药学问题。而生物类似药的药学评价侧重于候选药与参照药之间质量比对研究的"相似性"，生物类似药在开展临床试验前应基本确定生产工艺，并进行充分的结构确证与质量研究。

1.1.4 对临床和非临床试验的指导意义不同

生物类似药与参照药的药学相似性决定了后续非临床和临床试验的设计与规模，在药学水平高度相似的前提下可减免后续非临床和临床试验。而创新药必须经过充分的临床试验评估。

1.2 生物类似药药学研究的主要技术要求和评价基本原则

现阶段的生物技术药物，是指以 DNA 重组技术为核心研制的蛋白质或核酸类药物。蛋白质类生物药的制备工艺通常采用动物细胞异源表达，其分子量大、结构复杂、存在多种翻译后修饰形式，具有显著的微观不均一性。以单抗为例，其潜在的修饰位点（糖基化、天冬酰胺脱氨基及甲硫氨酸氧化等）所形成的变异体约有数亿种，这些修饰变异体在宏观上又表现为分子大小、电荷、糖谱等多种形式的差异。从某种意义上说，无论参照药还是候选生物类似药均为"变异体的集合"，具体由其生产过程中产生的活性物质的分子组成来定义。由于生物药固有的微观不均一性和生产工艺的复杂性，生物类似药与参照药之间，必然存在着某种程度上的"差异"。实际上，对于参照药产品本身，工艺参数的变化、产地和规模的变更也可能造成产品非关键质量属性的批间差异。工业界在生物类似药研发过程中经常会问"生物类似药究竟要相似到何种程度"，针对这个问题，各国的药品监管机构对生物类似药药学研发和评价进行了详细规定。

作为在质量、安全性和有效性方面与参照药具有相似性的治疗用生物制品，生物类似药的研发不仅需遵循生物药研发的一般流程，还需兼顾与参照药的相似性需求。根据中国药品监管部门于 2015 年发布的《生物类似药研发与评价技术指导原则（试行）》，生物类似药研发需要以比对试验研究证明其与参照药的相似性为基础，支持其安全、有效和质量可控。每一阶段的比对试验研究都应与参照药同时进行，并设立相似性的评价方法和标准。药学比对试验研究中应选择足够的代表性批次进行，并尽可能使用与参照药一致的、灵敏的、先进的分析技术和方法检测候选生物类似药与原研药之间可能存在的差异。生物类似药药学研究的主要技术要求和评价基本原则包括如下。

1.2.1 氨基酸序列需与参照药一致

生物类似药候选药物的氨基酸序列原则上应与参照药相同。由于参照药氨基酸序列披露的信息有限以及分析方法有限，曾出现过候选生物类似药与参照药的氨基酸序列不一致的情况。如某曲妥珠单抗生物类似药在研发过程中，其完整分子量与参照药显示出了差异，最终通过补充分析方法确认该生物类似药产品 Fd 区的氨基酸与参照药稍有差异，不得不按照创新药进行后续研发。因此，在生物类似药研发早期，除了调研专利文献外，还应采用互补的技术手段对参照药的氨基酸序列进行表征和确认，如完整蛋白水平、亚基水平的分子量分析和肽图水平的氨基酸序列鉴定。另一方面，在无法获得参照药氨基酸序列信息的情况下，可以考虑开展测序分析实验，如使用基于质谱的从头测序方法或 Edman 降解法解析参照药的氨基酸序列。

1.2.2　生物类似药的理化性质和生物活性需与参照药相似，任何观察到的差异都必须充分证明不会影响药物的临床疗效和安全性

因为生物药固有的微观不均一性，不同批次生产的参照药以及生物类似药和参照药之间都不可能做到完全一致，或多或少会存在某些质量属性的波动或差异。根据可比性、相似性指导原则的要求，需要证明这些质量属性的波动或差异不会影响药物的临床疗效和安全性。以美罗华为例，根据山德士公司对效期在 2007 年 8 月至 2011 年 9 月的 Rituxan/MabThera 产品的分析数据，与效期在 2010 年 4 月前的批次相比，之后批次产品的电荷异质体发生了显著变化，碱性峰比例由 30% ~ 50% 降至约 10%。电荷异质体的差异主要由重链 C - 末端赖氨酸修饰的含量差异引起。重链 C - 末端赖氨酸缺失引起的电荷异质性广泛存在于抗体产品中，未缺失的 C - 末端赖氨酸在体内可迅速被切除，半衰期仅为 62 分钟，该修饰已被证明不会影响单抗产品的临床安全性和有效性。因此，由 C - 末端赖氨酸引起的批间差异或生物类似药与参照药的差异，不会影响整体的药学相似性/可比性结论。

1.2.3　生物类似药产品中允许使用与参照药不同的辅料，但需证明包含的杂质和辅料都不会引起药效和安全性问题

中国药品监管部门的生物类似药评价指导原则要求进行处方筛选研究，并应尽可能与参照药一致，对不一致的情况应有充足的理由。作为专利布局的一部分，参照药厂家通常会为其制剂申请专利。为了规避专利的影响，生物类似药厂家通常会使用不同的处方组成。例如，修美乐的成分除阿达木单抗外，还包括甘露醇、柠檬酸一水合物、柠檬酸钠、磷酸二氢钠二水合物、磷酸氢二钠二水合物、氯化钠、聚山梨酯 80、氢氧化钠和注射用水等辅料。而美国和欧盟批准上市的首个阿达木单抗生物类似药 Amjevita 的辅料成分为冰醋酸、蔗糖、聚山梨酯 80、氢氧化钠和注射用水。和化学药不同，生物药对环境非常敏感，辅料和初级包装的变化均有可能影响产品的稳定性，在选用与参照药不同的制剂处方时须详细评估相关影响。

1.2.4　中国和国际药监机构的生物类似药药学研究指南遵循相同的原则和相似的技术要求，但在操作细则上存在差异

中国药品监管部门、WHO、EMA 和 FDA 监管下的生物类似药药学研发都遵循"头对头"的比对研究原则和逐步递进的研发次序，有着相似的技术要求。但在操作细节上，如参照药批次的选择、参照药的储存条件、分析方法的选择标准以及相似性评价方法上存在差异（表 3 - 1）。

表 3 - 1　各审评机构的生物类似药药学研究要求细则比较

药监机构	参照药选择	分析方法选择	相似性评判方法
NMPA*	尽可能使用相同产地来源的产品，对不能在国内获得的，可考虑其他合适途径	首先考虑与参照药一致的方法和技术，采用其他技术和方法时应提供依据	根据各质量特性与临床效果相关的程度确定评判相似性的权重，并设定标准
WHO	由具备完善的监管体系和法规的药监机构批准上市的，且已在足够的市场体量下销售一定时间的产品	鼓励使用先进灵敏的分析方法	生物类似药的质量变异程度不应显著宽于参照药
EMA	欧盟批准许可的产品，或遵循同样原则研发的（如 ICH 成员）经过桥接实验验证的产品	鼓励使用广泛应用的先进技术	使用参照药的质量特性上下限，或经过评估的统计方法评判相似性

续表

药监机构	参照药选择	分析方法选择	相似性评判方法
FDA	通常为 FDA 批准许可的产品，在有足够桥接数据的情况下可以使用非 FDA 批准的参照药（一般情况下，多为欧盟区参照药）	鼓励使用将最新相关信息考虑在内的先进方法	根据各质量特性与临床效果相关性分级，用质量范围法或统计方法评价相似性

* NMPA：National Medical Products Administration，中国国家药品监督管理局。

1.2.5 中国药品监管部门的法规框架下的药学相似性评价需依照的原则和流程：采用头对头的比对和逐步递进的原则证明与参照药全面相似

①比对原则：将生物类似药与参照药进行头对头的质量属性比对分析，以证明生物类似药与参照药的相似性，支持其安全、有效和质量可控。

②一致性原则：采用工艺确定后生产的生物类似药与相同产地来源的参照药进行比对。采用与参照药所用一致的或更灵敏、先进、适用可靠的方法。

③逐步递进原则：生物类似药的研发可采用逐步递进的次序，分阶段证明其与参照药的相似性，总体上遵循从药学、非临床到临床的顺序递进的原则。在药学研究中，应在生物类似药与参照药氨基酸序列一致的基础上，开展其他理化属性、纯度、杂质直至功能的比对研究。前一阶段存在差异或不确定因素的，后续应选择敏感的技术方法有针对性地设计比对试验，仔细评估其是否会影响产品的安全性及有效性。如理化分析中发现的翻译后修饰异质体差异，可进一步通过生物功能实验评估其对安全性和有效性的影响。

④全面分析相似评价原则：选用正交、敏感的分析方法对产品的质量属性展开全面分析，并根据设立的相似性评价方法判定生物类似药与参照药的药学相似性。

确认生物类似药与参照药药学水平相似性且生物类似药包含的杂质和辅料都不会引起药效和安全性问题情况下，可以减免非临床的动物实验和临床试验。

2 基于质量源于设计路线的生物类似药质量研究

2.1 质量源于设计简介

质量源于设计（quality by design，QbD）是一套系统的、基于充分的科学知识和质量风险管理的现代化产品研发方法；从预先确定的目标出发，强调对产品和工艺的理解以及工艺控制。其核心理念在于"产品的质量不是检验出来的，而是通过科学合理的设计得以实现"，贯穿产品的整个生命周期中。与传统的"质量源于生产"和"质量源于检验"的理念不同，QbD 将质量管理从基于下游检测的偏差纠正模式转变成从源头开始的主动设计模式，在简化开发过程的同时，保障产品的质量，降低安全性风险。QbD 的理念最早由质量先驱 Juran 提出，并广泛应用于汽车行业。2004 年，FDA 将 QbD 理念纳入《以风险为基础的 21 世纪 cGMP》，QbD 理念的应用正式扩展至药品领域。ICH 也相继出台了相关指导文件，ICH Q8、Q9、Q10 和 Q11 等指导原则进一步为 QbD 的实施提供了理论基础。近年来，QbD 理念陆续应用到新药研发的 CMC 中，QbD 的理念已逐渐成为制药界共识。QbD 的药品研发策略基于对药品质量和生产工艺的理解，通过风险评估确定关键质量属性（critical quality attribute，CQA）、关键工艺参数（critical process parameter，CPP）和关键物料属性（critical material attribute，CMA），并将这些关键参数控制在设计空间内以保障药品的质量，使得企业在生产过程中更具有灵活性。罗氏公司基于 QbD 理念开发的两种治疗性重组单克隆抗体产品（obinutuzumab 和 atezolizumab）已在美国批准上市。

QbD 的质量研究路线基于对药品质量的深入理解，通过风险评估前瞻性识别和控制药物开发过程中可能发生的质量问题，减少由于不合理设计导致的风险。根据前期研发经验，生物类似药比化学仿制药存在更高的临床风险，运用 QbD 概念，特别是应用风险评估，能够更完善地确保患者的用药安全。由于目标产品质量概况（quality target product profile，QTPP）和 CQA 等参数已被参照药定义，生物类似药的 QbD 开发流程更为简单高效。图 3-2 展示了生物类似药的 QbD 质量研究流程：从对多批次参照药的全面表征分析开始，首先确立药物开发的质量目标即 QTPP；随后，根据 QTPP 列表并结合参照药分子结构确定药品的质量属性；接下来，通过深入研究药品结构与功能之间的关系和科学的风险评估对各质量属性进行评级，并确定影响药品质量的 CQA；最后，针对各质量属性的关键性采用适合的评价方法进行相似性评估，并逐步完善质量标准、进行质量控制。QbD 策略有助于建立稳健的质量控制方案，进而保证生物类似药产品生命周期中的可比性以及与参照药的相似性。本节将专注阐述基于 QbD 路线的生物类似药质量研究的相关要素。

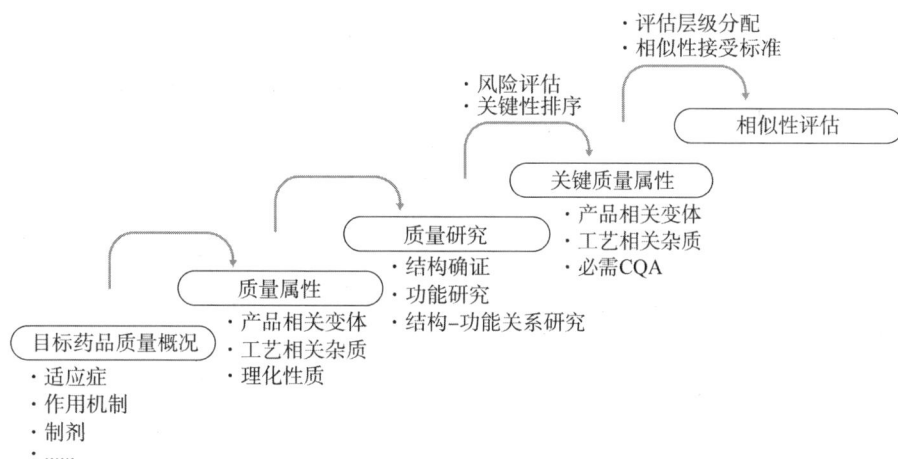

图 3-2 基于 QbD 路线的生物类似药质量研究

2.2 目标产品质量概况

QbD 作为目标导向性的药品开发策略，从制定目标开始，需要首先建立目标产品概况（target product profile，TPP）。TPP 是用产品标签概念对药物开发过程的摘要性总结，其目的是促进申报者与监管方之间的相互交流，最大限度地提高药物开发效率。一般来说，TPP 包含药品标签中的关键部分，如分子属性、剂型和剂量、临床试验设计以及产品相关描述等要素。TPP 是药物开发的终极规划，后续产品的开发设计均以 TPP 为目标展开。

QTPP 是 TPP 中药品质量要素的自然延伸，是构成 QbD 的基本要素之一。ICH Q8 指南将 QTPP 描述为"理论上可以达到的并将药品的安全性和有效性考虑在内的关于药品质量特性的前瞻性概述"。作为药品开发的"技术蓝图"，QTPP 中描述的所有质量特性都被实现时才能持续提供标签中承诺的治疗效果，确保药品的安全性和有效性。根据 ICH Q8 R2 的要求，QTPP 包括：临床用途、给药途径、剂型、传递系统，剂量规格，药品容器和密封系统，药物有效成分的释放或传递以及影响药代动力学的属性（溶出度、气动性能等），药品在有效期内的生产质量标准（无菌、稳定性和药物释放等）。基于 QbD 路线的生物类似药质量研究建立在对参照药产品充分了解的前提下。生物类似药的 TPP 和 QTPP 可以借鉴参照药的公开信息，包括药品说明书、质检证书、监管机构的评估报告以及文献资料等。此外，应尽可能收集跨越货架期的多批次参照药，进行全面分析表征和质量研究，以辅助确定生物类似药的 QTPP。建立 QTPP 时，除了列出每个属性的预定义目标外，还应给出目标设定的相应依据。表 3-2 展示了某生物类似药的 QTPP。对于生物类似药而言，大多数目标设定应当与参照药一致。

表 3-2　生物类似药的 QTPP 列表示例

属　性	目　标	依　据
剂型	多剂量干粉 单剂量预充注射液体制剂 单剂量预充药筒液体制剂	与参照药一致
给药方式	静脉注射	与参照药一致
规格	50mg/ml API，0.5ml/瓶	与参照药一致
制剂	**液体** 5% 木糖醇 15mmol/L 磷酸钠 2.5% 葡甲胺 2.5mmol/L 氯化钠 2.5wt% 蔗糖	纯度和稳定性与参照药相当或更好
	干粉 40mg 甘露醇 10mg 蔗糖 1.2mg 氨丁三醇	和参照药产品一致
药代动力学	**单次给药 25mg** 平均半衰期：(102 ± 30) h 清除速率：(160 ± 80) ml/h 最大血药浓度（C_{max}）：(1.1 ± 0.6) mcg/ml 服用 25mg 剂量后，达到最大血药浓度所需时间为 (69 ± 34) h **每周给药 2 次，连续 6 个月** 平均最大血药浓度：(2.4 ± 1.0) mcg/ml（$N=23$） 多次给药，血药浓度增加 2~7 倍，AUC_{0-72h}（范围 1~17 倍）增加约 4 倍	生物等效性要求
长期稳定性	2~8℃下至少可保存 24 个月	与参照药相当或更好
成品质量属性	物理属性 鉴别 浓度 效价 纯度 产品相关变异体 工艺相关杂质 湿度（干粉） 微生物属性 微生物限度	与参照药一致
包材、密封系统	防水、保持无菌	稳定性、患者安全

属　　性	目　　标	依　　据
说明书给药方式	单剂量预填充针或即用型预充注射笔	与参照药一致，患者依从性
其他给药方式	无	参照药产品说明书中无其他给药方式

2.3　生物药的质量属性

生物药的复杂性可以用其物理、化学、生物或微生物特性来描述，定义药品质量的这些特性被称为质量属性。生物药的质量属性易受细胞内生命过程和产品生产工艺的影响。例如，翻译后修饰（糖基化、氧化、脱酰胺）变异体是治疗性蛋白类药物常见的质量属性，受胞内生物酶的影响，即使完全相同的细胞系生产的蛋白质之间也会存在翻译后修饰程度上的细微差异。此外，生产工艺环境如温度、光照等差异都会导致蛋白质修饰的异质性。因此，生物药本质上是异质的，它是具有不同电荷、分子大小或修饰（如糖基化、氧化、脱酰胺）等的分子变异体的集合。

在药品研发过程中，一般可以将产品的质量属性分为产品相关变异体、工艺相关杂质、基本理化特性、原料以及浸出物和可提取物几类。蛋白药物的产品相关变异体主要包括聚体、碎片以及其他修饰（如糖基化、脱酰胺、氧化等），这些变异体进一步造成产品在分子大小、电荷分布等方面的宏观差异。产品相关变异体可能影响药物的活性、药代动力学特征和安全性，是评价产品质量的重要指标。工艺相关杂质是来自生产过程的杂质，主要由细胞基质（如宿主细胞 DNA、宿主细胞蛋白）、细胞培养基（如抗生素）或下游工艺（如蛋白 A）引入，这些杂质可能影响产品的安全性。在明确了产品质量属性后，针对每个质量属性应尽可能使用先进、原理互补的分析方法进行表征分析。对产品的质量属性表征越全面，越有助于生物类似药的质量研究和控制。

生物药结构复杂，具有许多质量属性，详细研究和监控每个质量属性是不可行的，但其中一部分质量属性对产品的质量、安全性和有效性有较大影响，必须处在适当的限度、范围或分布内才能确保预期的产品质量，这些质量属性被称为 CQA。生物类似药的相似性评估需要证明生物类似药在质量、安全性和有效性方面与参照药之间没有临床意义上的差异。由于生物药固有的微观不均一性和生产工艺的复杂性，生物类似药往往难以保证完全复制参照药所有的质量属性，但应确保生物类似药的 CQA 与参照药高度相似并保持在指定的范围内，以实现预定义的 QTPP。因此，在生物类似药的研发阶段即应依据参照药的质量属性和风险评估明确 CQA，以确保那些对药品质量有影响的特性得以研究和控制。

2.4　关键质量属性的风险评估

QbD 策略需要确认对产品安全性和有效性最为关键的质量属性，以建立高效的质量控制，因此，应用风险评估和实验设计工具确定 CQA 是成功开发生物类似药的关键。生物类似药的 QTPP 可以在很大程度上依赖参照药的数据来确定，但是 CQA 却较难从参照药的已有信息中获得。CQA 通常是在质量属性列表确定后，通过风险评估工具对每个质量属性进行系统评估而获得。ICH Q9 中提供了一些风险评估模型，大多数模型至少从以下两个维度对质量属性进行评估：首先，需要评估质量属性与产品安全性、有效性之间的关系，确定该属性如何影响临床结果，即考虑质量属性对生物活性、药代动力学（pharmacokinetics，PK）和药效动力学（pharmacodynamics，PD）、安全性和免疫原性的影响；其次，需要评估支持该质量属性影响的相关依据的可靠性。

通过风险评估确定产品的 CQA 是一项复杂的工作，需要联合分析、工艺、非临床和临床研究相关领域的专家，借助生物学活性、药代动力学、安全性、免疫原性以及质量属性相关性的经验和知识，从多层次、多角度（作用机制、生产工艺、产品特性、临床和非临床行为）深入了解、分析。

2.4.1 强制 CQA

根据对产品有效性和安全性的影响、行业共识以及监管要求，一些特定的属性被默认为是产品的强制 CQA（obligatory CQA），如蛋白浓度、渗透压、外观、装量以及内毒素、微生物污染等。

2.4.2 建立质量属性与产品安全性、有效性之间的关系

科学理解质量属性与药品安全性、有效性之间的关系是风险评估的基础，能够为 CQA 的确定提供充分的科学依据。质量属性与临床疗效、患者安全性之间的相关性一般不能直接得到，其潜在影响可以从药品结构和功能的相关性研究中获得。

产品结构决定其功能，具有不同结构的分子变异体可能影响产品的疗效和安全。表 3 - 3 列举了前人研究中部分质量属性对抗体药物的生物学活性、药代动力学和免疫原性的影响。鉴于不同产品分子具有各自特有的作用机制，生物学活性对作用机制的贡献存在差异，因此，在建立产品质量属性与活性之间的联系时，需结合产品的作用机制具体分析。以单抗药物的糖基化修饰为例，糖链结构与功能之间的关系非常复杂，其可以通过影响与 Fc 受体和补体的结合来影响产品的生物学活性和药代动力学。例如，去岩藻糖程度与 FcγRⅢa 受体结合密切相关，会影响产品的抗体依赖细胞介导的细胞毒性（antibody dependent cell - mediated cytotoxicity，ADCC）这一效应功能，对于以 ADCC 活性为主要作用机制的抗体药物如曲妥珠单抗，其去岩藻糖糖型的含量就应当被评为 CQA 来进行严密监控；高甘露糖含量也与 ADCC 活性相关，此外，高甘露糖型还可以通过影响与甘露糖受体的结合来改变抗体的半衰期，进而影响产品的药代动力学特征；半乳糖糖型可影响补体依赖的细胞毒性（complement dependent cytotoxicity，CDC），且以 $\alpha - 1,3$ 构型连接的半乳糖型可能引起免疫原反应；唾液酸 $N -$ 羟乙酰神经氨酸（$N -$ glycolylneuraminic acid，NGNA）的存在可能引起免疫原性反应，进而影响产品的安全性。

此外，对于翻译后修饰引起的产品相关变异体而言，与修饰的类型相比，修饰位点对功能的影响更为显著。以抗体为例，通常位于抗原结合区域或 Fc 段受体结合区域的修饰的相关变异体对产品的生物学活性和药代动力学特征影响更为显著。例如，抗体的互补决定区（CDR 区）发生脱酰胺修饰时，通常会降低抗体与抗原的结合能力。而 C 端赖氨酸缺失修饰发生在抗体的末端，远离抗原和 Fc 段受体结合位点，并且未缺失的赖氨酸在体内很快被羧肽酶 B 降解，因此一般认为该修饰不会影响抗体的结构、功能和稳定性。

表 3 - 3 抗体药物质量属性对生物学活性、药代动力学和免疫原性的影响示例

质 量 属 性	活 性	PK（清除率）	免疫原性/安全性
二硫键错配	↓	-/↑	-
三硫键	-	-	-
游离巯基	-/↓	-/↑	-
聚体	-/↓	↑	-/↑
蛋白质翻译后修饰			
N 端谷氨酰胺环化	-	-	-
残留信号肽	-	-	-
脱酰胺/异构化	CDR 区修饰导致 -/↓	-/↓	-
氧化	CDR 区修饰导致 -/↓	高含量 Fc 氧化导致 ↑	-
C 端赖氨酸缺失			

续表

质量属性	活性	PK（清除率）	免疫原性/安全性
糖型			
高甘露糖	ADCC ↑	↑	–
唾液酸	ADCC ↓	–	NGNA 导致 ↑
岩藻糖	ADCC ↓	–	–
半乳糖	CDC ↑	–	$\alpha-1,3-Gal$ 导致 ↑
未糖基化重链	Fc 效应功能 ↓	–/↑	–

注：–表示无影响；↑表示正向影响或提升；↓表示逆向影响或降低。

2.4.3 评估依据的来源

产品的质量属性是否影响安全性和有效性的信息可以通过以下途径获得：参照药的产品知识；产品积累的药学、非临床和临床数据；类似分子的相关数据；在没有可用数据的情况下，还可以从已发表文献中获得相关知识。对于抗体分子而言，产品相关变异体的研究比较丰富，许多文献讨论了抗体的质量属性与功能之间的关系。采用相对纯化的产品变异体进行试验研究，可为产品变异体结构与功能的相关性提供更为直接的证据。随着对产品理解的不断加深和工艺开发进程的推进，用于支持关键质量属性的评估依据不断完善，风险评估将反复进行，CQA 列表也将随之更新。

2.4.4 风险评估模型

根据被评估的质量属性类型的不同，可以选择不同的风险评估工具，如风险分级和筛选模型（risk ranking and filtering，RRF）、预先危险性分析（preliminary hazard analysis，PHA）、失效模式及影响分析（failure mode effects analysis，FMEA）等。其中，RRF 是一种非常适用于生物药产品相关变异体和工艺相关杂质等质量属性评估的模型。该模型将风险分解成影响力和不确定性两个因素，并制定了相应的评分等级。在风险评估过程中，针对每一个质量属性单独进行评分，在可用数据和资料比较完备的情况下，能够一定程度上避免评估的主观性。

2.4.4.1 影响力评估

影响力评估是判断该质量属性对产品的生物活性、PK/PD、免疫原性和安全性的已知或潜在影响。将每个质量属性按照影响程度的不同进行评分，RRF 模型的评分标准如表 3-4 所示。其中，生物活性和 PK/PD 都建立了相应的定量标准。

表 3-4 质量属性重要程度等级表

等级	分数	活性影响程度	PK/PD 影响程度	免疫原性	安全性
非常高	20	>100% 变化	>40% 的 PK 变化	危及生命的抗药抗体	不可逆转且危及生命的不良事件
高	16	40%~100% 变化	20%~40% 的 PK 变化，影响 PD	不危及生命、降低有效性的抗药抗体	可逆转的且不危及生命的不良事件
中等	12	20%~40% 变化	20%~40% 的 PK 变化，不影响 PD	临床干预可控的抗药抗体	临床干预可控的不良事件
低	4	<20% 变化	<20% 的 PK 变化	影响 PK 或 PD、不影响安全性或有效性的抗药抗体	微小临床安全影响
无	2	无影响	无影响	无影响	无影响

评估质量属性对于生物学活性的影响时，应考虑产品的作用机制，根据不同活性对于作用机制的

贡献程度，选择合适的方法来评估质量属性对活性的影响。譬如前文提到的 Fc 段糖基化通过影响抗体与 Fc 受体以及补体的结合来影响生物学活性。如果抗体主要通过抗原结合、中和或是阻断与某些细胞受体结合等机制发挥作用，那么 Fc 段糖基化不会对活性产生较大影响（对 PK 有影响的糖型除外），可以赋予较低影响力等级。反之，如果抗体主要通过对靶细胞的毒性作用发挥疗效，则需要进一步评估糖基化对活性的影响。对生物活性的影响一般可通过质量属性的含量与其效价的关系进行评估。

PK/PD 影响主要是考虑药品在体内的清除、吸收速率，一般以药物浓度与时间的曲线下面积（area under the curve，AUC）来衡量。根据 FDA 指导原则，样品 AUC 的 90% 置信区间在参比品 AUC 的 80% ~125% 以内时认为是生物等效的。因此，在 PK 影响程度的评估中以 20% 为界限区分低影响和中影响。抗体药物的某些质量属性与血清半衰期密切相关，比如高甘露糖和氧化修饰。这些质量属性主要通过影响抗体与甘露糖受体或新生儿 Fc 受体（FcRn）的结合来影响药物代谢。评估这些质量属性对产品 PK 影响时，可以通过分析与 FcRn 等受体结合力的变化进行评估。

免疫原性的影响主要是通过检测血液循环中的抗药抗体来评估。由于免疫耐受，一般认为全人源抗体的免疫原性风险性较低。常见的影响免疫原性的质量属性包括非人源唾液酸 NGNA 和末端 α -1，3 - 半乳糖的 N - 糖链等，其中高分子聚体通常被认为是增加产品免疫原性的主要风险。另外，还有些质量属性可能引起不良事件（输注反应、过敏、皮疹等），最常见的是一些工艺相关杂质如嘌呤霉素、苯甲醇。当质量属性能引发不可逆转且危及生命安全的不良事件时，需要赋予最高安全性等级。对于临床干预可控的免疫原性或不良事件则可以适当降低其安全性方面的评级。

2.4.4.2 不确定性评估

RRF 模型根据评估依据信息的可靠性程度分别赋予了各质量属性不同的不确定性分值，标准如表3 -5 所示。不确定性分值越低表明对影响力打分的证据越充分；相反，高不确定性打分说明对该质量属性理解不足，有待进一步研究。相比使用其他相似分子的数据或文献信息，采用相对纯化的产品变异体进行试验、研究产品变异体的结构与功能关系、建立质量属性与安全性和有效性的相关性，可以获得更为可信的证据。在药物开发早期，对产品本身的理解通常比较有限，风险评估主要依赖于参照药或类似分子相关数据和文献知识。随着对产品和生产工艺的理解不断加深，用于支持 CQA 的评估依据也会更加丰富完善，在此过程中风险评估将反复进行，CQA 列表也随之更新。

表3 -5 质量属性不确定性等级表

等 级	分 数	不确定性描述
非常高	7	无信息
高	5	有外部可获得的相似分子的信息
中等	3	有临床前及体外试验数据或同一类分子的临床前、临床数据
低	2	临床试验中有相关变异体（主要用于免疫原性评价）
非常低	1	有临床数据

2.4.4.3 风险指数

将影响力和不确定性分值相乘，得到质量属性最终的风险指数（风险指数 = 影响力 × 不确定性），评分高低决定了质量属性的整体关键性，表3 -6 列举了某单克隆抗体药物的部分 CQA。对于任意一个影响力类别（即活性、PK/PD、免疫原性或安全性）是中高风险的属性都应该归类为 CQA。FDA 相关指导原则中也建议使用"影响力 × 不确定性"的模型来进行质量属性的风险评估，不同的是，该原则指出那些已知的影响产品安全性或有效性的质量属性（低不确定性）应该优先于未知但潜在高风险的质量属性（高不确定性），被赋予最高分数，以确保其得到控制。

表 3 - 6 某单克隆抗体药物的 CQA 评估示例

质量属性	影响力	不确定性	风险指数	评估依据
氨基酸序列	16	3	48	氨基酸突变影响活性和稳定性
氧化	16	7	112	抗原结合区的氧化影响效价
聚体	16	7	112	存在免疫原性风险，聚体含量未知
碎片	4	7	28	根据碎片大小不同，可能存在活性，免疫原性风险未知
宿主细胞蛋白	12	5	60	存在免疫原性风险
内毒素	16	7	112	可能存在安全性风险

QbD 理念将产品质量与预期的临床性能相联系，通过风险评估确定影响产品的关键质量属性，使得生物类似药的药学分析相似性研究更加高效。风险评估后得到的具有不同风险指数的质量属性列表也能够为后续工艺开发提供重要指导。

3 药学研究

3.1 工艺开发

工艺开发的目的是生产出在质量、安全性和有效性方面与参照药相似的生物类似药产品。生物类似药的生产工艺需根据产品特点设计，在产品开发过程中，应全面了解生物类似药产品制造过程中的所有步骤。中国药品监管部门建议可采用与参照药一致的生产工艺，尤其是工艺步骤的原理和先后顺序及中间过程控制要求，如纯化、灭活工艺等。但鉴于参照药的生产过程细节难以获得，生物类似药厂商可根据自身产品开发过程中所累积的经验来开发工艺。工艺研究中的检测项目、过程控制和质量标准根据工艺开发过程中的所获信息产生。为了减少不必要的对临床安全和疗效的影响，应优化制造工艺，尽量减少生物类似药和参照药之间的差异。如果发生生产工艺的变更，需进行可比性研究评估变更对产品质量、安全性和有效性的潜在影响，确认改进后的生产工艺能提供具有可比性的产品。

3.1.1 生产表达体系

选择合适的表达体系是生物药工艺开发的关键步骤之一。一般而言，生物类似药应选择与参照药相同的表达体系，以尽量减少对临床疗效和安全性的可能影响。生物类似药开发指导原则允许采用不同的生产表达体系，但需要证明表达体系的转换不会造成对临床疗效和安全性的不利影响。虽然蛋白的一级结构不会随宿主细胞系的不同而发生变化，但蛋白质的翻译后修饰以及生产过程产生的杂质都可能受到影响，这些差异可能间接地影响临床药效及安全性。以单抗药物为例，使用不同的宿主细胞类型可能导致糖基化修饰的构型差异。例如，由小鼠细胞系（如 NS0 或 SP2/0 细胞）生产的单抗药物，其糖链结构中会含有 $\alpha - 1,3 -$ 半乳糖，这种"特殊"的糖链结构会在人体内引发免疫反应，导致临床安全性问题。这一问题可以通过使用中国仓鼠卵巢细胞（Chinese hamster ovary cell，CHO）作为宿主细胞来避免，由于缺乏必要的 $\alpha - 1,3 -$ 半乳糖合成酶，CHO 生产的生物制品蛋白的糖链中不包含这种单糖。以英夫利昔单抗生物类似药为例，参照药类克采用 SP2/0 细胞株作为生产表达体系，而三星公司的英夫利昔单抗生物类似药 Flixabi 基于安全性的考虑，采用 CHO 细胞系进行商业化生产。综上，为了尽量减少生物类似药与参照药之间的差异，同时兼顾安全性的要求，应该仔细考量生物类似药表达体系的选择。

确定表达体系后，对于单抗生物类似药，还需要进行载体的构建和克隆筛选，并考察克隆的生长表达、稳定性和质量相似性。在克隆筛选的质量研究中需考察以下几方面。①一级结构与参照药的一致性：避免选用抗体氨基酸序列突变或丢失的克隆；②分子大小异质体分析：避免形成多聚体或碎片的克隆；③糖型分析：部分糖基化结构对活性非常敏感，需避免与参照药糖型差异大的克隆；④电荷异质体分析：避免产生高酸或高碱电荷异质体的克隆；⑤活性物质本身的其他关键质量属性。总之，应提前了解候选克隆特性，根据序列、纯度和杂质与参照药的相似性以及质量控制难易程度进行克隆筛选。

3.1.2 细胞培养和纯化工艺

生物制品原液生产工艺一般分为以细胞培养为主的上游工艺和以多步纯化工序为主的下游工艺（图3-3）。细胞培养工艺研究主要关注操作条件对细胞生长特性、代谢水平和目的产物的影响。下游纯化工艺研究主要关注关键工序对于产品相关变异体（聚体、降解产物、电荷异构体、疏水变异体等）、工艺相关杂质（宿主蛋白、宿主DNA、脱落配基、内毒素、抗生素等）的有效去除或这些变异体与杂质物残留水平。

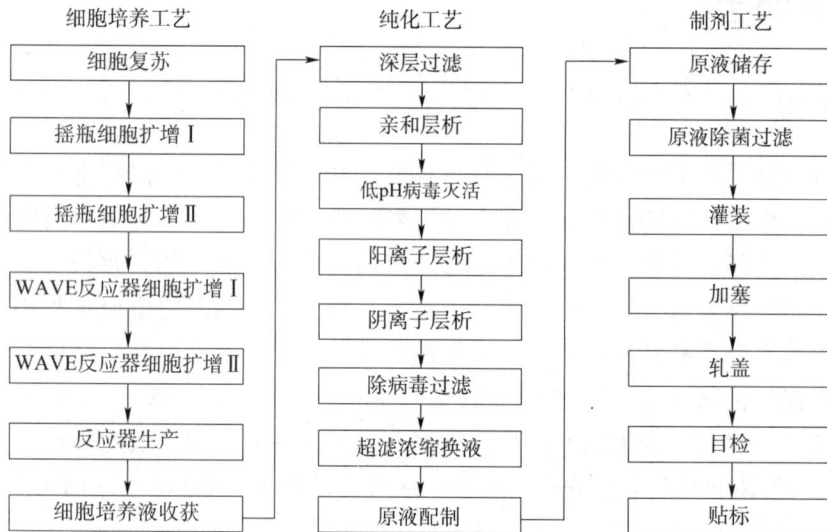

图3-3 生物制品的原液和成品生产工艺示例

杂质是生产过程中不可避免的存在，部分杂质可能会导致产品药效和安全问题。为了确保产品的安全性，需要对生物类似药和参照药的杂质差异进行评估。对于产品相关的异质体，应控制在与参照药相似的区间内。如果产品相关变异体在生物类似药和参照药之间存在显著差异，则需要对其安全性和有效性进行额外评价。对于工艺相关杂质，如单抗生物类似药产品中的残留的宿主细胞DNA和残留蛋白A，无需和参照药进行相似性比对研究，但需控制在不影响临床疗效和安全性的限度内。

3.1.3 工艺控制

生物类似药的工艺开发过程应明确各操作参数的合理性，并建立必要的中控验收标准。生物类似药的工艺控制策略不需要与参照药完全一致。对上游工艺，应根据最大传代次数、微生物污染或产品质量建立细胞培养液废弃指标，如无菌、支原体、特异性病毒、目的产物产量等；对下游工艺，应对产品和工艺相关杂质设定控制指标。生物类似药工艺控制标准基于生物类似药和参照药协同研究的生产经验和产品的质量标准而制定。一般情况下，生物类似药的质量标准不应显著大于参照药的变异范围。如果生物类似药的质量接受标准明显超出了参照药的可接受范围，则需要额外的证据来证实产品的安全性。

3.1.4　可比性研究

产品开发过程中会经历许多工艺变更，可比性研究的目的在于证明生产工艺的变更并没有对药物的质量、安全性和有效性产生不利影响。一般情况下，生物类似药的开发需要在临床试验前固定关键的生产工艺，但也允许进行提升生物类似药质量相似性和安全性的工艺变更。在非临床和临床研究的早期阶段，可比性试验通常并不像对已获批上市产品那样广泛开展。ICH Q5E《生物技术/生物制品在生产工艺变更前后的可比性》原则指出，对于研发阶段的可比性试验，受早期临床阶段分析方法开发不充分的限制，除理化和生物学实验比对分析外，还建议结合非临床和（或）临床研究进行评估。

3.2　分析方法开发

生物类似药的药学研究中需要开发先进、灵敏的分析方法，以可靠地检测生物类似药和参照药之间的细微差异，确认生物类似药和参照药之间的药学相似性。在分析方法开发中，依据药学研究中各个检测项目所需分析方法具备的检测能力，选择检测仪器和检测方法，调试关键的方法学参数，对分析方法进行专属性、重复性和准确度等方法学特征评估，建立灵敏、科学、可靠、适用的分析方法，并在药物的生命周期中根据使用反馈，持续地进行方法优化、更新和验证（图3-4）。

3.2.1　分析方法的建立

在分析方法开发早期，首先要明确分析目标，并根据分析目标定义分析方法特性，比如分析对象、分析参数要求以及开发成功的标准。以基于反相色谱的氧化分析为例，分析目标的实现需要方法能分辨主峰和包含氧化成分的杂质峰。其次，要充分了解分析技术的基本原理以及适用的目标分析物范围，从而选择合适的分析方法。

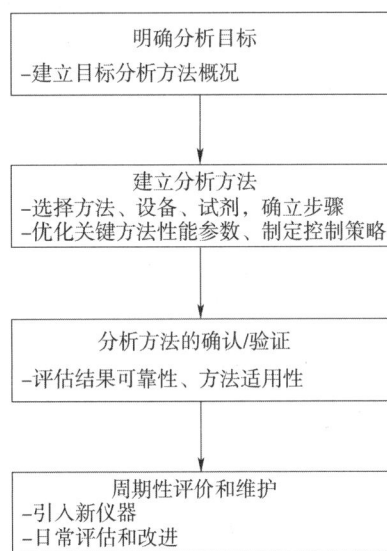

图3-4　分析方法开发流程

如分子排阻色谱（size exclusion chromatography，SEC）和十二烷基磺酸钠毛细管凝胶电泳（capillary electrophoresis sodium dodecyl sulfate，CE-SDS）都是生物药分子大小异质体鉴定的常用方法。SEC 是根据待测物质的水合粒径大小进行分离的一种液相色谱技术，可以在蛋白非变性的状态下快速地获得单抗药物的单体含量，该方法对聚体和单体具有较好的分辨率，对单体和部分碎片的分离度欠佳。CE-SDS 将蛋白变性处理后，依据不同分子量的蛋白质在电场中的迁移速率不同而分离，对单体和碎片具有更好的分离效果。因此，在分子大小异质体的纯度分析中，这两类纯度分析方法可以互为补充。确认分析方法之后，在方法适用的范围内选择检测设备和部件、试剂及其标准，并制定相应的样品制备过程、方法的操作步骤、数据分析方法和报告标准，初步建立分析方案。同时建立方法的系统适应性标准，以确保系统在样品分析时能有效运行。最后，要全面认识和掌握各项分析参数的科学合理性，以支持方法稳定性。

3.2.2　分析方法确认/验证

方法确认和验证的目的是评估由该方法产生结果的可靠性以及关键参数是否适用于其实际使用目的。药学研究的方法应用于特定质量属性的分析能力需要被详细确认，拟用于放行检测的方法需全面验证。在分析方法验证中，需采用标准物质进行试验。由于各分析方法具有各自的特点，并随分析对象而变化，因此需要视具体方法拟订验证的指标。如表3-7所示，验证指标包括：准确度、精密度

（包括重复性、中间精密度和重现性）、专属性、检测限、定量限、线性、范围和耐用性。针对不同类型的分析方法，验证指标的侧重点有所不同。

表 3 – 7　分析方法的类型及其方法验证参数

分析方法类型	鉴别试验	杂　质		含　量　测　试
特征		定量	限度	
准确度	–	+	–	+
重复性	–	+	–	+
中间精密度	–	+/–	–	+/–
专属性	+	+	+	+
检测限	–	–/+	+	–
定量限	–	+	–	–
线性	–	+	–	+
范围	–	+	–	+

注：+表示此项特征通常需要评价；–表示此项特征通常不需要评价。

3.2.3　分析方法在产品生命周期中的评价和维护

在产品的生命周期中，分析方法的应用可能因为一系列的原因失效，比如色谱柱的效期、试剂质量的不稳定性以及人为因素可能导致的偏差。分析方法的性能在日常放行检测、新人培训以及方法转移的过程中不断地受到检验。积累了充足的数据后，可以容易地评估一个给定方法成功运行的概率和需要进行异常调查的概率，并针对出现的问题对分析方法进行持续改进。改进之后的方法通常需要重新进行方法验证。在方法开发的早期阶段使用 QbD 原则，并将足够的资源投入分析方法开发和评价，可以减少后续分析方法的变更，在某些情况下避免重新验证的需要。

3.3　特性研究

在特性研究中，应采用灵敏、正交的方法，全面地研究生物类似药和参照药的质量特性。同时，根据参照药的信息，评估质量特性与临床效果的相关性，并设立判定相似性的限度范围。对特性分析的比对试验研究结果进行综合评判时，应根据各质量特性与临床效果相关的程度确定评判相似性的权重并设定标准。

3.3.1　理化特性

生物类似药要求与参照药具有一致的序列。DNA 重组蛋白制品的一级结构是包括二硫键连接方式在内的氨基酸序列。通常情况下，由于生物药的结构复杂性，往往需要通过分子量、肽图、二硫键和自由巯基等多种互补分析方法进行研究，并与理论的一级结构进行比较。分子量又分为完整蛋白分子量和亚基分子量，通过分子量分析，可以快速地获得单抗药物的整体组成和其主要的翻译后修饰信息。肽图一般用于氨基酸序列的确认以及翻译后修饰的鉴定和定量。二硫键在构建和保持单抗药物的三维结构、保障其正确发挥生物学功能中起着重要的作用。目前已上市的抗体药物大多是 IgG1 单抗药物，如利妥昔单抗、曲妥珠单抗和阿达木单抗等，它们的二硫键连接方式高度一致，具有 16 对二硫键（12对链内二硫键和 4 对链间二硫键）。游离巯基和错配的非天然二硫键的存在可能影响蛋白质的生物学活性和稳定性。二硫键配对方式通常通过非还原肽图进行表征，游离巯基可使用外标法的检测试剂盒来定量，结果互为佐证。

高级结构分析包括对由 α 螺旋、β 折叠、β 转角和无规则卷曲等形式的二级结构和通过疏水键、氢键、离子键等形成的三级结构以及空间构象的四级结构的分析。生物药只有正确折叠并形成相应的高级结构，才能正常发挥其生物学功能。由于生物药结构的复杂性和分析方法的限制，往往需要结合多种分析方法进行高级结构研究，如汉利康和参照药的高级结构是通过差示扫描量热法（differential scanning calorimetry，DSC）、圆二色谱法（circular dichroism，CD）和傅里叶变换红外光谱法（fourier transform infrared spectroscopy，FTIR）进行了分析鉴定。此外，现有的理化分析技术往往难以精确表征蛋白质的高级结构，鉴于高级结构是蛋白质发挥生物功能的基础，功能分析也是评估生物药高级结构完整性的重要手段。例如，除了对安可达和参照药进行 DSC、CD、荧光光谱等理化方法分析对比外，还分别进行了 Fab、Fc 段的系统功能活性对比分析：Fab 段比较了对人 VEGF－A 121、人 VEGF－A 165、人 VEGF－A 112、犬 VEGF－A 164 的亲和力以及对人 VEGF－B、人 VEGF－C、人 VEGF－D、人 PlGF、大鼠 VEGF－A 164 和小鼠 VEGF－A 164 的结合能力；Fc 段比较了对 FcγR Ⅰ a、FcγR Ⅱ a（R）、FcγR Ⅱ a（H）、FcγR Ⅲ a（F）、FcγR Ⅲ a（V）、FcγR Ⅱ b、FcγR Ⅲ b、C1q 和 FcRn 的亲和力以及 ADCC 活性和 CDC 活性。

生物药的糖基化修饰对其稳定性、免疫原性、血清清除率、生物活性如 ADCC 和 CDC 等都可能有一定的影响。生物药的糖基化有着复杂的分支结构和单糖组成，使这些药物呈现出高度的异质性。鉴于糖基化修饰的复杂性和多样性，需要采用先进和正交的分析方法对其糖基化位点、糖基化的种类和相对含量进行分析鉴定。通常情况下，可使用糖苷酶将糖链从蛋白药物上释放出来，对比脱糖前后的肽图得到糖基化位点信息；可使用荧光试剂对释放的糖链进行荧光标记和色谱分析，获得糖型种类和相对含量信息。图 3－5 为齐鲁制药的生物类似药安可达与参照药安维汀（罗氏）的糖型对比图谱，采用 HILIC－UPLC 方法进行检测。此外，还可以通过完整蛋白分子量、还原蛋白分子量和亚基分子量分析以及还原 CE－SDS 等其他分析方式对糖基化进行定性和定量分析，以"分析方法互为补充，分析结果互为佐证"为原则进行系统而又全面的研究，进而确保生物药的安全性和有效性。

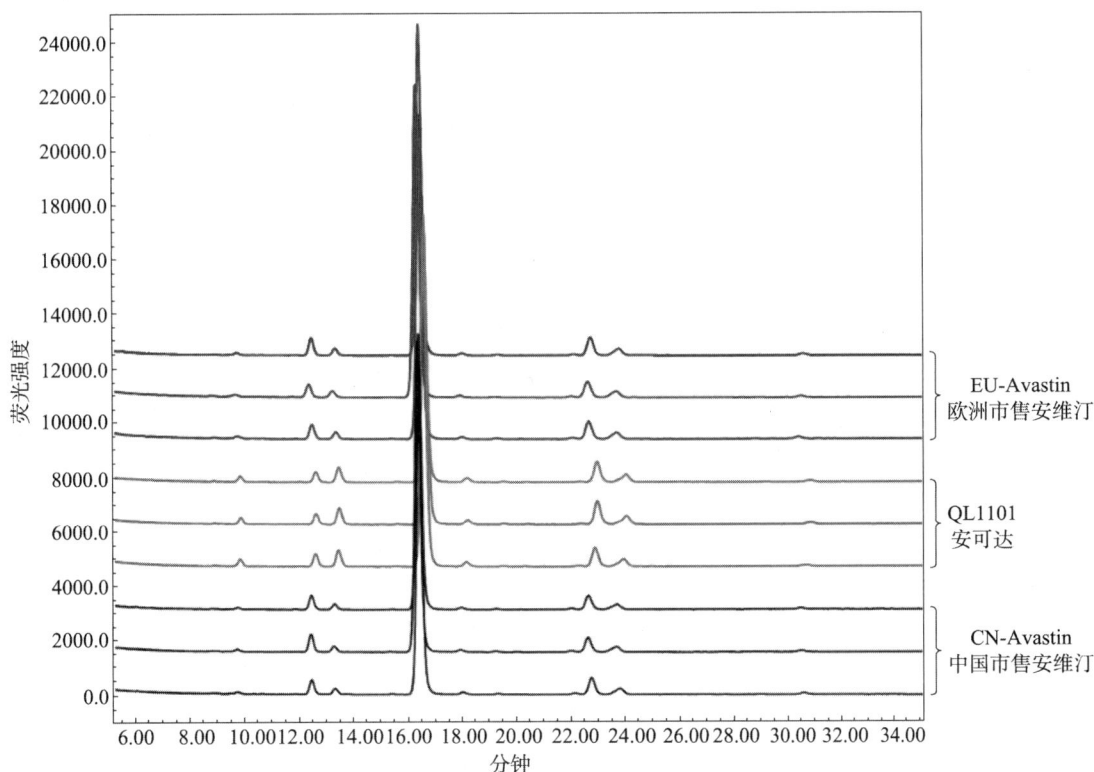

图 3－5 安可达和安维汀糖型比对图谱

3.3.2 纯度与杂质

生物药的杂质主要包括产品相关变异体、工艺相关杂质以及外源污染物。应首先采用与参照药一致的、正交和先进的分析方法对生物类似药的纯度和杂质进行鉴定，通过定性和定量的分析结果来比较生物类似药与参照药的质量属性，并采用适宜的方法评价其对生物学活性的影响。

3.3.2.1 产品相关变异体

产品相关变异体主要源于生物技术制品的异质性和降解产物，主要包括电荷异质体和分子大小变异体以及各类蛋白质翻译后修饰及其组合（如糖基化、C 端加工、N 端焦谷氨酸化、脱酰胺化、氧化、异构化、片段化、二硫键错配等）形成的分子变异体，这些分子变异体需通过不同的分析方法和手段进行分离、鉴别和分析，如变异体的活性与主成分一致时，可不作为杂质。如在英夫利昔单抗生物类似药 CT－P13 和其参照药的电荷异质体分析中，经离子交换色谱（cation exchange chromatography，CEX）分离均得到 6 个组分，对各组分的成因和生物活性进行研究与对比后发现，因赖氨酸变异而导致的碱性组分与主成分生物学活性无差别，可以不归为杂质范畴。在相似性分析中，如果理化分析发现两种产品中的产品相关杂质水平相近，就没有必要为确定特定杂质的潜在生物学效应而进行药理学、毒理学研究。但是，如果生物类似药的生产过程中引入了不同的杂质或存在高于参照药的杂质水平，则可能需要进行额外的药理学、毒理学或其他研究。另外，还需关注在生产和（或）贮存期间产品降解产物是否显著增加以及降解产物与免疫原性的相关性。

3.3.2.2 工艺相关杂质

工艺相关杂质来源于生产工艺本身，主要涉及细胞基质、细胞培养和下游工艺三个阶段。应对潜在的工艺相关杂质（如：宿主细胞蛋白质、宿主细胞 DNA、细胞培养残留物和下游工艺残留物等）进行鉴别、评估和（或）定量分析。对杂质图谱的差异，尤其是生物类似药出现了新的成分，应当进行分析研究和采取相关工艺改进加以去除或最小化，并制定相应的质量控制要求，必要时在后续的比对试验研究中还应采用针对性的技术和方法，研究该杂质对安全性、有效性和潜在的免疫原性的影响。

3.3.2.3 污染物

污染物系指引入的非生产过程所需的物质（如各种微生物、细菌内毒素）。应严格避免引入污染物并对其进行严格监控和控制。此外，还应考虑采用其他适宜检测方法，对可能的"非细菌内毒素促炎性污染物（如肽聚糖）"进行控制。

3.3.3 生物学活性

生物学活性是蛋白药物发挥具体生物学功能的特定能力。生物学活性检测在蛋白质产品的研究中有多种用途，这些测试是对蛋白质产品功能的定量测量，也是对物理化学分析的补充。生物学活性的测定应尽量采用先进、敏感及互补的方法进行研究。根据药物的生物学特性，可使用不同的测定形式与方法，如配体或受体的结合活性测定法、酶测定法和基于细胞的生物功能测定法等。由于各种测定方法都有一定的局限性，互补和正交的分析方法可以对单一的生物学活性测定进行补充。如单抗药物和靶点蛋白的亲和力，除了采用酶联免疫法（enzyme linked immunosorbent assay，ELISA）测定其结合活性外，还可以采用表面等离子共振（surface plasmon resonance，SPR）或者生物膜层干涉（bio－Layer Interferometry，BLI）分析技术测定其结合解离动力学参数，证明在蛋白水平上的功能相似性。生物学活性的研究是生产工艺一致性、产品纯度、效价和稳定性评估中的重要指标。

如果已知参照药的临床相关作用机制，功能活性检测方法应尽可能反映该作用机制。以齐鲁制药生物类似药安可达的相似性研究为例，该单抗药物为贝伐珠单抗，其作用机制是通过抑制 VEGF 与血管内皮细胞表面的 VEGF 受体结合进一步抑制其介导的血管生成来达到肿瘤治疗的目的，在体外生物学活性研究中，采用人脐静脉内皮细胞（HUVEC）对比研究安可达和参照药安维汀对该细胞的增殖抑制能力，来模拟测定药物在体内的生物学活性（图3-6）。如果参照药表现出了多种功能活性，应该进行一系列适当的测试来分别评估。表3-8展示了阿达木单抗生物类似药汉达远与参照药的生物学活性的比对研究。阿达木单抗是IgG1亚型单克隆抗体，其作用机制主要是依赖抗体的Fab段与TNFα结合，阻止其与相关受体结合，进而达到治疗疾病的目的。为了全面系统地评估汉达远与参照药的功能相似性，复宏汉霖的研究人员对阿达木单抗主要作用机制相关的生物学活性（如游离抗原结合活性、TNFα中和活性）以及非主要作用机制相关的其他生物学活性（如凋亡抑制活性、膜型抗原结合能力、TNFα/LTα诱导ICAM-1表达的抑制活性）进行了全面评估。

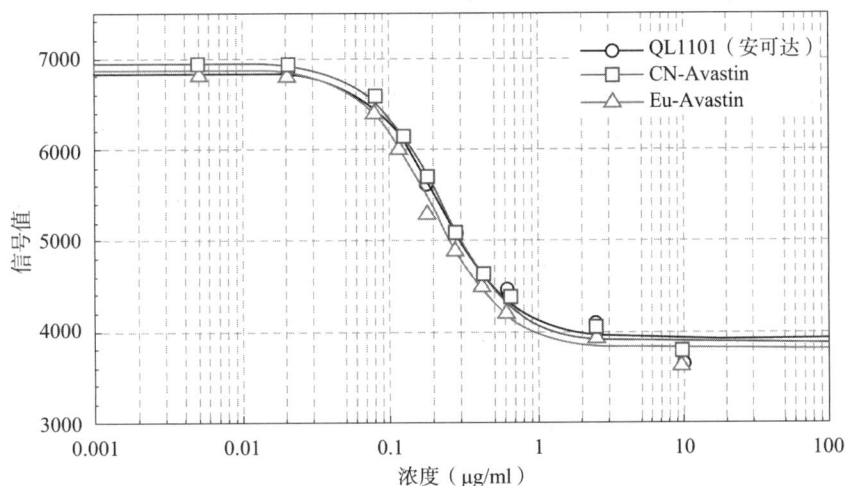

图3-6　安可达和安维汀对HUVEC细胞增殖抑制的典型图

表3-8　阿达木单抗生物类似药汉达远与参照药的生物学活性比对研究

生 物 功 能	检 测 方 法	依　据
游离抗原结合能力	ELISA	主要作用机制，和药效密切相关
	SPR	
中和活性	细胞实验	
凋亡抑制活性	细胞实验	
膜型抗原结合能力	全细胞结合检测	非主要作用机制，与类风湿关节炎、强直性脊柱炎和银屑病的疗效无密切相关性
TNFα诱导ICAM-1表达的抑制活性	细胞实验	
LTα诱导ICAM-1表达的抑制活性	细胞实验	

3.3.4　免疫学特性

生物制品，特别是单克隆抗体制品，根据其分子特点，可能具有多重免疫学特性，在分析相似性评估中应对其关键特性分别进行相关的比对试验研究。当生物类似药为抗体产品时，Fc段与FcRn、Fcγ、C1q等受体或补体的结合是其固有活性的一部分，应根据参照药与类似药的特点选择适当的检测项目来进行质量研究。绝大多数治疗型抗体药物为IgG类抗体，如抗CD20单抗药物利妥昔单抗和其生物类似药，ADCC和CDC效应是其主要作用机制，因此，ADCC和CDC效应相关的免疫学特性检测必须纳入质量属性考察范围；抗VEGF单抗药物贝伐珠单抗和其生物类似药，其作用机制为中和游离型VEGF，暂无相关研究证明其Fc介导的效应功能影响临床效果，这些免疫学特性的分析在质量属性研究中一般可以灵活把握。

3.4 质量控制

生物类似药的质量控制可参考参照药的质量标准，并结合关键质量属性评估结果，对风险指数越高的质量属性制定更为严格的质量标准。同时，依据前期开发中积累的经验，将生产过程中涉及的系列关键参数控制在设计空间内，并建立反馈机制，根据开发过程中获取的新知识不断完善设计空间和质量标准。积累的知识和经验可在开发过程中支持产品质量检验和控制，并最终支持产品的批准上市。

根据法规 ICH Q6B《质量标准：生物技术产品及生物制品的检测方法和验收标准》以及《生物制品质量控制分析方法验证技术审评一般原则》，控制策略包括但不限于原材料规范、工艺控制、中间产品测试和成品测试。ICH 将控制策略定义为一组基于对当前产品和工艺的理解建立的控制计划，用以确保工艺性能和产品质量。控制策略与风险评估紧密相关，对临床疗效和安全性的影响越大，应实施更为严格的工艺控制策略。可通过实施过程分析技术（process analysis technology，PAT）对 CQA 进行实时监控，工艺参数可根据实时测试结果进行调整，具有相当的灵活性。控制策略也应该考虑到原材料的质量，早期的工艺阶段使用的原材料可在后期纯化工艺中去除，通常对最终产品质量的风险程度较低，控制策略相对宽松。

一旦生产工艺被充分设计和定义，CQA 被确定，设计空间被建立，就有必要实施控制系统来维护设计空间，从而保障产品质量的一致性。设计空间允许生产工艺步骤包含一定程度的可变性，这些可变性不影响最终产品质量。所以，工艺步骤中的可变性与产品质量标准休戚相关。QbD 策略利用在工艺开发过程中获得的经验来识别引起变化的潜在原因，随后使用相应的控制策略来减少特定工艺步骤和最终产品质量的总体变异性。

3.5 稳定性研究

生物药对环境非常敏感，稳定性研究能够检测出那些随环境因素变化而变化的质量属性。稳定性研究是产品保存条件和有效期设定的依据，可以据此对产品生产工艺、制剂处方、包装材料的选择做出合理判断，同时也是产品质量标准制定的基础。通过稳定性研究结果分析和综合评估，可明确产品的敏感条件、降解途径、降解速率等信息。

3.5.1 稳定性研究的分类

生物制品稳定性研究一般包括实际贮存条件下的实时稳定性研究（长期稳定性研究）、加速稳定性研究和强制破坏条件实验研究。①长期稳定性研究可以作为设定产品保存条件和有效期的主要依据。②稳定性研究需采用生产过程中的相同或相似条件的缩小规模进行评估。③加速和强制破坏条件实验可以用于了解产品在短期偏离保存条件和极端情况下产品的稳定性情况，为有效期和保存条件的确定提供支持性数据。强制破坏条件可能在短时间内揭示产品的降解途径和行为的差异，可辅助确定是否需要在生产和储存过程采用额外控制的条件。

3.5.2 生物药的主要降解途径

生物制品可在光、热、机械力、氧气、化学试剂、微生物等外界因素的影响下，发生价键断裂或结构变化而产生降解。如图 3-7 所示，抗体常见的降解途径包括水解、氧化、异构化、脱酰胺化和聚合等。

3.5.3 生物类似药稳定性研究的实验设计

开展稳定性研究之前，需建立稳定性研究的整体计划或方案，包括研究用样品、研究条件、研究项目、研究时间、运输研究、研究结果分析等方面。研究方案应该考虑到生物类似药的特定降解途径和蛋白质潜在的翻译后修饰。在特定的时间点和储存条件下（如加速或强制条件）进行相关质量属性的比较，可以进一步支持生物类似药与参照药在降解途径、降解产物和降解趋势上的相似性。

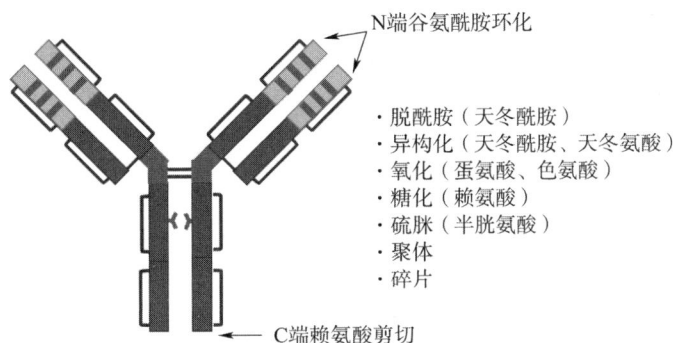

図 3-7　抗体药物常见降解途径

3.5.3.1　研究样品

根据中国药品监管机构发布的《生物制品稳定性研究技术指导原则（试行）》和 ICH Q5C《生物技术/生物制品质量：生物技术/生物制品稳定性试验》原则，研究样品通常包括原液、中间产物、成品及产品自带的稀释液或重悬液。对因不能连续操作而需保存一定时间的中间产物也应进行相应的稳定性研究，对于原液或成品，至少需要三个批次。

3.5.3.2　研究条件

稳定性研究条件应充分考虑今后的贮存、运输及使用的整个过程，并根据研究目的和产品自身特性进行摸索和优化。根据对各种影响因素（如温度、湿度、光照、反复冻融、振动、氧化、酸碱等）的初步研究结果，制定长期、加速和强制条件等稳定性研究方案。

3.5.3.3　研究项目

考虑到生物制品自身的特点，稳定性研究中应采用多种物理、化学和生物学等分析方法，针对多个研究项目对产品进行全面的分析与检定。检测项目应包括产品敏感的且有可能反映产品质量、安全性和（或）有效性的考察项目，如生物学活性、纯度和含量等。根据产品剂型的特点，应考虑设定相关的考察项目，如注射用无菌粉末应考察其水分含量的变化情况；液体剂型应考察其装量变化情况等。产品在年度检测时间点应尽可能进行放行检测项目的全面检定。

3.5.3.4　研究时间

由于生物药的效期不一，难以制定统一的实验期限和测试频度。原则上，长期稳定性研究应尽可能做到产品不合格为止。如预计效期在一年以上，可在第一年内每隔三个月检测一次，第二年内每隔六个月检测一次，第三年开始可以每年检测一次。如果有效期为一年或一年以内，则长期稳定性研究可为前三个月每月检测一次，以后每三个月一次。某些特殊情况下，可灵活调整检测时间，例如，基于初步稳定性研究结果，可对产品变化剧烈的时间段针对性地进行更密集的检测。强制和加速稳定性研究应观察到产品不合格。

3.5.3.5　结果分析

稳定性研究中应建立合理的结果评判方法和验收标准。研究中应对不同检测指标分别进行分析，同时还应进行稳定性的综合评估。应对同一批产品在不同时间点收集的稳定性数据进行趋势分析，用以判断降解情况。稳定性的验收标准的制定应在考虑到方法学变异的前提下，参考临床用研究样品的检测值对其进行制定或修正，该标准不能低于产品的质量标准。通过稳定性研究结果的分析和综合评估，明确产品的敏感条件、降解途径、降解速率等信息，制定产品的保存条件和有效期。

4 药学研究中的分析相似性评价

相似性研究的目的是确立生物类似药和参照药之间的相似性，同时对生物类似药和参照药中可能存在的微小差异进行充分研究论证，以确认生物类似药具有与参照药一致的安全性和有效性。

4.1 检测项目及分析表征方法的选择

选择合适的检测项目来证明生物类似药与参照药之间的分析相似性是相似性评估的重要环节。在科学理解各个质量属性与产品质量、安全性和有效性之间的关系基础上进行检测项目的选择，在分析相似性研究中至关重要。一个全面、完善的分析相似性评估方案应当能识别和评估可能影响产品有效性和安全性的相关质量属性的相似性。基于法规要求以及对产品的理解，这一评估通常包括一系列产品质量属性的比对研究：理化结构特征、生物学活性、免疫学特性、纯度和杂质等；加速或强制稳定性比对研究由于可检测到降解趋势和常规条件下观察不到的细微差异，通常也包含在分析相似性研究方案中。工艺相关杂质一般不包括在相似性比对分析评估中。但应检测、识别和准确定量这些具有生物学意义的杂质，并确认在生产过程中实现了杂质清除和病毒灭活，以确保产品安全性。

在药学相似性比对分析中，应选择合适的分析表征方法以尽可能灵敏地反映生物类似药与参照药之间可能存在的差异。小分子化学药的结构简单，分析表征的难度相对较小，其仿制药能做到与参照药完全一致。而蛋白药物通常由成百上千个氨基酸残基组成，分子量在几万甚至是几十万道尔顿，拥有一级、二级、三级甚至四级结构。在细胞表达的过程中，蛋白药物还会发生糖基化、氧化、脱酰胺和糖化等各种翻译后修饰，导致蛋白药物的结构非常复杂且微观不均一。因此，理论上生物类似药不可能做到与参照药完全一致，只能做到尽量相似。为了评估候选生物类似药与参照药在结构上可能存在的细微差异对安全性和有效性的影响，应采用适宜的技术进行生物制品的质量特性分析。在对生物类似药与参照药进行比对分析表征研究时，中国药品监管机构建议优选与原研产品一致的分析方法，而欧美的监管机构鼓励优先使用最先进的（state – of – the – art）分析技术和敏感的方法，这样能够更加灵敏地反映样品之间的差异。另外，对于关键质量属性，需要采用多种正交互补的方法从不同角度进行比对研究。

例如，齐鲁制药的生物类似药安可达与罗氏的参照药安维汀的药学相似性研究中设计了100余项检测指标，对比研究涉及结构、理化性质、活性、纯度等各方面，对于各项质量属性，首先根据参照药的信息、文献资料以及对抗体类药物的认识等，从有效性或活性、PK/PD、免疫原性、安全性的潜在影响方面对每一个质量属性进行风险评估，根据质量特性与临床效果的相关性，设立判定相似性的限度范围（图3 – 8）。通过相似性对比，证明生物类似药与参照药具有相同的氨基酸序列，且结构、理化特性、活性功能、杂质的种类和含量等方面与参照药高度相似。

4.2 药品及分析批次的选择

为了确立有效、可靠的药学相似性，应选择足够多的有代表性的参照药和生物类似药批次进行比对研究。为保障参照药批次的代表性，各国药监机构制定了相应的参照药产地、批次数目、效期、保存条件的规定，对样本的收集提出了严格要求。

4.2.1 参照药的产地

研发过程中各阶段所使用的参照药应尽可能为相同产地来源的产品。应尽可能选择已在我国获批进口注册或临床试验的原研药作为生物类似药的临床试验用参照药。对不能通过商业途径在国内获得的，可以考虑其他合适的途径，但应增加不同来源参照药的桥接比对研究或提供不同来源参照药之间可比的证据，同时关注原液的来源。

对比研究项目	
一级结构	完整分子量
	还原完整分子量
	切糖完整分子量
	切糖还原完整分子量
	非还原肽谱图
	还原肽谱图
	翻译后修饰
	糖型分析：高甘露糖
	糖型分析：总G糖
	糖型分析：总非F糖
	糖基化位点分析
	糖化分析：LC-MS/MS
	糖化分析：BAC-HPLC
	唾液酸含量
	游离疏基
	等电点：pI
	等电点：图谱
高级结构	近紫外圆二色谱
	远紫外圆二色谱
	远紫外圆二色谱：高级结构比例
	DSC：Tm1
	DSC：Tm2
	DSC：图谱
	二硫键
	错配二硫键
	荧光光谱扫描
产品相关杂质	SEC-HPLC：聚体
	SEC-HPLC：单体
	SEC-HPLC：图谱
	rCe-SDS：HMWS+LMWS
	rCe-SDS：HC+LC
	rCe-SDS：NGHC
	rCe-SDS：图谱
	nrCE-SDS：HMWS+LMWS
	nrCE-SDS：主峰
	nrCE-SDS：图谱
	IEC-HPLC：酸区
	IEC-HPLC：主峰
	IEC-HPLC：碱区
	IEC-HPLC：图谱

对比研究项目	
40℃高温对比研究	蛋白质含量
	SEC-HPLC：聚体
	SEC-HPLC：单体
	rCe-SDS：HMWS+LMWS
	rCe-SDS：HC+LC
	nrCE-SDS：HMWS+LMWS
	nrCE-SDS：主峰
	IEC-HPLC：酸区
	IEC-HPLC：主峰
	IEC-HPLC：碱区
	生物学活性
	结合活性
25℃加速对比研究	蛋白质含量
	SEC-HPLC：聚体
	SEC-HPLC：单体
	rCe-SDS：HMWS+LMWS
	rCe-SDS：HC+LC
	nrCE-SDS：HMWS+LMWS
	nrCE-SDS：主峰
	IEC-HPLC：酸区
	IEC-HPLC：主峰
	IEC-HPLC：碱区
	生物学活性
	结合活性
光照对比研究	蛋白质含量
	SEC-HPLC：聚体
	SEC-HPLC：单体
	rCe-SDS：HMWS+LMWS
	rCe-SDS：HC+LC
	nrCE-SDS：HMWS+LMWS
	nrCE-SDS：主峰
	IEC-HPLC：酸区
	IEC-HPLC：主峰
	IEC-HPLC：碱区
	生物学活性
	结合活性

对比研究项目	
常规检验	蛋白质含量
	装量
	渗透压
	pH
	颜色
	澄清度
	可见异物
	不溶性微粒
	聚山梨酯20含量
工艺相关杂质	宿主细胞蛋白残留
	外源性DNA残留
活性相关	VEGF中和-HUVEC增殖抑制
	Human VEGF-A 165（ELISA）亲和力
	Human VEGF-A 121（ELISA）亲和力
	Human VEGF-A 165（SPR）亲和力
	Human VEGF-A 121（SPR）亲和力
	Human VEGF-A 112（SPR）亲和力
	Canine VEGF-A 164（SPR）亲和力
	Human VEGF-B（SPR）结合能力
	Human VEGF-C（SPR）结合能力
	Human VEGF-D（SPR）结合能力
	Human PIGF（SPR）结合能力
	Rat VEGF-A 164（SPR）结合能力
	Mouse VEGF-A 164（SPR）结合能力
	FcRn（SPR，pH6.0）亲和力
	FcRn（SPR，pH7.4）结合能力
	FcγRⅠa（SPR）亲和力
	FcγRⅡa（R）（SPR）亲和力
	FcγRⅡa（H）（SPR）亲和力
	FcγRⅡb（SPR）亲和力
	FcγRⅢa（V）（SPR）亲和力
	FcγRⅢa（F）（SPR）亲和力
	FcγRⅢb（SPR）亲和力
	C1q亲和力
	ADCC活性
	CDC活性

图3-8　安可达和安维汀相似性对比研究的质量指标

4.2.2　批次数目

比对分析中，应尽可能采用多批次具有工艺代表性的样品，同时结合统计学方法进行相似性评价。申报临床阶段，应至少满足"3+3+1"，即3批原研制剂、具有工艺代表性的3批中试规模自制品及1批参比品（企业建立，可能来源于中试规模自制品）。上市申报阶段，国际上已披露的上市单抗生物类似药报产阶段的质量比对研究中，大都选用覆盖货架期的10批以上参照批次，以及6~10批候选生物类似药的临床研究用和商业化规模连续验证批次。例如，同时获得NMPA和EMA上市申请受理的曲妥珠单抗生物类似药HLX02，选用了10批HLX02、13批中国市售的赫赛汀以及26批欧洲市售的赫赛汀产品进行头对头的药学比对分析。比对试验研究需使用活性成分的，可以采用适宜方法分离，但需考虑并分析这些方法对活性成分的结构和功能等质量特性的影响。

4.2.3 效期和储存条件

为了提供足够的代表性，应尽可能选择效期跨越整个货架期的参照药产品，并记录每个产品的效期以及进行各项比对实验时的具体日期。考虑到储藏过程中成品可能发生降解，比对试验研究应尽可能使用与参照药有效期相近的候选生物类似药。参照药和供试品原则上储存于说明书标识条件，但为累积多批次的数据，FDA 的相似性评估指南中指出，如果在过期之前将样本保存于可长期储存的条件下（如 −80℃冻存），并通过冻存前后的比对实验证明冻存操作不会影响药品的质量，也可使用超期的样本进行相似性比对实验。

4.2.4 参比品的选择

企业应建立经过质量特性表征的内部一级参比品，该参比品应采用能够代表生产和临床研究用样品的代表性批次制备，转换参比品时需要有桥接实验。如能获得适宜的国际标准品或国家标准品，应尽可能用其标化参比品。参比品应有质量属性分析、储存条件和稳定性等有关资料。

4.3 相似性的评价方法和标准

生物药物一般具有高度异质性及相对复杂的质量属性，且其质量高度依赖于生产工艺。生物类似药与参照药的质量不可能做到完全一致，监管部门对生物类似药的要求一般是应与参照药"相似"，生物类似药的开发者应遵循相关法规及指导原则，使用先进的分析技术对产品的质量属性进行全面严谨的分析，并以科学的评价方法对生物类似药与参照药的相似性进行判断。

自 2005 年 10 月 EMA 率先制定生物类似药相关的指导原则以来，WHO、FDA 等机构陆续发布生物类似药相关的指导原则。中国药品监管部门也于 2015 年 3 月发布了《生物类似药研发与评价技术指导原则（试行）》。各生物类似药指导原则对研发和评价基本原则及药学研究方面的关键考虑点等进行了阐明和规范。例如，中国发布的指导原则对药学研究和评价方面做了相应规定：对于分析方法，应采用先进的、敏感的技术和方法；对某些关键的质量属性，应采用多种方法进行比对试验研究；对于特性分析，应根据参照药的信息，评估每一个质量特性与临床效果的相关性，并设立判定相似性的限度范围。对特性分析的比对试验结果进行综合评判时，应根据各质量特性与临床效果相关的程度确定评判相似性的权重，并设定标准。常用的方法有风险评估法。对于各项质量属性，可以根据参照药的信息、文献知识及对该类生物药物的认知等，从对有效性或活性、PK/PD、免疫原性、安全性的潜在影响方面对每一个质量属性进行风险评估，将质量属性的关键性分为高、中、低等不同级别，并依据风险评估结果，分别设立相似性评价标准，依据该标准对各项质量属性进行评价。

在相似性评价标准的制定中，EMA 推荐使用参照药质量属性的上下限范围作为评价标准，也可以使用经过评估的统计模型。FDA 2017 年发布的"统计方法评估分析相似性"指南草案中曾建议设立三层级评估体系（three tiers），通过分析单个质量属性（如结构、理化性质、生物活性等）对安全性和有效性的潜在影响来确定其层级，按照相应的评价标准对该属性的相似性进行评估，表 3 – 10 总结了 FDA 相似性评价的分级评估方法。对于临床效果风险高或直接表明作用机理的关键质量属性，可归为层级 1，相似性评价标准设定为"生物类似药和参照药均值差异 90% 置信水平下的置信区间处于参照药平均值 ±1.5 倍标准差范围内"，具体检验方法为对确定批数的生物类似药和参照药检测均值进行双单侧等效性检验。对于临床效果风险相对较低的质量属性，可归为层级 2，按参照药平均值 ±3 倍的标准差来设定相似性评价标准，不适用的情况下还可采用预设范围法等。对于临床效果风险最低或不可量化的质量属性，可归为层级 3，采用图谱比对等进行定性分析。参照该草案推荐的参照药及生物类似药的批次、统计学的评估方法被认为影响生物类似药开发的成本和效率，已于 2018 年 6 月被 FDA

撤销。FDA 2019 年发布的指导原则草案指出，对于高风险和中风险的质量属性，相似性评价可以采用质量范围法，比如生物类似药 90% 以上批次处于参照药平均值 ±X 倍标准差范围内，"X"需根据属性特点进行科学的评判并与监管机构进行沟通来确定；此外，药企也可以采用其他数据分析方法，如等效验证法。中国药品监管部门于 2021 年 2 月发布了《生物类似药相似性评价和适应症外推技术指导原则》，该原则指出，对中高风险质量属性可采用质量范围法进行定量评估，对低风险和无法采用定量方法评价评估的质量属性可采用头对头定性比对或谱图比对的方法进行评估。

表 3 – 10　FDA 的相似性评价分级评估方法

层级（Tier）	级别评估	相似性评价标准
1	与主要作用机制直接相关，对于临床效果风险最高	①等效验证法：生物类似药和参照药均值差异 90% 置信水平下的置信区间处于参照药均值 ± 1.5 倍标准差范围内
		②质量范围法：生物类似药 90% 以上批次处在参照药均值 ±X 倍标准差范围内
2	对于临床效果具有中度风险	质量范围法：生物类似药 90% 以上批次处在参照药均值 ±X 倍标准差范围内
3	对于临床效果风险最低或不可量化的质量属性	目测评估

生物类似药相似性评价标准的制定，需要充分、科学地使用统计学工具，同时需要不断积累数据，增加对生物类似药的质量属性与临床效果关联性的认识。

5　典型产品研发案例

5.1　利妥昔单抗

5.1.1　药学研究总体策略

汉利康（HLX01，重组人鼠嵌合抗 CD20 单克隆抗体注射液）是利妥昔单抗（rituximab，商品名为 Rituxan 或 MabThera 美罗华）的生物类似药。汉利康的质量研究遵循了中国《生物类似药研发与评价技术指导原则（试行）》，并参照欧美药监机构的相关规定，采用 QbD 的质量研究策略，从 QTPP 的建立出发，经历质量属性选择与分析方法开发、CQA 评估、分析相似性方案和评价标准设计，对汉利康与参照药美罗华进行了全面的药学层面的比对分析。

5.1.2　质量研究

在药物研发早期，复宏汉霖就基于美罗华的公开信息和 3 批中国市售的美罗华产品的特性表征建立了汉利康的 QTPP 列表，包括适应症、作用机制、给药途径、剂型、规格、包材、稳定性和质量要求等内容（表 3 – 12）。作为利妥昔单抗的生物类似药，汉利康的适应症仅包括了美罗华已在中国获批的适应症，包括复发或耐药的滤泡性中央型淋巴瘤和先前未经治疗的 CD20 阳性 III – IV 期滤泡性非霍奇金淋巴瘤以及 CD20 阳性弥漫大 B 细胞淋巴瘤，尚未在中国获批的适应症（如类风湿关节炎）则未出现在生物类似药的 QTPP 列表中。在 CD20 阳性非霍奇金淋巴瘤的治疗中，汉利康通过与 B 细胞上的 CD20 抗原结合，启动 CDC 和 ADCC 等免疫反应进而介导 B 细胞裂解。汉利康与 CD20 的结合是发挥药物功能的关键影响因素。

表 3 – 12　汉利康的 QTPP 列表

属　　性	指　　标	依　　据
适应症	CD20 阳性非霍奇金淋巴瘤	参照药已在中国获批的适应症
主要作用机制（MOA）	补体依赖的细胞毒作用	与参照药一致
	抗体依赖细胞介导的细胞毒作用	与参照药一致
	抗体依赖的细胞介导的吞噬作用	与参照药一致
影响 MOA 的主要因素	CD20 结合	Blood（2000）95，3900 – 3908，Oncogene（2003）22，7359 – 7368
制剂	注射用液体制剂	与参照药一致
规格	100mg/10ml/瓶	与参照药一致
给药方式	静脉注射	与参照药一致
产品质量	满足中国药典和欧洲药典	中国药典和欧洲药典的要求
纯度/杂质	不影响病人安全	NMPA 和 EMA 的抗体药物指导原则
成品有效期	2 ~ 8℃条件下保存 30 个月	长期稳定性试验/与参照药一致
成品内包材	西林瓶、胶塞、铝盖	FDA 人用药品和生物制品包装用容器密封系统指导原则；ICH Q3D；美国药典 < 1660 > < 1663 > 和 < 1664 >

　　基于确立的 QTPP，根据利妥昔单抗的结构确定汉利康的相关质量属性。利妥昔单抗由人类 IgG1 kappa 恒定区和鼠源性 CD20 抗体的可变区组成，与人免疫球蛋白 IgG1 的结构特征类似。所以，单抗的典型质量属性包括一级结构、高级结构、分子大小异质体、电荷异质体、糖基化以及工艺相关杂质和基础理化性质，这些均应包含在汉利康的产品质量属性列表中。在此基础上，针对性地开发科学可靠、灵敏度高、适用性强的分析方法，以最大限度地检测汉利康和参照药之间在这些质量属性上的差异。为使开发的方法具备预期的分析能力并满足系统适用性标准，研究人员详细优化了方法中涉及的关键参数条件，并对方法特性，如特异性、灵敏度、精密度和潜在的局限性等进行了确认或验证。

　　为确保汉利康的质量能满足 QTPP 的定义，研究人员构建了潜在关键质量属性 pCQA 列表，并根据 ICH 指南 Q8 和 Q9 中的风险评估原则，使用基因泰克公司开发的 RRF 模型，基于全面的科学文献调查和结构 – 功能相关性实验，评估每个质量属性对药效、药物代谢、免疫原性和安全性的影响力及不确定性，并对其风险得分进行排序和筛选，得到最终的 CQA 列表。经过风险评估，氨基酸序列、二硫键、分子大小异质体、酸性电荷异质体、Fc 糖基化和工艺相关杂质被鉴定为汉利康的 CQA。

5.1.3　分析相似性实验设计和比对研究

　　为评估汉利康与中国市售美罗华和欧洲市售美罗华之间的质量相似性，如表 3 – 13 所示，采用一系列的正交实验以及先进技术和分析方法，对理化特性、生物功能和降解趋势进行了广泛的相似性评估。根据质量属性风险评估结果，将每个质量属性分配到代表高、中、低风险的三个层级（1、2、3）中，对高风险的质量属性采用等效性分析、对中风险的质量属性采用质量范围法、对低风险的质量属性采用目视相似原则来评估它们在汉利康和参照药之间的相似性。对于无法量化的质量属性，如一级结构，即使具有较高的风险等级也采用目视相似原则进行评估。在样品的选择中，为了尽量多地收集美罗华批次，使美罗华的分析数据更具有代表性，比对分析方案中包含了 15 批效期跨越 4 年的中国市售美罗华。鉴于中国来源美罗华的产地为欧洲（德国），同时公司也计划在欧盟进行汉利康的申报工作，比对分析中也包括了 12 批次欧洲来源的美罗华产品。所有样品均为 100mg/瓶（10mg/ml）规格，并在成品的有效期前、分装后置于 – 80℃保存。比对分析实验中的汉利康批次包括 12 批用于Ⅲ期临床试验以及工艺验证后的生产批次。在分析方法的选择方面，除了采用验证过的常规放行检测方法之外，还应用了科学上合理可靠的产品结构特性分析方法。

表 3 – 13　汉利康与参照药的药学相似性分析设计及结果 *

特性	产品质量属性	分析方法	层级	评估结果
理化特性				
一级结构	氨基酸序列	液相 – 串级质谱联用	1	与参照药一致
	完整及还原分子量	液相 – 质谱联用	2	质量数与参照药一致
	二硫键	液相 – 串级质谱联用	2	与参照药一致
	游离巯基	埃尔曼分析	2	与参照药相似
	翻译后修饰：脱酰胺、氧化、糖基化、C 端及 N 端异质体	液相 – 串级质谱联用	2	翻译后修饰位点与参照药相同，且翻译后修饰比例与参照药相似
高级结构	蛋白质二级结构及高级结构	差式扫描量热法、圆二色光谱、傅氏转换红外线光谱	3	与参照药相似
电荷异质性	电荷异质体	离子交换色谱、成像毛细管等电聚焦	2	与参照药相似，由于 C 末端赖氨酸残留较多，具有更高比例的碱性峰（无临床影响）
	等电点	成像毛细管等电聚焦	2	与参照药相同
糖基化	N – 糖基化	RapiFluor 衍生亲水作用色谱分离荧光检测	2	糖型种类与参照药一致；糖型比例稍有无临床影响的小差异
	唾液酸	DMB 衍生反向色谱分离及荧光检测	2	与参照药相似
	N – 糖基化位点及糖基化比例	液相 – 串级质谱联用	2	与参照药一致
分子大小异质体	可溶性聚体	体积排阻色谱、十二烷基硫酸钠毛细管电泳	1	略低于参照药
	单体		2	纯度高，且与参照药相似
	低分子量碎片		2	略低于参照药
生物功能				
免疫学特性	FcRn 亲和力		1	与参照药相似
	FcγR Ⅰa 亲和力			
	FcγR Ⅱa 亲和力			
	FcγR Ⅱb/c 亲和力			
	FcγR Ⅲa（F）亲和力	表面等离子体共振	2	与参照药相似
	FcγR Ⅲa（V）亲和力			
	FcγR Ⅲb 亲和力			
	C1q 亲和力	酶联免疫吸附测定	2	与参照药相似
	抗原亲和力	流式细胞分选技术	1	与参照药相似
生物学活性	CDC 活性		1	与参照药相似
	ADCC 活性	细胞学分析	2	与参照药相似
	ADCP 活性		2	与参照药相似
	促凋亡活性		2	与参照药相似

续表

特性	产品质量属性	分析方法	层级	评估结果
	DNA 残留	聚合酶链式反应	1	与参照药相似
安全相关残留	宿主蛋白残留	酶联免疫吸附测定	1	与参照药相似
	蛋白 A 残留		1	与参照药相似
强降解研究				
高温			3	与参照药相似
光照		体积排阻色谱、十二烷基硫酸钠	3	光稳定性略优
震摇	分子大小异质体、电荷异质体、翻译后修饰和 CDC 活性	毛细管电泳、离子交换色谱肽图、细胞学分析	3	与参照药相似
强酸/强碱			3	与参照药相似
强氧化剂			3	与参照药相似

* DMB：1,2 – 二氨基 – 4,5 – 亚甲基二氧苯；FcRn：neonatal Fc receptor，新生儿 Fc 受体；FcγR：Fc gamma receptor，Fcγ 受体；C1q：complement component 1q，补体 C1q；CDC：complement dependent cytotoxicity，补体依赖的细胞毒作用；ADCC：antibody dependent cell – mediated cytotoxicity，抗体依赖细胞介导的细胞毒作用；ADCP：antibody – dependent cellular phagocytosis，抗体依赖细胞介导的吞噬作用。

如表 3 – 13 所示，这些灵敏、全面的比对分析充分比较并确立了汉利康与参照药在药学水平上的相似性，二者在一级结构、高级结构、理化特性、生物学活性和免疫学特性、纯度和杂质水平上均展现出了一致性，并显现出相同的降解行为。首先，一系列正交的 LC/MS 分子量和肽图分析比对确证了汉利康与参照药具有相同的一级结构，包括相同的氨基酸序列和二硫键链接、相同的修饰位点、相同的糖型结构和类型以及相似的低含量氧化和脱酰胺化等修饰。其次，高级结构比对分析确证了汉利康与参照药具有高度相似的二级及三级结构，进一步证明了二者相同的二硫键连接方式，并预示相似的生物活性和功能。这被随后的 Fc 段的 FcRn、FcγRs、C1q 等受体或补体的结合，Fab 段的抗原结合，以及 CDC、ADCC 和凋亡等生物活性比对分析——证实（图 3 – 9）。最后，基于不同理化特性的纯度分析和残留检测，汉利康和参照药一样具有高纯度且杂质含量极低。SEC 结果甚至表明，汉利康含有更低的对安全性可能有影响的高聚物（汉利康和参照药均小于 1.0%），显示了汉利康产品的高质量。汉利康和美罗华在高温、光照、强酸、强碱、强氧化剂和震摇等强降解实验中具有相似的降解行为和降解路径，间接证明了汉利康和美罗华抗体具有相似的结构、物理和化学特性。此外，光照条件下美罗华相对于汉利康表现出更快的降解速率。

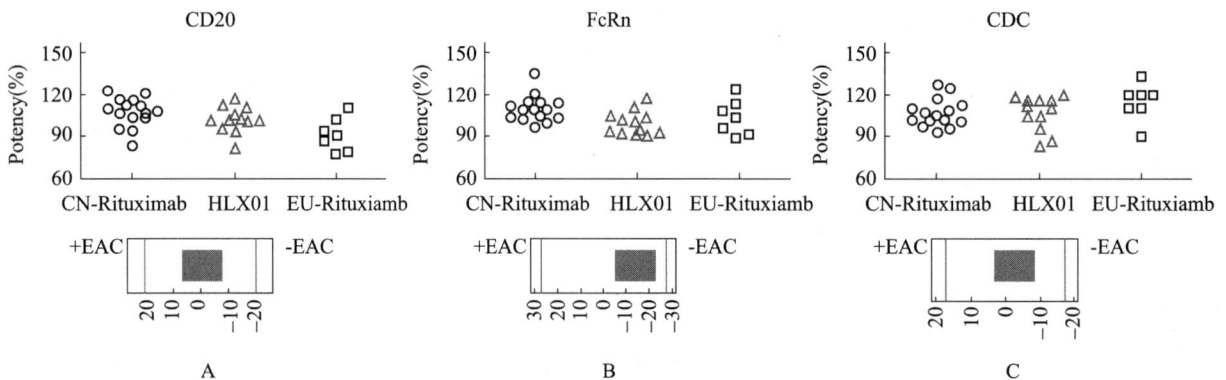

图 3 – 9 与作用机制直接相关的高风险生物活性（层级 1）的比对分析图

A. CD20 结合活性；B. FcEn 亲和力；C. 补体依赖的细胞毒性

Potency：效价；CN – rituximab：中国市售美罗华；HLX01：汉利康；EU – Rituximab：欧盟市售美罗华；EAC：等效接受区间（equivalence acceptance criteria）

5.1.4 利妥昔单抗案例总结

汉利康是遵照中国药品监管部门发布的《生物类似药研发与评价技术指导原则（试行）》法规要求研发的中国历史上第一个生物类似药。因复宏汉霖还计划向 WHO 和 EMA 提交汉利康的临床试验申请和上市许可申请，在汉利康与美罗华的药学相似性的评估中，该研究以中国药品监管部门指南为基本标准，并兼顾了 EMA、WHO、FDA 和 ICH 指南的细节要求，采用了能满足所有药监机构要求的最严标准进行药学相似性的评价。基于 QbD 的单抗生物类似药的开发和质量研究平台，高效地确定了相似性研究的内容及实验方案，经过全面的质量属性比对研究，结果显示汉利康与参照药的氨基酸序列一致，在一级结构、高级结构、纯度、糖型和十几种的生物学活性和免疫学特性的比对中均显示出高度的相似性。同时，与参照药相比，汉利康的聚体含量稍低、光稳定性较好，显示出其在生产工艺上的优异性。这些有效地支持了利妥昔单抗生物类似药汉利康和美罗华的非临床和临床相似性研究，助力高质量的抗肿瘤生物类似药率先上市，造福中国病患。该案例中的分析相似性研究方案，为满足中国、欧盟和 WHO 成员国的生物类似药的分析相似性评价提供了参考。

5.2 贝伐珠单抗

5.2.1 药学研究总体策略

安可达（QL1101，重组抗 VEGF 人源化单克隆抗体注射液）为贝伐珠单抗（bevacizumab，商品名为 Avastin 安维汀）的生物类似药。生物类似药的核心研究原则包括比对原则、逐步递进原则、一致性原则和相似性评价原则，贯穿安可达的整个药学研究过程。在药学研究的不同阶段，均与参照药进行了对比研究试验，并设立相似性的评价方法和标准，证明与参照药的相似性，以确保其安全、有效和质量可控。药学研究重点关注与参照药是否具有相同的氨基酸序列以及结构、理化特性、功能、杂质的种类和含量等是否与参照药高度相似。

5.2.2 工艺开发

稳转细胞株构建阶段的工作包括：氨基酸序列确认和验证、宿主细胞选择、分析方法开发和关键产品质量指标确定等研究内容。作为生物类似药，首先必须与参照药具有相同的氨基酸序列，尽可能使用与参照药相同的宿主细胞。因此，在安可达项目启动之初，通过查阅大量相关专利及文献获得了参照药的氨基酸序列，并通过对多批次参照药进行的 LC/MS 质谱分子量及肽质量指纹图谱分析，对氨基酸序列进行了进一步的确认，确保专利中获得的氨基酸序列与实际样品一致。在获得稳转细胞株表达的样品后，立即与参照药进行氨基酸序列对比研究，进一步确认安可达与参照药具有相同的氨基酸序列。

克隆筛选和早期工艺优化步骤包括：选择初始培养基和补料、确定与参照药在关键质量指标上相似的单克隆、按国际标准建立三级种子库并进行检定；建立上下游工艺，通过优化工艺提高与参照药的相似性；确定与参照药一致的产品规格与处方。这些工作的前提是对参照药有充分的了解，因此在项目开发的早期收集了多批次、具有代表性的参照药，并采用先进的技术手段进行了充分的表征分析，通过结合参照药的作用机制与临床数据确定本产品的 QTPP 和 CQA。工艺放大和转移过程中，为保证关键质量属性不发生偏移，需要通过对工艺参数进行微调，保证维持与参照药的高度相似性，然后经工艺验证进一步证明工艺的稳健性，通过全面控制工艺开发过程能够确保与参照药的相似性。

在临床研究开展前，对注册批原液进行冻融、高温、加速及长期稳定性试验；对制剂进行影响因素（冻融、高温、光照、振荡）、加速和长期稳定性试验，初步确定产品的有效期，为产品的生产、包装、贮存、运输条件的确定提供依据。临床研究期间，对临床批原液、制剂进行加速及长期稳定性考察；对 3 批工艺验证批原液和制剂开展全面稳定性研究，包括原液的冻融、高温、加速和长期稳定性研究，制剂的影响因素（冻融、高温、光照、振荡）、加速和长期稳定性研究，确定了产品的有效期。

5.2.3 质量研究

在项目开发的初期，通过对产品的理化特性分析和结构确证，例如质谱分子量、肽质量指纹图谱、翻译后修饰、糖基化位点、N－糖谱、二硫键、圆二色谱等表征分析研究，证明安可达符合理论设计并与参照药结构一致。临床研究开展前的工艺研究阶段，根据相关要求，结合安可达的生产工艺特性，对产品质量指标进行初步研究，例如蛋白质含量、生物学活性、纯度、分子量、宿主细胞 DNA 残留量、宿主细胞蛋白残留量、蛋白 A 残留量、细菌内毒素含量、等电点、紫外光谱、肽谱图等质量指标研究，确定检定方法并制定早期的质量标准。在临床研究期间，对临床批和工艺验证批原液进行全面质量研究，对质量标准和分析方法进行升级，进一步提高和收紧标准限度，确定产品最终的质量标准。在分析方法开发过程中，遵循《生物类似药研发与评价技术指导原则（试行）》，优先采用与参照药一致的分析方法，如采用其他方法，需保证有更好的灵敏性、适用性和可靠性。安可达最终确定的质量标准均不低于参照药的标准。

为评估安可达和参照药的质量相似性，积累货架期跨越 3 年共计 10 批中国市场参照药，此外还收集了相同产地的欧洲及韩国市场的参照药共计 10 批（不参与相似性标准的计算），与安可达进行质量对比研究。对于各项质量属性，首先根据参照药的信息、文献资料以及对抗体类药物的认识等，从对有效性或活性、PK/PD、免疫原性、安全性的潜在影响方面对每一个质量属性进行风险评估，将质量属性的关键性（criticality）分为高、中、低三个级别，并分别设立相似性评价标准。对与临床结果和主要机理直接相关的生物学活性、结合活性，关键性评为高，按照统计学等效区间（equivalence margin）模式进行评价；对关键性评分为中的质量属性，按照质量范围（quality range）的模式进行评价，按不同质量属性的特点，分别采用参照药平均值 ±3SD、方法误差范围内、一致（如序列、位点）、符合法规要求及质量标准（如工艺杂质）等进行评价；对于低风险质量属性，采用目视相似原则评价其与参照药的相似性。例如，生物学活性的关键性评级为高，因此采用统计学等效区间模式进行评价（图 3－10A）；CE－SDS 及 SEC 主峰纯度、聚集体和片段的含量的关键性评级为中，因此采用质量范围的模式进行评价，主峰纯度不设上限，下限设置为平均值 －3SD（图 3－10B 和 C），而聚集体及片段等杂质的含量上限设为平均值 +3SD，不设下限（图 3－10D）。

同时选择 3 批中国市场的参照药、3 批代表性批次的制剂和 2 批自制参比品进行头对头的全面的结构、理化、生物学活性和免疫学特性对比研究，包括：一级结构（质谱分子量、序列覆盖度、翻译后修饰、N－糖基化位点、糖型分析和二硫键等）、高级结构（圆二色谱、DSC 和荧光光谱等）、纯度（SEC－HPLC、CE－SDS 和 IEC－HPLC 等）、产品相关变异体（聚体、片段、酸碱区等）、工艺相关杂质（宿主细胞蛋白残留、宿主细胞 DNA 残留、蛋白 A 残留）、Fab 段功能活性（如：抗原亲和力、种属选择性和抗原特异性等）和 Fc 段功能活性（如：对 C1q、FcRn 和 FcγRs 的亲和力，ADCC 活性和 CDC 活性）等。

多个维度的正交分析结果表明，安可达在一级结构和高级结构方面均与参照药一致。如在高级结构表征方面，安可达的圆二色谱图（近紫外/远紫外）与参照药高度相似，DSC 图谱与参照药基本一致，荧光光谱与参照药基本重叠，且最大发射波长一致（图 3－11）。该分析结果表明，安可达的高级结构与参照药一致，同时也间接说明二者的一级结构如二硫键的连接方式的一致性，这一点在二硫键分析中得到验证：安可达的二硫键连接形式与理论一致，且与参照药一致；在安可达和参照药中均检测到了多种错配二硫键的连接形式，两者中错配二硫键的种类相同且含量基本一致。

Fab 段功能活性分析结果显示，安可达对重组人 VEGF－A 121、重组人 VEGF－A 165、重组人

VEGF – A 112、重组犬 VEGF – A 164 的亲和力与参照药相似；对重组人 VEGF – B、重组人 VEGF – C、重组人 VEGF – D、PIGF、重组大鼠 VEGF – A 164 及重组小鼠 VEGF – A 164 均无结合，与参照药一致。该结果表明安可达与参照药在亲和力、特异性、种属交叉反应上的相似性。Fc 段功能活性结果显示，安可达和参照药对 C1q、FcRn 和 FcγRs 的亲和力基本一致，均未检测到 ADCC 活性和 CDC 活性。如上分析结果说明安可达和参照药 Fab 段和 Fc 段功能活性一致，亦印证了二者在高级结构上的相似性。

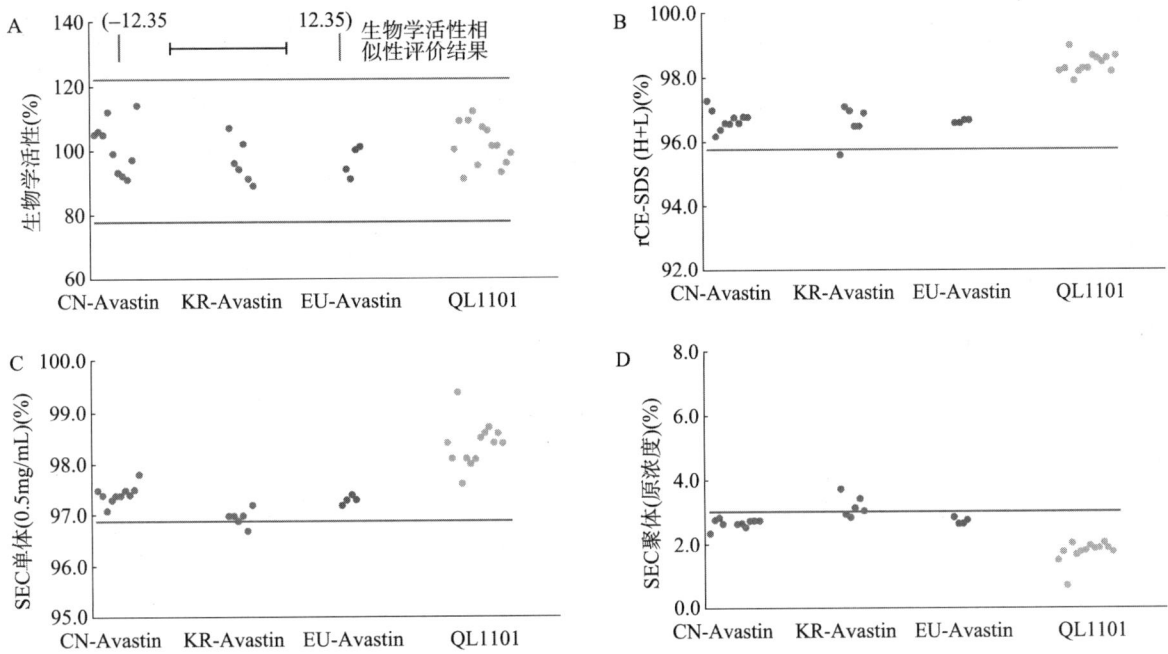

图 3 – 10　安可达与安维汀相似性对比分析示例

CN – Avastin：中国市售安维汀；KR – Avastin：韩国市售安维汀；EU – Avastin：欧盟市售安维汀；QL 1101：安可达；

rCE – SDS（H + L）：毛细管电泳分析中的还原纯度；SEC：体积排阻色谱

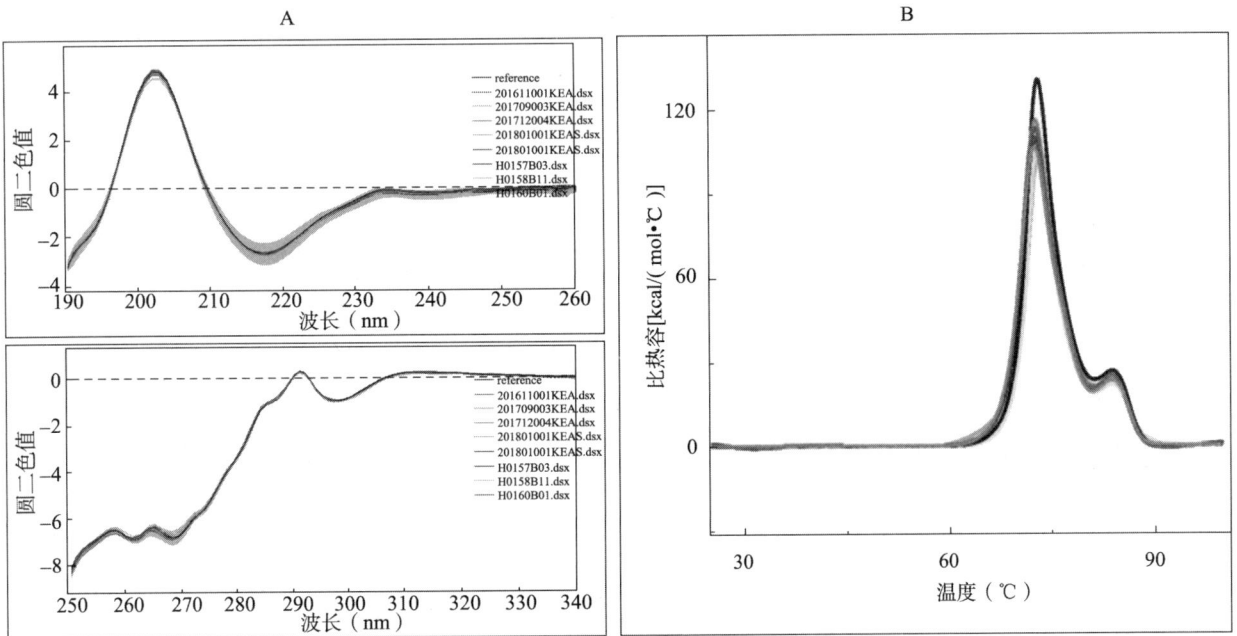

图 3 – 11　安可达与安维汀高级结构表征分析叠加图谱

A：上图为远紫外圆二色谱图，下图为近紫外圆二色谱图；B：DSC 叠加图谱

比对研究证明安可达与参照药在理化特性、生物活性和免疫特性方面高度相似,符合生物类似药研发的基本原则。

5.2.4 贝伐珠单抗案例总结

齐鲁制药研发的安可达是国内首个贝伐珠单抗生物类似药,历时近 10 年科研攻关,于 2019 年 12 月 9 日顺利获得国家药品监督管理局上市批准。该产品采用哺乳动物细胞进行生产,确定氨基酸序列与参照药贝伐珠单抗完全一致,按照《生物类似药研发与评价技术指导原则(试行)》要求,采用逐步递进的顺序,完成了结构和功能相似性分析以及非临床、临床药理、临床药效研究和评价。前后共开展了 100 多项对比研究,包括结构、理化性质、活性和纯度等,参考 FDA、EMA、NMPA 等各监管机构中最严标准进行相似性的评价,证明了安可达与参照药贝伐珠单抗的高度相似性。通过临床药代动力学、药效学和临床安全性对比研究,证明了安可达在药代动力学和临床疗效上与参照药等效,临床安全性相似。安可达的上市有效解决了用药可及性。

6 小结

药学研究是生物类似药开发的基础,生物类似药与参照药之间的药学相似性决定了非临床研究和临床研究的设计和规模。由于生物药固有的微观不均一性,开发与参照药在药学水平高度相似的生物类似药产品的难度不亚于新药研发。中国药品监管机构发布的生物类似药开发指南,对接了欧美药监机构和 WHO 的生物类似药药学研究的主要技术要求和评价原则,要求基于逐步递进的原则进行头对头比对以全面证明生物类似药与参照药的相似性,该指南的发布在为我国生物类似药的药学研究提供有利条件的同时也提出了更高的要求。本章基于法规的要求,根据已发表文献和行业文档,结合我国首个生物类似药产品汉利康及首个贝伐珠单抗生物类似药安可达的研发实例,对生物类似药药学研究中的 CQA 评估、工艺开发、分析方法开发、特性研究、质量控制、稳定性研究和分析相似性评估进行了论述,为生物类似药的研发和药学相似性评价提供了参考。

撰稿:王希菊、谢力琦
核校:谢红伟
审阅:王俭、安振明、姜伟东

参考文献

[1] 刘伯宁, 罗建辉. 关于创新型抗体药物药学评价的思考 [J]. 药学学报, 2017, 052 (12): 1811 – 1819.

[2] 刘伯宁, 白玉, 罗建辉. 关于单抗生物类似药 "质量相似性" 的思考 [J]. 中国药学杂志, 2017, 52 (13): 1194 – 1200.

[3] 李敏, 郭秀侠, 刘伯宁. 关于生物制品工艺验证的审评实践与思考 [J]. 中国生物制品学杂志, 2017, 30 (06): 664 – 672.

[4] H. Xie, A. Chakraborty, J. Ahn, et al. Rapid comparison of a candidate biosimilar to an innovator monoclonal antibody with advanced liquid chromatography and mass spectrometry technologies [J]. MAbs, 2010, 2 (4): 379 – 394.

[5] M. Schiestl, T. Stangler, C. Torella, et al. Acceptable changes in quality attributes of glycosylated biopharmaceuticals [J]. Nat Biotechnol, 2011, 29 (4): 310 – 322.

［6］E. Zhang, L. Xie, P. Qin, et al. Quality by design based assessment for analytical similarity of adalimumab biosimilar HLX03 to Humira ［J］. AAPS J, 2020, 22 （3）：69.

［7］Vessely C., Bussineau C. （2018）QbD in Biopharmaceutical Manufacturing and Biosimilar Development. In：Gutka H., Yang H., Kakar S. （eds）Biosimilars. AAPS Advances in the Pharmaceutical Sciences Series, vol 34. Springer, Cham. https：//doi. org/10. 1007/978 - 3 - 319 - 99680 - 6_9.

［8］N. Alt, T. Y. Zhang, P. Motchnik, et al. Determination of critical quality attributes for monoclonal antibodies using quality by design principles ［J］. Biologicals, 2016, 44 （5）：291 - 305.

［9］R. Markus, J. Liu, M. Ramchandani, et al. Developing the Totality of Evidence for Biosimilars：Regulatory Considerations and Building Confidence for the Healthcare Community ［J］. BioDrugs, 2017, 31 （3）：175 - 187.

［10］Liu H, Ponniah G, Zhang H, et al. In vitro and in vivo modifications of recombinant and human IgG antibodies ［J］. MAbs, 2014, 6 （5）：1145 - 1154.

［11］L. K. Hmiel, K. A. Brorson, M. T. Boyne, 2nd. Post - translational structural modifications of immunoglobulin G and their effect on biological activity ［J］. Anal Bioanal Chem, 2015, 407 （1）：79 - 94.

［12］A. Eon - Duval, H. Broly, R. Gleixner. Quality attributes of recombinant therapeutic proteins：an assessment of impact on safety and efficacy as part of a quality by design development approach ［J］. Biotechnol Prog, 2012, 28 （3）：608 - 622.

［13］L. Huang, J. Lu, V. J. Wroblewski, et al. In vivo deamidation characterization of monoclonal antibody by LC/MS/MS ［J］. Anal Chem, 2005, 77 （5）：1432 - 1439.

［14］M. Haberger, K. Bomans, K. Diepold, et al. Assessment of chemical modifications of sites in the CDRs of recombinant antibodies：Susceptibility vs. functionality of critical quality attributes ［J］. MAbs, 2014, 6 （2）：327 - 339.

［15］Murli Krishna. Product - Related Factors and Immunogenicity of Biotherapeutics ［J］. Journal of Pharmaceutical Innovation, 2019, 49：1 - 13.

［16］M. M. van Beers, M. Bardor. Minimizing immunogenicity of biopharmaceuticals by controlling critical quality attributes of proteins ［J］. Biotechnol J, 2012, 7 （12）：1473 - 1484.

［17］Y. Xu, L. Xie, E. Zhang, et al. Physicochemical and functional assessments demonstrating analytical similarity between rituximab biosimilar HLX01 and the MabThera （R）［J］. MAbs, 2019, 11 （3）：606 - 620.

［18］S. K. Jung, K. H. Lee, J. W. Jeon, et al. Physicochemical characterization of Remsima ［J］. MAbs, 2014, 6 （5）：1163 - 1177.

［19］C. Nowak, K. Cheung J, M. Dellatore S, et al. Forced degradation of recombinant monoclonal antibodies：A practical guide ［J］. MAbs, 2017, 9 （8）：1217 - 1230.

［20］J. Liu, T. Eris, C. Li, et al. Assessing Analytical Similarity of Proposed Amgen Biosimilar ABP 501 to adalimumab ［J］. BioDrugs, 2016, 30 （4）：321 - 338.

［21］N. Seo, A. Polozova, M. Zhang, et al. Analytical and functional similarity of Amgen biosimilar ABP 215 to bevacizumab ［J］. MAbs, 2018, 10 （4）：678 - 691.

［22］L. Xie, E. Zhang, Y. Xu, et al. Demonstrating Analytical Similarity of trastuzumab Biosimilar HLX02 to Herceptin （R）with a Panel of Sensitive and Orthogonal Methods Including a Novel FcgammaRIIIa Affinity Chromatography Technology ［J］. BioDrugs, 2020, 34 （3）：363 - 379.

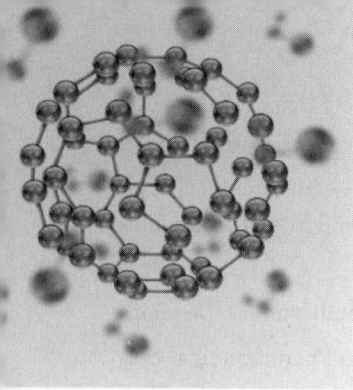

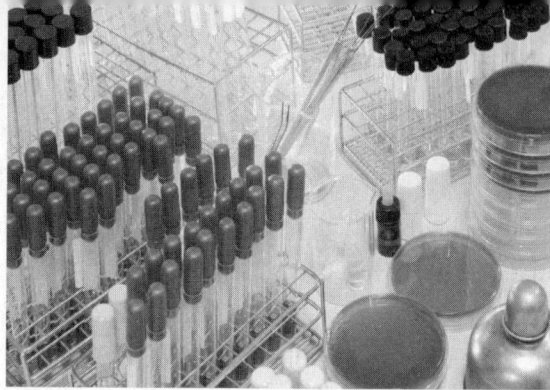

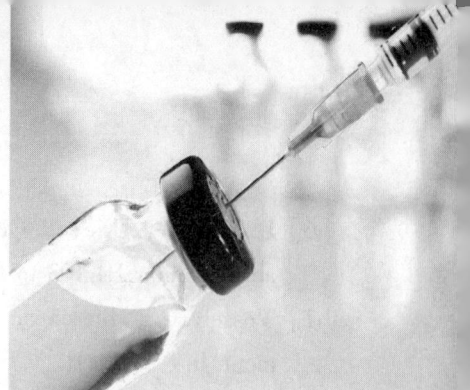

第四章 生物类似药的研发与评价（2）
——非临床研究

1 生物类似药非临床研究的一般考虑

1.1 治疗用生物制品和生物类似药的特点

治疗用生物制品是具有特定空间结构的生物大分子，具有结构复杂、修饰形式多样等特点。治疗用生物制品至少可在三方面产生差异：①一级氨基酸序列；②氨基酸修饰，如糖基化；③高级结构。生产的宿主细胞、培养基、培养条件（如 pH、温度、溶氧和搅拌速度）、纯化工艺和制剂处方的不同均可能影响治疗用生物制品的质量，而环境因素（光、温度、湿度、包装材料、容器密闭系统和输送装置）会影响氨基酸修饰和蛋白高级结构。氨基酸修饰的不同使得蛋白产生异质性，这可能会影响产品的有效性和安全性（如免疫原性）。此外，生产工艺和产品相关的杂质也可能会影响治疗用生物制品的安全性，如增加人体免疫反应的发生率，或增加免疫反应的严重程度。治疗用生物制品结构和杂质对其生物活性、有效性和安全性的影响见表 4 – 1，治疗用生物制品的糖型对药物生物活性、药代动力学和安全性的影响见图 4 – 1。

表 4 – 1 治疗用生物制品结构对生物活性、有效性和安全性的影响

结构特点	生物活性	有效性	安全性
一级结构（氨基酸序列）	√	√	√
高级结构	√	√	√
蛋白折叠、二硫键、巯基	√	√	√
降解产物	√	√	√
糖基化	√	√	√
脱氨	√	√	—
氧化产物	√	√	—
共价结合的二聚体、多聚体	√	√	√
非共价结合的分子	√	√	√
翻译后修饰	√	√	√
宿主细胞及其蛋白质、DNA	—	—	√

注：√表示有影响，—表示无影响。

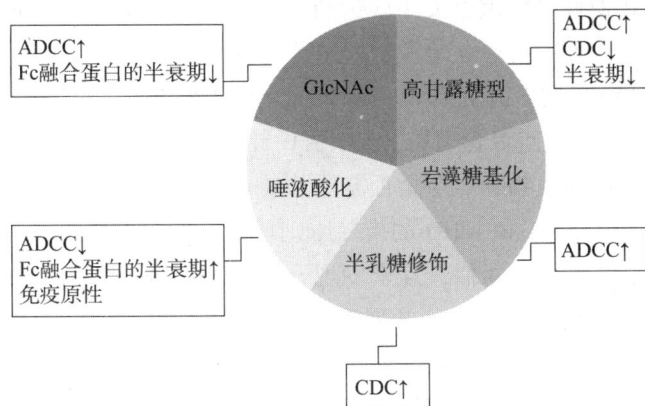

图 4-1 糖型对治疗用生物制品的生物活性、药代动力学和安全性的影响

治疗用生物制品原研企业对生产工艺的保密措施给生物类似药的开发带来了巨大挑战。首先，生物类似药开发者可获取的参照药生产工艺信息有限；其次，参照药的工艺开发时间一般比生物类似药早 10～20 年，随着科技的进步，参照药的生产工艺不一定适用于生物类似药。这些因素导致生物类似药的生产工艺（如生产细胞株、原材料、生产设备、工艺参数和接受标准）很难与参照药的生产工艺相同。治疗用生物制品的复杂性及对生产工艺和环境因素的敏感性，使得生物类似药的结构不可能与参照药完全相同。生物类似药只是与参照药在质量、有效性和安全性上相似的药物，但可能存在没有临床意义的差别。这与小分子仿制药不同。小分子药物的结构简单、明确，可被完全复制。生物类似药、创新治疗用生物制品和小分子仿制药的开发差异见表 4-2。

表 4-2 生物类似药、创新治疗用生物制品和小分子仿制药的开发差异

	生物类似药	创新治疗用生物制品	小分子仿制药
研发投入（百万美元）	75～250	800	2～3
研发周期（年）	7～8	8～10	2～3
质量分析	全套资料，与参照药进行全面比较	全套资料	全套资料，与参照药进行比较
非临床研究	简要的非临床研究，需与参照药进行头对头的比对研究。体外药效学/生物学活性相似性分析，根据质量分析和体外药效学结果评估是否需进行体内药效学、PK、毒理学试验	①药理学研究：体外、体内药效学和安全药理学研究 ②药代动力学研究 ③安全性评价：重复给药毒性、免疫原性、局部耐受性、生殖和发育毒性（可能需要）和致癌性研究（可能需要）	无需开展
临床试验	Ⅰ期：PK 和 PD 试验 Ⅲ期：在一个有代表性的适应症中开展试验 风险管理计划	Ⅰ期：PK 和 PD 试验 Ⅱ期：剂量探索试验 Ⅲ期：在所有目标适应症中开展试验 风险管理计划	生物等效性试验

1.2 生物类似药非临床研究的一般考虑

生物类似药非临床研究的目的是在完整药学比对研究的基础上，进一步证明候选药质量特征与参照药的相似性，以支持其有效性、安全性和质量可控。由于参照药的有效性和安全性已被充分研究，

在评估候选药与参照药的相似性时应重点关注候选药与参照药的差异，并评估两者的差异是否影响安全性和有效性的相似性评价，而不应孤立地说明候选药的安全性和有效性。

欧洲药品管理局（EMA）、世界卫生组织（WHO）、美国食品药品管理局（FDA）、韩国食品药品安全部（MFDS）和中国国家药品监督管理局（NMPA）针对生物类似药开发颁布了相关指导原则。上述地区或国家颁布的指导原则对生物类似药是否需要开展整体动物实验及需开展的整体动物实验类型有不同要求，具体见表4-3。EMA和WHO的指导原则认为，如果药学分析、体外药效学和毒理学比对试验结果证明候选药与参照药高度相似，且未发现开展候选药临床试验存在风险，则动物比对试验是不必要的。FDA指导原则要求生物类似药开展动物PD和PK（含免疫原性）比对试验，这与EMA和WHO的指导原则有差异，但随着生物类似药审评和审批经验的积累，FDA对生物类似药动物PD、PK和毒性（含免疫原性）比对试验的要求已趋同于EMA和WHO。MFDS指导原则要求生物类似药开展动物比对试验（含PD、PK、毒性评价和免疫原性）。NMPA指导原则认为，如果药学分析比对试验显示候选药和参照药无差异或有很小差异，可仅开展体外PD、PK和免疫原性比对试验；对体外PD、PK和免疫原性试验结果不能判定候选药和参照药相似的，应进一步开展体内药效和毒性的比对试验。

表4-3 各地区或国家生物类似药指导原则对非临床研究的要求总结

非临床研究类型	EMA	WHO	FDA	MFDS	NMPA
体外生物活性/功能	+	+	+	+	+
体内药效	±	±	+*	+	±
药代动力学	±	±	+*	+	+
免疫原性	±	±	+*	+	+
重复给药毒性	±	±	+*	+	±
安全药理学	−	−	−	−	−
遗传毒性	−	−	−	−	−
发育与生殖毒性	−	−	−	−	−
致癌性	−	−	−	−	−

注：+、−和±分别表示应开展、无需开展和根据产品具体情况决定是否要开展试验。

*虽然FDA技术指导原则中阐述，若药学分析比对试验显示候选药与参照药高度相似，则可开展简要的动物毒性试验（含活体检测指标、PD和PK，可不安乐死动物），但目前的实践中，在有充分理由说明动物比对试验的价值有限时，FDA可以接受没有任何动物实验的生物类似药的临床研发。

综合考虑上述地区或国家的生物类似药开发指导原则，生物类似药非临床研究的基本原则如下。①在启动临床试验前，生物类似药需开展非临床比对研究。②生物类似药的非临床比对研究应采用逐步递进的方式。首先进行体外药效比对试验，应全面比较与药物作用机制相关的药物生物活性和功能活性，如果体外药效比对试验结果显示仍存在影响候选药和参照药有效性和安全性相似性评价的不确定因素，则评估整体动物实验是否可有效评价上述不确定因素，综合以上评估最终确定是否需要开展整体动物实验及需开展的体内动物实验的类型和检测指标，如PK、PD、免疫原性和（或）安全性评价。如果候选药已在别的申报地区开展临床试验并有充足的临床安全性数据，则不需开展动物毒性试验以获得药物安全性数据，除非需动物毒性试验来说明特定的产品质量问题。③开展非临床比对研究时，应选择敏感的技术和方法并设计有针对性的比对试验以有效评价候选药和参照药的相似性。

非临床比对试验应采用在候选药拟申报地区上市的参照药。若候选药拟申报多个地区，体外非临床研究应按监管机构要求包括拟申报地区的参照药，体内非临床研究可以考虑某一地区的参照药，使用体外相似性数据桥接体内非临床的相似性。候选药应为生产工艺确定后生产的产品或者其活性成分，最好为商业化工艺生产的产品。对工艺、规模或产地等发生改变的候选药，应当评估这些改变对产品质量的影响及是否需重新进行非临床比对试验研究。

体外药效比对试验应测试多批次的候选药和参照药，候选药和参照药的批次间质量属性和试验的变异性将影响试验中需测试的药物批次数量，测试的药物批次数量应足够说明候选药和参照药的相似性或差异性。体外药效比对试验通常引用质量分析中生物活性比对试验数据，而美国 FDA 建议质量分析比对试验中参照药批次至少为 10 批，候选药的批次至少为 6～10 批。整体动物比对试验可仅使用 1 批候选药和参照药。

2　生物类似药非临床研究概况

2.1　体外比对试验

为了全面评估候选药与参照药的生物活性和功能活性相似性，应开展体外比对试验。生物类似药和创新生物药的体外药效试验的试验方法基本相同，但由于生物类似药的体外药效比对试验强调比较候选药与参照药的相似性，而非仅是评价候选药的生物活性和功能活性，体外药效比对试验应敏感、特异且具有足够的分辨力，应能科学有效地评估候选药与参照药的已知和未知的质量属性差异是否具有临床相关性。在考虑和设计体外药效比对试验时，应充分调研参照药的作用机制，查阅参照药已开展的体外药效试验种类和试验数据。根据调研结果，设计比对试验检测与药物作用机制相关的各项药物生物活性和功能活性。设计体外药效比对试验应重点考虑以下内容。

①需测试的生物活性和功能活性。根据生物药的结构特点和发挥作用的方式，体外药效比对试验一般包含以下内容。

• 结合试验。包括：与靶点的结合；与相关 Fc 受体（Fc receptors，FcR）（如 FcγR Ⅰ、FcγR Ⅱ和 FcγR Ⅲ）、新生儿 Fc 受体（neonatal Fc receptor）和补体 1q（complement 1q，C1q）的结合。

• 生物活性和功能性试验。包括：Fab 相关功能（如可溶性配体的中和作用、受体激活或阻断、通过激活膜结合抗原逆转下游信号）和 Fc 相关功能［如 ADCC、抗体依赖细胞介导的吞噬作用（antibody-dependent cell-mediated phagocytosis，ADCP）以及 CDC］。

在评估是否相似时，功能性试验结果的权重更高。

②试验药物的选择。如本章 1.2 所述，参照药应来自候选药拟申报的地区或国家，若候选药拟申报多个地区，应按监管机构要求选择来自拟申报地区的参照药进行试验；候选药应为生产工艺确定后生产的产品，最好为商业化工艺生产的产品。应采用多批次的参照药和候选药进行体外药效比对试验，参照药和候选药的批次间质量属性和试验的变异性将影响试验中需测试的药物批次数量，测试的药物批次数量应足够说明候选药和参照药的相似性或差异性。

③组别和剂量设计。通常包含对照组（或同型抗体对照组、溶媒对照组）、候选药组和参照药组。试验应比较候选药与参照药的浓度-药理活性关系，拟测试的浓度范围应覆盖可检测出候选药与参照药潜在差异的最敏感浓度范围。

④试验结果分析。试验结果的相似性评价方法可参考质量分析比对试验采用的方法，即根据药物的作用机制，将测试的体外药效指标（关键质量属性）进行风险分级。质量风险等级（tier）为 1、2 和 3 级的测试指标，分别采用统计学等效性检验、候选药是否在参照药的区间（即平均值 ±3 倍标准偏差）范围内和直接目视比较数据来判断候选药和参照药的相似性。

体外药效比对试验通常引用质量分析中生物活性比对试验数据。此外，由于体外药效比对试验比整体动物比对试验能更加特异和灵敏地检测出候选药与参照药的差异，体外药效/生物活性比对试验在生物类似药的非临床相似性评价中至关重要。

已获批的生物类似药体外药效比对试验举例如下。

①Amgevita® （下称 Amgevita）是安进公司开发的修美乐（Humira，adalimumab，阿达木单抗）生物类似药。Humira 是抗肿瘤坏死因子 α（tumor necrosis factor alpha，TNF-α）抗体，临床上用于治疗类风湿关节炎、幼年特发性关节炎、银屑病关节炎、斑块状银屑病、强直性脊柱炎、化脓性汗腺炎和葡萄膜炎。其作用机制为通过阻断可溶性 TNF-α（sTNF-α）和跨膜 TNF-α 与 TNF-α 受体结合而抑制 TNF-α 受体的下游信号转导及黏附因子表达，另外还可治疗溃疡性结肠炎和克罗恩病，作用机制除与上述机制有关外，还与跨膜 TNF-α 的逆向信号及抗体 Fc 功能有关，如产生 CDC、ADCC 和 ADCP 作用。根据作用机制，安进公司设计的 Amgevita 和 Humira 体外药效比对试验见表4-4。

表4-4　Amgevita 和 Humira 体外药效比对试验

试 验 类 型		Amgevita：EU-Humira：US-Humira（批次比）	结 果 分 析
与 TNF-α 的结合	与人 sTNF-α 的结合[1]	10：10：10	用等效性检验比较 Amgevita 与 US-Humira、Amgevita 与 EU-Humira、EU-Humira 和 US-Humira 的数据
	与食蟹猴 sTNF-α 的结合动力学[3] 与跨膜 TNF-α 的亲和力[3]	3：3：3	直接比较 Amgevita、EU-Humira 和 US-Humira 的数据
与 FcR、FcRn 和 C1q 的结合	与 FcγRⅢ（158V）的结合[2]	10：15：17	评估 Amgevita 数据是否在 EU-Humira 或 US-Humira 数据的（Mean±3SD）范围内
	与 FcRn 的结合[2]	10：12：16	
	与 FcγRⅢ（158F）的结合[3] 与 FcγRⅠa 的结合[3] 与 FcγRⅡa 的结合[3] 与 C1q 的结合[3]	3：3：3	直接比较 Amgevita、EU-Humira 和 US-Humira 的数据
功能性试验	抑制 sTNF-α 诱导的细胞凋亡[1]	10：18：21	用等效性检验比较 Amgevita 与 US-Humira、Amgevita 与 EU-Humira、EU-Humira 和 US-Humira 的数据
	ADCC 作用[2] CDC 作用[2]	10：15：17	评估 Amgevita 数据是否在 EU-Humira 或 US-Humira 数据的 Mean±3SD 范围内
	抑制跨膜 TNF-α 的逆向信号[2]	10：12：10	
	抑制 sTNF-α 和淋巴毒素-α 诱导的细胞白介素-8 分泌[3]	1：1：1	直接比较 Amgevita、EU-Humira 和 US-Humira 的浓度-效应曲线
	抑制 sTNF-α 诱导的细胞白介素-8 分泌[3] 抑制 sTNF-α 诱导的细胞死亡[3]	3：3：3	直接比较 Amgevita、EU-Humira 和 US-Humira 的浓度-效应曲线和（或）半数有效浓度

试验类型	Amgevita：EU－Humira：US－Humira（批次比）	结果分析
功能性试验	抑制 sTNF－α 诱导的人和非人灵长类动物全血中巨噬细胞炎性蛋白－1β 和单核细胞趋化蛋白的生成[3] 抑制 sTNF－α 诱导的混合淋巴细胞反应（mixed lymohocyte response，MLR）中的细胞增殖[3]	3：3：3	直接比较 Amgevita、EU－Humira 和 US－Humira 的浓度－效应曲线和（或）半数有效浓度 做直方图比较 Amgevita、EU－Humira 和 US－Humira 的增殖抑制作用

注：1、2 和 3 分别表示质量风险等级（tier）为 1、2 和 3 级。EU－Humira 和 US－Humira 分别表示欧盟和美国来源的 Humira。

②Ogivri®（下称 Ogivri）是迈兰制药（Mylan GmbH）开发的赫赛汀®（Herceptin®，trastuzumab，曲妥珠单抗，下称 Herceptin 或赫赛汀）生物类似药。Herceptin 是抗人表皮生长因子受体－2（human epidermal growth factor receptor－2，ErbB－2 或 HER2）抗体，临床上用于治疗 HER2 过度表达的乳腺癌、转移性胃腺癌或胃食管交界腺癌。Herceptin 特异性结合 HER2 受体胞外段，阻断 HER2 同源二聚体和异源二聚体的形成，并可引发 HER2 内吞和促进 HER2 在细胞内降解，从而阻止 HER2 的下游信号通路活化以抑制肿瘤细胞增殖，同时 Herceptin 还可通过 ADCC 作用抑制肿瘤生长。根据作用机制，迈兰制药设计的 Ogivri 和 Herceptin 的体外药效比对试验见表 4－5。

表 4－5　Ogivri 和 Herceptin 的体外药效比对研究

试验类型		Ogivri：EU－Herceptin：US－Herceptin（批次比）	结果分析
与 HER2 的结合	与 HER2 的结合[1]	9：22：22	用等效性检验比较 Ogivri 与 US－Herceptin、Ogivri 与 EU－Herceptin、EU－Herceptin 和 US－Herceptin
功能性试验	细胞增殖抑制作用[1]		
	ADCC 作用[1]	9：26：21	
	CDC 作用[3]	查不到具体数据	查不到具体数据
与 FcR 和 C1q 的结合	与 FcγRⅢa（158V）的结合[2]		
	与 FcRn 的结合[2]		
	与 FcγRⅡa 的结合[3]		
	与 FcγRⅡb 的结合[3]		
	与 FcγRⅠa 的结合[3]		
	与 C1q 的结合[3]		

注：1、2 和 3 分别表示质量风险等级（tier）为 1、2 和 3 级。EU－Herceptin 和 US－Herceptin 分别表示欧盟和美国来源的 Herceptin。

2.2 整体动物实验在生物类似药评价中的必要性

欧美监管机构对生物类似药研发有比较丰富的经验，认为需要根据质量分析比对试验和体外药理药效相似性研究试验结果，分析候选药与参照药的相似性差异程度，评估是否需开展整体动物比对试验。如果药学分析、体外药效学/毒理学比对试验结果证明候选药与参照药高度相似，且未发现开展候选药临床试验存在风险，则不必要进行整体动物比对试验。

在评估是否需要开展整体动物实验时，应考虑以下因素。①质量相关因素：候选药与参照药的细胞表达系统是否相同；候选药是否有新的翻译后修饰结构；候选药和参照药的质量特征是否有定量差异（如糖基化数目）；候选药是否有未完全鉴定的杂质；候选药是否有不同于参照药的制剂辅料成分。②参照药药理毒理相关因素：参照药作用机制是否不明确；参照药是否有明显毒性或治疗窗窄；参照药特性是否没有被充分鉴定；体外生物活性和功能活性检测方法对预测体内药效和毒性的敏感性；是否有药理学/毒理学相关的动物模型。

根据质量分析比对试验和体外药效比对试验结果并评估以上因素后，确定是否需开展整体动物实验。

据报道，企业开展生物类似药动物实验的原因主要如下。①特定国家或地区的监管机构或伦理委员会要求开展动物实验。②在未得到监管机构关于是否需要开展非临床动物实验的反馈时，为加快药物开发进度，直接开展动物实验。③由于地区间或地区内监管机构对非临床动物实验需求有差异，为加快药物开发进度，直接开展动物实验。④评估已知杂质。⑤早期产品开发过程中缺乏全面的体外数据。⑥为了首次临床试验采用拟用有效剂量，而非从较低剂量开始爬坡。⑦为了评估体外试验中识别到的候选药与参照药差异。⑧为了评估制剂处方、新型辅料或高浓度辅料对候选药 PK 特征的影响。

虽然多种原因致使企业开展动物实验以评价生物类似药，但考虑是否需要开展动物实验时，应充分认识到动物实验的局限性。动物实验的样本量小（尤其是非人灵长类动物）、敏感性差，药物在动物实验中的免疫原性与对人的免疫原性的相关性非常差。随着监管机构以及工业界在生物类似药研发中不断积累丰富的经验，应在对质量分析与药理学以及毒理学相关的体外相似性研究结果进行全面分析的基础上，考虑动物实验在生物类似药相似性评价中的必要性。

中国药监部门 2015 年颁布的《生物类似药研发与评价技术指导原则（试行）》指出，非临床比对试验研究应先根据前期药学研究结果来设计。对药学比对试验研究显示候选药和参照药无差异或有很小差异的，可仅开展体外药效动力学、药代动力学和免疫原性的比对试验研究。对体外药效学、药代动力学和免疫原性试验结果不能判定候选药和参照药相似的，应进一步开展体内药效学和毒性的比对试验研究。如果体外活性无法与临床效应相对应（例如某些类型的糖蛋白的情况），则有必要进行体内药效学研究以确认候选药与参照药在有效性方面的相似性。尽管如此，目前中国的生物类似药研发中，动物的体内药效学和毒理学研究仍然是大多数生物类似药在本土成功进行临床试验申请的重要基础。

2.3 整体动物比对试验

评估质量分析比对试验和体外药效比对试验结果，若候选药和参照药尚有不确定是否影响药物安全性和有效性的差异，且认为非临床动物比对试验可有效评估该差异，则可开展相关动物比对试验。生物类似药的相似性评价中，可能开展的动物实验有 PK、PD 和（或）重复给药安全性评价（含免疫原性），但通常无需开展安全药理学、生殖发育毒性和致癌性试验，一般也无需开展局部耐受性试验，但如果没有候选药辅料在临床拟用途径上的局部耐受数据，则应比较候选药与参照药的局部耐受性。与创新生物药研究不同，生物类似药非临床研究的主要目的是评价候选药与参照药的药理毒理作用的相似程度或差异，而不是孤立地评估候选药的药效和毒性。

设计动物比对试验时应参考参照药的数据，如半衰期、抗药抗体（anti-drug antibody，ADA）产生时间、ADA 滴度和毒性作用，且应选择药理相关动物种属进行试验，并遵循"替代（replacement）、优化（refinement）和减少（reduction）"即 3R 原则。在动物 PK 和 PD 比对试验中，应定量比较候选药和参照药的 PK 和 PD 指标，而且动物实验的药物暴露量应涵盖药物临床暴露量。欧美监管机构通常不要求开展动物重复给药毒性试验。若试验目的需要，可合理地精简试验（如候选药和参照药仅各设 1 个剂量，使用单性别动物，或不设恢复期），可不安乐死动物。如果重复给药比对试验仅设 1 个剂量进行相似性评价，则应选择能观察到候选药和参照药相关毒性反应的剂量。但在中国生物类似药研发中，精简重复给药毒性试验的案例尚不多。多对候选药进行短周期（如连续 28 天给药；或按间期给药，共 2～4 次给药）毒理研究，参照药可设一组。无论何种设计，在 PK 和重复给药安全性评价试验中，应比较候选药和参照药的免疫原性。

另外，由于生物类似药开发与参照药开发的间隔时间比较长，研究中经常出现参照药的毒性反应与原来毒理试验研究不一致的现象，原因可能与系统误差有关，也不排除参照药原有毒理试验存在缺陷的情况，这需要研究人员结合临床不良反应进行个体数据系统分析。

截至 2018 年 12 月 31 日，EMA 和 FDA 批准的 55 个生物类似药中有 49 个生物类似药的非临床研究资料可查。其中，1 个药物（Inhixa®，Clexane® 的生物类似药）未开展任何动物实验；48 个生物类似药开展了动物实验。48 个生物类似药中，开展动物药效学、安全药理学、PK（单次给药）、单次给药毒性、重复给药毒性、毒代动力学（TK）、免疫原性和局部耐受试验的药物数目分别为 32、2、26、7、45、43、35 和 42。3 个药物仅开展了动物药效学和 PK 试验（Pelmeg®、Renflexis® 和 Flixabi®），无毒性试验，其中 1 个药物除开展动物药效和 PK 试验外，还在动物药效模型中进行了 TK 研究（Flixabi）。14 个药物仅开展了动物药效学和重复给药毒性试验；8 个药物仅开展了 PK 和重复给药毒性试验；8 个药物仅开展了毒性试验；而且仅有 15 个药物同时开展了动物药效学、PK 和毒性试验，详见图 4-2。有动物药效学研究的 32 个生物类似药中，共开展了 50 个药效学试验，其中 48 个为比对试验，2 个为非比对试验。有重复给药毒性研究的 45 个生物类似药中，共开展了 60 个重复给药毒性试验，其中 41 个为比对试验，19 个为非比对试验；其中，12 个比对试验和 4 个非比对试验包含恢复期，详见图 4-3。可见，虽然 49 个批准上市的生物类似药中 48 个开展了至少 1 项动物实验，但不是所有的生物类似药都同时进行了体内药效学、PK 和毒性试验，毒性试验的恢复期也极少见。

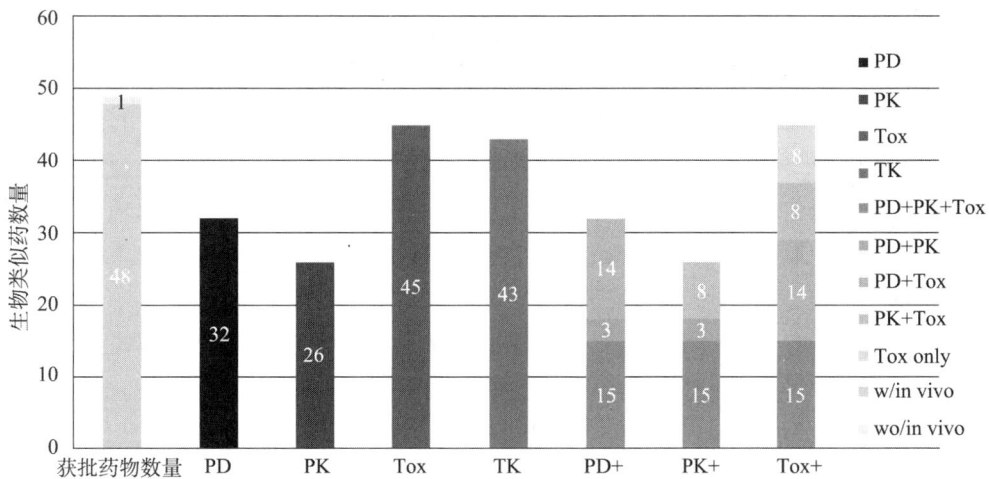

图 4-2　EMA 和美国 FDA 获批的 49 个生物类似药中开展体内动物实验的药物数目

注：PD、PK 和 Tox 分别代表体内药效学试验、药代动力学试验和重复给药毒性试验，Tox only 代表仅开展 Tox 试验。PD + PK + Tox 代表开展 PD、PK 和 Tox 试验，PD + PK、PD + Tox 和 PK + Tox 同理类推。w/in vivo 和 wo/in vivo 分别代表已开展体内动物实验和未开展体内动物实验。

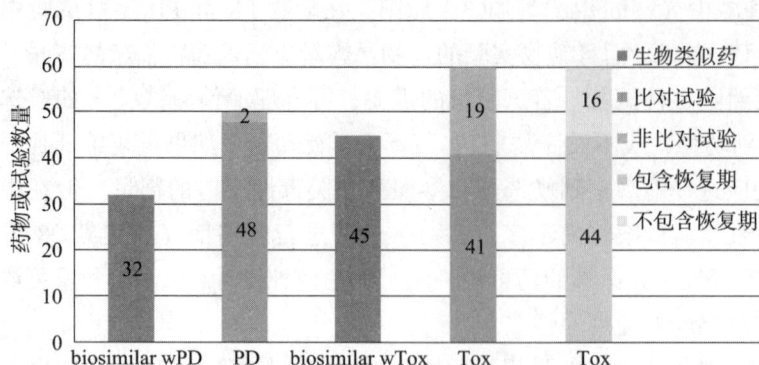

图 4 - 3　EMA 和 FDA 批准的 49 个生物类似药的体内药效学和毒性试验

注：PD 和 Tox 分别代表体内药效学试验和重复给药毒性试验。biosimilar wPD 和 biosimilar wTox 分别代表开展体内药效学试验和重复给药毒性试验的生物类似药。

值得注意的是，这些生物类似药在 2018 年底之前获批，其非临床研究大概在获批前 6～7 年就已完成以支持临床研究。目前，欧美监管机构对生物类似药的动物实验采取具体问题具体分析的原则，一般不要求动物实验。这些经验值得中国生物类似药非临床研究借鉴。

3　生物类似药动物实验设计

3.1　药效动力学研究

3.1.1　研究内容

生物类似药和创新生物药的体内药效动力学试验的试验方法基本相同，但由于试验目的不同且已知参照药数据，生物类似药的体内药效动力学试验应该与参照药进行比对，同时需特别考虑以下内容。

①动物疾病模型或健康动物的选择。参考参照药数据，选择合适的动物疾病模型或健康动物，检测敏感的药效指标或药效学生物标志物，以满足证明候选药与参照药的相似性或识别两者差异的目的。

②试验药物的选择。参照药应来自候选药拟申报的地区或国家，若候选药拟申报多个地区，可以选择来自多个地区的参照药进行试验，但在候选药与这些地区参照药之间有充分的药学和体外药效学相似性数据的前提下，可以选择其中一个地区的参照药进行体内药效试验。候选药应为生产工艺确定后生产的产品，最好为商业化工艺生产的产品。可选择 1～3 个批次候选药和参照药进行试验。

③组别和剂量设计。设溶媒对照组（或同型抗体对照组）、候选药组和参照药组，建议候选药和参照药各设 2～3 个剂量，而且参照药和候选药的剂量应相同。

④试验结果分析。试验结果的相似性评价可根据具体的试验设计选择合适的统计学方法来判断是否有显著性差异，或计算候选药和参照药参数的比值，或直接比较候选药和参照药数据。

3.1.2　案例分析

①Pelgraz®（下称 Pelgraz）是 Accord Health 公司开发的 Neulasta®（下称 Neulasta，pegfilgrastim）生物类似药。Neulasta 是 N 端聚乙二醇化的重组人细胞集落刺激因子，临床上用于降低细胞毒药物化疗引起的嗜中性粒细胞减少症的持续时间和发热性嗜中性粒细胞减少症的发生率。Accord Health 公司在瑞士白化病小鼠嗜中性粒细胞减少症模型中比较 Pelgraz 与 Neulasta 的体内药效相似性。试验共设 23

组（每组 10 只动物），分别为空白对照组（未注射环磷酰胺）、模型对照组（注射环磷酰胺）、Pelgraz 给药组（3 个批次，共 9 组）、美国来源 Neulasta 组（2 个批次，共 6 组）和欧盟来源 Neulasta 组（2 个批次，共 6 组），Pelgraz 和 Neulasta 均设 3 个剂量（250μg/kg、500μg/kg 和 1000μg/kg）。试验第 1 天，小鼠腹腔注射环磷酰胺（诱导小鼠产生嗜中性粒细胞减少症），注射环磷酰胺 24 小时后小鼠单次皮下注射给予药物。试验第 6 天，检测绝对中性粒细胞数目，并计算 Pelgraz 与美国来源 Neulasta、欧盟来源 Neulasta 的相对活性。试验结果显示：与美国及欧盟来源的 Neulasta 相比，Pelgraz 的相对活性在 80%～125% 之间，表明 Pelgraz 与美国及欧盟来源的 Neulasta 相似，具体数据见表 4-6。

表 4-6　Pelgraz 和 Neulasta 体内药效比对试验结果

Pelgraz®	相对活性（与美国来源 Neulasta 比）	相对活性（与欧盟来源 Neulasta 比）
批号 G5030001	0.953	1.032
批号 G503CT0002	0.942	1.024
批号 P05FC-0003	0.967	1.048
平均值	0.954	1.035

②Mvasi®（下称 Mvasi）是安进公司开发的 Avastin（bevacizumab，贝伐珠单抗）生物类似药。Avastin 是抗血管内皮生长因子（vascular endothelial growth factor，VEGF）抗体，临床上与化疗药物联合用于多种肿瘤的治疗，如与 5-氟尿嘧啶为基础的化疗联合用于转移性结直肠癌的治疗。安进公司在动物模型中评价 Mvasi 和 Avastin 的肿瘤抑制作用和对血管面积影响的相似性。

第一个试验共设 5 组，分别为同型抗体对照组（100μg）、Mvasi 组（10μg 和 100μg）和 Avastin 组（10μg 和 100μg）。雌性无胸腺裸鼠皮下注射 Colo205 细胞株，10 天后小鼠腹腔注射给予药物，每周给药 2 次，共给药 10 天，每周称取动物体重并测量肿瘤体积。试验结果显示：与同型抗体对照组相比，Mvasi 与 Avastin 在 10μg 和 100μg 剂量下均可显著抑制肿瘤生长。在 10μg 和 100μg 下剂量，Mvasi 与 Avastin 的肿瘤抑制作用均无显著性差异（$P \geqslant 0.05$），表明 Mvasi 与 Avastin 的肿瘤抑制作用相似。

第二个试验共设 3 组，分别为同型抗体对照组（100μg）、Mvasi 组（100μg）和 Avastin 组（100μg）。雌性无胸腺裸鼠皮下注射 Colo205 细胞株，10 天后小鼠腹腔注射给予药物，每周给药 2 次，共给药 1 周，每周称取动物体重并测量肿瘤体积，剥取肿瘤后用 CD31 对肿瘤进行染色以评价血管面积。试验结果显示：与同型抗体对照组相比，Mvasi 与 Avastin 在 100μg 剂量下均可显著降低血管面积（$P < 0.05$），即 Mvasi 与 Avastin 的血管生成抑制作用相似。

3.2　药代动力学研究

3.2.1　研究内容

生物类似药和创新生物药的药代动力学试验的试验方法基本相同，但由于试验目的不同且已知参照药数据，生物类似药的药代动力学试验应该与参照药进行比对，同时需特别考虑以下内容。

①动物的选择。参考参照药数据，选择药理活性相关种属动物，可选择一种动物进行候选药与参照药的药代动力学特征相似性评价。

②试验药物的选择。参照药应来自候选药拟申报的地区或国家，若候选药拟申报多个地区，一般应对多个地区的参照药进行充分的体外药效学和生物活性相似性研究，在这些参照药之间以及与候选药相似的条件下，选择来自一个地区的参照药进行体内试验。候选药应为生产工艺确定后生产的产品，最好为商业化工艺生产的产品。可选择 1 批候选药和参照药进行试验。

③组别和剂量设计。设候选药组和参照药组，候选药和参照药可设 1~3 个剂量，参照药剂量应与

候选药相同。参考参照药数据，选择敏感的剂量进行试验。

④给药次数和采样周期。可为单次给药和重复给药，一般为单次给药。单次给药试验中，采样时间应持续 3~5 个半衰期，避免时间 0 到无穷的血药浓度 – 时间曲线下面积（area under the curve from time zero extrapolated to infinite time，AUC_{0-inf}）中外推面积占比大于 20%。重复给药的药代动力学试验可结合在重复给药毒性试验中进行，但在评估时要考虑重复给药毒理试验给药剂量比较高，伴随的 TK 采血时间点在 24 小时内不宜过多（否则可能会影响动物健康状态），给药间隔时间可能比较短，由此会导致 TK 首次给药的药代参数与 PK 单次给药的药代参数有较大差异的问题。

⑤试验结果分析。可采用以下方法进行相似性评价：计算候选药与参照药的药代动力学关键参数［如最大血药浓度（the maximum concentration，C_{max}）和 AUC，已对数转换］的几何平均值的比值，判断比值是否在 90% 置信区间内；使用 student's 检验判断药代动力学关键参数（如 C_{max} 和 AUC，已对数转换）是否具有显著性差异；或计算候选药和参照药药代动力学关键参数（如 C_{max} 和 AUC）比值。

3.2.2 案例分析

①Inflectra®（下称 Inflectra）是赫升瑞（Hospira UK）公司开发的 Remicade®（下称 Remicade，infliximab，英夫利昔单抗）生物类似药。Remicade 是抗 TNF – α 抗体，临床上用于治疗类风湿关节炎、克罗恩病、溃疡性结肠炎、银屑病关节炎和强直性脊柱炎。Hospira UK 公司在大鼠中比较 Inflectra 和 Remicade 的 PK 特征相似性。试验共设 4 组（每组 5 只雄性动物），分别为 Inflectra 和 Remicade 的 10mg/kg 和 50mg/kg 给药组。单次静脉输注给药，采集给药前至给药后 336 小时的血液样本。比较时间 0 到最后一个可测得血药浓度的时间点的血药浓度 – 时间曲线下面积（area under the curve from time zero to the last measurable concentration，AUC_{0-t}）以评估药物相似性。试验结果显示：在 10mg/kg 和 50mg/kg 剂量下，Inflectra 和 Remicade 的药时曲线特征相似，Inflectra 与 Remicade 的 AUC_{0-t} 几何平均值的比值分别为 0.9666 和 1.127，均在 90% 置信区间内，表明 Inflectra 与 Remicade 的 PK 特征相似，具体数据见表 4 – 7。

表 4 – 7 Inflectra 与 Remicade 药代动力学比对试验结果

剂量（mg/kg）	AUC_{0-t}（h·ng/ml）			90% 置信区间*
	数据类型	Remicade	Inflectra	
10	几何平均值	22316480.0	21570467.7	—
	$lnAUC_{0-t}$	16.9208 ± 0.0734	16.8868 ± 0.0734	79.69 ~ 117.23
50	几何平均值	89504276.5	100872474.1	—
	$lnAUC_{0-t}$	18.3098 ± 0.0971	18.4294 ± 0.0971	87.30 ~ 145.49

* 表示使用 AUC_{0-t} 的对数转换值计算置信区间。

②Rixathon®（下称 Rixathon）是山德士公司开发的 MabThera（rituximab，利妥昔单抗）生物类似药。MabThera 是抗 CD20 抗体，临床上用于治疗非霍奇金淋巴瘤、慢性淋巴细胞白血病、类风湿关节炎、寻常型天疱疮、肉芽肿性多血管炎和显微镜下多血管炎。山德士在食蟹猴中比较 Rixathon 和 MabThera 的 PK 特征相似性。试验共设 2 组（每组 14 只雄性动物），分别为 Rixathon 和 MabThera 的 5mg/kg 给药组。单次静脉输注给药，采集给药前至给药后 9 天的血液样本。比较 C_{max}、AUC_{0-7d} 和 AUC_{0-9d} 以评估药物相似性。试验结果显示：食蟹猴单次给予 5mg/kg 药物后，Rixathon 和 MabThera 的药时曲线特征相似，Rixathon 和 MabThera 的 C_{max}、AUC_{0-7d} 和 AUC_{0-9d} 几何平均值的比值分别为 0.87、0.93 和 0.94，C_{max}、AUC 在 90% 置信区间内，表明 Rixathon 与 MabThera 的 PK 特征相似，具体数据见表 4 – 8。

表 4 – 8　Rixathon 和 MabThera 药代动力学比对试验结果

组别	t_{max}（day）	C_{max}（μg/ml）*	AUC_{0-7d}*（μg·day/ml）	AUC_{0-9d}*（μg·day/ml）
Rixathon	0.0035	144.8（87.7）	400.5（337.8）	458.0（391.2）
MabThera	0.0035	165.7（142.8）	399.8（327.8）	454.0（368.7）
Rixathon/MabThera 比值	NA	0.87	1.00	1.01
90% 置信区间	NA	0.79～0.97	0.93～1.07	0.94～1.08

注：NA 表示未计算该数据。* 表示数据为几何平均值。括号内数据为变异系数。

③HLX03 是复宏汉霖开发的修美乐 Humira（adalimumab，阿达木单抗）生物类似药。Humira 的作用机制和适应症见本章 2.1 部分。复宏汉霖比较了 HLX03 和 Humira 在食蟹猴体内的 PK 特征相似性。试验共设 2 组，每组 12 只食蟹猴，雌雄各半，第 1 组和第 2 组分别单次皮下注射 3mg/kg HLX03 和 Humira。采集给药前至给药后 672 小时血样用于 PK 分析。CL、$t_{1/2}$（不需对数转换）和经对数转换的暴露量（C_{max} 和 AUC）参数进行 student's t 检验统计分析。试验结果显示：在 3mg/kg 剂量下，两组的主要药代动力学参数 AUC_{last}、AUC_{inf}、C_{max}、$t_{1/2}$ 和 CL 无显著差别，表明 HLX03 和 Humira 在食蟹猴体内的 PK 特征相似，具体数据见表 4 – 9。

表 4 – 9　HLX03 和 Humira 药代动力学比对试验结果

参数	HLX03 雌性	Humira 雌性	P 值	HLX03 雄性	Humira 雄性	P 值
AUC_{inf}（h·μg/ml）	7864.958	7449.981	0.617	7738.073	7125.599	0.262
AUC_{last}（h·μg/ml）	7125.622	7446.744	0.549	7735.858	6921.274	0.149
CL［ml/(h·kg)］	0.392	0.408	0.651	0.394	0.423	0.252
C_{max}（μg/ml）	36.288	33.681	0.256	34.306	32.294	0.403
$t_{1/2}$（h）	56.891	21.972	0.185	22.229	34.412	0.308

3.3 毒理学研究

3.3.1 研究内容

生物类似药的毒理学相似性评价中通常开展重复给药毒性比对试验，而无须开展单次给药急性毒性、安全药理学、生殖发育毒性和致癌性比对试验。生物类似药和创新生物药的重复给药毒性试验的试验方法基本相同，但由于试验目的不同且已知参照药数据，生物类似药的重复给药毒性试验应该与参照药进行比对，同时需特别考虑以下内容。

①动物的选择。参考参照药数据，选择有药理活性的动物，可用一种动物和单一性别的动物进行候选药与参照药的毒理学相似性评价。

②试验药物的选择。参照药应来自候选药拟申报的地区或国家，若候选药拟申报多个地区，一般应对多个地区的参照药进行充分的体外药效学和生物活性相似性研究，在这些参照药之间以及与候选药相似的条件下，选择来自一个地区的参照药进行试验。候选药应为生产工艺确定后生产的产品，最好为商业化工艺生产的产品。可选择 1 个批次的候选药和参照药进行试验。

③组别和剂量设计。设溶媒对照组、候选药组和参照药组。候选药设 1～3 个剂量，参照药至少设 1 个剂量，参照药的剂量应能充分显示药物毒性，但不至于导致动物死亡。

④试验周期。如果是每天给药的药物或给药间隔周期短的药物，则重复给药 4 周可满足要求；若

是给药间隔时间长的药物，一般是完成 4 次给药。根据 ICH S6（R1），生物药毒性试验的恢复期主要是观察任何潜在毒性作用的可恢复性而不是药物的迟发毒性。生物类似药的毒性试验目的是比较候选药与参照药毒性的相似性或者异同，这些异同在给药期就足以被发现并能满足生物类似药相似性评价的目的，因此，可不设恢复期。

⑤检测指标。常规检测指标有：临床观察、体重、摄食量、眼科检查、心电图/血压、体温、给药局部刺激、血液学、凝血、血生化、尿液分析、大体观察、脏器重量、病理组织学、TK 和 ADA。根据候选药和参照药的作用机制及参照药已知数据，检测与药理作用相关的其他指标，如免疫球蛋白（IgG、IgM、IgA）、淋巴细胞亚群（B 淋巴细胞、CD4 + T 淋巴细胞、CD8 + T 淋巴细胞、NK 细胞等）、补体（C3、C4）和细胞因子（INF – γ、TNF – α、IL – 2、IL – 6、IL – 10）等。也可以考虑不进行动物安乐死以及组织病理学检查。

⑥试验结果分析。对于定量指标，应采用合适的统计学方法判断是否具有显著性差异；或直接比较候选药和参照药毒性指标以评价药物相似性。

3.3.2 案例分析

①Hulio®（下称 Hulio）是 Kyowa Kirin 公司开发的修美乐 Humira（adalimumab，阿达木单抗）生物类似药。Humira 是抗 TNF – α 抗体，其作用机制和适应症可见本章 2.1 部分。Kyowa Kirin 公司在食蟹猴中比较 Hulio 和 Humira 的毒性特征相似性。试验共设 3 组，分别为溶媒对照组、Hulio 和 Humira 30mg/kg 给药组。皮下注射给药，每周给药 1 次，共给药 4 周。评价以下指标：临床观察、体重、摄食量、心电图、眼科检查、临床病理、外周血白细胞、大体解剖和组织病理学。试验结果显示：动物对 Hulio 和 Humira 30mg/kg 耐受良好，这与 Humira 的重复给药毒性试验结果一致。各项检测均未见显著性的或有生理学意义的药物相关改变。组织病理学检测可见 Hulio 和 Humira 给药组动物肠系膜和颌下腺淋巴结与脾脏的滤泡中 CD21 + 细胞减少，此为药物放大的药理作用所致。试验结果表明 Hulio 与 Humira 的毒性特性相似。

②Benepali®（下称 Benepali）是三星生物开发的恩利 Enbrel（etanercept，依那西普）生物类似药。Enbrel 是 TNF – α 受体 – Fc 融合蛋白，临床上用于治疗类风湿关节炎、幼年特发性关节炎、银屑病关节炎、强直性脊柱炎和斑块状银屑病。三星生物在食蟹猴中比较 Benepali 和 Enbrel 的毒性特征相似性。试验共设 7 组，分别为溶媒对照组、Benepali 给药组（1mg/kg 和 15mg/kg）、欧盟和美国来源的 Enbrel 给药组（1mg/kg 和 15mg/kg）。皮下注射给药，每周给药 2 次，共给药 4 周。检测以下指标：临床观察、体重、摄食量、心电图、眼科检查、临床病理指标、ADA、大体解剖、脏器重量和组织病理学。试验结果显示：动物对 Benepali 和 Enbrel 15mg/kg 耐受良好，各项检测和给药局部均未见药物相关的改变。Benepali 和 Enbrel 给药组动物第 22 天均可见 ADA 阳性，但高剂量组 ADA 阳性率低于低剂量组。试验结果表明 Benepali 和 Enbrel 的毒性特性相似。

3.4 生物分析方法简介

3.4.1 支持生物类似药非临床研究的生物分析方法概述

有了前期在生产工艺和体外药学部分的研究和比对，加上合理的动物实验设计为生物类似药的评价打下了牢固的基础，开发合适的生物分析方法成为目前评价药物在体内作用的关键。在生物类似药的非临床研究中，生物分析方法的选择有别于创新药物，在满足获得生物基质中目标物质浓度数据的同时，还需要为生物类似药和参照药之间的相似性提供数据支持。根据生物分析方法检测物质所发挥作用的不同，可以将其概括分为两大类：①用于生物类似药 PK 或 TK 的检测药物浓度的生物分析方法；②用于生物类似药在体内免疫原性评价的检测抗药抗体的生物分析方法。针对不同的检测目的，生物分析方法的选择有着各自不同的考量点。本节将从这两个方面对生物分析方法进行介绍。

3.4.2　药代与毒代动力学生物分析方法

3.4.2.1　药代与毒代动力学方法的开发、验证及使用

对于生物类似药的药代动力学研究，在试验设计中除了要考察候选药在体内的吸收分布特点外，还需要着重考察候选药和参照药在吸收分布方面药代动力学行为的可比性。

在同一套试验体系下，往往需要采用相同的生物分析方法完成 PK 与 TK 样品的检测。因此，在选择生物分析方法时，既需要兼顾 PK 研究中因为剂量较低产生的高灵敏度需求，又需要兼顾 TK 研究中因药物浓度过高造成的大倍数样品稀释的需求。

在测定药物浓度的生物分析方法中，可以采用多种检测模式来满足样品中药物浓度检测需求。根据检测药物存在形式的不同，可以分为游离型药物检测和结合型药物检测。游离型药物检测方法所检出的药物是在基质中未与靶点结合的药物形式，而结合型药物检测方法测定的药物是部分或全部地结合了靶点的药物。在 PK 研究中往往更加关注游离型药物；在 TK 研究中则更加关注药物的暴露情况，因此会侧重结合型药物的测定。一般而言，如果靶点在基质中不是游离型靶点，而是结合在膜上的靶点，两种检测方法所得到的结果基本等同。根据检测方法是否特异性针对药物与靶点结合区域设计，又可以将生物分析方法分为通用型方法和特异型方法。

在测定药物浓度的生物分析方法设计中，需要同时对候选药和参照药进行检测，有两种解决方案。①分别以候选药和参照药为标准品和质控样品建立两套方法，每套方法只用于一种药物的测定。即以参照药为标准品和质控建立的方法只用于参照药的测定，以候选药为标准品和质控建立的方法只用于候选药的测定。②以候选药为标准品建立一种方法，配合各自的质控样品同时针对参照药和候选药进行测定。采用这个方案建立方法时，要在验证过程中考察方法对于参照药和候选药的验证参数，从药物浓度检测方法的角度去分析候选药和参照药的相似性。

从实际操作中的便利性、样品检测的工作量及最终数据的解读和比对方面考量，采用第一种方案（即 2 种方法）既会带来较大的工作量，又会使得最终分析得到的药物浓度数据因为来自不同的方法而难以对比。因此，往往采用第二种方案（即候选药与参照药用 1 种方法）来进行全部样品的检测，既达到了降低工作量的目的，又使得最终得到的数据可以进行对比分析。当然，采用这一方案必须保证同一方法能够准确测定参照药和候选药在生物基质中的浓度。这个要求需在方法验证中考察并通过。

在药物浓度生物分析方法的开发过程中，需要进行粗略的线性范围测定、包被试剂和检测试剂的配比组合优化以及温育时间和温度的考量，逐步寻找在预估线性范围内最适合的包被试剂和检测试剂的配比组合、用量及最适合的温育时间和温度。以此作为试验条件进行方法学验证中要求的验证项的预试，以确定此最适试剂配比组合及其他试验条件是否可以满足方法学验证的要求。一般而言，在方法开发过程中需要至少考察方法的最小稀释度、精密度和准确度、方法的选择性及稀释线性。通过最小稀释度的考察，可以确定方法是否具有抗基质干扰的能力；通过精密度和准确度的考察，可以观测所选的试验条件是否足够稳定并且有良好的可重现性；通过选择性的考察，可以评估方法在不同个体基质中是否具有良好的适用性，以保证在不同的个体基质中均可达到足够的准确度；通过稀释线性的考察可以评估方法是否有潜在的钩状效应以及是否具有良好的稀释后线性关系，以保证样品在需要稀释的情况下仍然可以准确地回算真实浓度。如果考察的验证项目均符合验证接受标准，那么方法开发就可以告一段落，进入正式的方法验证阶段。对于生物类似药的方法开发而言，除了以上常规的考察项目外，在方法建立阶段还要用摸索出的试验条件进行候选药和参照药的充分对比，包括标准曲线定量范围内每个浓度点的逐一对比以及不同浓度质控样品的互相回算。只有达到候选药和参照药的标准

曲线和质控样品可以在接受标准的范围内实现互相替换，才能说明候选药和参照药在浓度生物分析方法上的一致性。由于生物药在制备过程中的复杂性，无法保证候选药和参照药细微结构的完全一致。因此，如果生物分析方法中无法达到相互替换性，可以通过再次优化试验条件的方式进行调整，包括调整包被试剂和检测试剂、调整线性范围、更改检测平台等方式。如果经过调整仍无法达到相互替换性，则需要回顾药学中"相似性比对"是否有问题。

按照指导原则的要求，生物分析方法的基本验证项包括线性范围、精密度和准确度、灵敏度、选择性、特异性、稀释线性和样本稳定性。在方法学验证中使用针对候选药的药物浓度检测方法，除了考量符合指导原则要求的基本验证项外，仍然需要加入一个特殊的验证项目。为了使用同一种方法进行候选药和参照药的检测，需要检测候选药物和参照药质控样品的交互精密度和准确度，用以证明在不同的分析批和不同的分析日期的情况下，生物分析方法对于候选药和参照药均具有相似的表现。

需要注意的是：在实际生物样品检测中，虽然标准曲线是用候选药配制的，但质控样品并不总是用候选药配制。在检测候选药给药组的样品时，采用候选药配制标准曲线和质控样品；而在检测参照药给药组的样品时，则需要采用候选药配制标准曲线，采用参照药质控样品的方式进行样品的检测。

3.4.2.2 药代与毒代动力学数据分析

对药物浓度结果进行分析时，需要首先明确检测的是游离型还是结合型药物。对于生物药而言，如果采用的是特异型方法、检测的为游离型药物，那么最终在数据解读时需要重点考虑免疫原性对于药物浓度数据的影响。

候选药和参照药的药代数据对比需要综合考虑免疫原性对于数据的影响，在非临床 PK 试验设计中，由于每个剂量组仅包含 6 只动物个体（雌雄各半），而具备统计学意义需要在同一组别中至少有 3 个数据，一旦部分个体产生了免疫原性，则会给 PK 参数的计算和对比带来极大的挑战。在候选药和参照药 PK 参数比对时，为了排除免疫原性对于参数的影响，通常需要进行两套 PK 参数的计算和对比：一套采用不考虑免疫原性影响的原始 PK 参数对比（通常不具备实际意义），另一套采用剔除免疫原性影响的处理后 PK 参数。在剔除免疫原性影响时，考虑到非临床动物个体数量的限制，往往采用数据截取的方式进行 PK 参数计算，即候选药和参照药给药组药物浓度数据都截取到某一特定的时间点（参考 ADA 出现的时间来确定），仅以此时间点之前的药物浓度数据计算 PK 参数，并对参数进行对比。

TK 试验往往设计为多次给药模式，多次给药后，可以充分暴露药物的免疫原性。并且，每个剂量组通常包含 10 只动物个体（雌雄各半），相比于 PK 试验，在 TK 参数比较时，往往可以根据产生免疫原性的个体数量，综合考虑剔除产生免疫原性个体的方式和截取数据的方式来进行药物浓度数据的处理。由于 ADA 的出现需要时间（至少一周），在 TK 试验中往往首次给药后的药物浓度数据没有受到免疫原性的影响，但是后续给药的药物浓度数据往往容易受到免疫原性的影响。因此，在进行候选药和参照药 TK 参数比对时也会采用报告两套 TK 参数的方式：一套 TK 参数采用不考虑免疫原性影响的原始参数对比；另一套采用剔除免疫原性影响的处理后 TK 参数。处理后 TK 参数往往会考虑剔除产生免疫原性的个体后对比免疫原性阴性个体中候选药和参照药的 TK 参数相似性，并会对比免疫原性阴性个体 TK 参数和免疫原性阳性个体 TK 参数的差异，以评估免疫原性产生对于药物 TK 参数的影响。通过比对免疫原性阴性个体数据及免疫原性阳性个体数据，可以全面地判断候选药和参照药的相似性。

3.4.3 免疫原性生物分析方法

3.4.3.1 免疫原性方法的开发、验证及使用

由于生物药的结构和功能的复杂性，仅从药物浓度的角度来评价相似性是不充分的，也是不准确的。生物药由于分子量大且结构复杂，容易被机体识别为异源性物质，往往会产生 ADA 反应，这反映

了药物的免疫原性。免疫原性的产生有多方面的因素，其中包括产品因素、机体因素、治疗相关因素、生产相关因素等。免疫原性采用 ADA 作为评价指标，ADA 检测时往往采用多层级的方法。首先使用一个灵敏、高效但具有一定假阳性率的筛选方法对所有样品进行筛选，以快速剔除其中的阴性样品，得到疑似阳性样品；接着使用确证方法对筛选试验筛选得到的疑似阳性样品进行特异性确证，以得到真实的阳性样品；最后可以通过半定量的滴度测定，确定阳性样品中 ADA 的相对含量（滴度）。对于候选药的比对研究，结合药物浓度数据和免疫原性数据能够更加全面地反映候选药和参照药的相似性。在 PK 研究中，由于往往采用单次给药，免疫原性并不能完整地反映出来。在 TK 研究中，虽然多次给药有助于充分暴露药物的免疫原性，但是毒性剂量下的给药又有可能因为药物暴露过高而导致影响 ADA 的检出。这些因素在免疫原性评估时均需要考虑。

　　ADA 往往采用桥联方法进行检测，即同时采用待评价药物或标记后药物作为包被试剂和检测试剂来检测样品中存在的 ADA。样品中存在的 ADA 通过与包被在固体载面上的药物和连接显色试剂的药物相结合形成桥联结构，以达到被检测的目的。最终读数的大小和样品中 ADA 含量的高低呈现正相关性。由于免疫反应的个体差异，ADA 在样品中是以多种免疫球蛋白种类、不同亚型及不同亲和力形式组成的混合物，无法像药物浓度分析时那样使用标准品。在免疫原性生物分析方法中，往往采用药物免疫动物得到的多克隆抗体作为阳性对照抗体，用以完成方法的建立和验证，并在样品检测环节作为方法的质控。在 ADA 检测的免疫原性生物分析方法设计中，也需要同时考量候选药和参照药 ADA 的检测需求。因此也有两种解决方案：①分别对候选药和参照药的 ADA 建立针对两者的独特方法，并分别制备针对候选药和参照药的阳性对照抗体；②以候选药建立一种针对候选药 ADA 的检测方法，仅制备针对候选药的阳性对照抗体，并在方法的建立和验证过程中考察方法对于参照药的验证参数，从免疫原性检测方法的角度去分析候选药和参照药的相似性。

　　从实际操作中的便利性、样品检测的工作量及最终数据的解读和比对方面考量，采用第一种方案（即两种方法）同样也会带来较大的工作量，需要建立 2 套生物分析方法并应用两套方法分别对样品进行检测，使得最终分析得到的 ADA 数据难以对比。因此，目前在候选药的免疫原性研究中的 ADA 检测往往采用第二种方案，即使用 1 种针对候选药的 ADA 检测方法来进行全部样品的检测。这样既达到了降低工作量的目的，又使得最终得到的免疫原性数据可以在同一个方法的框架下进行对比分析。

　　在免疫原性生物分析方法的开发过程中，首先也进行粗略的灵敏度和耐药性测定，通过考察包被试剂和检测试剂的配比组合、温育时间和温度等试验条件，逐步寻找在预估线性范围内最适合的试验条件。进一步以该试验条件进行验证项的预测试，以确定此条件是否可以满足方法学验证的要求。一般而言，在方法开发过程中需要至少考察样本的最小稀释度、方法的灵敏度及药物耐受、方法精密度，并采用约 5~10 个个体来考察方法的筛选和确证临界值的范围。通过方法的灵敏度及药物耐受的考察，可以观测所选的试验条件是否可以满足样品检测及法规要求的灵敏度，并能考察潜在的药物干扰是否会影响到阳性样品的检出。如果药物耐受浓度不能满足预估的检测需求，则需要采用合适的样品处理方式（吸附、酸化等）进行样品处理，用以提高方法的药物耐受度。精密度的考察可以衡量所选的试验条件是否足够稳定并且有良好的可重现性。通过使用 5~10 个个体的样品来考察方法的筛选和确证临界值，可以评估方法在选择的试验条件下是否具有良好的适用性和较小的基质效应。如果考察的验证项目均可以符合验证接受标准，那么方法开发就可以告一段落，进入正式的方法验证阶段。对于生物类似药的免疫原性方法开发而言，除了常规的考察项目外，在方法建立阶段还要用摸索出的试验条件进行候选药和参照药的充分对比，包括在不同阳性对照抗体浓度水平下对候选药和参照药的药物耐受水平的逐一对比。只有达到在不同阳性对照抗体浓度水平下候选药和参照药均具有可比的药物耐受性，才能说明候选药和参照药在免疫原性分析方法上具有一致性。

在方法学验证中，除了考察指导原则所要求的基本验证项外，仍然需要加入一个特殊的验证项目。按照指导原则的要求，基本的验证项包括临界值的确定 [筛选、确证和（或）滴度试验所分别对应的临界值]、精密度、方法灵敏度、选择性、药物耐受度和稳定性等。为了使用一种方法进行候选药和参照药免疫原性的检测，需要至少增加不同阳性对照抗体存在情况下对候选药物和参照药的药物耐受检测，用以证明不管采用哪种阳性对照抗体，生物分析方法对于候选药和参照药均表现出类似的药物耐受性。

在实际生物样品的检测中，通常采用候选药同时作为包被和检测试剂建立桥联方法，以针对候选药的阳性对照抗体作为方法质控，检测所有给药组的 ADA。

3.4.3.2 免疫原性数据分析

由于免疫原性的复杂性，且与免疫原性相关的因素的多样性，在候选药和参照药的免疫原性数据分析时，并不是简单地对阳性个体数或阳性样品比例进行直接对比。这种直接对比往往会得到错误的结论。非临床免疫原性数据受限于动物实验的个体数（PK 研究每个剂量组通常为 6 个个体，TK 研究每个剂量组通常为 10 个个体），往往并不支持直接进行阳性数据的统计学意义比对。例如，同一剂量组下候选药给药组有 2 个阳性个体，参照药给药组有 4 个阳性个体，并不足以说明候选药比参照药有着更低的免疫原性。同一剂量组下候选药给药组有 4 个阳性个体，参照药给药组有 2 个阳性个体，也不足以说明候选药与参照药不相似。因为样本数太小，这样的对比没有统计学意义。

分析免疫原性数据时，需要综合考虑 PK、TK、PD 及毒理学指标等因素。并且，在非临床试验有限的个体评价情况下，不足以得到候选药与参照药相似与否的结论，仅能在大体上提示两者之间的免疫原性情况，并为临床试验中免疫原性的对比提供一定的参考。非临床免疫原性测定的作用更多的是发现产生免疫反应的动物个体和出现 ADA 的时间点，以便对 PK、TK、PD 或者毒理学数据进行分析时，能够剔除或者评估免疫原性对这些数据的影响。因此，在非临床免疫原性资料的撰写时，需要将 PK、TK、PD 及毒理学指标同免疫原性数据进行综合分析，分别叙述在免疫原性阳性和阴性的情况下与 PK 参数、TK 参数和药物暴露以及 PD 和毒理学指标的关联，以便分析免疫原性是否会对药物的使用产生影响。

4 典型产品研发案例

4.1 阿达木单抗

4.1.1 药物作用机制和已批准的生物类似药

修美乐 Humira（adalimumab，阿达木单抗）是艾伯维（Abbvie）公司开发的抗 TNF – α 抗体。其作用机制为：通过阻断 sTNF – α 和跨膜 TNF – α 与 TNF – α 受体结合，抑制 TNF – α 受体的下游信号转导及黏附因子表达，并且与跨膜 TNF – α 的逆向信号及抗体 Fc 功能有关，如产生 CDC、ADCC 和 ADCP 作用。截至 2020 年 3 月，EMA 和 FDA 批准的 Humira 生物类似药有 Amgevita®或 Amjevita®（下文均使用 Amgevita）、Cyltezo®、Hyrimoz®、Imraldi®、Hulio®、Amsparity®、Idacio®、Abrilada®和 Hadlima®。

4.1.2 生物类似药开展的非临床试验和试验结果

EMA 和 FDA 共同批准的阿达木单抗生物类似药有 Amgevita、Cyltezo 和 Hyrimoz。Amgevita、Cyltezo 和 Hyrimoz 开展的非临床试验见表 4 – 10 和表 4 – 11，试验使用的参照药来源信息见表 4 – 12。

表 4 – 10 Humira 生物类似药开展的体外药效试验

试验类型		Amgevita	Cyltezo	Hyrimoz
与靶点的结合	与人 sTNF – α 的结合	+	+	+
	与食蟹猴 sTNF – α 的结合动力学	+	–	–
	与跨膜 TNF – α 的结合	+	+	+
与 FcR、FcRn 和 C1q 的结合	与 FcγR Ⅲ a 的结合	+	+	+
	与 FcRn 的结合	+	+	+
	与 FcγR Ⅲ b 结合	–	+	+
	与 FcγR Ⅰ a 的结合	+	+	+
	与 FcγR Ⅱ a 的结合	+	+	+
	与 FcγR Ⅱ b/c 的结合	–	+	+
	与 C1q 的结合	+	+	+
功能性试验	抑制 sTNF – α 诱导的细胞凋亡	+	+	+
	ADCC 作用	+	+	+
	CDC 作用	+	+	+
	抑制跨膜 TNF – α 的逆向信号#	+	–	+
	抑制 sTNF – α 诱导的细胞因子分泌	+	–	+
	抑制 sTNF – α 诱导的细胞死亡	+	–	+
	抑制 sTNF – α 诱导的趋化蛋白或黏附因子的生成	+	+	+
	抑制 sTNF – α 诱导的 MLR 中的细胞增殖	+	–	+
	TNF – α 中和的报告基因试验	–	–	+
脱靶结合	与 TNF – β 和转化生长因子 – β1 等的结合	–	–	+

注：＋和－分别表示已开展和未开展该试验。＊和#分别表示比对试验和非比对试验。

表 4 – 11 Humira 生物类似药开展的其他药理毒理试验

试验类型	Amgevita	Cyltezo	Hyrimoz
体内药效学	–	–	转基因小鼠关节炎模型＊
药代动力学 – 单次给药	–	雄性食蟹猴＊	兔＊
药代动力学 – 重复给药	结合在重复给药毒性试验中进行		
重复给药毒性评价	食蟹猴＊	食蟹猴＊	食蟹猴＊
免疫原性	结合在药代动力学试验和（或）重复给药毒性试验中进行		
局部耐受性	–	兔#	兔＊
人组织交叉反应	–	+＊	+#

注：＋和－分别表示已开展和未开展该试验。＊和#分别表示比对试验和非比对试验。

表 4 – 12 Humira 生物类似药的非临床研究参照药来源

生物类似药		参照药来源							
商品名	上市地区	体外试验		体内药效学		单次给药 PK		重复给药毒性	
		欧盟	美国	欧盟	美国	欧盟	美国	欧盟	美国
Amgevita	欧盟、美国	+	+	NA	NA	NA	NA	–	+
Cyltezo	欧盟、美国	+	+	NA	NA	–	+	+	+
Hyrimoz	欧盟、美国	+	+	+	–	+	+	+	+

注：＋和－分别表示采用和未采用该来源参照药进行试验。NA 表示未开展该试验。

①体外药效试验表明，Amgevita 与欧盟来源 Humira、Amgevita 和美国来源 Humira 的体外生物活性和功能活性均相似。食蟹猴重复给药试验设溶媒对照组、Amgevita 组（157mg/kg）和美国来源 Humira 组（157mg/kg，每周给药 1 次，共给药 5 次），Amgevita 和 Humira 组动物可见白细胞、中性粒细胞和纤维蛋白原升高，淋巴结和脾脏生发中心数量和体积减小，给药部位可见纤维化和炎细胞浸润，两组动物的以上变化均相似，而且 Amgevita 组和 Humira 组动物脾脏 CD20 和 CD21 染色阳性细胞的数目相似，Amgevita 和 Humira 的系统暴露量（C_{max} 和 AUC）相似。

②体外药效试验表明，Cyltezo 与欧盟来源 Humira、Cyltezo 和美国来源 Humira 的体外生物活性和功能活性均相似。食蟹猴单次给药试验表明，经校正实际给药蛋白浓度后，Cyltezo 和美国来源 Humira 的 PK 参数相似（剂量为 0.8mg/kg），而且所有动物均可见 ADA 阳性。食蟹猴重复给药试验设溶媒对照组、Cyltezo 组（157mg/kg）和欧盟来源 Humira 组（157mg/kg，每周给药 1 次，共给药 5 次），Cyltezo 组和 Humira 组动物可见脾脏生发中心数量和体积减小，肠系膜和颌下淋巴结的淋巴滤泡活化减少，Cyltezo 组和 Humira 组动物的以上变化均相似；Cyltezo 和 Humira 的系统暴露量（C_{max} 和 AUC）相似，而且所有动物均未检测到 ADA。局部耐受性试验设溶媒对照组和 Cyltezo 组（40mg/kg），实验动物（兔）未见 Cyltezo 相关的临床改变和给药局部刺激反应。与人组织交叉反应试验表明，Cyltezo 与欧盟来源 Humira、Cyltezo 与美国来源 Humira 结合的细胞和组织位点均相似。

③体外药效试验表明，Hyrimoz 与欧盟来源 Humira、Hyrimoz 和美国来源 Humira 的体外生物活性和功能活性均相似。体内药效试验（采用 Tg197 和 Tg5453 转基因小鼠关节炎模型）表明，Hyrimoz 和欧盟来源 Humira 均可抑制转基因小鼠的关节炎病症和降低组织病理学严重程度评分，而且 Hyrimoz 和 Humira 的作用相似。兔单次给予 Hyrimoz（9.72mg/kg）或欧盟来源 Humira（9.28mg/kg）后，Hyrimoz 和 Humira 的终末消除半衰期和 AUC 均有差异，而且 Hyrimoz 组动物的 ADA 阳性率高于 Humira 组，但由于兔不是药理相关种属，该试验结果的意义不明确，具体结果见表 4 - 13。兔单次给予 Hyrimoz（10mg/kg）或欧盟来源 Humira（10mg/kg）后，不同制剂处方的 Hyrimoz 和 Humira 的 C_{max} 和 AUC 均相似，Hyrimoz 组动物的 ADA 阳性率与 Humira 组均相似。食蟹猴重复给药试验设溶媒对照组、Hyrimoz 组（100mg/kg）和欧盟来源 Humira 组（100mg/kg），Hyrimoz 组和 Humira 组动物可见炎症损伤（如皮肤炎、肌炎和筋膜炎）发生率略微高于溶媒对照组，Hyrimoz 和 Humira 的系统暴露量（C_{max} 和 AUC）相似，而且所有动物均未检测到 ADA。局部耐受性试验设溶媒对照组、Hyrimoz 组（100mg/kg）和欧盟来源 Humira 组，实验动物（兔）未见药物相关临床改变和给药局部刺激反应。与人组织交叉反应试验表明 Hyrimoz 无脱靶结合。

表 4 - 13　兔单次皮下注射给予 Hyrimoz 的药代动力学试验结果

药代动力学参数	Hyrimoz	Humira
终末消除半衰期（h）	375	268
AUC_{0-168}（h · μg /ml）	1193	1552

4.2　曲妥珠单抗

4.2.1　药物作用机制和已批准的生物类似药

赫赛汀 Herceptin（trastuzumab，曲妥珠单抗）是基因泰克（Genentech）公司开发的抗 HER2 抗体。Herceptin 特异性结合 HER2 受体胞外段，阻断 HER2 同源二聚体和异源二聚体的形成，并可引发 HER2 内吞和促进 HER2 在细胞内降解，从而阻止 HER2 的下游信号通路活化以抑制肿瘤细胞增殖，同时 Herceptin 还可通过 ADCC 作用抑制肿瘤生长。截至 2020 年 3 月，EMA 和 FDA 批准的 Herceptin 生物类似药有 Ogivri®、Herzuma®、Kanjinti®、Ontruzant® 和 Trazimera®，以上生物类似药均被 EMA 和 FDA 共同批准。

4.2.2　生物类似药开展的非临床试验和试验结果

Ogivri、Herzuma、Kanjinti、Ontruzant 和 Trazimera 开展的非临床试验见表 4-14 和表 4-15，试验使用的参照药来源信息见表 4-16。

表 4-14　Herceptin 生物类似药开展的体外药效试验

试验类型		Ogivri	Herzuma	Kanjinti	Ontruzant	Trazimera
与 HER2 的结合	与 HER2 的结合	+	+	+	+	+
功能性试验	细胞增殖抑制作用	+	+	+	+	+
	ADCC 作用	+	+	+	+	+
	CDC 作用	+	+	−	+	+
	对 HER2 和 HER3 磷酸化的影响	−	−	−	−	+
	细胞凋亡试验	−	−	−	−	+
与 FcR 和 C1q 的结合	与 FcγRⅢa 的结合	+	+	+	+	+
	与 FcγRⅢb 的结合	−	−	−	+	+
	与 FcRn 的结合	+	+	+	+	+
	与 FcγRⅡa 的结合	+	+	+	+	+
	与 FcγRⅡb 的结合	+	+	+	+	+
	与 FcγRⅠa 的结合	+	−	−	+	+
	与 C1q 的结合	+	+	+	+	+

注：+ 和 − 分别表示已开展和未开展该试验。

表 4-15　Herceptin 生物类似药开展的其他药理毒理试验

试验类型	Ogivri	Herzuma	Kanjinti	Ontruzant	Trazimera
体内药效学	−	−	+*	+*	−
安全药理学	对心肌细胞线粒体的影响*	结合在重复给药试验中	−	−	−
药代动力学-单次给药	食蟹猴*	−	−		结合在单次给药毒性试验中
药代动力学-重复给药	结合在重复给药试验中				
单次给药毒性评价	−	SD 大鼠#	SD 大鼠*	−	CD-1 小鼠*
重复给药毒性评价	食蟹猴*	食蟹猴*	食蟹猴*	食蟹猴*	CD-1 小鼠#
免疫原性	结合在单次给药 PK 试验中	结合在重复给药试验中	−	结合在重复给药试验中	结合在单次给药毒性试验中
局部耐受性	结合在单次给药 PK 和重复给药试验中		结合在重复给药试验中		
人组织交叉反应	−	−	+*	−	−

注：+ 和 − 分别表示已开展和未开展该试验。* 和#分别表示比对试验和非比对试验。

表 4 – 16 Herceptin 生物类似药的非临床研究参照药来源

生物类似药		参照药来源							
商品名	上市地区	体外试验		体内药效学		单次给药 PK		重复给药毒性	
		欧盟	美国	欧盟	美国	欧盟	美国	欧盟	美国
Ogivri	欧盟、美国	+	+	NA	NA	+	–	+	–
Herzuma	欧盟、美国	+	+	NA	NA	NA	NA	–	+
Kanjinti	欧盟、美国	+	+	+		NA	NA	+	–
Ontruzant	欧盟、美国	+	+	+	+	NA	NA	+	+
Trazimera	欧盟、美国	+	+	NA	NA	+	+	非比对试验*	

注：+ 和 – 分别表示采用和未采用该来源参照药进行试验。NA 表示未开展该试验。* 表示仅开展候选药的毒性试验评估杂质。

①体外药效试验表明，Ogivri 与欧盟来源 Herceptin、Ogivri 和美国来源 Herceptin 的体外生物活性和功能活性均相似。安全药理学试验表明，Ogivri 和 Herceptin（最高浓度 2mg/ml）处理后，人心肌细胞和新生大鼠原代心肌细胞的 ADP/ATP 比值显著性增加，人心肌细胞的耗氧量显著性增加，新生大鼠原代心肌细胞出现短暂的线粒体应激伴随部分可逆的氧消耗抑制，Ogivri 组和 Herceptin 组的上述改变无显著性差异，而且试验过程中未见细胞活力改变。食蟹猴单次静脉输注给予 Ogivri 或欧盟来源 Herceptin 25mg/kg 后，Ogivri 与 Herceptin 的 AUC_{0-inf} 比值和 C_{max} 比值分别为 79.7% 和 78.2%，Ogivri 开发企业未阐述本试验中 Ogivri 与 Herceptin 药代动力学特征相似，而且认为动物实验的动物数量有限（每组 6 只雌性），Ogivri 与 Herceptin 的药代动力学特征相似性可参考临床试验结果。食蟹猴重复给药 4 周毒性评价试验设溶媒对照组、Ogivri 组（25mg/kg、50mg/kg）和欧盟来源 Herceptin 组（25mg/kg、50mg/kg，每周给药 1 次，共给药 5 次），试验未观察到药物相关毒性反应，Ogivri 与 Herceptin 的 AUC_{0-168} 比值在 82.1% ~98.5% 之间，认为两者 AUC_{0-168} 无明显差异。

②体外药效试验表明，Herzuma 与欧盟来源 Herceptin、Herzuma 和美国来源 Herceptin 的体外生物活性和功能活性均相似。SD 大鼠单次给药毒性试验设溶媒对照组和 Herzuma 组（250mg/kg、500mg/kg 和 1000mg/kg），试验未观察到毒性反应。食蟹猴重复给药 4 周试验设溶媒对照组、Herzuma 组（14mg/kg、42mg/kg）和美国来源 Herceptin 组（14mg/kg、42mg/kg，每周给药 1 次，共给药 4 次），试验未观察到明显毒性反应，Herzuma 与 Herceptin 的系统暴露量（C_{max} 和 AUC_{0-168}）无明显差异。

③体外药效试验表明，Kanjinti 与欧盟来源 Herceptin、Kanjinti 和美国来源 Herceptin 的体外生物活性和功能活性均相似。体内药效试验表明，在 5mg/kg 和 15mg/kg 剂量下，Kanjinti 和欧盟来源 Herceptin 对 NOD/SCID 小鼠 BT474 细胞移植瘤均有明显抑制作用，两者抑瘤效果相似；在 3mg/kg 和 10mg/kg 剂量下，Kanjinti 和欧盟来源 Herceptin 对 CD – 1 裸鼠 N87 细胞移植瘤均有明显抑制作用，两者抑瘤效果相似。SD 大鼠单次给药毒性试验设溶媒对照组、Kanjinti 组（25mg/kg）和欧盟来源 Herceptin 组（25mg/kg），试验未观察到药物相关毒性反应。食蟹猴重复给药 4 周试验设溶媒对照组、Kanjinti 组（25mg/kg）和欧盟来源 Herceptin 组（25mg/kg，每 2 周给药 1 次，共给药 3 次），给药部位可见硬化、结节和异常红色，临床病理检测可见尿素、甘油三酯和肌酐激酶升高，Kanjinti 组和 Herceptin 组的以上改变均相似，Kanjinti 和 Herceptin 的暴露量（AUC_{0-96} 和 AUC_{0-168}）相似。与人组织交叉反应试验表明，Kanjinti 组和 Herceptin 组的阳性染色组织具有可比性。

④体外药效试验表明，Ontruzant 与欧盟来源 Herceptin、Ontruzant 和美国来源 Herceptin 的体外生物活性和功能活性均相似。体内药效试验表明，在 1mg/kg、5mg/kg 和 15mg/kg 剂量下，Ontruzant、欧盟和美国来源 Herceptin 对 NOD/SCID 小鼠 BT474 细胞移植瘤均有明显抑制作用，且三者抑瘤效果相似。食蟹猴重复给药 4 周试验设溶媒对照组、Ontruzant 组（25mg/kg）、欧盟来源 Herceptin 组（25mg/kg）和

美国来源 Herceptin 组（25mg/kg，每周给药 1 次，共给药 5 次），试验未观察到药物相关毒性反应，Ontruzant 和欧盟及美国来源 Herceptin 的暴露量（C_{max} 和 AUC_{0-t}）均相似，且未检测到 ADA。

⑤体外药效试验表明，Trazimera 与欧盟来源 Herceptin、Trazimera 和美国来源 Herceptin 的体外生物活性和功能活性均相似。CD-1 小鼠单次给药毒性试验设溶媒对照组、Trazimera 组、欧盟和美国来源 Herceptin 组（剂量均为 1mg/kg、10mg/kg、100mg/kg），试验未观察到明显毒性反应。在相同剂量下，Trazimera 和欧盟及美国来源 Herceptin 的暴露量（C_{max} 和 AUC）均相似，Trazimera、欧盟和美国来源 Herceptin 给药动物的 ADA 阳性率分别为 11%（8/74）、8%（6/75）和 11%（8/75）。CD-1 小鼠重复给药 2 周试验设溶媒对照组和 Trazimera 组（10mg/kg、100mg/kg，每周给药 2 次，共给药 5 次）评估候选药的毒性和 TK（检测第 5 次给药后 24 小时的血药浓度），试验未发现明显药物相关毒性反应。Trazimera 组第 5 次给药后 24 小时的血药浓度均未见性别差异，100mg/kg 组血药浓度是 10mg/kg 组血药浓度的约 4 倍。

5　小结

治疗用生物制品的特点决定了生物类似药的结构不可能与参照药完全相同，两者只是在质量、有效性和安全性上相似。生物类似药非临床研究的目的是在质量分析研究的基础上，进一步证明候选药与参照药的相似性。在评估候选药与参照药的相似性时，应重点关注候选药与参照药的差异，并评估两者的差异是否影响安全性和有效性的相似性评价，而不应孤立地说明候选药的安全性和有效性。应充分评估参照药的数据，参考各监管机构的相关指导原则，选择敏感的技术和方法并设计有针对性的比对试验，以有效评价候选药和参照药的相似性。

生物类似药的非临床比对研究应采用逐步递进的方式。首先应进行全面的体外药效比对试验，其次根据体外药效比对试验结果评估是否需要进行整体动物实验。考虑是否需要开展动物实验时，应充分认识到动物实验的局限性，并明白整体动物实验不是生物类似药所必需的。若确认需要开展整体动物实验，则应选择合适的动物实验类型和敏感的检测指标。应选用合适的候选药和参照药进行非临床比对研究。在药学比对高度相似的情况下，非临床比对即使有一定差异，生物类似药开发也未必要终止。此外，建议生物类似药开发厂家尽早与审评机构沟通，以便合理设计非临床及临床比对研究，从而加速生物类似药的开发。

撰稿：任欣怡、邹灵龙、陈丽、贺全仁、袁小玲
审阅：马金玲、马璟

参考文献

[1] 王海学，白玉，谢松梅，等. 关于生物类似药非临床研究与评价的技术思考 [J]. 中国药学杂志，2015，050（006）：480-482.

[2] Liu，Liming. Antibody Glycosylation and Its Impact on the Pharmacokinetics and Pharmacodynamics of Monoclonal Antibodies and Fc-Fusion Proteins [J]. Journal of Pharmaceutical Sciences，2015，104（6）：1866-1884.

[3] Kirchhoff C F，Wang X，Conlon H D，et al. Biosimilars：Key regulatory considerations and similarity assessment tools [J]. Biotechnol Bioeng，2017，114（12）：2696-2705.

［4］ Windisch, Jorg. Biosimilars versus originators: similarities and differences from development to approval ［J］. International Journal of Clinical Rheumatology, 2015, 10 (6): 501 –510.

［5］ Chapman K, Adjei A, Baldrick P, et al. Waiving in vivo studies for monoclonal antibody biosimilar development: National and global challenges ［J］. MAbs, 2016, 8 (3): 427 –435.

［6］ Pipalava P, Patel R, Mehta M, et al. An update on the animal studies conducted for biosimilar approvals – Regulatory requirement vs actual scenario ［J］. Regulatory Toxicology and Pharmacology, 2019, 107: 1 –20.

［7］ Marini J C, Anderson M, Cai X Y, et al. Systematic Verification of Bioanalytical Similarity Between a Biosimilar and a Reference Biotherapeutic: Committee Recommendations for the Development and Validation of a Single Ligand – Binding Assay to Support Pharmacokinetic Assessments ［J］. Aaps Journal, 2014, 16 (6): 1149 –1158.

［8］ Liu P M, Zou L, Sadhu C, et al. Comparative immunogenicity assessment: a critical consideration for biosimilar development ［J］. Bioanalysis, 2015, 7 (3): 373 –381.

［9］ Ryding J, Stahl M, Ullmann M. Demonstrating biosimilar and originator antidrug antibody binding comparability in antidrug antibody assays: a practical approach ［J］. Bioanalysis, 2017, 9 (18): 1395 –1406.

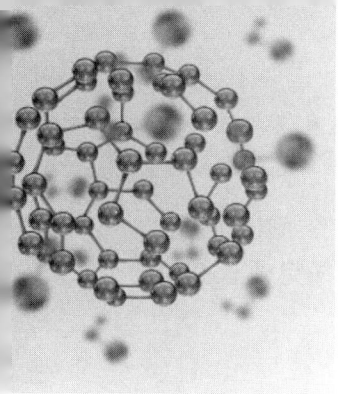

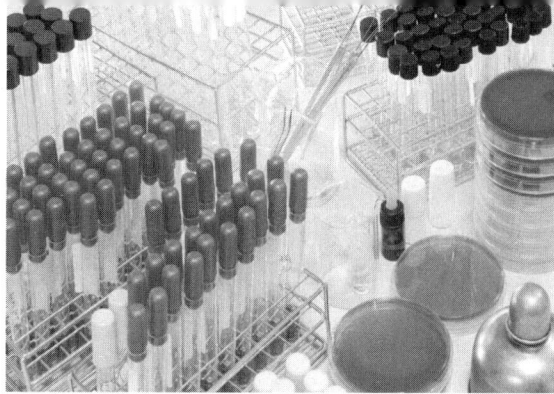

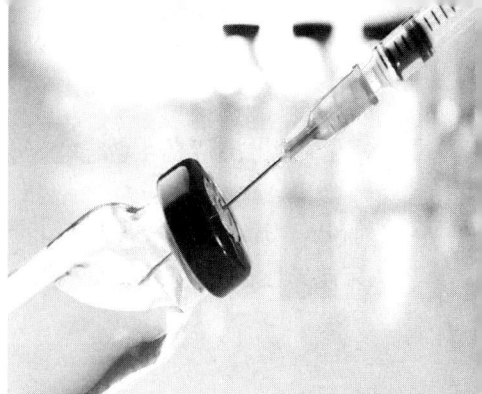

第五章 生物类似药的研发与评价（3）
——临床研究

1 生物类似药临床研究的一般考虑

在完成了生物类似药的药学研究以及非临床研究后，即进入生物类似药的临床研究阶段。

生物类似药的临床研究亦遵循生物类似药的整体开发原则，通过开展临床试验，验证生物类似药与参照药在人体的有效性、安全性、药代动力学、药效动力学等方面是否存在临床上的显著性差异。

为了达到上述目的，一般需要开展以下两种类型的关键性临床研究。

1.1 药代动力学相似性研究

主要目的是证明生物类似药及其参照药在人体 PK 方面的相似性。

此种研究通常设计为生物类似药及其参照药的单药、单剂量的临床 I 期 PK 比对试验。临床研究的目标人群根据研究药物的特性，如参照药的安全性、具体作用机制等，可选择健康受试者或者参照药适应症范围内的患者人群或敏感人群。在某些情况下，由于患者疾病治疗的要求或者药代剂量或时间依赖性，PK 比对试验可以根据临床治疗用药方案为多剂量试验。在此阶段研究中，如果有 PD 相关指标，应尽量加入，以获得 PD 相关的对比数据。

完成此阶段试验后，即可获得生物类似药的 PK、安全性等相关数据。通过这些数据，可以判断是否符合临床药理学要求以及是否能满足监管机构设定的 PK 相似性的要求。一旦临床 I 期 PK 比对试验证明了 PK 相似性，将进入生物类似药的下一步开发，即在患者人群中开展的临床Ⅲ期研究。

1.2 临床疗效、安全性、免疫原性的可比性研究

主要目的是验证生物类似药与其参照药在最终药物上市的目标人群，即患者人群中的临床疗效、安全性、免疫原性是否相似。

通过随机、平行对比的临床Ⅲ期研究，可以达到上述目的。临床Ⅲ期研究推荐双盲试验，且通常为等效性设计。具体设计需要符合生物类似药计划上市销售所在地的法规要求，详见本章节关键性注册研究中的统计学部分。

在生物类似药临床研发中需要特别强调的是，生物类似药所有临床研究的目标并不是为了进一步提高药物的临床疗效，而是为了发现在目标人群中生物类似药与其参照药是否存在临床上的差异性，

如 PK、疗效、免疫原性等方面的差异。因此，为了能够准确地观察到生物类似药与其参照药之间的临床差异性，应尽量选择敏感的，即疗效差异度尽可能小的人群（健康受试者或患者）来完成上述临床研究。

2 临床试验设计的总体考量

2.1 整体注册思路及适应症选择

生物类似药的临床研究作为生物类似药注册上市过程的重要一环，同时亦服务于整体上市注册策略。

如果参照药有多个获得批准上市适应症，在计划生物类似药的上市整体注册策略时，首先需要确定在何种疾病适应症中开展临床注册试验。通常，在一个适应症上获得生物类似药的等效性验证后，同一发病机制内的其他适应症也会获得疗效上的认可，即适应症的可外推性。

生物类似药的Ⅰ期临床研究通常在健康受试者中开展，不涉及疾病种类的选择。部分由于药物作用机制，对健康受试者存在安全性隐患的，可以选择合适的疾病种类进行 PK 比对研究。

生物类似药的Ⅲ期临床等效性研究目标人群，需要在参照药已经获得批准的适应症中选择。适应症的选择主要需考虑以下几个因素。

2.1.1 应与目标上市销售所在地已获得批准的适应症一致

部分药物在中国获批的适应症与国外如美国、欧盟等地获批的适应症存在差异。因此，如果目标市场仅为中国，则Ⅲ期注册用于验证等效性临床试验的适应症必须为中国已经获批的适应症。如果目标市场包括中国、美国、欧盟等，则Ⅲ期注册用于验证等效性临床试验的适应症需要与上述等地监管部门综合讨论后决定。

2.1.2 所选疗效指标必须满足等效性检验的统计学需求，同时能反映临床治疗结果，且最好与参照药注册临床试验所用一致

药物在不同的适应症人群中具有完全不同的治疗疗效。Ⅲ期临床疗效等效性验证试验的主要目的是发现在患病人群中生物类似药与其参照药是否存在临床疗效上的差异性。因此，选择的适应症疾病种类，或者说疾病对应的疗效指标，必须是足够敏感的、可以满足统计学上检验生物类似药与其参照药疗效差异的。例如肿瘤适应症的客观缓解率（ORR）、病理完全缓解率（pCR）、类风湿关节炎（RA）的 ACR20[①] 等。

2.1.3 应评估所选适应症开展Ⅲ期临床试验的可行性

参照药的适应症具有多种的时候，需要根据开展临床Ⅲ期试验所在地的实际情况，如疾病发病率、治疗方式是否符合当地常规、试验可能的入组情况等，评估此适应症人群是否适合作为Ⅲ期注册用等效性临床试验的研究对象。

2.1.4 应根据申请人自身的市场推广计划选择符合申请人目标的适应症

生物类似药具有参照药适应症外推这一特点，即在一种病理机制下，如果参照药获批多种适应症，

---

① 为了便于统一在 RA 的治疗试验中观察药物的疗效，美国风湿病学会（ACR）规定了一些观察指标，若患者达到 20%、50% 或 70% 的缓解即达到 ACR20、ACR50 或 ACR70 缓解。这些指标包括：关节压痛数、关节肿胀数及下列 5 项中至少 3 项：患者对疼痛的 VAS 评分、患者对疾病全面的评估、医生对患者的全面评估、患者对残疾状况的评价、急性期反应物（如 ESR 或 CRP）。

只需在其中一种适应症中证明生物类似药的疗效及安全性后，即可获得此种病理机制下其他适应症的疗效、安全性认可。因此，如果参照药具有多种批准的病理机制，申请人需要根据自身的市场目标，选择相应的适应症开展注册用Ⅲ期临床研究。

综合以上考虑，申请人需设计整体注册用临床Ⅰ期、Ⅲ期临床试验方案，并得到相关监管机构的认可后，方可开展相应临床试验。

2.2　适应症的外推

在得到一种适应症人群的生物类似药与其参照药的临床疗效、安全性、免疫原性等效性结论后，通常可以获得在此类疾病同种发病机制下其他适应症的临床等效结论，具体需要与计划上市销售所在国家或地区的监管部门协商。

申请人在寻求适应症外推时，应着重讨论其他适应症的病理机制与已经得到等效性验证的适应症之间的关联性，进而讨论在此种病理机制下，生物类似药与其参照药对应的作用机制之间是等效的，最终推导在新的适应症中，生物类似药与其参照药具有同样的临床疗效。

例如，某个药物在一种获批的适应症中主要依靠其 ADCC 作用产生治疗效果，则通过生物类似药与其参照药的质量、非临床、临床等可比性数据，得到其他主要依靠 ADCC 作用产生治疗效果的适应症，在接受生物类似药治疗后，具有与参照药同样的疗效。

以下是欧盟批准上市的赫赛汀（曲妥珠单抗，trastuzumab）以及修美乐（利妥昔单抗，rituximab）生物类似药临床Ⅲ期注册研究适应症选择以及最终获批上市的适应症（表 5 - 1，表 5 - 2）。

表 5 - 1　欧盟批准上市修美乐及其生物类似药关键性注册试验及获批适应症（截至 2020 年 4 月）

药名（公司）	Humira（AbbVie）	Imraldi（Samsung）	Amsparity（Pfizer）	Hulio（Mylan）	Idacio（Fresenius Kabi）	Hefiya（Sandoz）	Amgevita（Amgen）
临床Ⅲ期试验	参照药	类风湿关节炎			银屑病		类风湿关节炎、银屑病
获批适应症	斑块性银屑病；银屑病关节炎；类风湿关节炎；强直性脊柱炎；青少年特发性关节炎；克罗恩病；溃疡性结肠炎；化脓性汗腺炎；葡萄膜炎						

表 5 - 2　欧盟批准上市赫赛汀及其生物类似药关键性注册试验及获批适应症（截至 2020 年 4 月）

药名（公司）	Herceptin（Roche）	Ontruzant（Samsung）	Kanjinti（Amgen）	Herzuma（Celltrion）	Trazimera（Pfizer）	Ogivri（Mylan）
临床Ⅲ期试验	参照药	早期乳腺癌			转移性乳腺癌	
获批适应症	早期乳腺癌；转移性乳腺癌；转移性胃癌					

3　关键性注册研究

生物类似药的研发遵循逐步递进原则，候选药在药学及非临床比对试验证明其与参照药相似的基础上，进入临床比对试验研究。生物药分子量大、结构复杂，相较于绝大部分小分子仿制药的临床评价只需开展生物等效性试验，生物类似药和参照药的临床比对试验通常需开展 PK 和（或）PD 比对试验（临床药理学比对研究）以及临床有效性、安全性和免疫原性比对试验。

3.1 临床药理学比对研究

生物类似药的临床比对试验研究通常从临床药理学［PK 和（或）PD］比对研究开始，评估二者 PK 和（或）PD 相似性，为后续临床有效性比对试验研究设计奠定基础。在某些情况下，PK 和 PD 的相似性也可以作为充分的临床证据支持生物相似性评估。

PK 和 PD 差异的比对试验研究在设计中应选择最敏感的研究人群、参数、给药剂量、给药途径、检测方法，对样本量的估计应具有科学依据，并预先设定相似性评判标准。本部分将从以上关键考量点阐述临床药理学比对研究，并对国内外主要的生物类似药指导原则进行比较，以期为国内开展生物类似药临床研究提供参考。

3.1.1 PK 比对研究

与小分子药物相比，生物类似药在吸收、分布、代谢和排泄（ADME）方面具有独特的性质。如大分子抗体药物口服生物利用度差、表观分布容积低、清除率低、半衰期长，常呈非线性分布及消除，并具有潜在的免疫原性等。

一般情况下，PK 比对试验是评价生物类似药临床相似性的第一步，PK 参数能敏感地反映生物类似药和参照药之间的潜在差异性，为后续的疗效比对试验提供基础。

3.1.1.1 关键考量点

3.1.1.1.1 参照药的选择和来源 临床试验用参照药应尽可能选择已在我国获批进口注册或临床试验的参照药，最好与 CMC 及临床前相似性比较研究所选择的参照药为同一产地产品。对拟选择与我国获批进口注册或临床试验产地不一致的同一企业的原研药品作为参照药的，在临床试验开始前，应提供不同产地参照药之间可比的证据或开展不同产地参照药的比对研究并证明二者可比后，方可将未获批产地的参照药用于临床试验。

3.1.1.1.2 试验设计 PK 比对试验研究，通常采用等效性设计评价生物类似药与参照药在吸收率/生物利用度方面的相似性。

一般根据药物的半衰期及免疫原性特点选择单剂量交叉设计或平行设计。对于半衰期短（如小于 5 天）和免疫原性低的药物，应采用交叉设计，以减少个体间的变异性的影响从而减少样本量。采用交叉设计时应确保给药周期之间有足够长的清洗期，以避免前一剂量的残留效应。对于半衰期长或可能形成抗药抗体的药物，通常采用平行设计，设计时要充分考虑组间的均衡性。单抗类药物的生物半衰期一般较长，且具有潜在的免疫原性，常采用平行设计，如曲妥珠单抗（trastuzumab，赫赛汀）及贝伐珠单抗（bevacizumab，安维汀）等。对于半衰期短但存在潜在免疫原性的药物如利拉鲁肽（liraglutide，诺和力），原则上采用平行设计，如采用交叉设计应考虑免疫原性对结果的影响，建议对每个给药周期前后进行抗体检测。除了考虑药物的半衰期和免疫原性以外，试验设计的选择还应考虑生物类似药和参照药的个体间变异和个体内变异。对于个体内高变异药物，可采用重复交叉试验设计。

PK 比对试验多推荐单次给药设计。单次给药能更敏感地比较药物间的差异，但以下情况需要进行额外的多次给药 PK 比对试验：①单次给药 PK 比对试验结果无法评判相似性；②药代动力学特征呈剂量或时间依赖性，并可导致稳态浓度显著高于根据单次给药数据预测的浓度。多次给药的 PK 比对试验研究也可以在开展临床有效性比对研究期间进行。

3.1.1.1.3 研究人群 在符合伦理的前提下，PK 比对试验可选择健康志愿者作为研究人群，也可在参照药适应症范围内选择适当的敏感人群。

年满 18 周岁的成年健康志愿者是较为理想的均质性研究人群，可以减少疾病状态及伴随用药对研究药物体内过程的干扰，从而减少变异的来源，能更好地反映出候选药与参照药之间的 PK 差异。可以仅选择健康男性志愿者，并通过入选和排除标准对可能影响 PK 参数的因素进行控制，如年龄、体重/体重指数等。若在健康志愿者中进行 PK 研究以支持生物相似性，还鼓励在患者临床比对试验中获得关键 PK 数据，为相似性评价提供支持性证据。

对于一些有细胞毒性（如细胞毒性抗肿瘤药物）或有明显的免疫原性的药物，出于安全性考虑，建议在参照药适应症范围内选择适当的敏感人群进行 PK 比对研究。有些药物虽是非细胞毒性药物，但对健康志愿者可能产生明显不良影响，通常也不建议选择健康志愿者作为研究人群。如利妥昔单抗（rituximab，美罗华）会降低 B 淋巴细胞，对健康人免疫功能造成影响，通常选择 CD20 阳性 B 细胞淋巴瘤并经标准治疗按照非霍奇金淋巴瘤国际工作组标准评估达到完全缓解（CR）或未确定的完全缓解（CRu）的患者开展 PK 比对研究。

对于某些单抗类药物，PK 可能受靶介导的清除影响，除了在健康人群，还需在参照药适应症人群开展 PK 比对试验。如有多个适应症的，一般不需对所有的适应症人群都进行 PK 比对研究，而是选择临床终点易于判定的适应症人群。如果参照药适应症治疗领域有明显差别，且存在不同靶介导的清除机制，则需分别进行 PK 比对研究。另外，应考虑到后期临床适应症的外推。

3.1.1.1.4　给药途径　通常采用参照药的给药途径。如果参照药有静脉和皮下注射两种给药方式，推荐皮下注射给药方式，因皮下注射给药途径较静脉给药考察更全面（除了考察药物体内分布、消除的特性外，还可考察药物的吸收特性，且能更好地反映免疫原性），也有利于静脉给药适应症的外推。如为静脉给药，应注意控制输注速度及给药时间尽量一致，以避免对相似性评价造成非预期影响。如为皮下注射给药，应选择相同注射部位。

3.1.1.1.5　给药剂量　通常采用参照药推荐的给药剂量或更易显示差异的敏感剂量。原则上，不要求对每种治疗剂量均进行 PK 比对研究。

如研究对象为适应症患者，应选择参照药的推荐治疗剂量，特别是对于多次给药，患者从 PK 比对试验中的获益大于风险。由靶介导清除的单抗类药物一般具有较高的靶点选择性，受到与相应靶点结合的影响，多表现出非线性分布和消除特征，难以确定最敏感剂量。一般推荐选取低/最低（靶介导的清除未饱和）或高/最高（非特异清除占主导）治疗剂量。若要比较靶介导清除之间的差异，则应选择最低治疗剂量进行单次 PK 比对研究。

如研究对象为健康志愿者，出于保护志愿者的目的，应在检测方法允许的最低定量下限内尽可能选择较低的给药剂量，当同时进行 PD 比对研究时，选用暴露剂量 – 效应曲线最陡峭部分中的较低剂量（可低于临床剂量）能更敏感地比对试验药和参照药的差异。

3.1.1.1.6　PK 参数的选择　生物类似药 PK 比对试验研究，除考察吸收率/生物利用度的相似性外，还应对消除特征（如消除率、消除半衰期）的相似性进行分析。主要 PK 参数的选择是 PK 比对临床研究相似性评价的关键。单次给药主要 PK 参数一般为药 – 时曲线下面积（AUC）和（或）C_{max}。EMA、FDA 选择 $AUC_{0-\infty}$ 作为主要 PK 参数。国家药品监管部门 2015 年发布的指导原则中未提及主要 PK 参数，但药品审评部门最新发布的个药指导原则建议 $AUC_{0-\infty}$ 作为主要 PK 参数，C_{max}、T_{max}、V、CL 和 $T_{1/2}$ 作为次要参数。多次给药主要 PK 参数一般为达到稳态下的 AUC_{0-tau}，次要参数为稳态时的 $C_{(trough\ ss)}$、C_{max}、T_{max} 和 $T_{1/2}$ 等。

3.1.1.1.7　相似性评价可接受界值　应预先设定相似性评价可接受界值并论证其合理性，常采用经典的置信区间法。各监管机构指导原则当前对生物类似药与参照药的药动学相似性评价尚无明确的判定准则，一般沿用等效性评价中的80%～125%作为判定标准，即：生物类似药和参照药主要 PK 参数几何均数比值的90%置信区间在80%～125%界值内，即可认为两药具有生物相似性。需要注意的是80%～125%并不是固定的范围，可考虑药物的变异水平预先设定适宜药物评价的可接受界值并论证其合理性。WHO 指导原则指出，如果主要参数（通常为吸收率和吸收程度）的群体几何均值比的 90% 置信区间在 80% ~ 125% 范围之外，但是有充分的质量、非临床、临床 PD、临床有效性和安全性相似性证据，仍可认为生物类似药与参照药具有相似性。需要注意的是，WHO 指导原则对欧美等国家不具约束力。

3.1.1.1.8　样本量的估计　通常按90%置信区间接受的等效性判断界值为80%~125%，把握度取80%及以上估算样本量。同时，还应考虑参照药PK参数变异水平。

3.1.1.1.9　其他　PK 比对试验以考察 PK 相似性为主要目的，在符合伦理以及参照药说明书要求的情况下，尽可能选择单药或最少的合并用药。一般情况下，不要求进行药物相互作用（与可能合并的药物）的研究，也不要求在特殊人群（如儿童、老年人以及肝、肾功能不全的患者）中进行研究。

3.1.1.2　国内外指导原则 PK 研究比较

各监管机构相继出台了生物类似药研究的指导原则，为生物类似药的开发及评估提供了指导意见，对生物类似药的发展起到了很大的推动作用。此处对国内外几个重要的指导原则中关于 PK 比对研究的关键点进行比较，见表5-3。

表5-3　各指导原则 PK 研究比较

指导原则	PK 比对研究关键点
EMA Guideline on similar biological medicinal products containing biotechnology – derived proteins as active substance：non – clinical and clinical issues	①试验设计：首选单剂量交叉设计，药物半衰期长或有潜在免疫原性影响时采用平行设计。当单剂量 PK 比对试验不足以说明类似性时，可在患者人群中进行多剂量研究 ②研究人群：选择最敏感的试验模型（健康志愿者或患者） ③给药剂量相关点：健康志愿者单剂量 PK 研究的剂量可能低于参照药的临床推荐治疗剂量 ④给药途径：选择考察最全面的给药途径，如参照药有静脉和皮下给药两种途径，则选择皮下注射给药 ⑤PK 参数：单剂量静脉给药主要参数为 $AUC_{0-\infty}$，皮下注射给药主要参数为 $AUC_{0-\infty}$ 和 C_{max}，次要参数为 T_{max}、V、$T_{1/2}$；多剂量给药主要参数为 AUC_{0-t} 和达稳态时的 AUC（AUC_{0-tau}），次要参数为 C_{max} 和稳态时的谷浓度（C_{trough}） ⑥生物相似性界值：主要 PK 参数的生物相似性界值须提前设定且有合理的理由 ⑦ADA：选择适当的取样时间点评估 ADA
FDA Guidance for industry：clinical pharmacology data to support a demonstration of biosimilarity to a reference product	①试验设计：首选单剂量、随机、交叉设计，对于半衰期长或有免疫原性的药物选择平行设计 ②研究人群：健康志愿者或患者 ③剂量选择：应使用能检测出差异的最敏感剂量。研究对象为患者时，宜采用参照药的临床批准使用剂量；研究对象为健康志愿者时，宜选择暴露 – 效应曲线中陡峭部分的较低剂量。当参照药的浓度 – 效应关系高度变异或呈现非线性的药代动力学特征时，可选择一个剂量范围进行研究 ④给药途径：通常选择参照药的给药途径。若参照药有一个以上给药途径，应选择检测差异最敏感的给药途径。如研究药物有静脉和皮下两种给药途径时，应选择皮下注射给药途径，因为皮下注射给药途径除了可考察药物的体内分布、消除的特性外，还可考察药物的吸收特性

续表

指导原则	PK 比对研究关键点
FDA Guidance for industry: clinical pharmacology data to support a demonstration of biosimilarity to a reference product	⑤PK 参数：单剂量静脉给药，主要 PK 参数为 $AUC_{0\sim\infty}$，皮下注射给药主要 PK 参数是 C_{max} 和 AUC；多剂量给药主要 PK 参数是稳态下的 AUC（$AUC_{0\sim tau}$），次要参数是 $C_{trough\ ss}$ 和 C_{max} ⑥可比性界限：通常 90% 置信区间可接受的界值范围为 80% ~ 125%。如果拟采用其他界值，则需证明其合理性
WHO Guidelines on evaluation of similar biotherapeutic products（SBPs）	①试验设计：一般采用单剂量交叉设计，长半衰期和易产生抗药抗体的药物应采用平行设计；如果 PK 呈剂量或时间依赖性，则建议额外进行多剂量给药研究 ②研究人群：健康志愿者或患者 ③给药剂量：易暴露差异的敏感剂量 ④给药途径：通常采用参照药所申请的给药途径 ⑤主要 PK 参数：除比较吸收率/生物利用度的相似性外，还应比较消除相［消除和（或）消除半衰期］的相似性 ⑥相似性判定标准：提前设定并有足够理由，通常 90% 置信区间可接受的界值范围为 80% ~ 125%。如果主要参数（通常是吸收率和吸收程度）的总体几何均值比的 90% 置信区间不在 80% ~ 125% 范围内，只要质量、非临床、药效学、疗效和安全性比较研究中有足够的相似性证据，仍可认为生物类似药与参照药具有相似性 ⑦其他：通常无需进行药物相互作用（与可能同时使用的药物）的研究，或特殊人群（如儿童、老年人、肾或肝功能不全患者）的研究
CFDA 《生物类似药研发与评价技术指导原则（试行）》	①研究人群：健康志愿者或患者 ②试验设计：半衰期短和免疫原性低的药物，采用交叉设计；较长半衰期或可能形成抗药抗体（ADA）的药物，应采用平行组设计，并应考虑组间均衡；单次给药的药代动力学比对试验无法评判相似性的，或药代动力学呈剂量或时间依赖性，并可导致稳态浓度显著高于根据单次给药数据预测的浓度的，应进行额外的多次给药药代比对试验研究 ③给药剂量：采用参照药的给药剂量或更易暴露差异的敏感剂量 ④给药途径：采用参照药的给药途径 ⑤主要 PK 参数：除考察吸收率/生物利用度的相似性，还应对消除特征（如消除率、消除半衰期）的相似性进行分析 ⑥可比性界限：预先设定评判标准并论证合理性 ⑦其他：一般情况下，不需进行药物 - 药物相互作用和特殊人群的研究

各指导原则涉及 PK 比对试验的建议总体一致，如各指导原则一致认为 PK 试验的研究人群应选择敏感的人群（健康志愿者或患者），试验设计应根据半衰期及免疫原性选择单剂量交叉设计或平行设计，主要 PK 参数的可比性界限要求提前设定并有合理的理由，其中 FDA 和 WHO 指出可比性界限为 80% ~ 125%，给药途径一般选择考察最全面（ADME）的给药途径等。

3.1.2　PD 比对研究

若存在合适的、具有临床意义的药效学指标，一般建议进行 PD 比对试验，它通常在 PK 试验中同时进行，即在 PK/PD 研究中考察。一般认为 PD 比对试验对检测生物类似药和参照药之间的差异，比临床有效性比对试验有更高的敏感度。当药代动力学特性（主要 PK 参数）存在差异，且差异的临床意义无法判断时，PD 比对研究的结果对于判断生物类似药与参照药的相似性就显得十分重要。监管机构是否接受 PD 结果用于相似性评价，仍要看 PK 结果的差异程度。

3.1.2.1　关键考量点

3.1.2.1.1　研究人群　选择最易于检测出生物类似药和参照药临床疗效差异的最敏感适应症人群。该适应症还应具有一定的代表性，适宜外推到其他具有相似发病机理和靶点的适应症。

3.1.2.1.2　剂量选择　PD 比对试验研究选择量效曲线中最陡峭部分的剂量进行，通常可在 PK/PD 研究中考察。

3.1.2.1.3　PD 标志物　尽可能选择与药物作用机制和临床终点相关且有明确的量效关系的 PD 标志物，并能敏感地检测出生物类似药和参照药之间可能具有的临床意义的差异。

3.1.2.2　国内外 PD 比对研究指导原则比较

由于 PD 特征的考察常在 PK/PD 联合试验中获得，故各国的指导原则关于单独 PD 比对试验的描述较少，FDA 指导原则对 PD 比对试验的描述相对较为具体和全面，可作为 PD 试验的重要参考。各国指导原则中生物类似药临床 PD 比对研究比较详见表 5-4。

表 5-4　各指导原则 PD 比对研究比较

指导原则	PD 比对研究关键点
EMA Guideline on similar biological medicinal products containing biotechnology – derived proteins as active substance：non – clinical and clinical issues	①只要切实可行，则建议在 PK 研究中加入 PD 标志物 ②PD 标志物：选择应基于临床相关性
FDA Guidance for industry：clinical pharmacology data to support a demonstration of biosimilarity to a reference product	①给药剂量：选择暴露 – 效应曲线最陡峭的部分中的较低剂量 ②PD 标志物：选择单一的、科学上可接受的 PD 标志物或多个相关 PD 标志物的组合 ③PD 标志物测量的时间点和持续时间：取决于 PD 标志物的特性。由于 PD 生物标志物的特性，仅有一个 PD 标志物可用时，该标志物的测量值应与药物浓度测量值相关联
WHO Guidelines on evaluation of similar biotherapeutic products（SBPs）	①多数情况下，PD 参数在 PK/PD 联合研究中获得 ②给药剂量：使用剂量 – 效应曲线陡峭部分的一个或多个剂量 ③PD 标志物：应根据临床相关性进行选择
CFDA 《生物类似药研发与评价技术指导原则（试行）》	①研究人群：选择最易于检测出差异的敏感人群 ②剂量：量效曲线中最陡峭部分的剂量 ③PD 标志物：选择有明确的量效关系且与药物作用机制和临床终点相关的灵敏指标

3.1.3　PK/PD 比对研究

PK/PD 比对研究是在开展 PK 比对试验的过程中，为更加真实全面地反映临床相似性，同时开展 PD 比对试验。PK/PD 比对试验结果具有相似性，可为临床相似性提供重要依据。在某些情况下，PK/PD 比对研究结果可用于临床相似性评判，但需满足以下条件：①所选择的 PK 参数和 PD 药效指标应与临床相关，应至少有一种药效指标可以用作临床疗效的评判，且对剂量/暴露量与该药效指标的关系已有充分了解；②研究中选择测定 PK/PD 特征差异最敏感的人群、剂量和给药途径，且安全性和免疫原性数据相似。

EMA、WHO 和 CFDA 指导原则对 PK/PD 比对研究结果用于临床相似性评判需满足的条件均有相关的规定，且基本一致，FDA 未提及，详见表 5 - 5。

表 5 - 5　各指导原则 PK/PD 比对研究结果用于临床相似性评判比较

指导原则	PK/PD 比对研究结果用于临床相似性评判的情况
EMA Guideline on similar biological medicinal products containing biotechnology - derived proteins as active substance：non - clinical and clinical issues	①所选择的 PD 标志物可作为疗效的替代标志物，且与患者的结局相关 ②所选择的 PD 标记物不是疗效的替代标志物，但与活性物质的药理作用相关，且已证明了明确的剂量 - 效应或浓度 - 效应关系，则两个或两个以上剂量水平的单次或多次剂量暴露反应研究可免临床疗效研究 ③在某些特殊情况下，如果药物的理化性质、结构和体外生物学分析、人体 PK 研究以及反映活性物质药理作用和浓度的 PD 标记物能够为生物相似性提供有力证据，可豁免验证性临床试验
FDA Guidance for industry：clinical pharmacology data to support a demonstration of biosimilarity to a reference product	无
WHO Guidelines on evaluation of similar biotherapeutic products（SBPs）	①参照药具有很好的 PK 和 PD 特性 ②至少有一种 PD 标志物是与疗效相关的标志物（如为疗效可接受的替代标志物） ③已建立参照药的剂量/暴露、PD 标志物和效应/疗效之间的关系
CFDA 《生物类似药研发与评价技术指导原则（试行）》	①PK 参数和 PD 指标与临床相关，应至少有一种 PD 指标可以用作临床疗效的评判，且对剂量/暴露量与该 PD 指标的关系已有充分了解 ②选择最敏感的人群、剂量和给药途径，且安全性和免疫原性数据相似

3.2　临床Ⅲ期生物等效性研究

3.2.1　有效性评价

生物类似药的临床有效性试验（比对研究）的目的与参照药疗效研究不同，主要是研究其临床有效性与参照药是否相似、是否存在临床上有意义的差异，生物类似药的生物活性应既不高于也不低于参照药。各国指导原则主要从试验设计、研究人群、终点指标和统计学这几个方面来进行规定。研究人群主要强调其敏感性；终点指标不强调与参照药临床验证时相同，但需有充分的科学依据；研究设计及统计学层面，首选等效性设计。此外，等效/非劣效界值应该根据统计学和临床意义进行预先设定。

3.2.1.1　研究设计

基于临床相似性比较的试验目的，试验设计往往以参照药生物制品为对照，采用随机、双盲的临床比对的等效或非劣效研究设计。等效性设计是最佳选择，如采用非劣效研究设计应有充分的理由并与药监部门沟通。设计时需考虑参照药本身固有的变异可能带来的疗效及安全性差异，需引入参照药自身临床疗效变异因素和受试者个体疗效变异因素进行相似性评价。一般来说，参照药疗效和受试者个体间疗效变异越大，所需的样本量越多，需考虑有足够的样本量。此外，在结果评价时，在主要试验指标达到要求的情况下，进一步可以做分层分析比对。

3.2.1.2　适应症和研究人群的选择

原研产品往往获批多个适应症，一般考虑选择适宜的单一适应症进行临床试验，并外推至发病机制相似的其他所有适应症。该适应症的选择需具有代表性，而且能敏感地检测到生物类似药和参照药在临床疗效上的一致性。

建立临床相似性标准需考虑临床比对试验中是否选择了敏感的人群。如果参照药有多个适应症，首先考虑选择临床终点容易判定的适应症人群进行研究。研究人群的选择应考虑人群的特征，并与参照药注册临床试验的人群保持一致，这样有助于临床试验结果的评价以及适应症的外推。以阿达木单抗生物类似药为例，与参照药进行临床比对研究时，参考国内外临床诊疗实践并且考虑患者疾病的活动度，可以选择成年中重度活动性类风湿关节炎患者（RA）作为研究人群。

研究人群的选择还需考虑患者的疾病状态、背景治疗等方面因素，确保研究人群的均质性。对于RA的背景治疗，通常要求RA患者应满足连续接受甲氨蝶呤治疗≥3个月且使用稳定剂量（≥10mg/周）持续治疗不少于4周。对这些受试者基线时疾病状态以及背景治疗情况的规定，有助于减少入组受试者的异质性。

3.2.1.3 剂量的选择

给药剂量一般在参照药获准注册的剂量范围内选择。因为在该剂量条件下检测到的生物类似药与参照药之间的差异可以用于支持生物类似药的有效性与安全性评价，并且可以基本保证受试者从该临床试验中的获益大于风险。

3.2.1.4 有效性终点的选择

中国药品监管部门《生物类似药研究和评价指导原则（试行）》中提出，"对有多个适应症的，应考虑首先选择临床终点易判定的适应症进行"。临床终点易判定，也就是终点敏感，优先选择"客观评估标准""持续性、可评价的终点"。此外，基于参照药与安慰剂相比的历史疗效数据，不同适应症人群中疗效应答差值越大则该适应症人群相关终点指标越易于判定。如肿瘤新药临床研究中常用的疗效终点 PFS、OS 并不是最敏感的指标。EMA 推荐选择可直接反映药物作用活性的临床终点，如总反应率（overall response rate，ORR）或病理完全缓解（pathological complete response，pCR）。赫赛汀的临床试验数据的荟萃分析也提示，pCR 和 ORR 分别为 HER2 阳性早期乳腺癌（eBC）新辅助治疗和复发转移性乳腺癌（MBC）一线治疗的敏感的疗效终点指标，可作为曲妥珠单抗生物类似药临床有效性比对研究的主要终点。

对于临床疗效终点，除了 WHO 未做规定之外，EMA 认为主要疗效终点不要求与参照药相同，但建议包括相同的终点指标（如作为次要终点）；FDA 推荐使用的临床终点要与临床相关且在检测临床上有意义的差异时要足够灵敏，即使是与参照药不同；NMPA 推荐首选与参照药注册试验一致的临床终点指标，但也可以根据对疾病临床终点的认知选择确定。虽然参照药注册临床试验所选择的终点指标对于产品的疗效评价往往是可行的，而且可以直接评价两个产品是否存在差异，但是它也有局限性，因为临床终点指标一般需要较长的治疗周期还有较大的样本量才能得到足够的数据用于结果评价，如肿瘤的患者生存期（OS）、心血管疾病患者的心脑血管事件发生率等。因此，一些适宜的替代终点也可以考虑用于临床比对试验。如阿达木单抗，如果临床比对试验选择 RA 人群，一般推荐治疗趋于稳定的第 24 周 ACR20 应答率作为主要终点指标；如采用第 12 周 ACR20 应答率作为主要终点指标，需充分考虑第 12 周 ACR20 应答率的变异度。如选择强直性脊柱炎（AS）人群，一般采用第 12 周 ASAS20[①] 作为有效性首要终点指标。综合免疫原性考察需要和国内临床研发实践，也可采用 24 周 ASAS20 作为首要终点指标。如选择银屑病（psoriasis）人群，可选择第 16 周时银屑病面积与严重程度

---

① 1995 年，AS 评估（assessment in ankylosing spondylitis，ASAS）工作组提出了病情改善标准，即 ASAS 部分缓解、ASAS20 改善标准、ASAS40 改善标准、ASAS5/6 改善标准及 BASDAI 50 改善标准。

指数（PASI）作为终点。

3.2.1.5 界值的选择和样本量计算

等效性/非劣效性界值的设定是相似性评价的关键要素，必须预先设定。目前，国际上计算设定界值时，对使用候选药组与参照药组研究终点的差值（risk difference，RD）或者相对比值（risk ratio，RR）仍存在争议，但是大多数情况下使用 RD。决定界值的方法包括以往随机试验的结果（包括 Meta 分析结果）、专家的判断、患者的情况等。针对生物类似药的特点，还需考虑评估参照药既往临床研究中疗效的变异情况并对界值进行必要的调整。等效界值可基于参照药治疗效应的置信区间下限估算得到，参照药治疗效应则是参照药组与安慰剂对照组的疗效比值/差值。针对肿瘤药物曲妥珠单抗生物类似药的临床评价，建议界值按 RR 设定为（0.8，1.25）。如果前期 PK 比对研究数据表明生物类似药与参照药具有一致性，那么监管机构可以接受采用 RR 的 90% 以上置信区间进行等效性判断。

对于阿达木单抗治疗 RA 的审评，FDA 和 EMA 接受基于 RD 的 95% 置信区间等效性界值，分别为 ±12%、±15%。基于全球临床研究数据和已获得的中国数据，NMPA 建议 RA 适应症临床比对研究的等效性界值按 RD 的 95% 置信区间设定为 ±15%。对于阿达木单抗 AS 适应症，通常根据将参照药治疗效应差异下限的 50% 作为等效界值的确定原则，NMPA 建议将 ASAS20 应答率的等效性界值按 RD 的 90% 置信区间设定为 ±15%。样本量的估算需根据设定的等效性界值和把握度等参数计算，通常把握度不低于 80%，同时需考虑既往的信息，基于上述参数合理估算样本量。如按全球开发策略，则需要考虑满足不同监管部门的要求。

3.2.1.6 临床有效性的监管要求

见表 5-6。

表 5-6 各主要监管机构对于临床有效性的要求

指导原则	临床有效性比对研究
EMA 生物类似药临床研究指导原则	①研究设计：随机平行对照盲法 ②统计学：通常使用等效设计。非劣效设计只有在充分排除了显著临床意义的疗效增强的可能性方可接受 ③有效性终点：需选择敏感的终点指标。不要求与参照药相同，但建议包括相同的终点指标（如作为次要终点） ④研究人群：选择敏感性人群 ⑤临床可比性界值：界值需提前预先设定
FDA 科学考虑指导原则	①研究设计：通常使用等效性设计，需有对称的非劣效和优效界值 ②样本量：满足统计学要求 ③研究人群：选择敏感人群，通常选择的人群需与参照药注册临床的人群的特征一致 ④终点指标：可选择与参照药注册临床试验不同的终点
CFDA《生物类似药研发与评价技术指导原则（试行）》	①研究设计：随机、双盲 ②样本量：满足统计学要求 ③剂量选择：选择参照药剂量范围内的一个剂量进行 ④适应症：选择临床终点易判定的适应症进行 ⑤终点指标：首选考虑与参照药注册临床试验一致，也可以根据疾病临床终点的认知选择确定 ⑥统计学：选择等效性设计，慎重选择非劣效设计

3.2.2 安全性评价

EMA、FDA 及中国药品监管部门指导原则均建议收集上市前和上市后安全性数据，主要根据参照药已知的不良反应类型、严重程度和发生率以及抗体的发生率、抗体引起的免疫反应频率和类型和免疫反应可能的结果进行安全性评估。

3.2.2.1　临床安全性的监管要求

见表5-7。

表5-7　各主要监管机构对于临床安全性的要求

指导原则	安全性研究
EMA 生物类似药临床研究指导原则	①安全性比对试验需在药代/药效和有效性比对研究中进行 ②需比对生物类似药与参照药不良反应的种类、严重性以及发生率。上市前安全性数据收集的持续时间必须有充分的理由 ③在申请上市时需有药物警戒以及风险管控计划。上市后可能需要收集额外的安全性数据 ④免疫原性：通常需要测定抗体的发生率和抗体滴度 ⑤未进行免疫原性评估的适应症必须有正当的理由
FDA 科学考虑指导原则	①临床免疫原性试验的程度和时间：取决于一系列的因素，包括所申请产品和参照品的相似性分析的程度、参照品免疫反应的发生率和临床结果 ②免疫原性的评估需考虑免疫反应的性质、临床相关性和结果严重性以及免疫反应的发生率 ③抗药抗体检测：临床免疫研究一般需评估亲和抗体和中和抗体
CFDA《生物类似药研发与评价技术指导原则（试行）》	①安全性比对试验需在药代药效和（或）有效性比对研究中进行 ②选择合适的样本量，并设定适宜的相似性评判标准 ③一般情况下仅对常见的不良反应进行比对试验研究 ④根据非临床免疫原性比对结果开展临床免疫原性比对研究 ⑤选择免疫应答差异最敏感的适应症人群和相应的治疗方案进行比对 ⑥抗体检测方法应具有足够的特异性和灵敏度 ⑦免疫原性测定的随访时间应根据发生免疫应答的类型、预期出现临床反应的时间、停止治疗后免疫应答和临床反应持续的时间及给药持续时间确定

3.2.2.2　临床免疫原性研究

在第四章中，我们讨论了非临床研究的免疫原性分析方法的开发原则，本章重点阐述临床开发阶段免疫原性的可比性研究。

3.2.2.2.1　免疫原性可比性研究在生物类似药开发中的作用　临床人体试验中免疫原性与临床前动物实验中免疫原性分析有一些关注点的差异。在非临床研究中，免疫原性分析更多是用来描述给予药物后产生免疫反应的动物个体和抗药抗体出现的时间点，并为药代、毒代、药效、毒理学结果分析提供相应的数据支持，免疫原性数据自身并不具有独立的作用，亦无法将临床免疫原性的结果外推至临床试验中。而在临床试验中，免疫原性则是重要的药物安全性指标，根据药物免疫原性风险的高低需要描述受试者给予药物后体内产生的抗药抗体的个体比例、反应程度（抗体滴度）、是否具有中和活性，进一步的分析还包括发生抗体反应的时程，甚至可能需要分析抗药抗体的免疫球蛋白种类、亚型及结合表位信息。在临床试验中获得的免疫原性数据对于药物是否可以上市及上市后用于广泛群体的情况具有参考意义。可根据临床试验中免疫原性对药物代谢行为以及安全性和有效性的影响制定对应的应对策略。

生物类似药细微结构的差异有时无法通过药学比对或非临床动物实验完全展现，因此需要在临床试验中进一步展开比对试验。对于生物技术类药物，在临床中需要注意的除了传统小分子药物类似的安全性和有效性外，还有其特有的免疫原性要加以研究。抗药抗体的产生会对生物技术药物在体内的代谢行为以及安全性和有效性产生重要的影响。在生物类似药的临床开发中，免疫原性除了会对药物的代谢行为、安全性和有效性产生影响外，还具有进一步的重要作用。由于人体免疫系统是一个敏感的测试系统，临床抗药抗体反应不仅有机体因素、治疗相关因素参与，也与产品设计、生产相关的因素有关，因此在临床试验中，生物类似药和参照药在药学比对或临床前动物实验中未被发现的微小差异可通过对生物类似药和参照药的免疫原性可比性研究来发现。临床免疫原性的可比性研究可以更加全面地评价生物类似药与参照药的相似性。一般在临床试验设计时需要采用头对头的设计进行免疫原性的可比性研究，以排除影响免疫原性对比的其他因素（例如试验对象群体的差异）。免疫原性的比对研究通常包含在药代、药效比对的Ⅰ期临床试验和有效性、安全性比对的Ⅲ期临床试验中进行。

临床免疫原性可比性研究也是通过对抗药抗体的检测来体现的。抗药抗体根据是否影响药物与靶点的作用，分为结合抗体和中和抗体。结合抗体是与药物相结合的抗体总称；中和抗体则是其中会与靶点竞争药物的结合位点从而中和药物作用的抗药抗体。在临床免疫原性可比性研究中，往往需要同时考察全部的抗药抗体及中和抗体的情况。抗药抗体往往采用配体结合方法，通常应用桥联模式进行检测。中和抗体的检测则需要根据药物的作用机理在竞争性配体结合方法和基于细胞的方法中选择，往往推荐采用基于细胞的方法进行中和抗体的检测。如果基于细胞的方法无法达到检测方法性能要求，也可采用竞争性配体结合的方法，但在选择竞争性配体结合的方法时需要有充足的选择理由，例如，药物与靶点间的作用不涉及细胞内反应，抑或是基于细胞的方法无法达到试验所需的灵敏度和药物耐受，不能达到样品检测的要求。

3.2.2.2.2 免疫原性方法的开发、验证及使用 正是由于临床试验中免疫原性数据的重要性，为了获得准确可靠的免疫原性数据，需要根据试验目的对免疫原性检测方法进行适合的验证工作。在抗药抗体检测方法的开发过程中，首先需要考虑拟采用的临床试验方案，选取合适的基质作为阴性对照。并且，需要根据临床给药剂量预估或通过生物基质样品中实测的药物浓度制定抗药抗体检测方法所需要达到的药物耐受水平。在临床样品检测前，有时无法获得与临床试验相同的受试者种群的空白个体基质。因此，在阴性对照的选择时，往往采用商业来源的空白个体基质。阳性对照抗体的选择仍然推荐采用药物免疫动物来得到的多克隆抗体。

临床方法开发与非临床方法类似，通过考察包被试剂和检测试剂的配比组合、温育时间和温度等试验条件，逐步寻找在预估线性范围内最适合的试验条件。在方法开发过程中需要至少考察样本的最小稀释度、方法的灵敏度及药物耐受、方法精密度，并采用至少20个个体来考察方法的筛选和确证临界值的范围。由于临床试验中的受试者充满了各种不确定性，并且可能处于疾病状态，因此基质中会有额外的干扰存在。在方法开发阶段，需要充分考虑基质中的干扰对于样品检测的影响。

在临床考量生物类似药和参照药抗药抗体检测时，同非临床方法类似，在考虑试验的可操作性及经济性后，推荐根据生物类似药建立一种针对生物类似药抗药抗体的检测方法，制备针对生物类似药的阳性对照抗体，并在方法的建立和验证过程中考察方法对于参照药的验证参数，从免疫原性检测方法的角度去分析生物类似药和参照药的相似性。

对于生物类似药和参照药的比对试验，在Ⅰ期临床试验中进行药代和药效比对、在Ⅲ期临床试验中进行有效性和安全性的比对均属于关键性试验，因此均需要进行免疫原性方法的全验证。临床免疫原性方法的验证有别于非临床方法验证的地方在于：在筛选、确证临界值验证的分析批中，需要包括至少50个个体，以达到足够的统计学意义，获得更加具有代表性的临界值。同时，临床阶段的免疫原性检测方法在灵敏度方面也有着更加严格的要求。一般要求能检出100ng/ml或更少的阳性对照抗体，并且需要能够耐受一定浓度的药物干扰。一般药物干扰的浓度需要达到临床试验时药物的谷浓度。为了达到所需的药物耐受浓度，通常需要采用合适的样品前处理方式（吸附、酸化等）。

用于生物类似药和参照药可比性评价的免疫原性检测方法在验证中除了完成临界值（筛选、确证、滴度临界值）、精密度、特异性、灵敏度等常规验证项外，需要至少增加不同阳性对照抗体存在情况下对生物类似药物和参照药的药物耐受检测，用以证明在不同的阳性对照抗体水平下，生物分析方法对于生物类似药和参照药均具有相同的表现。在理想的情况下，如果既有针对生物类似药的阳性对照抗体又有针对参照药的阳性对照抗体，可以进行两种阳性抗体的交叉测试。如图5-1所示，分别采用针对生物类似药和参照药的阳性对照抗体考察两种药物对应的药物耐受一致性的示例。

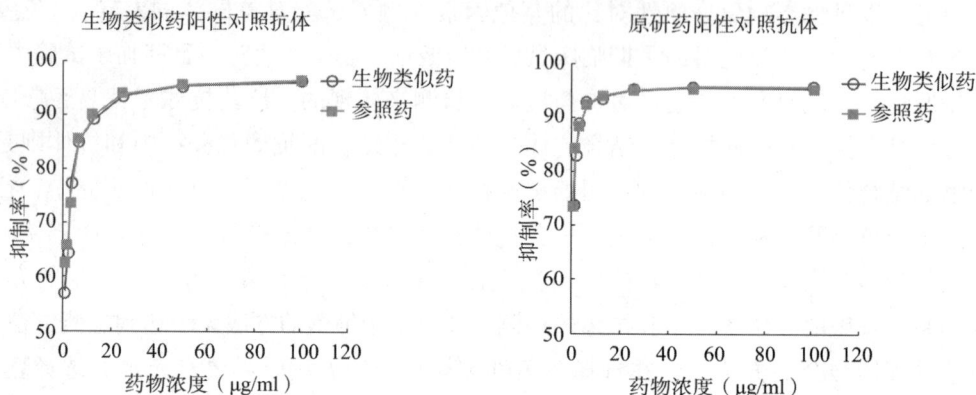

图 5-1 采用针对生物类似药和参照药的阳性对照抗体考察两种药物对应的药物耐受一致性示例

在实际生物样品的检测中，采用生物类似药同时作为包被和检测试剂建立桥联方法，以针对生物类似药的阳性对照抗体作为方法质控检测所有的给药组的生物样品。即便是盲法给药，也可以采用一套方法对给予生物类似药和参照药的生物样品进行检测。在正式的样品检测开始前，需要考察方法验证阶段选取的阴性对照与待测个体基质的匹配性。如果阴性对照无法较好地反映个体基质的信号情况，则需要采用试验组中的给药前个体基质建立试验中独特的临界值。在临床样品检测中，由于临床试验的时间跨度往往较长，需要观测阴性对照和阳性对照在整个样品检测期间的测定值变化。一般以方法学验证中的阴性对照和阳性对照的结果统计得到样品检测时对照样品所需要满足的接受标准。如果在样品检测中对照样品超出了验证所制定的接受标准，则需要根据对照样品的实际情况进行方法的部分验证，以确保后续样品检测的准确性，并且能与前期检测的样品保持可比性。免疫原性分析方法验证报告在报批上市时，须提交给监管部门进行方法有效性的审阅。

3.2.2.2.3 免疫原性数据分析　临床试验中，免疫原性研究得到的结果往往包括抗药抗体阳性样本和阳性个体的比例、抗体滴度、中和抗体比例等信息。抗药抗体阳性个体的比例直接反映药物在人体中免疫原性的高低。抗体滴度的高低是反应免疫原性强弱的半定量指标，中和抗体则反映抗药抗体是否具有影响药物活性的能力。在生物类似药和参照药的免疫原性比对研究中需要注意的一点是，免疫原性数据必须来自头对头设计的试验，不同临床试验间的免疫原性数据不具可比性。免疫原性的可比性需要采取"全面证据法"进行评价，即全面考察和对比：①抗药抗体的阳性率及其随时间变化的趋势；②抗体滴度及其随时间变化的趋势；③中和抗体比例；④抗药抗体与药效指标变化之间的关联；⑤抗药抗体与临床观察之间的相关性。

例如，在一项修美乐（阿达木单抗注射液）的生物类似药临床试验中，采用头对头的试验设计，对比生物类似药 BI 695501 与欧洲批准的修美乐（EU - approved Humira®）和美国批准的修美乐（US - approved Humira®）参照药在评估药代和药效的 I 期临床试验中的免疫原性可比性。试验设计如图5-2所示：将327名受试者随机分为3组，分别给予生物类似药、欧洲批准的修美乐和美国批准的修美乐。

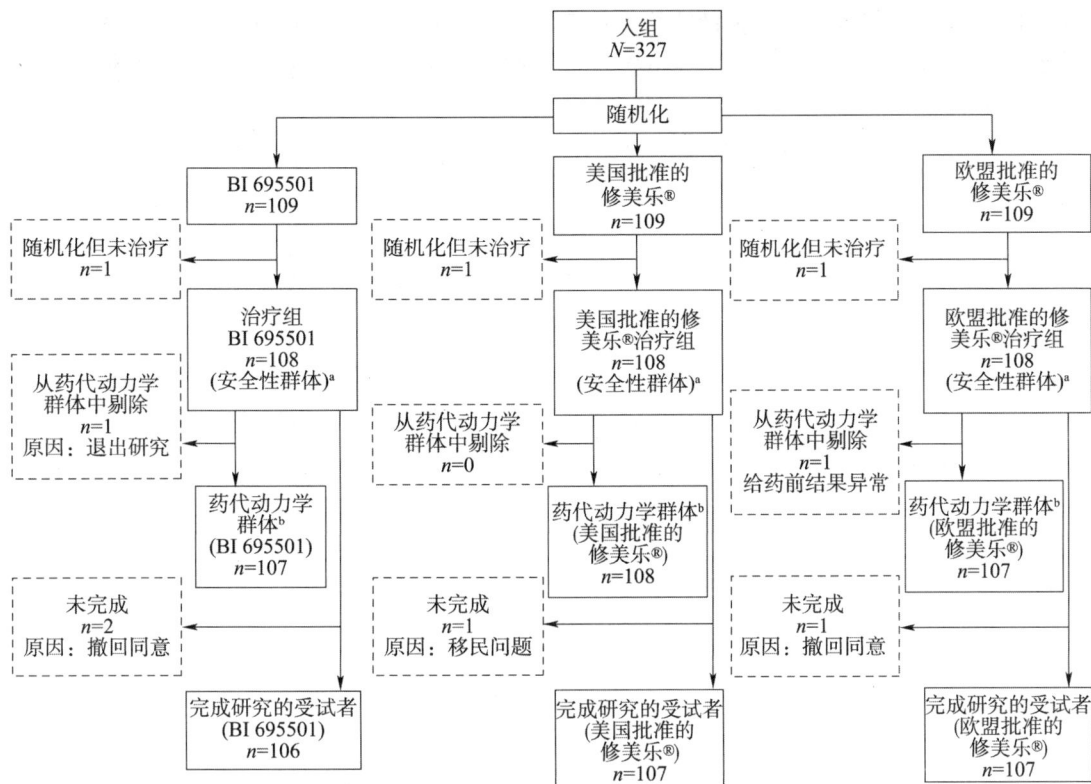

图 5 - 2　Ⅰ期药代和药效评估临床试验设计

本试验中对药物浓度、免疫原性进行检测。其中，分别给予生物类似药 BI 695501 与欧洲批准的修美乐和美国批准的修美乐后，检测得到的药物浓度如图 5 - 3 所示。采用药物浓度进行药物暴露量的计算，相关计算参数比对如图 5 - 4 所示。由此可见，三个药物在药物浓度方面具有较好的可比性。

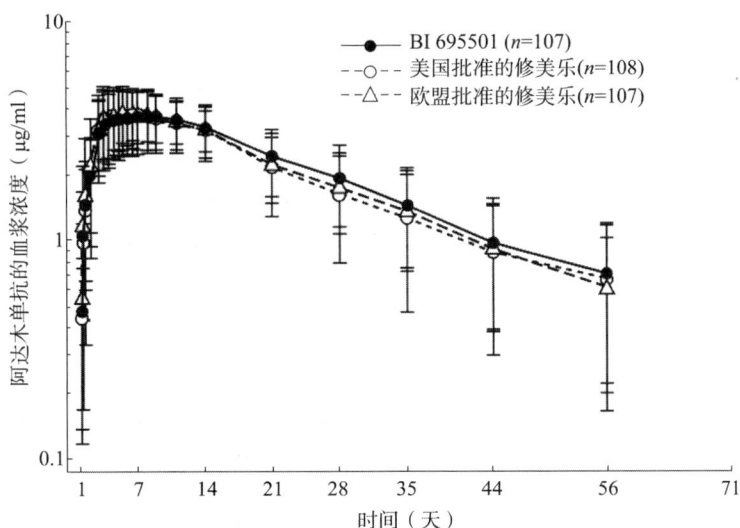

图 5 - 3　生物类似药 BI 695501 与两个来源的修美乐（Humira）之间药时曲线对比

受试者在给予生物类似药 BI 695501 与欧洲批准的修美乐和美国批准的修美乐后，产生抗药抗体的阳性个体比例如图 5 - 5 所示。通过分析给予 3 个药物后阳性个体产生的抗药抗体滴度的中位数及所有阳性个体的滴度情况，可得如图 5 - 6 和图 5 - 7 所示的结果。根据产生的中和抗体的比例对数据进行进一步分析（图 5 - 8），并考察抗药抗体产生滴度与药物暴露量之间的关联性（图 5 - 9）。可见，生物类似药与欧洲批准的修美乐和美国批准的修美乐在抗药抗体阳性个体的比例、滴度、中和抗体比例及对药物暴露的影响等方面均类似。因此可以在综合证据的证实下得到结论：生物类似药与参照药具有良好的免疫原性可比性。

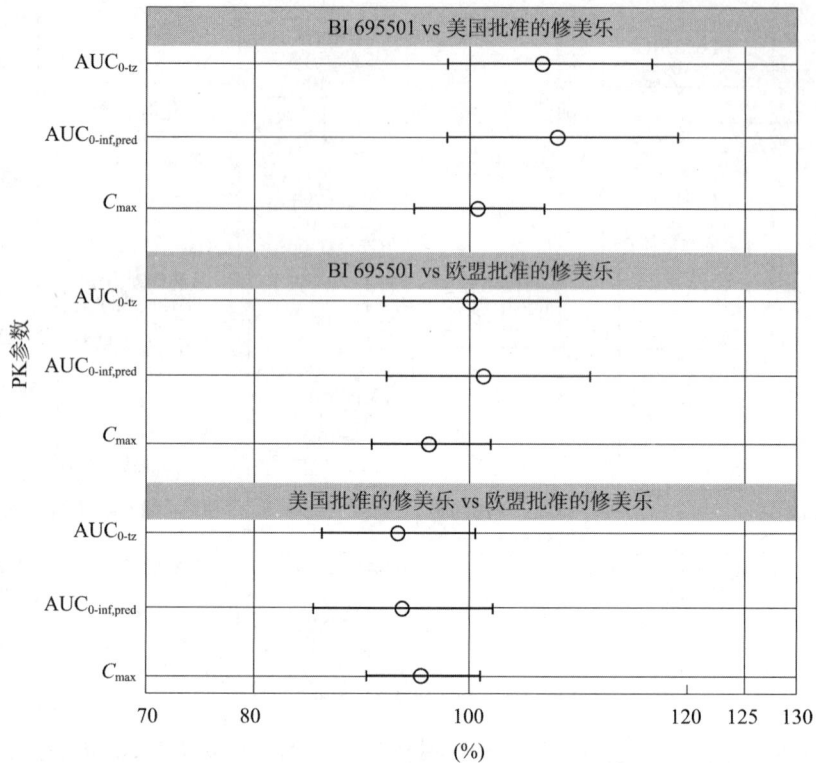

图5-4 生物类似药 BI 695501 与两个来源的修美乐（Humira）之间主要药代参数的对比

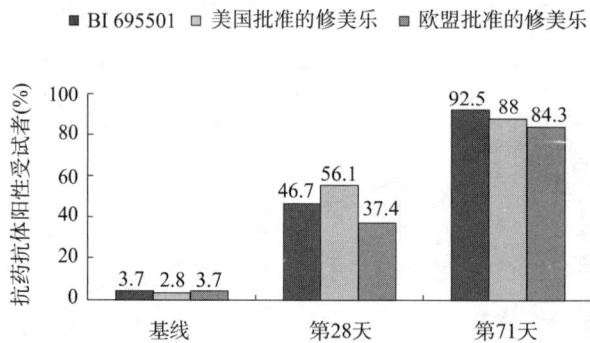

图5-5 生物类似药 BI 695501 与两个来源的修美乐（Humira）之间抗药抗体阳性率的对比

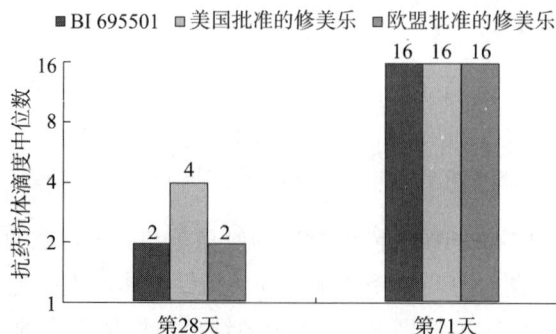

图5-6 生物类似药 BI 695501 与两个来源的修美乐（Humira）之间抗药抗体滴度中位数的对比

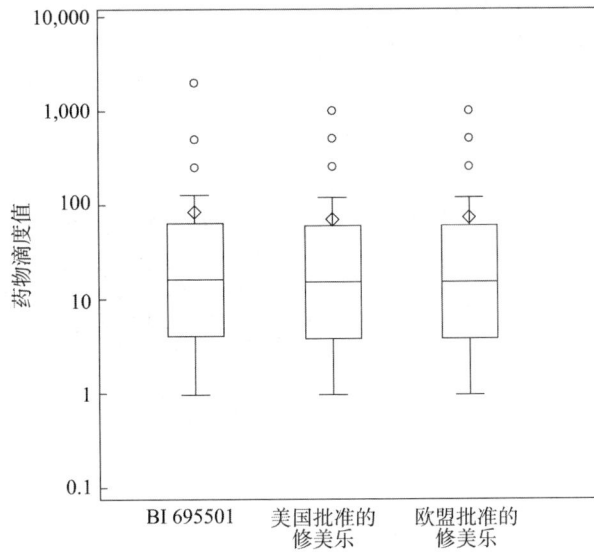

图 5-7　生物类似药 BI 695501 与两个来源的修美乐（Humira）之间试验结束时抗药抗体滴度分布形态的对比

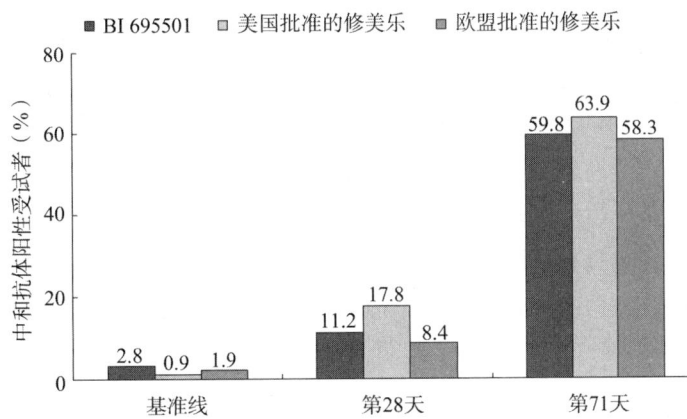

图 5-8　生物类似药 BI 695501 与两个来源的修美乐（Humira）之间中和抗体阳性比例的对比

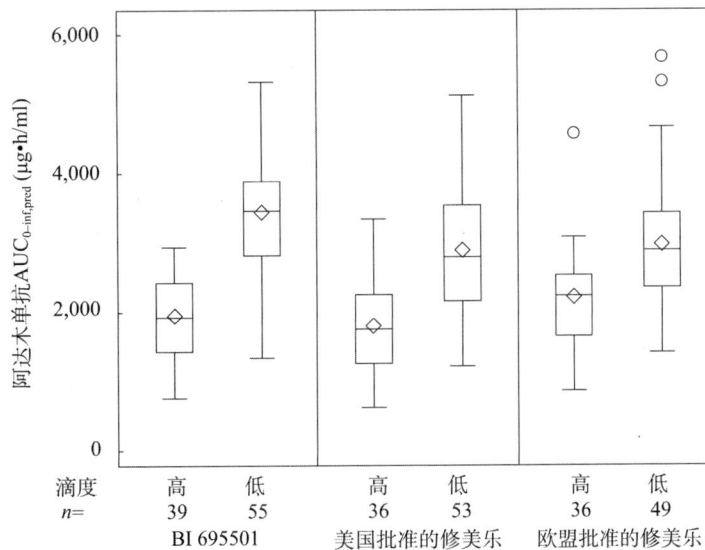

图 5-9　生物类似药 BI 695501 与两个来源的修美乐（Humira）之间滴度与暴露量关联的对比

　　在另一项评价生物类似药 BI 695501 和参照药（US - approved Humira®）有效性、安全性比对的Ⅲ期临床试验中，进一步对比生物类似药和参照药在免疫原性方面的可比性。试验设计如图 5 - 10 所示。将 645 名受试者随机分为 2 组，分别给予生物类似药和参照药 24 周，24 周时将在组的受试者再次随机分组，其中给予生物类似药的受试者仅进行随机分组，仍然给予生物类似药至 48 周；给予参照药的受试者随机再分成 2 组，一组仍然给予参照药至 48 周，另一组更换给予生物类似药至 48 周。

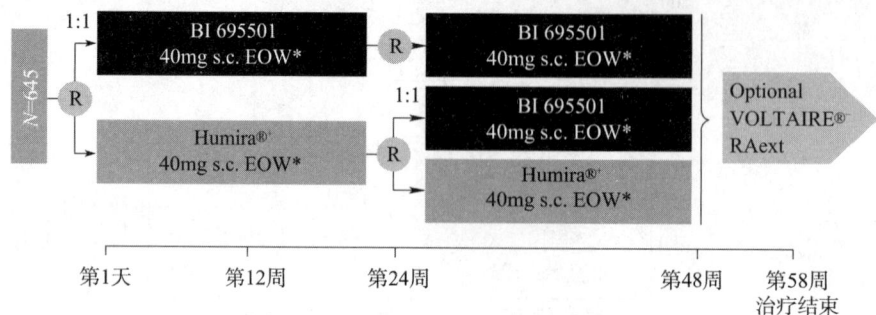

图 5 - 10　Ⅲ期有效性和安全性评估临床试验设计

s. c. 为皮下给药

　　在本试验中对药物浓度、免疫原性进行检测，并对药物的有效性指标和安全性进行了全面对比。药物有效性分别采用美国风湿病学会评分（ACR 20、50、70），基于血沉的类风湿关节炎患者 28 个关节疾病活动度（DAS28 - ESR）和欧洲抗风湿病联盟评分（EULAR）进行考察。在给药 24 周和给药 48 周药物有效性对比中，生物类似药和参照药有效性相当（图 5 - 11）。在 58 周的试验周期中，给予生物类似药和参照药后观察到的临床安全性也无明显差异（表 5 - 8）。给药 24 周和给药 48 周药物免疫原性对比发现，生物类似药和参照药免疫原性具有可比性（图 5 - 12）。可见，生物类似药和参照药的免疫原性在对药效和安全性方面的影响具有良好的可比性。通过临床 I 期对药代和药效以及临床Ⅲ期对有效性和安全性的比对，可从综合证据中得到该生物类似药与参照药具备良好的免疫原性可比性的结论。

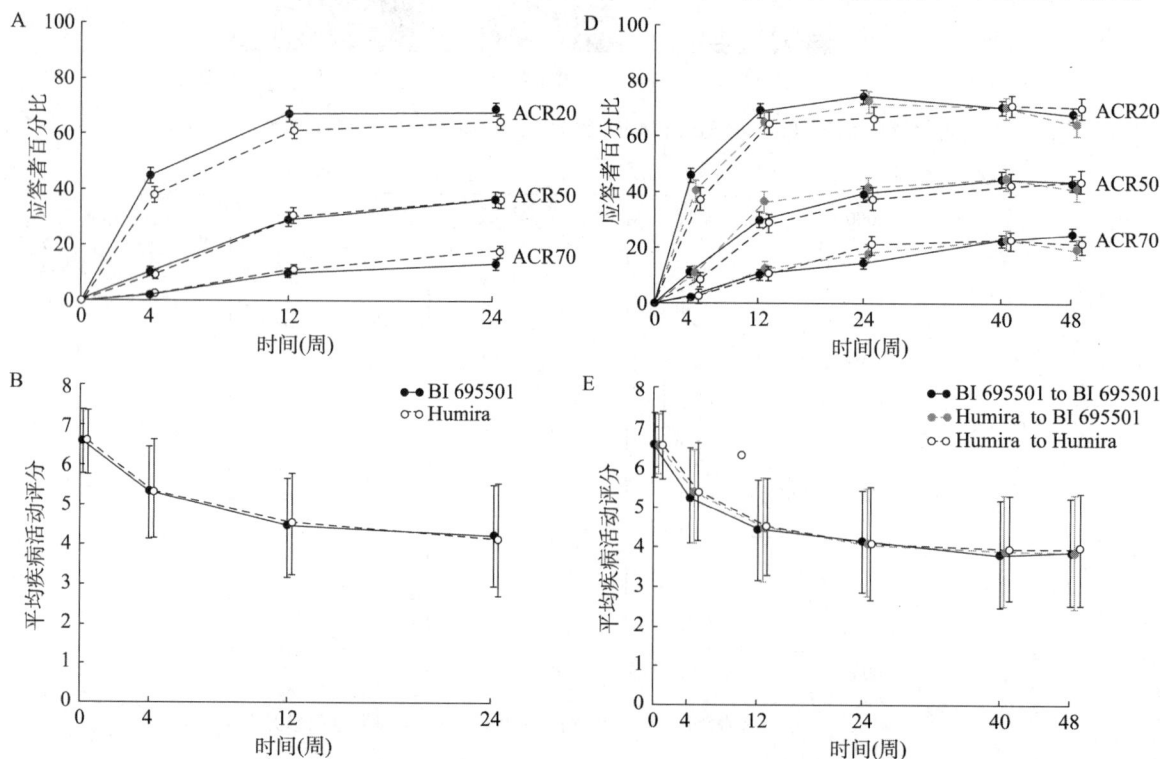

图 5 - 11　给予生物类似药和参照药 24 周后的有效性评价

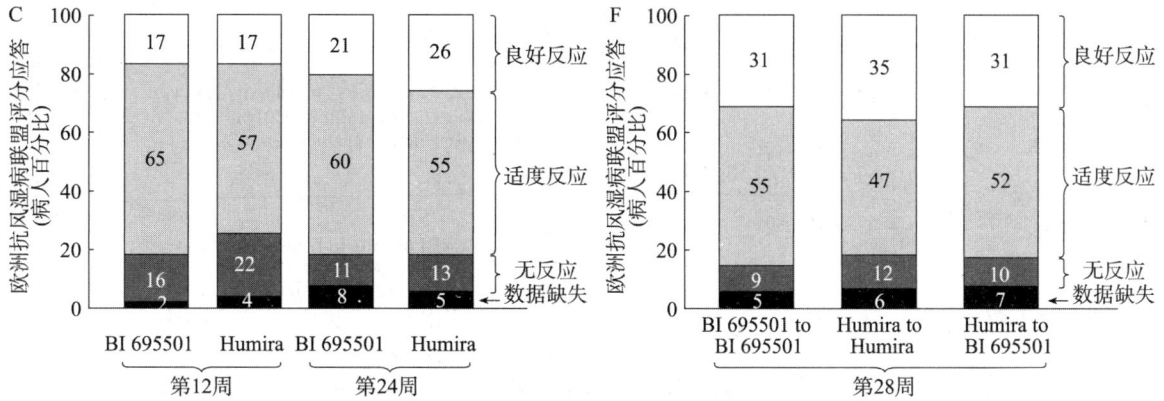

图 5-11　给予生物类似药和参照药 24 周后的有效性评价

A ~ C 分别采用美国风湿病学会评分（ACR 20、50、70）、基于血沉的类风湿关节炎患者疾病活动度（DAS28 - ESR）和欧洲抗风湿病联盟评分（EULAR）；给药 48 周后进行有效性评价，D ~ F 分别采用 ACR 20、50、70、DAS28 - ESR 和 EULAR

表 5-8　给予生物类似药和参照药直至 58 周后的安全性数据汇总

发生不良事件的病人数及比例（%）	从第 1 天到 58 周发生的不良事件			从第 24 周到 58 周发生的不良事件		
	BI 695501 to BI 695501 （n = 324）	Humira to BI 695501 （n = 146）	Humira to Humira （n = 175）	BI 695501 to BI 695501 （n = 298）	Humira to BI 695501 （n = 146）	Humira to Humira （n = 148）
至少一次不良事件	193（59.6）	93（63.7）	105（60.0）	126（42.3）	62（42.5）	51（34.5）
至少一次药物相关的不良事件	62（19.1）	28（19.2）	40（22.9）	39（13.1）	17（11.6）	17（11.5）
至少一次严重的不良事件	18（5.6）	10（6.8）	17（9.7）	6（2.0）	6（4.1）	5（3.4）
至少一次药物相关的严重不良事件	2（0.6）	1（0.7）	6（3.4）	1（0.3）	0（0.0）	2（1.4）
导致停药的不良事件	13（4.0）	6（4.1）	12（6.9）	5（1.7）	6（4.1）	1（0.7）

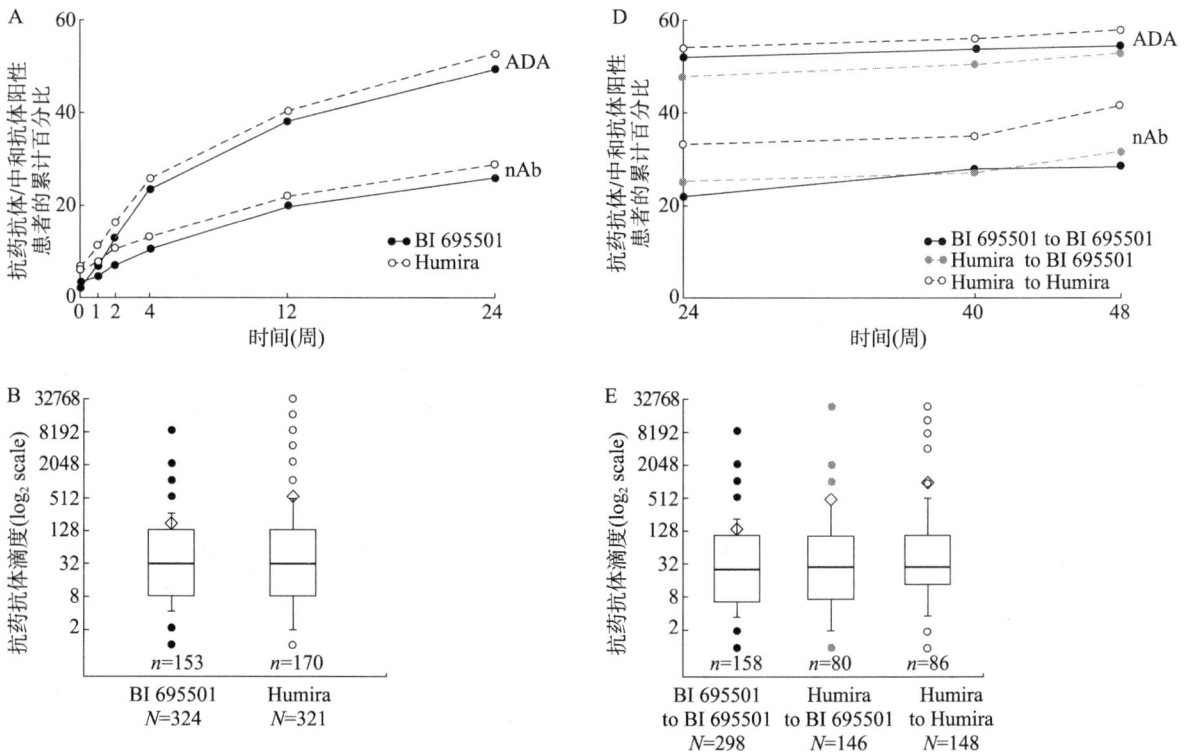

图 5-12　给予生物类似药和参照药 24 周后的免疫原性评价

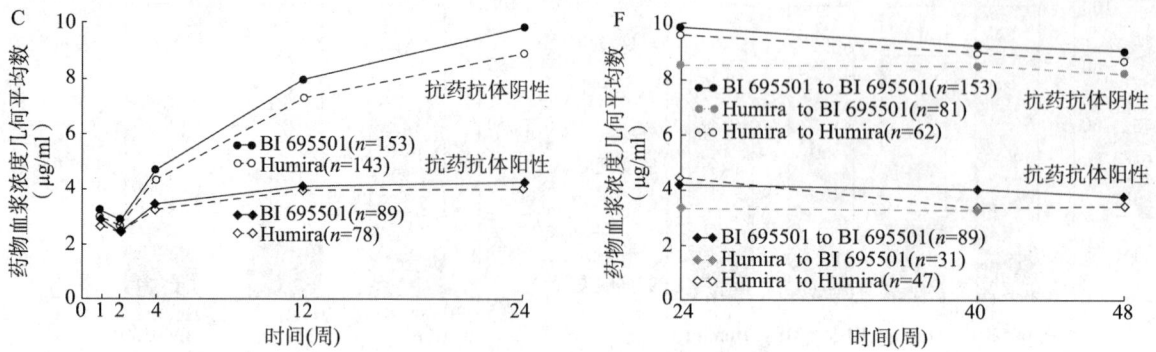

图 5-12　给予生物类似药和参照药 24 周后的免疫原性评价

A ~ C 分别为 ADA 和 NAb 个体数比例、ADA 滴度数据、ADA 与药物浓度间关联分析；给药 48 周后进行免疫原性评价，D ~ F 分别为 ADA 和 NAb 个体数比例、ADA 滴度数据、ADA 与药物浓度间关联分析

3.2.3　Ⅲ期群体 PK 等效性/PD 与定量对比统计分析

2015 年 CFDA 颁布的《生物类似药研发与评价技术指导原则（试行）》只是提及进行 PK、PD、PK/PD 研究，但没有提出具体要求。参考 FDA 和 EMA 的相关指南以及国内陆续发布的生物类似药个药临床试验设计考虑要点，除进行单次给药的 PK 比对研究（前文提到的Ⅰ期研究）外，还需要在适应症人群中进行多次给药的 PK（PD）比较。也就是在适应症人群临床比对研究中同步开展多次给药 PK 研究，进一步评估试验药与参照药 PK 相似的趋势，作为Ⅲ期临床研究的次要目的。

3.2.3.1　采样时间点

根据评价指标而设定，通常采集稳态下的血药浓度，常见有谷浓度（C_{trough}）、峰浓度（C_{max}）、消除项上 1 ~ 2 个采血点。群体药动学采样点设计用普遍的两种采样设计：谷浓度采样设计（trough sampling design）、全群体药代动力学（PopPK）采样设计（full population PK sampling design）。

谷浓度采样设计是指在药物谷浓度时或接近药物谷浓度时（即下次给药前）从每个受试者，采集血样。谷浓度包含了一定的吸收和分布信息，但信息主体主要集中在消除相，应当采集多个谷浓度，以保证个体内变异和个体间变异（variability between subjects）能够得到评估，由于大分子给药频次较小，如临床操作可行，可采集每个谷浓度。全 PopPK 采样设计在给药后对每一个受试者、多个不同时间点进行采样，通过全部受试者的血药浓度信息来描述 PopPK 特征，可以获得比较全面的 PK 特征。进行单次 PK 比对研究虽然均为密集采样，PK 特征描述较完整，但受试者往往为健康人群，PK 特征可能和患者不同。同时部分生物制剂多次给药后 PK 特征会发生变化，所以如需充分比较患者多次给药 PK 特征的差异性，仅谷浓度设计往往不能满足要求，需设计除谷浓度外的其他时间段。

场景间变异（inter - occasion variability）会影响到协变量、个体内变异、个体间变异的准确估算。试验设计方面，可以通过每一个受试者在多个场景采样来保证至少有一个适度规模的受试者子集提供不止一次的数据，以估算场景间变异。

3.2.3.2　样本量

一般不进行基于 PK 或 PD 对比目的的样本量估算，参与临床有效性比对研究的受试者均参与 PK 研究。

3.2.3.3　评价指标

选择最敏感的参数进行比较，常见有稳态下 C_{trough}、C_{max} 和 AUC，每个品种不同，且各国监管机构要求不同，但总体上均为比较多次给药后 PK 特征的相似性。在中国进行申报，建议关注 CDE 不断更新发布的生物类似药物个药要求。以下为当前 CDE 在生物类似药的多次给药 PK 中关注的参数：阿达

木单抗稳态时的 C_{trough}、C_{max}、$\text{AUC}_{0-\text{tau}}$；利拉鲁肽稳态下的 $C_{\min}$、$\text{AUC}_{0-\text{tau}}$；地舒单抗稳态时的 C_{trough}；贝伐珠单抗、曲妥珠单抗、利妥昔单抗未明确评价的 PK 参数。

3.2.3.4 评价方法

主要有以下两种分析方法。

在数据允许的情况下，使用非隔室模型分析（noncompartmental analysis，NCA）方法计算 PK 参数，进行描述性统计分析，也可进一步进行双单侧 t 检验的等效性分析。

在临床有效性比对研究中同步进行 PK 研究会遇到诸多挑战，如例数多、周期长、中心多、采样点有限、采血时间窗宽、甚至一些不可预期的违背方案。这些挑战导致 NCA 方法无法获得可靠或足够的 PK 参数。因此，模型化的 PK 分析，也就是群体药代动力学（PopPK），是一个不可缺少的获得 PK 参数的方法。

群体方法（population approach）与 PK/PD 理论的结合形成了 PopPK/PD 研究方法，此处群体方法主要指非线性混合效应模型法（nonlinear mixed effects modeling approach）。混合效应指固定效应与随机效应，非线性是指这两部分都可以非线性模型方程式描述。非线性混合效应模型法是 PopPK/PD 研究的核心方法。基于非线性混合效应模型法的 PopPK/PD 研究不仅可以建立 PK、PD 学参数的定量关系，同时估计群体典型值、个体间变异与残差，能充分利用稀疏数据，还可以在此基础之上同时鉴别并量化影响 PK/PD 参数的协变量因素。

PopPK/PD 模型分析过程可以分为分析前期、分析期、报告期。分析前期包含分析计划、数据处理、探索分析；分析期包含基础模型、协变量建模、最终模型、模型评价、推断与模拟；报告期的 PopPK/PD 模型分析报告为最终交付文档。

模型分析中，基础模型包含结构模型和随机效应，结构模型可使用前期获得或文献报道的 PK/PD 信息来帮助进行模型的构建。基础模型的构建和选择，需要考虑建模目的和模型用途以及数据是否能够支持模型。随机效应可划分为个体内变异、个体间变异、场景间变异。最终模型通常是指经过筛选所有潜在协变量之后，保留具有重要科学或临床意义且统计检验显著的协变量的最精简模型。协变量建模在有些情况下是可以省略的，基础模型可作为最终模型，但应由研究设计和目的而定。

模型评价方法的选择取决于建模目的，评价结果的呈现往往采用诊断图和统计学检验相结合的方法。常用的诊断图包括拟合优度诊断图、自举法（bootstrap）、可视化预测检验（visual predictive check，VPC）、数值预测检验（numerical predictive check，NPC）、敏感性分析等。不同的评价方法通常仅能展现模型在某一方面的特征，因此在实际应用中，常常采用多种评价方法相结合来对目标模型进行综合评估。

基于可靠的最终模型，使用贝叶斯方法获得个体患者的 PK 参数，并模拟血药浓度、二级 PK 参数（如 AUC、$C_{\max}$）进行试验药和参照药的比较分析。

3.2.3.5 评价标准

获得的实测和模型预测 PK 参数主要是描述性统计分析，比较相似性。也可进一步进行等效性分析，但不根据等效界值来判断是否达到评价标准。基于 PopPK 模型，比较模型结构、参数典型值、参数分布、药时曲线的相似性。但临床疗效的等效分析仍作为试验药物是否生物类似的标准。

3.2.4 可互换性的临床试验设计

3.2.4.1 生物药可互换性概念

在美国，生物类似药可互换性是指生物类似药代替参照药时可以取得相同的临床效果，包括两者之间的多次来回切换使用的安全性和有效性，其安全风险增加和疗效降低不会超过单独使用参照药。可互换性生物制品，即在无需处方参照药的医疗保健提供者（处方医生）干预的情况下，可以用生物类似药替代参照药，类似经过 BE 研究证明的化学仿制药可替换参照药一样。

生物药可互换性对生物类似药与参照药在结构、功能和安全性方面的相似性提出了更高的要求，在互换性方面需要更加严谨的考量，其主要原因如下。①生物药具有高度复杂性，如其分子量相对较大、结构复杂且易变，这都使得生物类似药在质量、安全性和有效性方面，只能获得与参照药的相似性，同时，无临床活性部分存在微小差异或关键质量属性间非临床相似性意义差异使其在互换性研究中的安全性和有效性存在非预期影响。②在不同生物类似药之间或生物类似药与参照药之间的转换用药临床数据匮乏，对于不同患者人群中的药动学、生物分布信息、预期毒性差异所带来的互换风险。③生物药具有免疫原性，这与其疗效和安全性密切相关，且其复杂性造成了与参照药的细微差异可能会引起非预期的免疫原性，从而降低疗效、产生未知的不良反应。④药物警戒系统的不完善或在生物类似药与参照药自动替换情况下，无法准确收集因替换所带来的不良反应的可追溯性。⑤反安慰剂（nocebo）效应：患者对于自动替换药物的不确定性使其可能对治疗产生负面情绪，导致治疗结果出现意外和无法解释的恶化现象。综上，生物类似药并非生物仿制药，完全不同于化学仿制药，不能通过单纯的相似性研究获得上市后，直接进行与参照药或其他同类型生物类似药的互换，需要经过处方医生授权才能互换，同时还需要强调患者的知情权、临床监视以及可追溯性。

3.2.4.2　各国对于生物类似药可互换性的考量特点

全球生物类似药法规体系下，欧盟以及美国生物类似药的相关法规及指导原则广泛被世界各国所借鉴，而针对生物类似药可互换性，在各国药监部门法规指导方面，欧盟和美国的上市准入均不包括生物类似药与参照药的互换性。

欧盟没有明确提出生物类似药"可互换性"的可行性，规定具体的药物互换性由欧盟各国药品管理当局制定，但是欧盟各国对于此项决定意见并不统一。在 28 个成员国中，有 9 个国家完全禁止药剂师将参照药自动替换为其生物类似药；有 6 个国家采用限制性替换政策来确保患者安全性；法国、德国、瑞典等国家允许有条件地进行替代；中欧和东欧一些国家如波兰等，由于财政限制，大多数患者会发生非医疗转换因素下的药物直接替换。

FDA 基于对生物类似药的安全性和有效性方面与参照药可能存在差异的考虑，于 2019 年 5 月发布《行业指南：证明与参照药具有可互换时的考虑事项》指南终稿，旨在帮助申请人证明蛋白类生物制品与参照药具有可互换性，以支持其按照《公共健康服务法案》（PHSA）351(k) 提交上市许可或补充申请。

2019 年 11 月，FDA 发表了《生物类似胰岛素和可互换胰岛素产品的临床免疫原性考虑因素》指南草案。本指南中的建议仅适用于根据 PHSA 第 351(k) 条在生物制剂许可证申请（BLA）中寻求获得许可的拟议的生物类似和可互换胰岛素产品。这些均是针对生物类似药可互换性考量参考文件。

3.2.4.3　美国可互换性设计的考量要点

FDA 发布的《行业指南：证明与参照药具有可互换时的考虑事项》是由 FDA 药品审评与研究中心（CDER）和生物制品审评与研究中心（CBER）协作完成，指南中重点关注的是治疗用蛋白类生物制品，阐述了论证生物类似药与参照药具有互换性过程中需要考虑的重要科学事项，该指南从监管层面和技术角度全方面提出生物类似药可互换性的技术要求，分为 9 个章节，主要内容包括以下 5 个方面。

3.2.4.3.1　证明可互换性的影响因素及需要的数据和资料　指南建议申请人可能需要首先获得作为生物类似药的许可，并在证明可互换性之前收集上市后数据，其所需的上市后数据的类型和数量将取决于与可互换性证明有关的残留（剩余）不确定性，并鼓励申请人与其讨论使用上市后数据计划，来解决残留（剩余）不确定性和增加整体证据，以支持证明药物的可互换性。

3.2.4.3.2　证明可互换性研究的设计和分析中的考虑事项　从临床研究终点的设定、临床试验方案的设计、研究人群、试验条件和给药途径、互换性适应症外推等多方面提出了详细的技术要求，指南举例说明互换性临床试验研究设计思路，建议尽量采用随机、双臂临床试验设计原则，其中一组为参照药和候选可互换产品来回替换（替换组），另一组仅使用参照药（非替换组），同时，指南指出应重点考虑样本量大小、替换次数和持续时间、PK/PD 及免疫原性采样量、主研究 PK 分析以及安全性、免疫原性及有效性可作为次要终点指标进行描述性分析（图 5 – 13）。

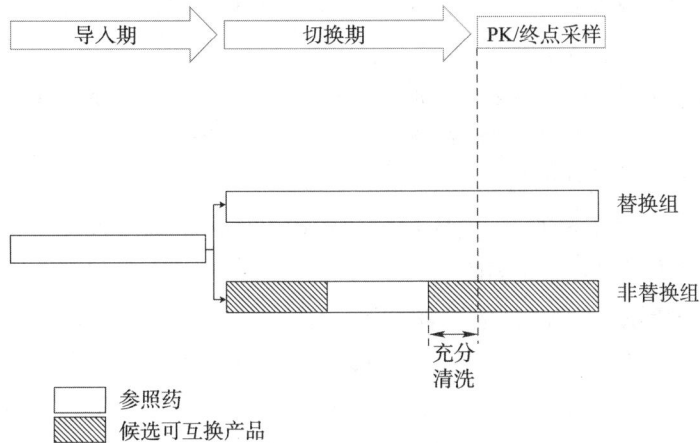

图 5 – 13　FDA 行业指南中可互换性设计示意图

3.2.4.3.3　互换研究中关于比较药物间的考虑事项　指南指出，其参照药除了可使用美国上市许可的参照药外，还可以通过"桥接"数据的类型和范围，证明互换研究中可使用非美国上市许可的参照药。

3.2.4.3.4　产品设计中的全部信息在证明互换研究中的考虑事项　指南建议全面评估产品设计信息，包括但不限于产品包装、容器密封系统以及给药装置等在设计中的可互换性考量。

3.2.4.3.5　上市后安全监测中的考虑事项　指南建议，可互换产品的上市后安全性监测还应设立完善的药物警戒机制，研究评价之前由于暴露群体样本量不足而难以评估的罕见不良事件，必要时还应进行可互换产品上市后研究或特定安全性风险评价研究。

FDA 生物类似药可互换性行业指南运用严谨的科学标准，指导企业开发可具有互换性的生物药，为企业的研发和注册申请提供了科学和专业的指导，一定程度上，不仅在确保美国继续推动医疗创新方面发挥了重要的作用，还充分利用强有力和及时的竞争性来提高患者的可及性，减轻患者和卫生保健系统成本的负担；同时，该指南还作为对处方医生、药师和患者的指导，使其对可互换性生物药和生物类似药的安全性和有效性像参照药一样有信心。

总之，生物类似药的可互换性是基于药物安全性、有效性和支付体系综合考量的产物，旨在通过竞争提供更多的生物类似药和可互换性生物药品，提高拯救生命药品的可及性并降低医疗保健成本，从而使患者获益。

4　典型案例

4.1　赫赛汀生物类似药 Ogivri 案例

美国迈兰公司（Mylan）的赫赛汀（曲妥珠单抗）生物类似药，商品名为 Ogivri，于 2017 年获 FDA 批准，用于乳腺癌或转移性胃癌（胃或胃食管连接处）治疗，适用于过度表达人表皮生长因子受体 – 2（HER2 +）的肿瘤患者。Ogivri 是美国批准用于乳腺癌或胃癌治疗的首个生物类似药，也是在美国获批用于癌症治疗的第二个生物类似药。该药于 2018 年经 EMA 批准，同样拿到了赫赛汀所有适应症。

赫赛汀/Ogivri 具体适应症和用法如下。

①转移性乳腺癌。适用于 HER2 过度表达（HER2＋）的转移性乳腺癌：作为单一药物治疗已接受过一个或多个化疗方案的转移性乳腺癌；与紫杉醇或者多西他赛联合，用于未接受化疗的转移性乳腺癌患者。

②早期乳腺癌。适用于 HER2＋的早期乳腺癌：接受了手术、含蒽环类辅助化疗和放疗（如果适用）后的单药辅助治疗；多柔比星和环磷酰胺化疗后序贯本品与紫杉醇或多西他赛的联合辅助治疗；与多西他赛、卡铂联合的乳腺癌辅助治疗。

③转移性胃癌。联合卡培他滨或 5－氟尿嘧啶和顺铂，适用于既往未接受过针对转移性疾病治疗的 HER2＋的转移性胃腺癌或胃食管交界腺癌。

Ogivri 在 EMA 上市申请（MAA）的过程如下。

Mylan 于 2017 年 11 月向 EMA 递交了上市申请数据包，于 2018 年 10 月获得 EMA 人用医药产品委员会（CHMP）批准上市的正面结论。

Ogivri（MYL-1401O）的临床研发计划是在转移性乳腺癌适应症中证明与参照药——欧洲来源的赫赛汀（EU-赫赛汀）的生物相似性，并基于质量、非临床、药代动力学（PK）、药效动力学（PD）和临床方面的生物类似性，将等效性外推至赫赛汀其他适应症。

临床试验数据主要来自 2 个试验，简要介绍见表 5-9。

表 5-9　MYL-1401O 的临床试验设计

试验编号	试验目的和终点指标	试验设计	研究药物、剂量、给药方式	试验人数	治疗期
MYL-Her-1002	证实 MYL-1401O 和 EU-赫赛汀、US-赫赛汀两两间的 PK 生物等效性（主要 PK 参数：C_{max}，AUC_{0-last}，$AUC_{0-\infty}$）评估安全性的相似性	单中心，单剂量，随机，双盲，3 臂，平行对照	MYL-1401O/EU-赫赛汀/US-赫赛汀 8mg/kg 静脉输注，不短于 90 分钟	健康男性志愿者，132 人随机，121 人完成试验	单剂量，随访 42 天（3~4 个半衰期）
MYL-Her-3001	经过最长 8 个周期后，通过计算从首次评估至第 24 周的 ORR，比较 MYL-1401O 与 EU-赫赛汀＋多西他赛联合给药的疗效，以证明两者之间的临床生物等效性 评价 MYL-1401O 与 EU-赫赛汀安全性、耐受性和免疫原性	多中心，双盲，随机，平行对照	MYL-1401O/EU-赫赛汀 第一周期第 1 天，初始负荷剂量 8mg/kg；后续治疗周期中，剂量 6mg/kg，每 3 周给药一次	HER2＋的转移性乳腺癌患者，500 人随机，356 人完成第一阶段研究（主要终点）	48 周

考虑到单克隆抗体的长半衰期和潜在的免疫原性特点，MYL-Her-1002 采取了平行对照试验设计。为了降低变异性和探索不同药物间的差异性，采用考察 PK 最敏感的健康志愿者人群。而单剂量给药足够考察在清除率上的差异性。尽管 6mg/kg 也足够考察 PK 生物相似性且从安全性的角度更合适，但该研究仍选择 8mg/kg，基本考量为：该剂量也是治疗转移性乳腺癌常用的剂量，而在治疗剂量

范围内，药物的清除率不具有剂量依赖性，因此，选择剂量范围内的任何剂量都是可以的。另一赫赛汀类似物 Herzuma 在 I 期 PK 等效性试验中选择的剂量为 6mg/kg，下文会有介绍。

表 5 - 10 是 MYL - 1401O（Hercules）和 EU - 赫赛汀的主要 PK 参数的统计描述。

表 5 - 10 MYL - 1401O（Hercules）和 EU - 赫赛汀的主要 PK 参数的统计描述

参数	算数均数 A = Hercules N = 42	算数均数 B = EU - 赫赛汀 N = 41	最小二乘均数比值* A/B	比值的 90% CI** %
接受单剂量 8mg/kg 静脉输注 90 分钟的健康成年男性受试者经剂量校正的 PK 参数（方案编号：Myl - Her1002）				
AUC_{0-last}（mg·h/ml）	48055（15.92）	49823（19.61）	0.97	91.31~103.05
$AUC_{0-\infty}$（mg·h/ml）	48241（16.19）	50075（19.81）	0.97	91.17~102.97
C_{max}（mg/ml）	200.4（12.34）	192.6（14.13）	1.04	99.00~109.82
λ_z（h）	0.0046（22.80）	0.0044（27.14）		
$t_{1/2}$（h）	160（28.39）	173.8（32.92）		
T_{max}（h）	2.880（54.83）	3.028（118.2）		

* 比值（A/B）$= e^{[LSMEANS\ of(LNA-LNA)]}$；** 采用自然对数转换。

主要 PK 参数为血药峰浓度 C_{max}，从 0 至最后可定量浓度时间的血药浓度 - 时间曲线下面积 AUC_{0-last}，以及从 0 至无穷大时间血药浓度 - 时间曲线下面积 $AUC_{0-\infty}$。所有主要 PK 参数的 95% 置信区间都在预设等效区间 80%~125% 内。另外，MYL - 1401O 与两个赫赛汀治疗组的次要 PK 参数也显示出相似性。因此，递交的数据可以证明 MYL - 1401O 与参照药的 PK 生物等效。

关键性 III 期试验 MYL - Her - 3001 的目的是从有效性和安全性的角度考察 MYL - 1401O 和 EU - 赫赛汀的生物相似性。试验分两个阶段，第一阶段是主要的疗效比对，第二部分是继续评估 MYL - 1401O 与 EU - 赫赛汀单药治疗的安全性和免疫原性。试验设计见图 5 - 14。

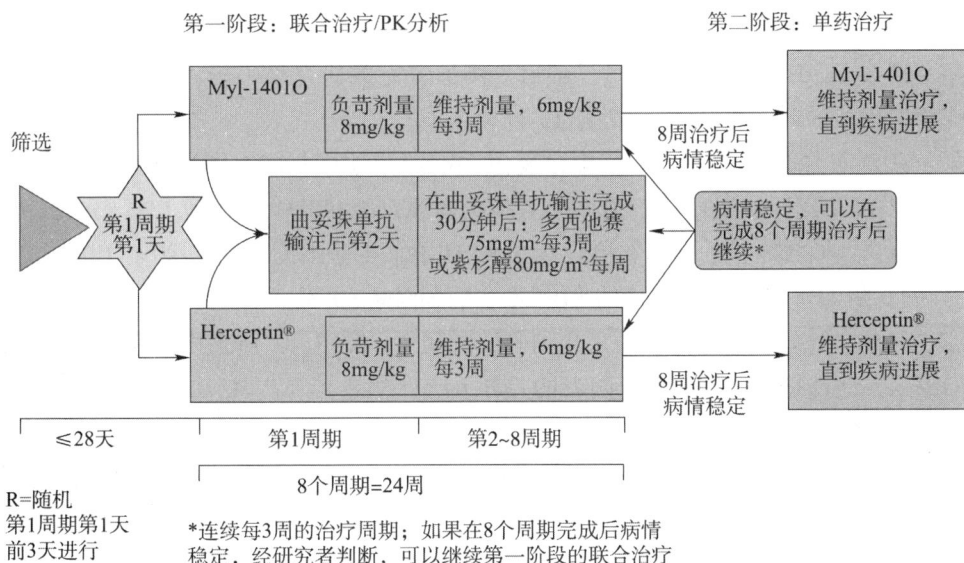

图 5 - 14 关键性 III 期试验 MYL - Her - 3001 的试验设计图

该试验纳入的人群为无法实施根治手术或放射治疗的 HER2 + 的局部复发或转移性的乳腺癌患者，至少有一个可测量病灶。

患者按 1:1 比例随机进入 MYL - 1401O 或 EU - 赫赛汀治疗组，分层因素包括首次诊断到进展为转移性疾病的间隔 ≥2 年或 <2 年，ER/PgR 状态、联合使用的紫杉烷药物种类（多西他赛或紫杉醇）。

依照赫赛汀的最新产品特性概要（SmPC），MYL-1401O 和 EU-赫赛汀均为静脉输注给药，第 1 周期第 1 天，给予负荷剂量 8mg/kg，不少于 90 分钟完成；后续周期中，剂量 6mg/kg，每 3 周一次，不少于 30 分钟完成。除研究药物以外，患者还将接受紫杉烷类药物的治疗，具体药物（多西他赛或紫杉醇）可由各中心研究者自行决定。完成 8 个周期的治疗后，疗效评价为完全缓解（CR）和部分缓解（PR）的患者进入到研究的第二部分，接受 MYL-1401O 或 EU-赫赛汀的单药治疗。对于疗效评价为疾病稳定（SD）的患者，由研究者根据患者病情决定继续第一阶段的治疗方式或是停用紫杉烷类药物进入第二阶段。

主要终点指标包括：第一阶段的由独立影像（CIR）根据 RECIST1.1 评估的 24 周最佳缓解患者比例（ORR）；第二阶段的 MYL-1401O 或 EU-赫赛汀的单药治疗的安全性、免疫原性和耐受性的描述性比较。

次要终点指标包括：第一阶段的由独立影像评估的 24 周的肿瘤进展时间（TTP）、无进展生存期（PFS）、总生存期（OS）、应答时间（DR），安全性、免疫原性和耐受性以及群体 PK 的比较；第二阶段 48 周的 PFS、OS、DR，36 个月或 240 例患者达到死亡终点的 OS。

研究最初方案基于 FDA 申报的要求撰写（主要终点为最佳 ORR），统计分析为计算两治疗组的最佳客观缓解率（最佳 ORR）的比值，并提供 90% 置信区间（CI），若落入预设的等效区间（0.81，1.24）范围内，则等效性成立。后根据 EMA 对于等效性分析的要求（最佳 ORR 的差值作为主要终点），经与 EMA 的 CHMP 的科学咨询，增加了对 24 周最佳 ORR 差值的比较的敏感性分析，并计算 95% CI，若落入（-15%，15%）的预设界值，则等效成立。

基于主要终点指标即 24 周的 ORR 分析，估计样本量为每组 205 例可评价患者时，研究将有 80% 的把握证实等效性。假设脱落率为 10%，最终计划入组的患者数量共计 456 例。

申请人在 MAA 时，向 EMA 递交了该研究截至 48 周的疗效、安全性等数据。

该试验共计筛选 826 例，筛选失败率为 39.5%。最终入组 500 例，全球共计 95 家中心参加试验，分布在保加利亚、智利、印度、菲律宾、俄罗斯、南非等 16 个国家。

第一例招募启动于 2012 年 12 月 10 日，最后一例患者完成研究第一阶段的时间是 2016 年 1 月 25 日，完成研究第二阶段的时间是 2016 年 7 月 13 日。

研究结果：在意向分析集（ITT 集）中，经过最长 8 个周期（24 周）的治疗，最佳总体缓解（best ORR，BOR）经 CIR 评估为 CR 或 PR 的患者比例在 MYL-1401O 组为 69.6%（160/230 例），而在赫赛汀组为 64.0%（146/228 例）。两个治疗组之间 ORR_{24} 风险比为 1.09（90% CI：0.974，1.211），ORR_{24} 风险差异的双侧 90% CI 均完全包含在预定义的等效区间（0.81，1.24）内。敏感性分析结果显示，ORR_{24} 差值的双侧 95% CI 均完全包含在预定义的等效区间（-0.15，0.15）内，表明 MYL-1401O 组与赫赛汀组在 ORR_{24} 方面具有疗效等效性，两者的差异无统计学意义（$P=0.952$）。具体见表 5-11。

表 5-11 主 要 疗 效 结 果

主要疗效结果：第 24 周的总体缓解率（ORR）和最佳 ORR 比值（ITT1）		
应答	MYL-1401O + 紫杉烷	赫赛汀 + 紫杉烷
CR, *n*（%）	3	0
PR, *n*（%）	157（68.3）	146（64.0）
SD, *n*（%）	48（20.9）	49（21.5）
PD, *n*（%）	9（3.9）	20（8.8）
N/A	13（5.7）	13（5.7）
总体缓解率	160（69.6）	146（64.0）

续表

主要疗效结果：第24周的总体缓解率（ORR）和最佳ORR比值（ITT1）		
应答	MYL－1401O＋紫杉烷	赫赛汀＋紫杉烷
90％CI	(64.57，74.56)	(58.81，69.26)
95％CI	(63.62，75.51)	(57.81，70.26)
比值（MYL－1401O：Herceptin）		1.09
90％CI		(0.974，1.211)
95％CI		(0.954，1.237)
敏感性分析：24周最佳ORR的差值（ITT1）		
应答	MYL－1401O＋紫杉烷	赫赛汀＋紫杉烷
总体缓解率（％）	160（69.6）	146（64.0）
90％CI	(64.57，74.56)	(58.81，69.26)
95％CI	(63.62，75.51)	(57.81，70.26)
差值MYL－1401O－Herceptin（％）		5.5
90％CI		(－1.70，12.69)
95％CI		(－3.08，14.04)

注：CI＝置信区间；ITT＝意向分析集；N＝治疗组样本量，n＝数据达标的受试者例数；CR＝完全缓解；N/A＝不适用；PD＝疾病进展；PR＝部分缓解；SD＝疾病稳定。

截至48周的所有次要疗效分析的肿瘤进展时间（TTP）、应答时间（DR）、无进展生存期（PFS）和总生存期（OS）支持疗效等效性的结论。

另外，截至48周的数据表明，尽管MYL－1401O组治疗相关的治疗期间出现的不良事件（TEAE）略高于赫赛汀组［41.7％（103）vs 35.8％（88）］，MYL－1401O组和赫赛汀组整体呈现相似的安全性特征。原因可能与第一周期合用的紫杉烷类化疗药物有关，而且观察到的不良事件或严重不良事件对于曲妥珠单抗和化疗联合疗法都是预期的。在单药治疗阶段，TEAE的发生率在两治疗组中非常接近（MYL－1401O组257例，赫赛汀组256例）。

免疫原性数据表明，MYL－1401O组和赫赛汀组的结果具有临床意义的差异，这也与既往文献报道的数据一致（参照药的低免疫原性）。

4.2 赫赛汀生物类似药 Herzuma 案例

Herzuma（CT－P6）是韩国 Celltrion Healthcare Hungary Kft. 公司开发的赫赛汀的生物类似药，于2016年10月10日向EMA递交上市申请，2017年12月获批，并于2018年在FDA获批，同样用于乳腺癌或转移性胃癌（胃或胃食管连接处）治疗，适用于过度表达HER2（HER2＋）的肿瘤患者。临床试验设计见表5－12。

表5－12 Herzuma 递交申请时的临床试验设计

研究编号	试验设计	试验目的和终点指标	研究药物、剂量、给药方式	试验人数	治疗期
CT－P6 1.5	随机，平行对照，2臂，双盲，单剂量	证实CT－P6和赫赛汀的PK生物等效性（AUC_∞、AUC_{last}、C_{max}）评估安全性和免疫原性	CT－P6或US－赫赛汀 6mg/kg 静注约90分钟	健康男性志愿者，70例随机，69例完成试验	单剂量，随访71天

研究编号	试验设计	试验目的和终点指标	研究药物、剂量、给药方式	试验人数	治疗期
CT - P6 3.2	随机，平行对照，2臂，双盲，多中心	在 HER2 + 的早期乳腺癌（EBC）患者中，通过考察 8 个周期新辅助后的 pCR 来证实 CT - P6 和赫赛汀的疗效相似性 评价 CT - P6 与赫赛汀的安全性、耐受性和免疫原性	**新辅助阶段** CT - P6 或赫赛汀：周期 1 第 1 天，初始负荷剂量 8mg/kg；后续治疗周期中，剂量 6mg/kg，每 3 周给药一次，每个治疗周期为 3 周。联合化疗（多西他赛，序贯 FEC） **辅助阶段** CT - P6 或赫赛汀 6mg/kg，每 3 周给药一次	HER2 + 的早期乳腺癌（EBC）患者，计划入组 532 例，共计 549 例随机，519 例完成主要疗效终点指标评估	新辅助治疗加辅助治疗最长为一年

表 5 - 13 是关键性Ⅰ期研究 CT - P6 1.5 中 CT - P6 与赫赛汀的主要 PK 参数的统计描述。

表 5 - 13　CT - P6 1.5 研究中 CT - P6 和赫赛汀的主要 PK 参数

参数	治疗组	N	最小二乘几何均值	最小二乘几何均值比值	比值的 90% CI
$AUC_{0-\infty}$ （μg·h/ml）	CT - P6	35	19523.05	99.05	93.00 ~ 105.51
	赫赛汀	35	19709.36		
AUC_{0-last} （μg·h/ml）	CT - P6	35	18183.73	99.30	92.85 ~ 106.20
	赫赛汀	35	18312.53		
C_{max}（μg/ml）	CT - P6	35	127.95	96.58	90.93 ~ 102.59
	赫赛汀	35	132.48		

注：ANCOVA 是将自然对数转换的 PK 参数作为独立变量，治疗组作为固定效应，种族为协变量。

　　ANCOVA = 方差分析；$AUC_{0-\infty}$ = 从 0 至无穷大时间血药浓度 - 时间曲线下面积；AUC_{0-last} = 从 0 至最后可定量浓度时间的血药浓度 - 时间曲线下面积；C_{max} = 峰浓度；N：PK 分析集中的受试者例数。

可以看出两治疗组所有主要 PK 参数的 90% 置信区间都在预设等效区间 80% ~ 125% 内。另外，CT - P6 与赫赛汀治疗组的次要 PK 终点指标也显示出相似性。因此，可以证明 CT - P6 与参照药的 PK 生物等效。

关键性Ⅲ期试验 CT - P6 3.2 的试验流程如图 5 - 15。

入组人群为经组织学确认的首次确诊的 HER2 + 的早期乳腺癌（EBC）患者，以 1∶1 比例随机分配到 CT - P6 或赫赛汀组，分层因素为疾病分期（Ⅰ/Ⅱ期，Ⅲa 期）、ER/PgR 状态和国家。

患者研究治疗分手术前新辅助治疗、手术及 pCR 评估和术后辅助治疗三个阶段。

新辅助阶段治疗如下。CT - P6 或赫赛汀：第 1 周期第 1 天，接受初始负荷剂量 8mg/kg；后续治疗周期剂量为 6mg/kg，每 3 周给药一次，共 8 个周期。在第 1 ~ 4 周期，患者还接受多西他赛（75mg/m²），在第 5 ~ 8 周期接受 FEC（5 - 氟尿嘧啶 500mg/m²、表柔比星 75mg/m² 和环磷酰胺 500mg/m²）联合化疗。

完成新辅助治疗后 3 ~ 6 周内，患者进行手术，包括腋窝淋巴结评估（前哨淋巴结活检或腋窝淋巴结清扫）。对手术切除的标本进行病理完全缓解（pCR）评估。

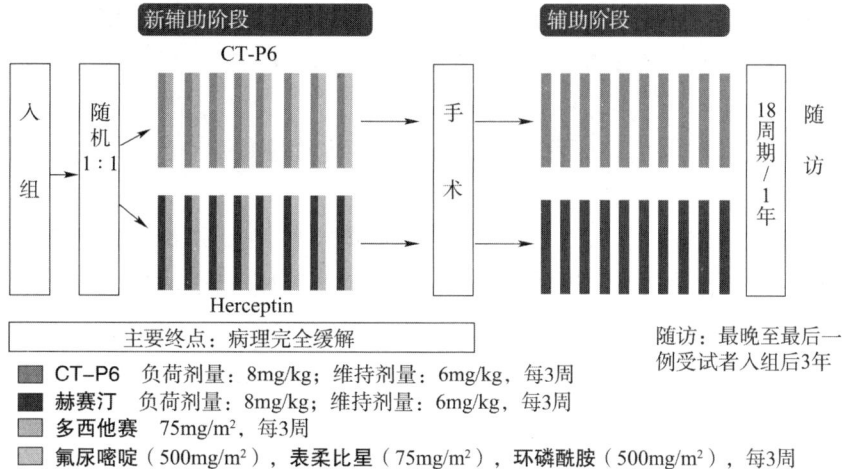

图 5 - 15　关键性 Ⅲ 期试验 CT - P6 3.2 的试验流程

手术后的辅助阶段为 CT - P6 或赫赛汀单药治疗阶段。剂量 6mg/kg，每 3 周给药一次，治疗期从新辅助开始计算，最长不超过 1 年。

主要疗效终点为：获得 pCR 的患者比例。pCR 的定义为乳腺癌原发灶和腋窝淋巴结手术标本病理检查无浸润性肿瘤细胞残留，允许原位癌成分。

次要终点指标包括：ORR、保乳率（BCR，即进行保乳手术的患者比例）、其他类型的 pCR、PFS、DFS（无病生存期）、OS 等。

统计假设和样本量设计：根据赫赛汀的历史研究数据分析，预估两组各有 50% 的 pCR。预设 15% 的等效区间，即两组的 pCR 率的差值的 95% 置信区间完全落在 -15% ~15% 内。按把握度 80% 估计样本量为每个治疗组 239 例，共计 478 例完成新辅助治疗，证实等效性。假设脱落率为 10%，因此计划随机 532 例。

2014 年 8 月 7 日首例患者入组，最后一例患者 2016 年 5 月 6 日完成最后一次随访。

申请人在向 EMA 递交 MAA 时，该研究完成了截至 24 周的疗效、安全性、PK/PD 数据分析，涵盖了新辅助阶段和 pCR 评估数据。最终的 CSR 在 2019 年第四季度递交。

该研究共计 549 例随机，CT - P6 和赫赛汀组分别有 271 例和 278 例接受新辅助治疗，431 名（78.5%）患者来自欧洲，CT - P6 和赫赛汀组分别为 258/271 名（95.2%）和 261/278 名（93.9%）患者完成了新辅助治疗阶段并获得 pCR 评估。

表 5 - 14 是完成新辅助治疗后达到 pCR 的分析结果。

表 5 - 14　CT - P6 3.2 研究中完成新辅助治疗后达到 pCR 的比例（ITT 和 PPS）

	PPS		ITT	
	CT-P6 n =248	赫赛汀 n =256	CT - P6 n =248	赫赛汀 n =256
有应答受试者①	116（46.8）	129（50.4）	118（43.5）	131（47.1）
无应答受试者	132（53.2）	127（49.6）	153（56.5）	147（52.9）
应答率 95%CI	46.8 （40.4，53.2）	50.4 （44.1，56.7）	43.5 （37.6，49.7）	47.1 （41.1，53.2）
差值（CT - P6 - 赫赛汀） 95%CI	-0.0362（-0.1238，0.0516）		-0.0358（-0.1198，0.0480）	

注：①应答者指包含乳腺以及腋窝淋巴结的病理缓解，允许原位癌的存在。

该研究已达到主要终点，在符合方案分析集（PPS）中，两组达到 pCR 的患者比例分别为 46.8% 和 50.4%。差值为 -3.6%，95% 置信区间为（-12.38%，5.16%），完全落入等效区间（-15%，15%）范围内。

对于次要终点指标，无论是乳腺原发肿瘤 pCR 还是不允许原位癌存在的 pCR、ORR、BCR 的数据都支持疗效等效性的结论。

申请人还通过荟萃分析支持 CT - P6 3.2 的数据与参照药赫赛汀的关键性研究数据具有间接的可比性。

不同于 Mylan 的 Ogivri，该研究采取的研究人群为早期乳腺癌，该人群对于发现两个药物间的差异同样具有足够的敏感性。选择 tpCR（整体 pCR，包括乳腺、腋窝，允许原位癌的存在）作为主要终点而不是 bpCR（仅乳腺的 pCR），是因为该指标也是多个已获批产品所采用的疗效终点。评估首先由研究者进行，独立影像评估的数据用于数据分析和报告。

尽管试验设计类似，但 CT - P6 3.2 试验中赫赛汀组展示的 pCR 率与赫赛汀原始研究 HannaH - study 中的数据略有差异，招致对该研究统计假设和敏感性的质疑。因此，针对欧盟 CHMP 的要求，申请人对两个研究的试验设计和可能影响 pCR 的人群基线情况进行了全面回顾分析。最有可能导致差异的因素是基线时的疾病分期，而在 HannaH - study 研究中，患者的疾病分期的确较该研究明显更高。因此对该研究数据进行亚组分析，结果表明，疾病分期较重的亚组患者相对于疾病分期较低的患者，达到 pCR 的患者比例较少。因此，赫赛汀在 HannaH - study 研究中获得的较低 pCR 可能是由于达到疾病分期Ⅲ级和 T4 的患者较多。

另外在 CT - P6 3.2 试验中，通过 HER2 + 的早期乳腺癌患者中所呈现的数据的比对，Herzuma 组和赫赛汀组呈现相似的安全性特征和免疫原性特征。

同样，由于赫赛汀三种适应症的作用机制相同，基于质量、非临床、药代动力学、药效动力学和临床疗效、安全性数据，支持将 Herzuma 与参照药的等效性外推至另外两种适应症。

4.3 修美乐生物类似药 IBI303 案例

4.3.1 临床试验设计方法研究

修美乐（Humira，阿达木单抗）于 2002 年获 FDA 批准上市，用于治疗类风湿关节炎，它是全球第一个上市的全人源单抗药物。至 2012 年，修美乐成为全球最畅销药物，年销售达 95.3 亿美元，并成为 TNF - α 拮抗剂中适应症最广的药物，可用于治疗类风湿关节炎、强直性脊柱炎、斑块状银屑病、银屑病关节炎、克罗恩病、溃疡性结肠炎、幼年特发性关节炎等多种自身免疫疾病。2010 年，修美乐获中国国家食品药品监督管理总局批准在国内上市，用于治疗类风湿关节炎，2013 年获批用于治疗强直性脊柱炎，2016 年底获批用于银屑病，2019 年获批用于多关节型幼年特发性关节炎，2020 年又获批治疗中重度成人克罗恩病。

本节以信达生物的阿达木单抗生物类似药（商品名：苏立信；研发代号：IBI303）的临床研究为例。该药的临床注册资料主要包括两项临床试验：一项健康受试者的 PK 比对试验以及一项在 AS 患者的疗效和安全性方面的比对试验（表 5 - 15）。

表 5 - 15　信达生物阿达木单抗生物类似药（IBI303）开展的临床研究概况

临床研究	研究人群	研究目的	分组及随机化 病例数	主要终点	给药方案	研究周期
PK 比对研究	健康志愿者	PK 相似性	试验药（$N=92$）； 参照药（$N=91$）	C_{max}、AUC_{last}	试验药或参照药，40mg，单次给药，皮下注射	单次给药至 70 天

续表

临床研究	研究人群	研究目的	分组及随机化病例数	主要终点	给药方案	研究周期
临床有效性比对Ⅲ期临床	活动性强直性脊柱炎患者	与参照药比较疗效、安全性和免疫原性	试验药（N=220）参照药（N=218）	治疗24周后达到ASAS20改善程度的受试者比例	试验药或参照药，每2周给药一次，每次40mg，皮下注射	24周治疗期+8周安全性观察期

4.3.2 PK比对试验

为评估与参照药的PK特征相似性，IBI303开展了一项PK比对研究，该研究是在中国健康受试者中比较试验药与参照药单次皮下注射给药的生物等效性和安全性的多中心、随机、开放临床研究。

纳入研究的健康受试者被随机分配至试验组（n=92）和参照药组（n=91），单次皮下注射试验药40mg或参照药40mg后，进行系列密集PK采样。计划的PK采样点为：给药前1小时内，注射给药后4、12、24、48、72、96、120、144、168、240、336、504、672、1008、1344、1680小时。目的是比较试验药和参照药的生物等效性。该研究的主要终点指标为血清峰浓度（C_{max}）、血药浓度–时间曲线下面积（AUC_{last}）。

4.3.3 疗效比对试验

IBI303的有效性数据主要来源于活动性强直性脊柱炎患者中比较试验药和参照药的疗效和安全性的多中心、随机、双盲、平行对照Ⅲ期有效性临床研究。共纳入438例对至少1种非甾体抗炎药（NSAID）治疗疗效不佳或无法耐受的活动AS患者，随机分配至试验药组（n=220）和参照药组（n=218），皮下注射试验药40mg或参照药40mg，每2周一次，共12次，目的是比较试验药和参照药在活动性强直性脊柱炎患者中的有效性、安全性和免疫原性。

该研究的主要疗效终点为：参照药治疗24周后实现应答标准改善20%（ASAS20）的患者比例。次要观察指标包括：开始治疗后不同时间点（2~20周）实现ASAS20的患者比例以及治疗24周后实现ASAS40、ASAS 5/6和ASAS部分应答及Bath强直性脊柱炎功能指数（Bath ankylosing spondylitis functional index，BASFI）、Bath强直性脊柱炎测量指数（Bath ankylosing spondylitis metrology index，BASMI）和BASDAI改善的患者比例。

研究的样本量根据中国使用参照药的临床数据进行计算。这些数据显示，80%的中国患者在24周时实现ASAS20。假设使用IBI303的患者的ASAS20与参照药相同（或等于78%），则每组最低样本量为161例患者时，将可以提供80%的统计学效力来显示临床等效性（通过比较两研究组之间应答率差异的95% CI确定，等效性界值为15%）。将等效性界值设定为15%是基于对两项现有参照药治疗强直性脊柱炎（AS）患者的Ⅲ期临床试验进行的汇总分析结果。汇总分析估计，在治疗12周时，IBI303组与安慰剂组之间的ASAS20差异为37.2%（95% CI：29.92%~44.48%）。等效性界值据此确定约为上述95% CI下限的一半。因此，计算得出各组需要纳入至少200例患者（考虑到潜在的患者脱落）。

在全分析人群（定义为所有接受≥1次药物治疗和≥1次疗效评估的患者）和符合方案人群（定义为全分析人群中无严重违反试验方案行为且研究期间接受≥10次IBI303或参照药注射的全部患者）中分别进行疗效分析。在所有接受随机化且接受至少1次研究药物治疗的患者中进行安全性分析。如果IBI303组与参照药组之间应答率差异的95% CI范围介于−15%~15%之间，则确认两种药物在主要观察指标方面存在等效性。

使用 Cochran - Mantal Haenszel 法对两组间差异进行比较。在次要观察指标方面，ASAS20、ASAS40、ASAS5/6 和 ASAS 部分应答的比较也使用 Cochran - Mantal Haenszel 法，但未进行等效性检验；其他次要观察指标（BASFI、BASMI 和 BASDAI）使用 ANCOVA（协变量包括基线值、临床中心和治疗分组）进行评估，评估应答变量相较于基线的变化。将缺失应答评估结果的患者定义为无应答者。

在敏感度分析中，使用末次可用观察值来推定应答状态。对于连续变量，使用末次可用观察值推定缺失数值。一般性统计分析包括描述性总结，其中，连续变量以均值及其 SD 表示，分类变量则以患者百分比或数量表示。所有统计学分析均使用 SAS 软件进行（9.4 版；SASInstitute, Cary, 北卡罗来纳州，美国）。两组间所有连续变量的差异使用 t 检验进行分析，所有分层变量的差异使用 χ^2 检验进行分析。除了主要观察指标，其他指标仅提供名义 P 值。将 $P < 0.05$ 视为具有统计学显著性意义。

在全分析人群中，IBI303 组与参照药组中 24 周时实现 ASAS20（主要观察指标）的患者比例分别为 75%（165/220；95% CI：68.7% ~ 80.6%）和 72%（158/218；95% CI：66.0% ~ 78.3%）。校正中心效应之后，两组间基于 Cochran - Mantal Haenszel 法计算的组间差异为 2.3%，相应的 95% CI 为 −5.9% ~ 10.6%，处于预先设定的 24 周时等效性界值（−15% ~ 15%）范围内。在符合方案人群中，IBI303 组与参照药组中 24 周时实现 ASAS20 的患者比例分别为 80%（163/203；95% CI：74.1% ~ 85.5%）和 80%（150/188；95% CI：73.3% ~ 85.3%）。两组间基于 Cochran - Mantal Haenszel 法计算的组间差异为 0.6%，相应的 95% CI 为 −7.4% ~ 8.6%，同样处于预先设定的 24 周时等效性界值范围内（表 5 – 16）。总之，在全分析人群和符合方案人群中进行的主要观察指标分析均显示，IBI303 与参照药之间具有治疗等效性。此外，两组患者其他时间点的 ASAS20 应答率也均相似（在全分析人群和符合方案人群中均如此）。IBI303 组患者开始治疗后 2 周即出现临床应答，并且持续至 24 周，显示出了与参照药相似的模式（图 5 – 16）。

表 5 –16　研究人群 24 周时 ASAS20 应答率比较

	IBI303 组		参照药组		研究组间 ASAS20 应答率差异	
	n（%）	95% CI	n（%）	95% CI	差异	95% CI
全分析人群 ASAS20	165/220（75%）	68.7 ~ 80.6	158/218（72%）	66.0 ~ 78.3	2.3%	− 5.9 ~ 10.6
符合方案人群 SAS20	163/203（80%）	74.1 ~ 85.5	150/188（80%）	73.3 ~ 85.3	0.6%	− 7.4 ~ 8.6

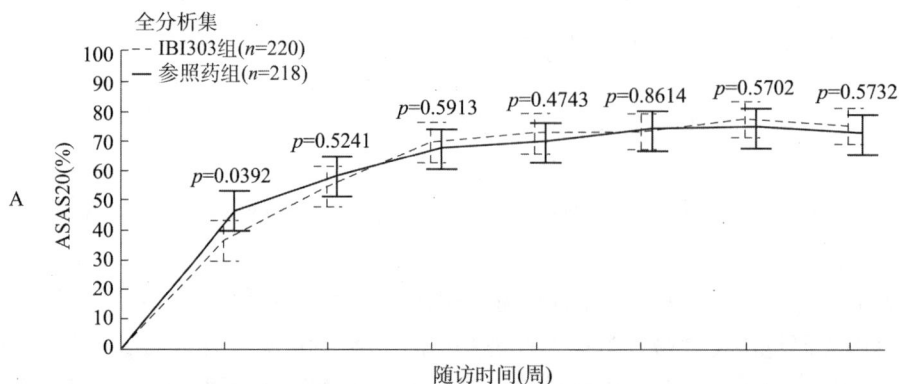

图 5 – 16　研究人群 ASAS20 应答率

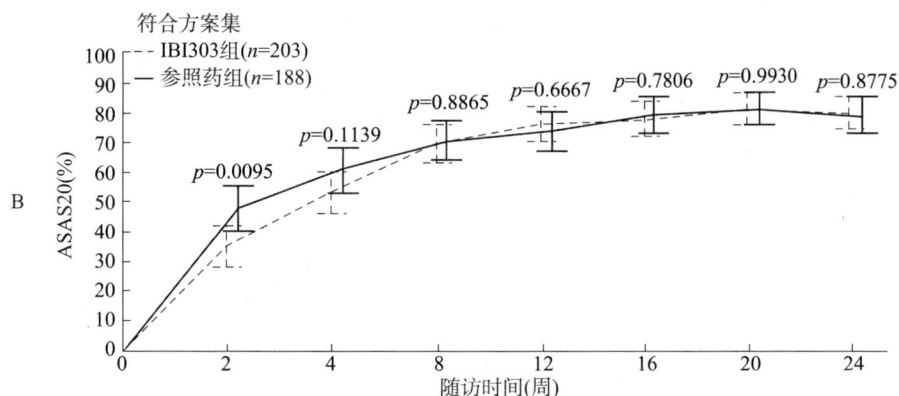

图 5 - 16 研究人群 ASAS20 应答率

A. 全分析人群 ASAS20 应答率；B. 符合方案集人群 ASAS20 应答率

在全分析人群中，IBI303 组中 24 周时实现 ASAS40、ASAS 5/6 和 ASAS 部分应答的患者比例分别为 62%（137/220）、65%（144/220）和 30%（65/220）。与之相似，参照药组中 24 周时实现 ASAS40、ASAS 5/6 和 ASAS 部分应答的患者比例分别为 61%（134/218）、64%（140/218）和 34%（74/218），两组间无显著性差异。在符合方案人群以及治疗 24 周之前的其他时间点也观察到了相似的 ASAS 改善趋势。IBI303 组与参照药组中 24 周时的 BASDAI、BASFI 和 BASMI 评分也无显著性差异（在全分析人群和符合方案人群中均如此）。

该研究的有效性数据显示，主要疗效指标与次要疗效指标的全分析集结果与符合方案集结果相似，说明该研究数据的稳定性及可信度，进一步支持研究药有效改善 AS 患者的病情且与参照药疗效相似的结论。

4.3.4 安全性评价

参照药的安全性评估在健康人群和 AS 受试者中开展的两个临床研究中进行，包括 PK 比对研究和临床有效性对比Ⅲ期临床研究。

IBI303 临床有效性比对Ⅲ期临床试验的安全性评估包括不良事件和严重不良事件评估以及发生药物相关治疗期不良事件的患者比例。不良事件分析包括总结不良事件、严重不良事件、治疗后出现不良事件以及药物相关治疗后出现不良事件的数量和发生率。免疫原性基于抗药抗体和中和抗体阳性患者比例、患者血浆中抗药抗体滴度以及治疗期间免疫原性的变化进行评估。

IBI303 组与参照药组治疗后不良事件的发生率分别为 79%（174 例）和 82%（178 例），药物相关不良事件发生率分别为 61%（134 例）和 64%（139 例），严重不良事件发生率分别为 3%（7 例）和 4%（8 例）。两组间美国国立癌症研究所（National Cancer Institute，NCI）常见不良反应事件评价标准（CTCAE）3 级及以上不良事件的发生率相似。IBI303 组与参照药组中因不良事件导致中断用药的患者分别为 34 例（15%）和 23 例（11%），因不良事件导致终止试验的患者分别为 6 例（3%）和 5 例（2%）。总体来看，IBI303 与参照药的安全性特征相似，并且不良事件可控、可接受。IBI303 组与参照药组中感染和侵袭性疾病的发生率分别为 40%（87/220）和 33%（71/218），两组中最常见的感染类型均为上呼吸道感染，比例分别为 62%（54/87）和 63%（45/71），其次为尿路感染、肺部感染和结核病。未发现乙型肝炎再激活或组织胞浆菌病/球孢子菌病新发病例。研究期间未发现良性、恶性或未明确肿瘤。IBI303 组与参照药组中分别有 2 例和 4 例患者发生过敏反应。值得注意的是，IBI303 组发生注射部位反应的患者比参照药组更少（分别为 5 例和 37 例）。表 5 - 17 中列出了部分数据。

表 5-17 不良事件发生率

	IBI303 组	参照药组
治疗期不良事件	174 (79%)	178 (82%)
药物相关不良事件	134 (61%)	139 (64%)
严重不良事件	7 (3%)	8 (4%)
药物相关严重不良事件	4 (2%)	5 (2%)
导致中断用药不良事件	34 (15%)	23 (11%)
导致研究终止不良事件	6 (3%)	5 (2%)
发生率≥5%的药物相关治疗期不良事件		
丙氨酸氨基转移酶水平升高	20 (9%)	38 (17%)
天冬氨酸氨基转移酶水平升高	13 (6%)	19 (9%)
血清肌酸磷酸激酶水平升高	15 (7%)	14 (6%)
血胆红素水平升高	16 (7%)	11 (5%)
血甘油三酯水平升高	11 (5%)	10 (5%)
上呼吸道感染	42 (19%)	27 (12%)

综上，在 AS 适应症上，研究显示了研究药与参照药在疗效和安全性方面的相似性，结合前期的药学研究、非临床研究所显示的研究药与参照药具有相似性以及在健康受试者中显示的研究药与参照药 PK 的生物等效性，可以确立研究药是参照药的生物类似药。

5 小结

本章节介绍了生物类似药临床研究的一般考虑、总体考量以及关键性注册研究，包括 PK 比对研究以及临床有效性、安全性和免疫原性比对研究的设计及考量。

PK 比对研究的目的是证明生物类似药与参照药在人体 PK 的相似性，其考量如下。参照药尽可能选择已在我国获批进口注册或临床试验的原研药，且与 CMC 及临床前相似性比较研究所选择的参照药为同一产地产品；研究设计采用等效设计；研究人群的选择：应在符合伦理的情况下选择健康志愿者或参照药适应症范围内适当的敏感人群；给药途径通常采用参照药的给药途径；给药剂量采用参照药的给药剂量或更易显示差异的敏感剂量；PK 参数的选择是 PK 比对临床研究相似性评价的关键，除考察吸收率/生物利用度的相似性，还需对消除特征的相似性进行分析；相似性评价一般沿用等效性评价的 80%～125% 作为判定标准；样本量的估计：通常按 90% 置信区间接受的等效性判断界值为 80%～125%，把握度取 80% 及以上，并考虑参照药 PK 参数变异水平来估算样本量。

临床有效性比对研究的主要目的是验证生物类似药与参照药在最终上市的目标人群的疗效的相似性。通常采用随机、双盲的等效或非劣效设计，等效设计是最佳选择。在适应症的选择上，虽然原研产品往往获批多个适应症，比对研究通常考虑选择适宜的单一适应症进行，并外推至发病机制相似的其他所有适应症。选择易判定的临床终点作为有效性终点。等效性/非劣效性界值的设定是相似性评价的关键要素，其选择通常基于以往随机试验的结果、专家判断和患者的情况等确定，且必须预先设定。Ⅲ期临床研究除了对有效性进行比对，通常还会进行群体 PK/PD 等效性研究，进一步评估试验药与参照药相似的趋势。

安全性评价需根据参照药已知的不良反应类型、严重程度和发生率以及免疫原性的发生率和其引起的免疫反应频率、类型进行评估。免疫原性的比对研究通常在药代、药效比对研究和临床有效性比对研究中进行，需要同时考察抗药抗体、中和抗体的情况。

　　本章对各监管机构生物类似药临床研究指导原则的内容进行了比较。EMA、FDA、WHO 和我国的生物类似药临床指导原则在内容上大致相似。EMA 最早出台了相关指导原则，且积累了丰富的审评经验，对其他国家生物类似药的研发与评价具有重要的借鉴和参考意义。而 FDA 对于临床药理的考虑更为具体，对 PK 试验有更深层次的指导作用。随着生物类似药成为国内研发热点，我国的监管框架也日趋完善，陆续发布了多个生物类似药的指导原则，进一步为不同品种的生物类似药的临床试验设计提供指导。

撰稿：王清宇、邓焕、任欣怡、许羚、李颖、邹灵龙、陈春会、周梦娣、赵明玄、贺建昌
核校：王清宇、钱镭
审阅：王俭、魏晓雄、徐若南、赵亦陆、临床指导委员会

参考文献

［1］夏琳，陈晓媛，周明，等. 注射用曲妥珠单抗生物类似药临床研究设计及审评考虑要点［J］. 中国临床药理学杂志，2019，35（17）：1931 – 1934，1938.

［2］周明，宋媛媛，陈晓媛，等. 贝伐珠单抗注射液生物类似药临床研究设计及审评的考虑［J］. 中国临床药理学杂志，2019，35（18）：2188 – 2192.

［3］朱锦坤. 生物类似药指导原则与单抗生物类似药临床试验设计研究［D］. 暨南大学，2015.

［4］马广立，许羚，陈锐，等. 新药研发中群体药动学/药效学研究的一般考虑［J］. 中国临床药理学与治疗学，2019，24（11）：1201 – 1220.

［5］Kim YS，Choi BW，Yang SW，et al. Biosimilar：Challenges and path forward［J］. Biotechnology and Bioprocess Engineering，2014，19：755 – 765.

［6］LI Y L，LIU Q，WOOD P，et al. Statistical considerations in biosimilar clinical efficacy trials with a symmetrical margins［J］. Statist Med，2013，32（2）：393 – 405.

［7］SINGH R，ERICKSON HK. Antibody – cytotoxic agent conjugates：preparation and characterization［J］. Methods Mol Biol，2009，525：445 – 467.

［8］AMIT G，JOSEPH PB. Physiologically – based pharmacokinetic（PBPK）model to predict Ig G tissue kinetics in wild – type and FcRn – knockout mice［J］. J Pharmacokinet Phar，2007，34（5）：687 – 709.

［9］Chow S C，Liu J P. Statistical Assessment of Biosimilar Products［J］. Journal of Biopharmaceutical Statistics，2009，20（1）：10 – 30.

［10］Chow S C. Quantitative Evaluation of Bioequivalence/Biosimilarity［J］. J Bioequivalence Bioavailab，2011，S1（Suppl 1）.

［11］JACKISCH C，SCAPPATICCI F A，HEINZMANN D，et al. Neoadjuvant breast cancer treatment as a sensitive setting for trastuzumab biosimilar development and extrapolation［J］. Future Oncol，2015，11（1）：61 – 71.

［12］Wynne C，Altendorfer M，Sonderegger I，et al. Bioequivalence，safety and immunogenicity of BI 695501，an adalimumab biosimilar candidate，compared with the reference biologic in a randomized，double – blind，active comparator phase I clinical study（VOLTAIRE – PK）in healthy subjects［J］. Expert Opin

Investig Drugs, 2016, 25 (12): 1361 – 1370.

[13] Smolen J S, Cohen S B, Tony H P, et al. A randomised, double – blind trial to demonstrate bioequivalence of GP2013 and reference rituximab combined with methotrexate in patients with active rheumatoid arthritis [J]. Ann Rheum Dis, 2017, 76 (9): 1598 – 1602.

[14] Xu H, Li Z, Wu J, et al. IBI303, a biosimilar to adalimumab, for the treatment of patients with ankylosing spondylitis in China: a randomised, double – blind, phase 3 equivalence trial [J]. Lancet Rheumatology, 2019, 1: e35 – 43.

[15] Cohen S B, Alonso – Ruiz A, Klimiuk P A, et al. Similar efficacy, safety and immunogenicity of adalimumab biosimilar BI 695501 and Humira reference product in patients with moderately to severely active rheumatoid arthritis: results from the phase Ⅲ randomised VOLTAIRE – RA equivalence study [J]. Ann Rheum Dis, 2018, 77 (6): 914 – 921.

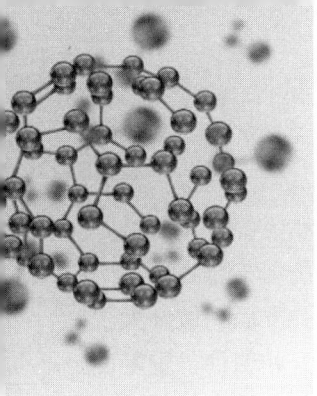

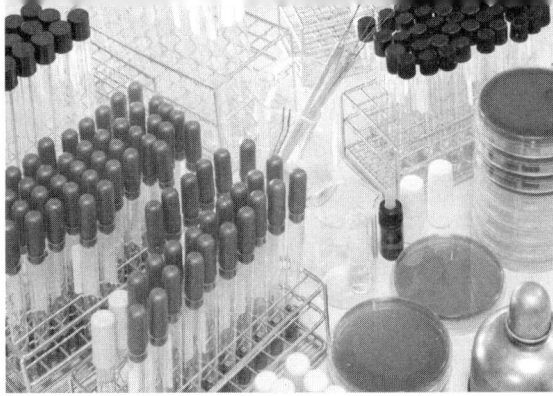

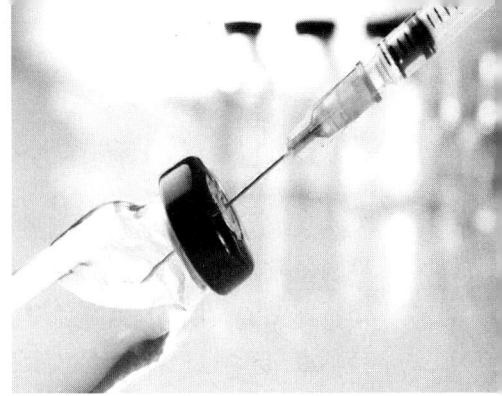

第六章　生物类似药的生产与质量控制

1　生物药生产概述

生物药的生产，集生物学、医学、药学、工程学等先进技术为一体，以基因工程学、蛋白质组学、生物工程学等高新技术为依托，以分子遗传学、分子生物学、生物化学等基础学科的突破为后盾。生物药其广义的概念为使用生物技术，包括基因工程、蛋白工程、细胞工程、生物发酵、生物反应器、蛋白纯化等，利用生物体生产或从生物中提取天然或人工重组的生物活性物质作为治疗性、预防性药物和诊断使用，通常为复杂生物大分子。常见产品包括治疗性蛋白（比如粒细胞集落刺激因子）、单克隆抗体（比如阿达木单抗）、疫苗等。

生物技术的早期应用可以追溯到远古时期利用酵母进行酒精发酵，作为药物或治疗手段的最早记录是在中国明代时期产生了疫苗的雏形（即人痘接种），并随丝绸之路传入欧洲。19世纪末至20世纪初，随着免疫学和疫苗学的发展，人类对致病细菌和病毒的认识逐渐深入，疫苗和血清率先开始了工业化生产，但早期的生产存在着众多技术上的挑战和认识的缺陷，并且没有统一的行业标准。1901年，美国圣路易斯（St. Louis, Missouri）悲剧发生，13位儿童死于被破伤风污染的白喉抗毒素，这也促使了1902年美国《生物制品控制法案》（Biologics Control Act）的诞生，该法案强制要求疫苗、血清、抗毒素等生物制品生产商每年需取得政府许可才能生产、销售生物制品，还设定了生产场地需接受政府检查、生产过程需有质量管理等一系列规定，形成了初期的生物药生产和政府监管体系。在1938年美国《联邦食品药品化妆品法案》（Food, Drug and Cosmetics Act）通过后，预防和治疗用生物制品正式作为药物被美国国立卫生研究院（NIH）及之后的FDA监管。

另一方面，回顾20世纪，生物学领域的大量科学发现和突破产生了众多预防和消除人类疾病的现代生物药物及相关的生产工艺，并不断更新着生物药的种类和医药知识领域。20世纪初、中期，疫苗、抗生素和血液制品进入了黄金发展期，疫苗提高了人类生存率，抗生素和血液制品在二战中挽救了无数伤病员的生命，这些传统的广义生物药至今仍有新的研究发现和产品出现。自20世纪50年代DNA结构发现，生物药快速步入基因和蛋白质工程时代，通过DNA重组构建生物系统用来生产生物药成为一种平台技术，以重组蛋白和单克隆抗体为代表的生物药产品的种类和数量快速增长。生物制药已成为最迅猛发展的产业之一，并随着生物学的进一步发展产生了更多高级治疗技术和对应的治疗药物生产平台，如核酸类药物与DNA疫苗、基因治疗及其对应的质粒和载体制备生产、细胞治疗对应的干细胞和CAR-T细胞生产培养工艺等。

本章节主要探讨狭义概念的生物药生产，即重组蛋白、单克隆抗体和生物类似药的生产及质量控制。这类产品的生产原理是通过分子生物学技术将目标蛋白质的基因编码序列重组并转送入特定生物表达系统，通过细胞培养（发酵），表达目标蛋白并经过对目标蛋白进行纯化、配置和无菌灌装，最终制备成生物药的无菌制剂。生物药的生产过程相对复杂，一方面，由于使用生物系统用于药物活性物质（API）生产，生产过程、生产控制和测定方法均对产品质量有复杂的影响；另一方面，最终大分子蛋白产品自身具有结构复杂性、不稳定性及异构修饰多样性，致使批次间一致性、相似性、重复性不如传统化学药物，因此，通过传统的质量分析、产品检测和工艺控制来保证产品稳定性和重复性以及最终的产品质量面临很大的挑战。

药品领域的新挑战及生物药有别于传统化学药物的新生产模式同时也给监管部门带来了监管思路和策略的更新。2002 年，FDA 提出了基于风险评估的 cGMP 概念，并推出过程分析技术（process analytical technology，PAT）工具框架，以便优化适应不断产生的新药品和新生产技术带来的监管问题，同时又能保证最终药品的质量和安全。与小分子药物不同，生物药由活细胞生产并给生物大分子带来内在的差异，这一科学事实已被业界和监管部门认可，在重要质量参数（CQA）上的微小可控的产品批间差异是正常并可以被接受的。即使是参照药，不同批次间也会有差异，这也是监管部门接受生物类似药跟参照药可以有微小差异的一个理论基础。

尽管如此，生物药生产商依然有责任通过生产工艺的优化、生产过程的有效控制、复杂的分析检查对比并严格遵循药品生产质量管理规范（GMP）体系来保证药物的质量，使其在理化、生物、免疫活性、效价和安全性等各方面高度一致且差异确实微小可控以符合监管部门的预期。因此，在生物制药过程中使用 PAT 提高对复杂生产过程和生物产品特性的理解、采用质量源于设计（quality by design，QbD）理念在设计阶段就对产品质量进行保证、加强生产过程中分析控制及先进分析技术的应用，这些已经成为被业界广泛认可并行之有效的方法，从而确保整个药物生命周期内生物药质量的一致性和可靠性。

2　生物药 GMP 生产和法规要求

在 20 世纪，重组 DNA 技术、细胞杂交和培养技术的巨大进步造就了现代生物药物的蓬勃发展。在这段时间内，监管部门也认识到了生物大分子作为药物的复杂性和生产过程中的影响。由于生物活性物质和生产过程的复杂性，对于"此类药品的质量不是被检验出来，而是通过从早期设计到生产整个过程都置于科学、严谨、严格的管理控制下才能得到保证"的理念，已经被生物制药行业广泛接受。大分子生物药作为药品的一个重要分类，其生产全过程从药物设计、研发、厂房、环境控制、原材料控制、生产工艺、检测放行、质量管理、设备管理、人员、仓储到出库销售等各方面也都必须符合现行 GMP 要求。

自 1963 年美国颁布第一部 GMP 法规以来，GMP 的理念和制度已经被各国药监部门和 WHO 广泛接受，并据此推行各自的 GMP 制度。同时，为了协调各国药品注册技术要求、使各国生产厂家有统一的标准，一些国际组织如国际人用药品注册技术协调会（ICH）、美国注射用药品协会（Parenteral Drug Association，PDA）、国际制药工程协会（International Society for Pharmaceutical Engineering，ISPE）等也会起草相关标准和技术指南，以便解决实际法规和技术问题，从而更好地实施 GMP。GMP 作为一个法规性体系，由相应的执法部门如中国国家药品监督管理局（NMPA）、美国药品食品管理局（FDA）及欧洲药品管理局（EMA）等，依照各国法律条款执行。监管机构被授权进行生产现场 GMP 检查和其他相关监管以及新药上市审批前 GMP 检查。绝大部分的 GMP 要求是纲要性和原则性的，给予生产厂家灵活度使其根据实际情况进行操作控制。但值得指出的是，GMP 的规章制度是药品生产的最低要求，相关生产厂家应不断自我提高，积极实施高于最低要求的综合性、现代化的质量体系和风险管理方法。

相比传统化学药物的生产法规和要求，生物药生产更需关注生物相关法规，如细胞株构建、鉴定和稳定性，各级细胞库相关生产、鉴定和管理，内外源生物/动物源性污染控制（如 TSE、支原体、病毒），病毒去除工艺和验证，宿主 DNA/蛋白，蛋白质 A（protein A）和产品自身相关杂质的去除以及对生物大分子的鉴定（如高级结构、酸碱峰、糖基化修饰）等。

2.1　国内生物药 GMP 生产法规要求

2011 年，中国药品监管部门公布并生效了最新一版《药品生产质量管理规范》，引进了美国和欧盟的许多先进 GMP 理念，积极采纳了 WHO 和 ICH 的指导原则，通过加强药物生产质量管理体系的建立、提高员工素质、细化管理规则、基于风险的评估等方面提高了国内的 GMP 水准；同时发布了无菌药品、原料药、生物制品、血液制品及中药制剂等 5 个附录，作为《药品生产质量管理规范（2010 年修订）》配套文件。

2015 年，第十版《中国药典》也于第三部中新增生物制品通则 1 个和生物制品总论 3 个，覆盖了人用疫苗、人用重组 DNA 蛋白制品和人用重组单克隆抗体制品，为生物药研发和质量控制提供了通用指导原则。

2015 年，为指导和规范生物类似药的研发与评估，国家食品药品监督管理总局（CFDA）发布了《生物类似药研发与评价技术指导原则（试行）》。

2017 年 6 月，国家食品药品监督管理总局正式加入 ICH，ICH 公布的技术标准和指南也逐步在国内转化和实施。以单克隆抗体及生物类似药为例，国内生产企业在制造、检定、保存、运输及有效期、标签等方面应当符合《药品生产质量管理规范》及附录 1《无菌药品》和附录 3《生物制品》中对于人员、厂房与设备、生产管理和质量管理的原则规定，具体的规程和鉴定应符合《中国药典》中"人用重组单克隆抗体制品总论"和其他通则的规定，并可参考包括 WHO 和 ICH 在内的国际或行业组织公布的相关技术指导文件。

2.2　全球生物药相关法规要求和技术指南

欧美国家生物药的研究、临床试验和生产上市起步较早，FDA 和 EMA 在 20 世纪末推出了相关的生产法规和技术指南。进入 21 世纪，一些重要生物产品专利纷纷到期，生物类似药开始兴起，如何进行生物类似药的管理成为各国药品监管部门关注的重点。EMA 是第一个建立生物类似药综合框架的机构，于 2005 年生效了第一个生物类似物指南，并随后发布了一系列总则和指南。FDA 于 2012 年出台了 2 份生物类似药指南草案，与 EMA、ICH 等组织类似，专注于生物相似性、可比性等方面。ICH 作为一个技术性非政府国际组织，旨在协调和建立药物安全、有效和质量的国际技术标准和规范，其发布的技术指南被全球主要国家药品监管部门接受或转化为本国的指南。目前，ICH 制定的指南分为质量（Q）、安全性（S）、有效性（E）和多学科（M），其中，质量部分包括了生物制品相关的研发、生产、GMP、质量规范、稳定性、变更、检测等指南，给全球生物制药行业及监管部门提供了非常科学及实用的方案。这些内容将在第七章详细论述。

2.2.1　ICH 相关指导原则

Q5A（R1）来源于人或动物细胞系的生物技术产品的病毒安全性评价

Viral Safety Evaluation of Biotechnology Products Derived from Cell Lines of Human or Animal Origin

---

Q5B 源自重组 DNA 技术的蛋白质产品的表达载体分析

Analysis of Expression Construct in Cells Used for Production of r – DNA Derived Protein Products

---

Q5C 生物技术生物制品质量：生物技术/生物制品稳定性试验

Quality of Biotechnological Products：Stability Testing of Biotechnological/Biological Products

---

Q5D 用于生产生物技术/生物产品的细胞底物的起源和特征描述

Derivation and Characterisation of Cell Substrates Used for Production of Biotechnological/Biological Products

Q5E 生物技术产品/生物制品在生产工艺变更前后的可比性

Comparability of Biotechnological/Biological Products Subject to Changes in their Manufacturing Process

Q6B 质量规格：生物技术/生物产品的检验程序和可接收标准

Specifications：Test Procedures and Acceptance Criteria for Biotechnological/Biological Products

Q11 原料药开发和生产（化学实体和生物技术/生物实体药物）

Development and Manufacture of Drug Substances（Chemical Entities and Biotechnological/Biological Entities）

2.2.2　EMA 相关指南文件

欧盟 GMP 指南：附录 2 - 人用生物活性物质和药品的生产

EU Guidelines for good manufacturing practice for medicinal products for human and veterinary use. Annex 2：Manufacture of biological active substances and medicinal products for human use

生物类似药产品指南

Guideline on similar biological medicinal products（EMA/CHMP/437/04 Rev 1）

含有生物蛋白原液药品的生物类似药指南 - 质量问题

Guideline on similar biological medicinal products containing biotechnology - derived proteins as active substance - quality issues（EMA/CHMP/BWP/247713/2012）

含有生物蛋白原液药品的生物类似药指南 - 非临床和临床问题

Guideline on similar biological medicinal products containing biotechnology - derived proteins as active substance：non - clinical and clinical issues（EMEA/CHMP/BMWP/42832/2005 Rev）

单克隆抗体产品生物类似药指南 - 非临床和临床问题

Guideline on similar biological medicinal products containing monoclonal antibodies - non - clinical and clinical issues（EMA/CHMP/BMWP/403543/2010）

生产工艺变更后生物技术衍生产品的可比性 - 非临床和临床问题

Comparability of biotechnology - derived medicinal products after a change in the manufacturing process - non - clinical and clinical issues（EMEA/CHMP/BMWP/101695/2006）

生物技术衍生的治疗用蛋白的免疫原性评价指导原则

Immunogenicity assessment of biotechnology - derived therapeutic proteins（EMEA/CHMP/BMWP/14327/2006 Rev. 1）

生物制品的病毒安全性评估

Virus safety evaluation of biotechnological investigational medicinal products（EMEA/CHMP/BWP/398498/2005）

病毒验证指南：病毒灭活和清除验证的设计、实现和阐述

Virus validation studies：the design，contribution and interpretation of studies validating the inactivation and removal of viruses（CPMP/BWP/268/95）

单抗及相关产品的开发、生产、表征和质量标准

Development，production，characterisation and specifications for monoclonal antibodies and related products（EMA/CHMP/BWP/532517/2008）

生物技术衍生的原液生产工艺验证和注册申报时应提交的数据

Process validation for the manufacture of biotechnology - derived active substances and data to be provided in the regulatory submission（EMA/CHMP/BWP/187338/2014）

2.2.3　FDA 相关指导原则

体内用治疗性重组 DNA 衍生产品或单抗的 CMC 信息提交工业指南（1996）

Guidance for Industry for the Submission of Chemistry, Manufacturing, and Controls Information for a Therapeutic Recombinant DNA – Derived Product or a Monoclonal Antibody Product for In Vivo Use. 1996

人用单克隆抗体产品生产和检测中应考虑的问题（1997）

Points to Consider in the Manufacture and Testing of Monoclonal Antibody Products for Human Use. （1997）

人用生物制品包括治疗性生物技术衍生产品的可比性证明（1996）

Demonstration of Comparability of Human Biological Products, Including Therapeutic Biotechnology – derived Products. （1996）

治疗性蛋白生物类似药的开发：可比性分析方法的评估和其他质量相关考虑的指南（2019）

Development of Therapeutic Protein Biosimilars：Comparative Analytical Assessment and Other Quality – Related Considerations Guidance for Industry. （2019）

生物类似药可互换性指南（2019）

Considerations in Demonstrating Interchangeability with a Reference Product Guidance for Industry. （2019）

证明生物类似药与参照药可比的质量考虑（2015）

Quality Considerations in Demonstrating Biosimilarity of a Therapeutic Protein Product to a Reference Product Guidance for Industry. （2015）

人用化学药品和生物药的包材系统和包装的工业指南（1999）

Container Closure Systems for Packaging Human Drugs and Biologics：Guidance for Industry. （1999）

生物制品上市后变更工业指南（1997）

Changes to an Approved Application：Biological Products：Guidance for Industry. （1997）

除血液和血浆成分外的生物制品生产的偏差报告 – 工业指南（2006）

Biological Product Deviation Reporting for Licensed Manufacturers of Biological Products Other than Blood and Blood Components. （2006）

联邦法案第 21 篇食品和药品第 4 卷第 200～299 部分

Code of Federal Regulations Title 21 Food and Drugs Volume 4, parts 200 – 299

以上是对国外生物制药相关的一些主要法规和指南的归纳。此外，WHO、ISPE、PDA 等机构组织也有很多生物药和生物类似药生产的相关指南。值得注意的是，尽管有众多法规和技术指南，考虑到生物技术不断更新和大分子药物自身的独特性，不宜全盘照搬细节描述来保证合规，而应该在研发和生产时理解这些法规和技术指南背后的原则，在对生产的药物有充分研究的基础上灵活运用，并基于风险评估和科学的方式进行生产和质量管理，真正从科学和风险角度保证合规并生产出高质量的生物药。

3　生产质量体系

3.1　生产质量体系简介

随着制药行业的不断发展，制药企业的质量管理理念经历了三个发展阶段。

第一阶段：质量检验阶段，认为产品质量是检验出来的。随着认识的加深，大家发现质量检验并不能提高产品质量，它只是对产品质量的事后把关。

第二阶段：生产过程控制阶段，强调产品质量不是检验出来的，而是生产制造出来的。因而应对产品生产的全过程进行质量控制，从而将质量控制从事后把关提前到产品的生产制造过程，对产品的质量提供了进一步的保证。

第三阶段：建立并有效实施质量管理体系的阶段，强调产品质量首先是设计出来的，其次才是制造出来的。将质量管理从制造阶段进一步提前到设计阶段，产品的最初设计决定了产品的最终质量。质量管理体系是通过对产品的整个生命周期（包括产品开发、技术转移、商业生产和产品终止等）中影响产品质量的所有因素进行管理，从而为产品的质量提供全面有效的保证。

质量管理体系（quality management system，QMS）是指建立质量方针和质量目标，并为达到质量目标所进行的有组织、有计划的活动。质量管理体系的建立和不断完善逐渐成为全球制药企业进行质量管理的必然趋势。美国和欧盟出台了相关法规，FDA、ICH 和 WHO 发布了相关的指南，以指导制药企业建立和实施质量管理体系，中国 GMP（2010 版）和 GMP 实施实用指南也明确提出了建立质量管理体系的要求。

任何质量活动的有效实施都需要一个完整、有效的质量系统作保证。任何质量要素及其过程都不可能是独立的，而是与多个要素相互关联，这实质上就构成了质量系统。

生物药的生产有其自身的特点，但从整个生命周期确保产品质量的要求与化药、中药并无差异，药品质量管理体系也适用于生物药全生命周期的各个阶段，只是基于生物药的本身特点，在具体的管理层面会有一些特殊的要求。

3.2 产品质量实现的要素

药品生产的全过程涵盖人（人员）、机（设施设备）、物（物料）、法（方法）、环（环境）、测（检测）等各方面，通过对这些因素所涉及的质量活动制定相应的管理程序和标准，使众多的相互关联的质量活动得到有效管理、处于受控状态，最终使生产出来的产品质量达到预定的标准。这是企业有效建立和实施质量管理体系应采取的必要步骤。

3.2.1 人员

人员作为药品生产的主体，是关系到产品质量最主要的因素。企业需要建立适合的组织架构，明确各级人员职责，参与生产的人员需要进行培训和资质确认，符合要求后方可进行相应的生产相关活动。

3.2.2 厂房

厂房是生产的背景环境，需要进行合理的洁净区布局和适当的维护，需要在经过洁净度确认的厂房中进行生产操作；在操作过程中按照相关规定进行洁净区环境监测，确保生产过程环境满足相关要求。

3.2.3 设备

设备是生产的具体工具，设备的选型要与生产需求相匹配，并且经过安装、运行和性能确认，只有经过确认符合要求的设备才能用于药品的生产。

3.2.4 物料

物料是生产的原材料，直接与产品质量相关，而物料质量取决于供应商的生产和管理过程，因此，需要对物料的供应商进行管理、对关键物料的供应商进行审计，确保其有能力持续稳定地供应高质量的物料；物料要按照规定的流程进行接收检查、抽样检验，合格后方可用于生产；要按规定条件储存，在有效期内使用。

3.2.5 方法

生产过程中，要按照经过验证的生产工艺组织生产和检验；要根据注册标准制定相关的工艺规程、生产操作规程和生产记录；制定中间体和原液、制剂的质量标准和检验操作方法；人员在进行生产和检验操作中要严格按照相关文件执行。

3.2.6　检测

产品检验合格后，经过对生产过程和检验过程相关记录及异常处理情况等审核后，质量授权人根据审核和评价的情况决定该批产品是否可以放行 。

3.3　质量保证的要素

质量保证中的相关活动包括变更控制、偏差管理、产品质量回顾、投诉、召回、自检和接受外部检查、纠正措施和预防措施等，本部分将逐一进行介绍。

3.3.1　变更

药品生产依赖稳定、一致和持续可控的状态来确保产品的质量、安全性和有效性；新技术、新设备的不断出现使提高技术水平和降低生产成本成为可能，也成为行业发展的动力。为鼓励持续改进，同时确保药品质量，各国 GMP 法规或指南均对变更管理做出了相应的规定：当可能会影响产品质量或者重复生产能力的因素（例如原辅料、包装材料、质量标准、检验方法、操作规程、厂房、设施、设备、仪器、生产工艺和计算机软件等）发生变更时，需要进行变更控制。

所谓变更控制，就是由适当学科的合格代表对可能影响厂房、系统、设备或工艺的验证状态的变更提议或实际的变更进行审核的一个正式系统。其目的是使系统维持在验证状态而确定需要采取的行动并对其进行记录。

任何影响产品质量或注册的变更应通过正式的变更程序加以控制。变更控制系统应包括从变更申请到执行和效果评估的全过程。所有涉及注册的变更还应通过药监部门的批准。

3.3.2　偏差

偏差是指偏离已批准的程序（指导文件）或标准的任何情况，例如偏离生产工艺、物料平衡限度、质量标准、检验方法、操作规程等的情况。通常情况下，偏离分析检验标准的情况称为 OOS（out of specification），由于检验和生产专业性方面的特点的差异，导致 OOS 的调查和偏差的调查角度有所区别，但本质上，OOS 也可以称为偏差。

当偏差发生时，操作人员要能识别偏差并及时记录和报告给相关的领导和质量部门；部门领导需要判断是否需执行紧急措施，进行纠偏；质量部门则需要对偏差进行分类，组织相关部门（跨部门团队）进行根本原因的调查和影响评估；根据调查的根本原因给出纠正预防措施的建议；影响评估不仅针对直接涉及的产品质量的影响，还要考虑相关的其他产品（或产品批次）；质量部门批准纠正措施和纠正预防措施并对实施情况进行跟踪，相关部门应遵照已批准的方案执行纠正行动；批准的纠正行动执行完毕后，完成偏差报告，归档。

通过对偏差影响的评估，可以确保产品质量可控；通过对根本原因的调查，可以发现系统中可能存在的漏项，通过纠正预防措施的实施达到体系逐步完善的目的。

3.3.3　产品质量回顾

产品质量回顾是指企业针对一系列的生产和质量相关数据的回顾分析，以评价产品生产工艺的一致性及相关物料和产品质量标准的适用性，以对其趋势进行识别并对不良趋势进行控制，从而确保产品工艺稳定可靠、符合质量标准的要求，并为持续改进产品质量提供依据。

通过每年定期对产品质量进行汇总和回顾分析，可以确认其工艺和流程稳定可靠的程度以及原辅料、成品现行质量标准的适用性，及时发现出现的不良趋势，从而确定对产品及工艺、控制过程进行改进的必要性和改进的方法。

3.3.4 投诉

尽管通过生产过程的有效控制和放行前产品质量检验可以保证产品质量，但由于生产过程仍可能包含一些无法通过中间检查和最终的检查来排除的不确定因素，另一方面，由于产品在放行和销售前，只会抽取有限的一定数量的样品进行质量检验，因此，在使用过程中会不可避免地收到来自使用环节的关于产品质量缺陷或其他原因导致的投诉。建立和运行一个有效的投诉管理系统不仅是针对制药行业的强制性要求，也是每一个追求客户满意、追求长期商业成功的企业的自然选择。

各国的法规均要求有明确的投诉接收登记部门及投诉信息在内部的传递的流程，由专人或指定部门对投诉处理负责；要对投诉进行评估，与质量相关的投诉应当有质量部门参与评估，以确定有关产品是否有潜在质量缺陷、是否需要通知客户，启动召回程序；所有与质量相关的投诉，都应当进行充分调查；如果经调查，在其他批号也存在这个因素，则对其他批号的产品也要进行同样的调查及采取相应的行动；对于每一个合理投诉，都应当针对问题提出并记录合理的纠正措施和预防措施，在纠正措施和预防措施通过审核后，或在必要时得到客户的认可后，应当遵照纠正措施和预防措施进行相应的整改。

3.3.5 召回

召回（recall）是药品生产企业按照规定的程序收回已上市销售的存在安全隐患的药品。根据召回活动发起主体的不同，药品召回分为主动召回和责令召回两类。许多质量事件都可能导致召回决策活动，例如偏差、OOS 调查、投诉、药物不良反应等。

对于一个质量管理体系健全的制药企业、一个成熟的药品市场、一个健全的法规监管环境、一个信息自由流通的成熟的患者群体和社会公众，药品召回系统应该是一个实际运行中的质量保证要素和一种司空见惯的实践。

3.3.6 自检和接受外部检查

自检（也叫内部审计）是企业自我发现缺陷并主动采取措施进行改进的一系列活动。企业通过组织自检，可以及时发现缺陷和隐患，主动防范质量风险的发生，确保产品质量稳定可靠，并避免违规事件的发生和发展。制药企业经常需要接受来自法规部门、客户等的检查。

无论是自查还是外部检查，都会提出一系列缺陷，在缺陷整改的过程中，通过调查找到缺陷的根本原因，通过纠正预防措施的实施，达到体系提升的目标。

3.3.7 纠正预防措施

纠正措施和预防措施（corrective actions and preventive actions，CAPA）是改进和预防活动的总称。建立 CAPA 系统的意义，就是要找到导致缺陷的根本原因，从而采取预防措施，防止同类缺陷的重复发生；并且要对各种途径发现的单一缺陷进行统计、分析评估、采取主动性预防措施、追踪管理等一系列管理活动，从而防止类似缺陷在其他方面、不同产品线的重复出现。

在进行 CAPA 前，首先要采取措施防止事件的进一步发展，进而调查直接原因并采取措施予以纠正，这可以被称为纠正措施的过程；再进一步，要调查其根本原因，并采取措施防止其再次发生，这可以被称为预防措施的过程。

CAPA 来源广泛，几乎可以来自质量保证的所有要素，如偏差、召回、OOS、投诉、内部或外部审计检查的缺陷、产品的质量回顾、质量管理回顾、风险评估等。CAPA 系统为持续改进质量管理体系提供动力，成为促进体系完善的一个重要手段。

3.4 质量风险管理

质量风险管理是基于已有的经验和知识，利用一系列有效的评估分析工具，对药品生产过程中相关活动进行质量风险识别、评估、控制、沟通和审核的系统化过程。从保护患者利益的目的出发，质量风险管理已经成为整个产品生命周期各阶段促进工艺性能和产品质量持续改进的一个重要工具，成为一个有效的质量体系的重要的组成部分，在促进决策更加全面、合理方面发挥越来越大的作用。

ICH Q9 提供了质量风险管理的原则和示例，关于质量风险管理更详细的内容，可以参见该指南文件。

3.5 质量管理系统文件

文件和记录作为质量管理系统的基本要素，涉及 GMP 的各个方面，与生产、质量、储存和运输等相关的所有活动都应在文件系统中明确规定。质量系统文件的实施可保证质量体系的有效运行，使企业各项质量活动有法可依、有章可循。所有活动的计划和执行都必须通过文件和记录证明。

文件的语言应简捷易懂、清晰准确。文件的适用范围和目的应该恰当并易于识别。主要文件包括工厂主文件、工艺规程、标准操作规程、质量标准等。

记录是反映实际生产活动实施结果的书面文件，药品生产的所有环节，从生产到检验到销售都要有记录可查证追溯。记录必须真实、完整才可以体现生产过程中的实际情况。

要有专人负责质量管理体系的文件管理。文件的起草、修订、审核、批准、废除、分发、销毁等均能按管理制度规定执行，有相应的文件分发、收回、销毁的记录。质量保证（QA）人员按规定对生产批记录和检验记录进行审核、整理和存档工作，保证每批产品生产具有可追溯性。

4 生产流程和运作

生物药的生产，尤其是大规模哺乳动物细胞培养生产，其周期长、规模大、成本高，这些都无疑是巨大的挑战。生物药的生产管理同样要从人、机、料、法、环、测六个要素出发，也就是 5M1E 分析法。生物药生产全过程的基础是合规性，而合规性本质是安全性、有效性、质量可控（图 6 - 1）。

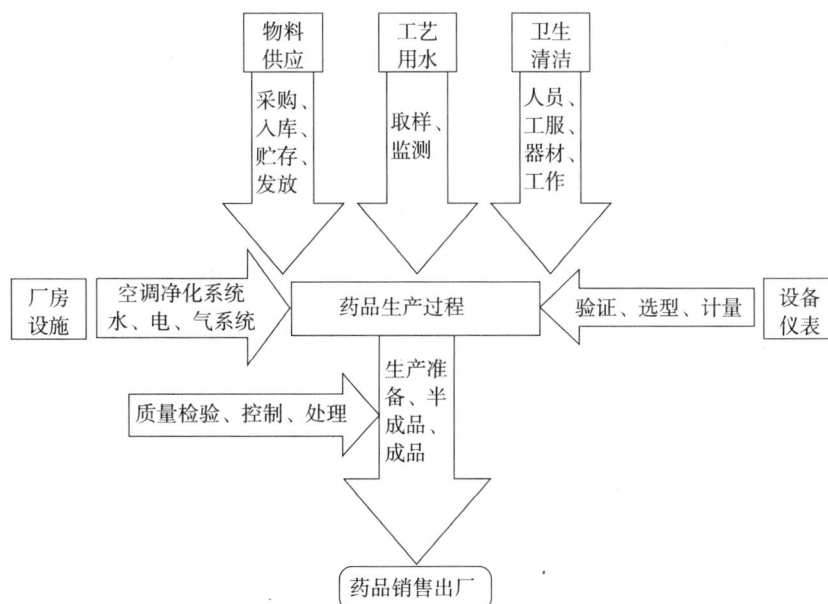

图 6 - 1　药品生产主流程图

抗体药物的生产开发需要考虑到多个方面，包括杂质去除能力、工艺稳健性、可放大性以及原材料的供应和成本（图6-2）。工艺能力不能只为满足早期临床试验，也要考虑支持后续商业化生产的需求和规模。充分利用平台方法是开发生产工艺的关键，平台化对项目推进速度、生产系统兼容性、生产管理都有重大意义。只要情况允许，工业界都会倾向于采用平台方法。

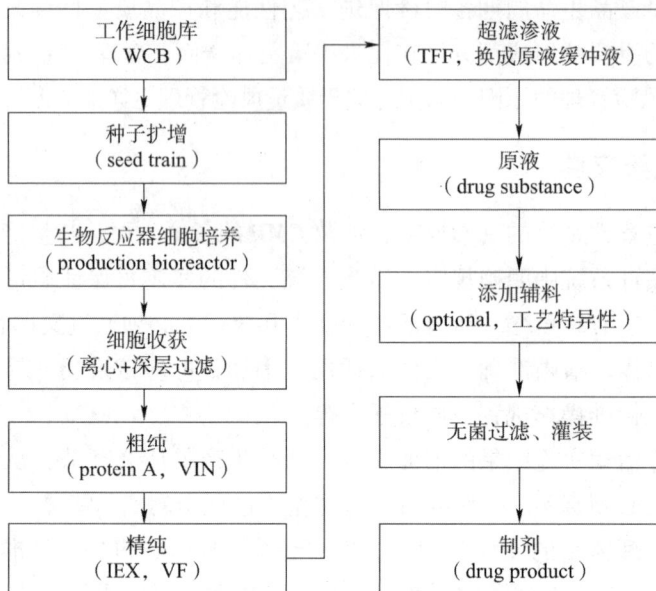

图6-2 典型抗体生产工艺流程

4.1 生产准备阶段

在一个新产品引入的生产准备阶段，必须要确认的信息至少包括以下几类。

4.1.1 项目人员组成

通常包括物料准备、细胞培养、纯化、制剂灌装、QA、QC团队。职责主要有：进行缺陷分析（gap analysis）；审核技术转移方案（TTP）；起草工艺流程和详细条件（PFD）、物料清单（BOM）；生产执行工作；审核批生产记录（BPRs）。

4.1.2 项目计划

包括全过程的生产计划，让各个部门知道生产工作的安排，按照整体计划推进生产工作。

4.1.3 项目工艺、设备流程

按照既定的工艺绘制流程图，结合关键质量参数（CQA）、关键工艺参数（CPP）简明扼要列出操作步骤、关键控制点、注意事项等。

4.1.4 项目文件准备状态、取样计划

①按照不同工序制定文件清单，尽可能详细，涵盖取样检测、动力运行、环境监测、人物流管控等多个方面，以便全面把握各个部门的文件准备状态。

②除常规性操作外，同时规范异常处理、偏差上报、故障排查等事项，并对人员进行培训。例如：完整性测试失败处理、停风停电后的应急处理、生物反应器的定期维护、动力系统故障排查等。

③每个文件指定检查人、复核人，系统全面排查文件状态。

④针对新产品的引入生产，还要进行其他文件的检查准备（表6-1）。

表6-1　文件状态统计示例表

Miscellaneous Documents 其他文件	Status 状态	Note 备注
New product introduction change control 新产品引入的变更控制	Approved 批准	NA 无
Qualification for PD entering facility 工艺开发团队成员进入生产车间的资质确认	Approved 批准	NA 无
PD training 工艺开发人员的培训	Draft 草稿	Target on XX 预计完成时间为某年某月某日
New product code application 新产品编号申请	Approved 批准	NA 无
New product batch No. assignation 生产批号分配	Approved 批准	NA 无
Cleaning qualification 清洁确认	Draft 草稿	Target on XX 预计完成时间为某年某月某日

⑤取样计划：制定全过程的取样计划表，至少要包含工序、样品名称、取样量、检测项目、取样容器、检测部门等信息。对研发人员、QA、QC、工艺操作人员等相关人员进行培训，保证取样齐全、合规、及时。

4.1.5　设备、仪表、厂房状态

①按照工序划分设备仪表，有专人建立并管理验证台账、计量台账，及时更新。

②根据车间验证台账，核对设备验证状态有效期；根据车间仪表台账，核对仪表校验状态及效期。

以上工作要提前规划，以免设备验证、仪表校验过效期，给全局生产工作带来影响。在新产品引入阶段还要考虑特殊设备的改造升级或重新采购，这些都要提前规划考虑。

4.1.6　物料、耗材状态

①包括种子库的状态、上下游物料的状态、原辅料耗材的状态。

②梳理清单、列明使用日期，倒推计算出检验放行、到货、采购日期。工作涉及供应商、研发、生产、采购、仓库、QA、QC等多个部门，不可控因素多，工作更应该提前开展，且有专人进行持续性跟进、汇报。

4.1.7　人员培训情况

①上述统计的文件清单、取样计划、工艺文件都要对相关人员进行培训，保证人员培训合格，掌握相关操作、维护，理解、熟悉工艺。

②生产准备阶段要对生产全过程使用的设备、系统、物料、人员进行梳理，最终做到生产计划确定、设施设备验证/校验完成、原辅料检测放行完成、生产指令/批记录等批准、标准操作规程批准、人员培训完成。

4.2　生产实施阶段

4.2.1　生产指令下达

生产管理部门根据企业的生产销售情况安排生产计划，编制生产指令发放至生产、物料、仓库、质量等各个部门。

4.2.2 清场清洁

①检查各工序清场情况，确认无上批次生产遗留物，清理与生产无关的物品和材料。将清场合格证附于批生产记录内相应位置，确保药品生产现场清洁。

②清场人员经专门培训且考核合格后，方可授权进行清场和检查工作，清场和检查不能同一个人承担。

③更换批号、产品、规格前必须有上一批产品的"清场合格证副本"，否则不能进行另一种产品的生产，也不能进行同品种不同批次、不同规格的生产。

4.2.3 物料准备

①车间依据批生产指令、批包装指令开领料单进行领料，物料的接发应有专人验收、记录并办理交接手续。注意核对物料名称、编码、批号、数量、合格证/检验报告单，填写领料记录。

②严格执行配料单的指令，操作人、复核人对规定的复核项目严格复核，分别签名，做到物料与配料单一致、物料应有检验合格报告、称量数量与批配料单一致、容器标记齐备。

4.2.4 设备、器具状态检查

①计量器具的称量范围与工艺需求物料称量相符，具有完好"计量合格证"且在计量有效期内。

②确定设备安全装置完整、正常，设备经过验证且在有效期内。记录设备运行情况、故障隐患、工具备件情况等。

③检查设备、容器、用具清洁是否符合标准，且在清洁效期内。

4.2.5 文件检查

①检查与生产品种相适应的工艺规程、标准操作规程、公共规程等文件是否齐全。

②确认生产相关的文件均按照文件管理规程进行更新升级，为最新执行版。

4.2.6 生产过程

①严格执行各生产区清洁卫生管理规程，保证生产现场、设备设施清洁。执行生产安全管理规程，防止安全事故发生。

②生产现场与定置管理：做到生产现场整洁、卫生、有序；防污染，防混淆，防差错。具体见表6-2。

表6-2 生产现场与定置管理内容

现 场 管 理	定 置 管 理
状态标示和指示标签	人流、物流分开
文件版本与种类控制	房间功能界定
生产区清洁消毒	设备、设施位置界定
生产废弃物处理	物料位置界定
物料进出洁净区程序	洁具位置界定
交接班	不同状态物品位置界定

③严格按照各工序SOP及工艺规程操作，及时记录。规定的工艺参数不得擅自变更，生产中发现偏差或质量隐患时，按《偏差处理管理规程》执行。

④产品的批号编制要严格按照《批号系统管理规程》执行。不同品种、规格、批号的生产操作，不得在同一室内同时进行。数条包装线同时进行生产或包装时，应采取隔离或其他有效防止污染或混淆的设施。

⑤取样：根据取样计划，在质量控制点取样，包括中间品、成品取样，取样员经授权。中间产品必须在 QA 的监督下流转，无 QA 检查员发放的半成品交接流转证，不得继续操作。

⑥生产结束，严格执行物料退库管理规程，核对无误后办理交接手续，并详细记录。

⑦物料平衡检查：认真做好物料平衡检查，如有显著差异，需查明原因、得出合理解释、确认无潜在质量事故后，方可按正常产品处理。

⑧生产结束后，必须按照清场清洁规程进行清场，各岗位"批生产记录"由车间工艺员汇总审核无误后交质量管理部。

4.2.7　包装、入库、放行

内包、外包完成后，检验合格入库。批放行审核后，出库销售。

4.2.8　生产过程中的记录管理

全生命周期均受控、做到实时填写，双人复核、规范记录，清晰可辨（表6－3）。

表6－3　生产过程中的记录管理内容

批生产/包装记录	辅助记录
清洗灭菌批记录	卫生清洁记录
开工前检查记录	设备运行记录
生产操作记录	产品与物料台账
物料平衡计算	温湿度、压差记录
测试打印记录	洁净服清洗灭菌记录

5　物料和设备准备及评估

5.1　物料准备

5.1.1　供应商审核

中国新版 GMP 第 255 条规定："质量管理部门应当对所有生产用物料的供应商进行质量评估，会同有关部门对主要物料供应商（尤其是生产商）的质量体系进行现场质量审计，并对质量评估不符合要求的供应商行使否决权。"供应商的审核流程参见图6－3。

5.1.2　物料采购及发放

公司从符合要求的供应商处采购物料，物料进入公司的管理及生产程序见图6－4。

5.1.3　物料使用

物料使用需注意以下几点。

①检查、评估供应商的综合能力，确保原料、包装材料以及服务满足要求。

②制定辅料生产所用物料购入、储存、发放、使用等管理制度。物料应有质量标准，应按质量标准对物料进行检验，并审核供应商的检验报告，以确保物料的规格和质量满足辅料生产的质量要求。

③建立确定原料、包装材料、中间体和成品等检验状态的管理系统。待验、合格、不合格物料和成品等应合理存放于有明显标志的区域，并有明确标示状态的标记。不合格物料应有效隔离，批准放行前不得使用。

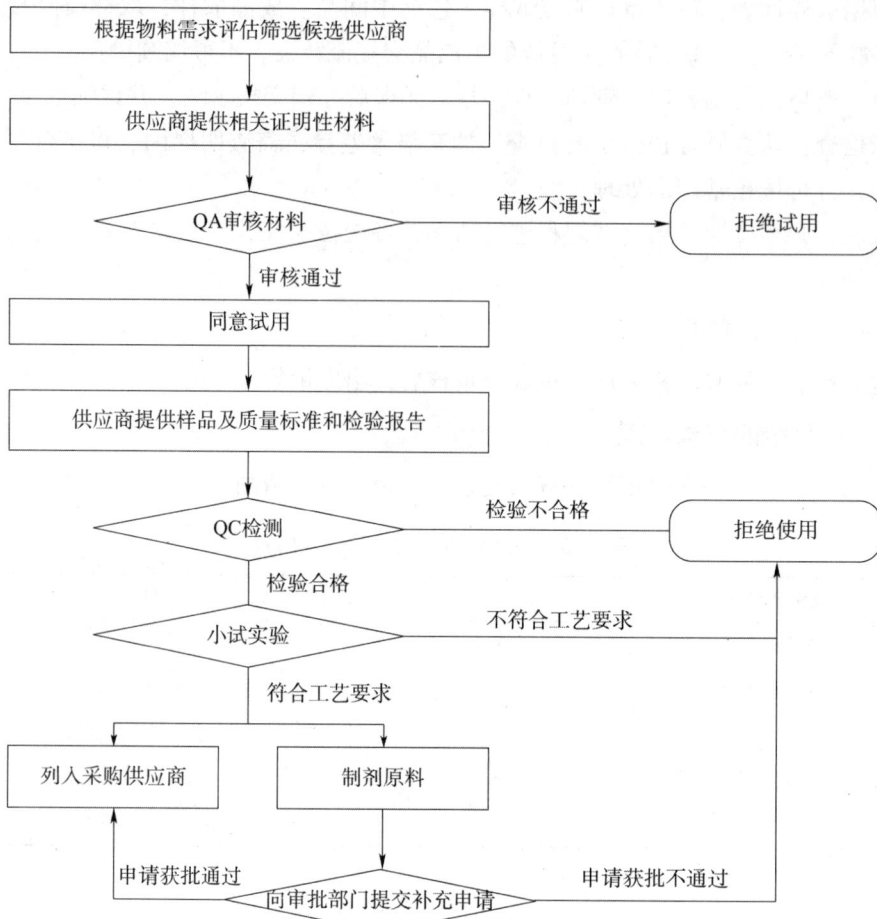

图6-3 新增物料供应商审核流程

④建立物料和产品的操作规程，确保物料和产品的正确接收、贮存、发放、使用和发运，防止污染、交叉污染、混淆和差错。

⑤物料的外包装应当有标签，并注明规定的信息。必要时，还应当进行清洁，发现外包装损坏或其他可能影响物料质量的问题，应当向质量管理部门报告并进行调查和记录。

⑥每次接收均应当有记录，内容包括：a. 交货单和包装容器上所注物料的名称；b. 企业内部所用物料名称和（或）代码；c. 接收日期；d. 供应商和生产商（如不同）的名称；e. 供应商和生产商（如不同）标识的批号；f. 接收总量和包装容器数量；g. 接收后企业指定的批号或流水号。

⑦一次接收数个批次的物料，应当按批取样、检验、放行。

⑧物料和产品应当根据其性质有序、分批贮存和周转，发放及发运应当符合先进先出和近效期先出的原则。

⑨仓储区内的原辅料应当有适当的标识，并至少标明下述内容：a. 指定的物料名称和企业内部的物料代码；b. 企业接收时设定的批号；c. 物料质量状态（如待验、合格、不合格、已取样）；d. 有效期或复验期。

⑩只有经质量管理部门批准放行并在有效期或复验期内的原辅料方可使用。

⑪原辅料应当按照有效期或复验期贮存。贮存期内，如发现对质量有不良影响的特殊情况，应当进行复验。

⑫应当由指定人员按照操作规程进行配料，核对物料后，精确称量或计量，并做好标识。

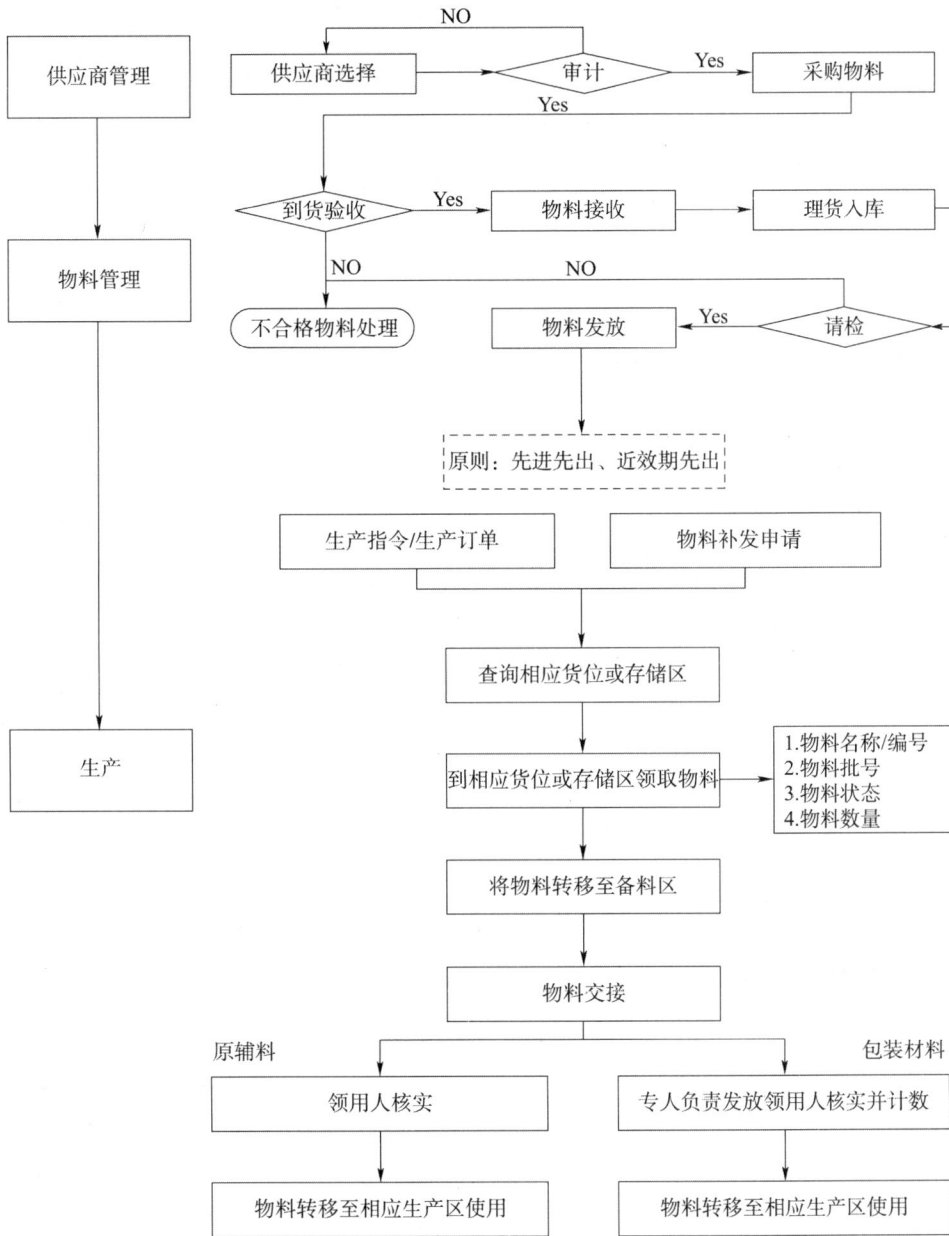

图 6-4 生产物料采购及发放基本流程

⑬配制的每一物料及其重量或体积应当由他人独立进行复核，并有复核记录。

⑭用于同一批药品生产的所有配料应当集中存放，并做好标识。

⑮生产完毕后，应将剩余物料及时清点，核对使用数及剩余数，做好记录及标识，退回物料存放区域。再次使用时，应重新核对物料信息。

⑯若无此产品的生产安排，应在生产周期结束后及时将相关物料退仓库。退库流程见图 6-5。

5.2 设备评估

新版 GMP 要求药品生产企业首先要识别、确定需要做哪些确认与验证工作，以证明特定操作的关键要素能够得到有效控制，并指出确认和验证的范围和程度应根据风险评估的结果确定。

对设备/设施确认或验证的范围和程度进行风险评估时，应该分为以下两个维度。

退库单 → 1.物料名称/编号 2.物料批号 3.物料数量

无原始包装　　有原始包装

增加外包装/储存容器

重新标识/更新标识

入库和核查

是否符合要求　否→　确定是否进行重新检验　否→不合格

是

检验是否合格?

回原批号库存优先分配货位

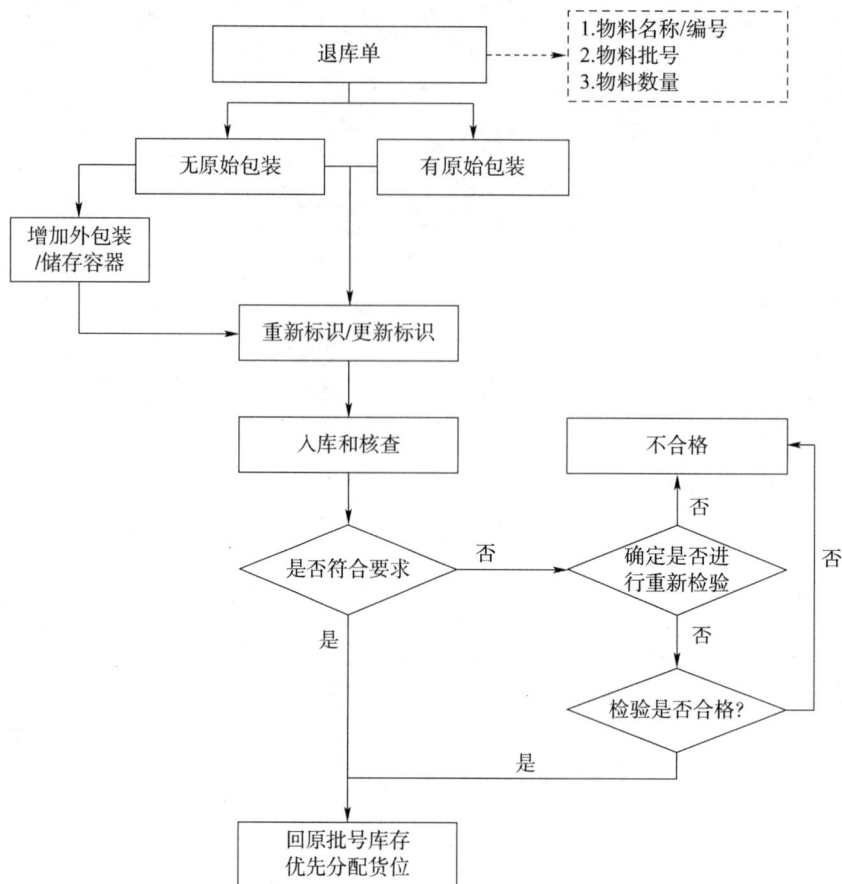

图 6 - 5　物料退库流程

5.2.1　第一维度

第一维度是对所有设施与系统、设备的评估，以此来确定确认或验证的范围。即分析评估哪些设施与系统、设备若不经过确认或验证就极有可能导致患者安全、产品质量或数据完整性的不符合。可以选择采用系统影响性分析（SIA）这一工具，将系统分为直接影响系统、无直接影响系统。

系统划分可参照以下几个方面。

①系统是否具有部件或功能直接影响药品的关键工艺参数或关键质量属性。

②系统是否与产品或工艺物料流直接接触，且这种接触对最终产品质量有潜在影响或者给患者带来风险。

③系统是否提供辅料或用于生产某一成分或溶剂，而这些物质的质量（或其缺失）可能对最终产品质量有潜在影响或给患者带来风险。

④系统是否用于清洁、消毒或灭菌，并且系统故障可能导致清洁、消毒或灭菌的失败，从而给患者带来风险。

⑤系统是否提供一个合适的环境（如：氮气保护，密闭、填充（灌装）暴露区域的空气质量、温湿度保护，且这些参数为产品 CPP 的一部分时）来控制与患者相关的风险。

⑥系统是否产生、处理或存储用于产品放行或拒收的数据，如关键工艺参数或 21 CFR Part 11 和 EU GMP Vol. 4 Annex 11 中相关的电子记录。

⑦系统是否提供容器（包装）密封或产品保护，如失败将会给患者带来风险或导致产品质量下降。

⑧系统是否提供产品识别信息（如：批号、有效期、防伪标志）。

⑨第1~8个问题中只要有一个问题的答案为"是"，就将该系统归类为"直接影响"系统。若1~8的问题中所有的问题的答案均为"否"，则系统归类为"无直接影响系统"。

对直接影响系统可参照ISPE的《良好工程质量管理规范》（Good Engineering Practice，GEP）进行确认或验证，对无直接影响系统按照GEP进行设计、安装和调试即可。

直接影响系统划分流程见图6-6。

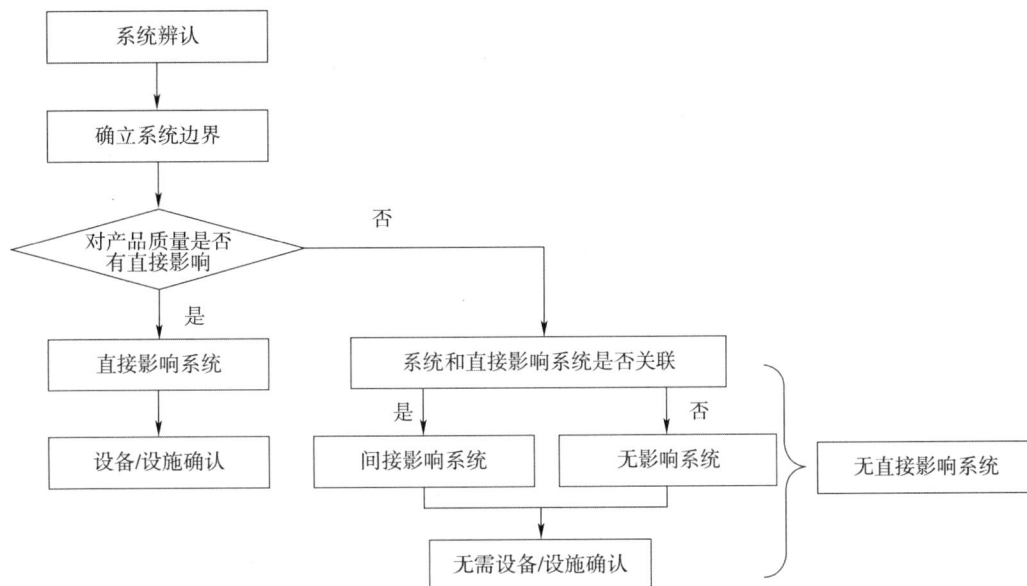

图6-6 直接影响系统划分流程

5.2.2 第二维度

第二维度是针对每个已确定的确认和验证对象的评估，即针对设备/设施部件或功能进行评估，以此来确定具体确认或验证工作的程度（深度和广度）。功能和部件的评估以产品的5个质量参数为基础（功效、特性、安全、纯度、质量），对于每一项会对产品质量产生影响的功能、所有提供该功能的部件或仪表可归类为关键和非关键两种，划分可参照以下几个方面。

①部件是否用于证明符合所注册工艺的规定。

②功能/部件是否用于控制一个关键工艺参数。

③功能/部件的正常操作或控制对产品质量或功效具有直接的影响。

④从功能/部件获取的信息被记录为批记录、批放行数据或其他GMP相关文件的一部分。

⑤部件是否与产品、产品成分或产品内包材直接接触。

⑥功能/部件是否用于获得、维护、测量或控制可以影响产品质量的关键工艺参数，而对控制系统性能无独立的验证。

⑦功能/部件用于创建或保持某种系统的关键状态。

⑧第1~7个问题中只要有一个问题的答案为"是"，就将该功能/部件归类为关键的功能/部件。均为"否"则归类为非关键部件。

对于关键功能/部件通过失败模式效果分析（FMEA）的方法进行分析，确定部件或功能与产品或工艺潜在故障模式、评定这些故障模式带来的风险，根据影响的重要程度予以分类，划分风险等级，并制定和实施与风险等级相适应的改进和控制措施以降低风险。风险控制措施可以从确认或验证、

SOP 两个方向考虑。对需要通过确认活动进行风险控制的措施，应在相应的确认阶段进行。改进和控制措施实施后，需要重新对部件或功能的风险性进行评价，风险等级必须要在可接受范围内。

关键性评估流程如图 6-7。

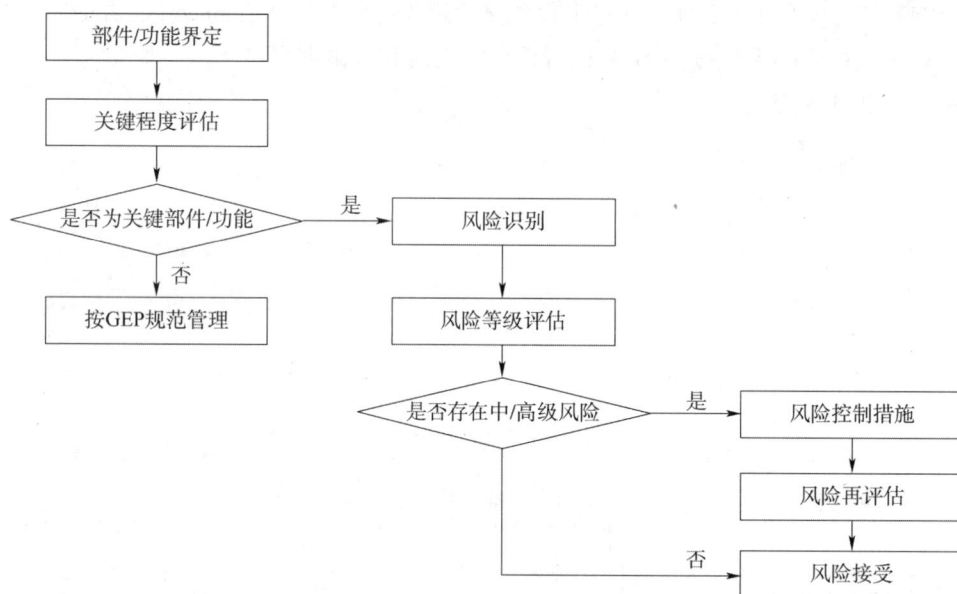

图 6-7　关键性评估流程

基于对产品和工艺的理解，有效地利用质量风险管理工具，将更多的精力投入到控制对患者安全、产品质量或数据完整性具有直接影响的系统，可实现验证水平、经济性及风险可接受水平的平衡，使确认或验证工作更具科学性、针对性和实效性。

6　培养基配制

生物类似药的生产主要是利用培养基和生物反应器来模拟细胞体内的生长环境，在体外进行培养，促使工程细胞株产生所需要的目的产品。培养基的好坏直接决定了细胞或菌株的生长趋势以及产品的产量和质量。所以说，培养基的配制在整个生产工艺中占据着举足轻重的地位。

培养基根据其发展历史，可分为平衡盐溶液、天然培养基、合成培养基、无血清培养基以及个性化培养基。目前，行业中所用培养基多为化学限定培养基。培养基成分主要包括氨基酸、维生素、碳水化合物、无机盐以及营养因子等其他辅助物质。这些营养物质通常是细胞生长、代谢过程中必不可少的物质，一方面为细胞提供了 DNA 和蛋白质、目标产品合成的原材料，另一方面也保证了酶辅基的正常功能运转。

培养基的配制方法因培养基成分的差异而有所不同，通常流程为在水或其他溶液中添加培养基粉末，搅拌至完全溶解后添加下一成分，如此循环。配制过程中，应根据需要对 pH 进行调整并定容。培养基配制的过程需要重点关注以下几点。

6.1　物料信息确认

培养基配制前，需要对其物料信息进行核对，确认物料名称、货号、批号、有效期、性状等信息，确保物料无误、可用。

6.2　配制溶剂准备

6.2.1　水

培养基配制过程对水的要求较高，通常培养基配制用水电导率在 25℃ 时不应超过 25μS/cm，微生物污染不应超过 10^3 CFU/ml。培养基配制用水应定期进行监测，以防止微生物污染。一般实验室用水为三蒸水或超纯水，医药生产企业中通常使用注射用水。

初始加入水的体积一般为配制终体积的 70% ~ 90%，目的是最大限度地溶解培养基粉中的氨基酸、维生素、无机盐、金属离子等营养成分。

6.2.2　其他溶剂

有些培养基含有大量的难溶性氨基酸。对于这种培养基的配制，在加入粉末前后通常会对 pH 进行调整，甚至直接用酸或碱溶液溶解培养基粉末，目的就是在强酸或强碱条件下促进氨基酸最大限度的溶解。脂肪酸大部分不会直接溶于水或者仅溶于少量的水，这时候就要用酒精促进其溶解，如硫辛酸、亚油酸等。

6.3　温度

培养基配制的温度一般控制在 15 ~ 30℃ 之间。如果温度过低，通常会导致氨基酸、维生素等营养成分的溶解度降低，溶解不彻底；反之，温度过高则会导致维生素等物质结构被破坏，如维生素 E、维生素 B_6、维生素 B_2、叶酸、维生素 C 等。

当然，也有些特殊培养基中存在大量难溶性成分，或者配制浓度超出了物质本身的溶解度，也可采用高温溶解的方法来解决该问题（前提是高温对培养基无影响）。

6.4　搅拌混合

在培养基溶解搅拌混合的过程中，往往会形成大量的漩涡，而漩涡的形成和丰富的表面运动是成功混合难溶成分的关键。轴向和径向流型应允许沉降粉末的快速分布，最大限度地减少容器底部的沉降。同时，漩涡可以将浮粉吸入涡流中，以便在整个容器体积内有效润湿和分布。

漩涡过小，会导致物料的混合不充分；漩涡过大，同时会使大量的气泡被带入溶液中，导致剪切力过高，可能会对溶质的结构产生不利影响。通常在生产物料的配制过程中，搅拌转速以产生漩涡但漩涡不触及容器底部为宜。另外，选用合适的涡轮和搅拌装置也可以显著缩短物料的溶解时间。

6.5　pH

每种物料都有其特定的最佳溶解 pH 范围，所以在培养基的配制过程中，往往会碰到 pH 调整的问题。培养基是多种氨基酸、维生素、脂类、无机盐等物质的混合物，这些物质的最佳溶解 pH 范围可能会有所差异，所以很多商业化培养基在搅拌一段时间后，往往需要对其 pH 值进行调整，目的就是加速溶解未完全溶解的物质。

半胱氨酸、酪氨酸等氨基酸在水中的溶解度是有限的，很难满足生产的需要，有些工艺中会额外补加这类氨基酸溶液，这些溶液也通常会采用盐溶液的形式或者酸溶、碱溶的形式来进行溶解。

6.6　除菌

培养基配制完成后，为了防止内毒素和微生物限度超标，需要在投料后 6 ~ 10 小时内完成配制和除菌。除菌的方式一般分为高压灭菌和过滤除菌两种。高压灭菌主要适用于对高温、高压不敏感的物质，如 LB 培养基等。用于抗体药物生产的培养基通常选用 $0.1\mu m$ 或 $0.2\mu m$ 的亲水性过滤器进行除菌。

6.7　参数检测

培养基配制完成后，需要对其 pH、渗透压、浊度等参数进行检测，各项参数应在要求范围内。通常，商业化培养基配制说明上未对浊度进行范围限定，正常配制完成后浊度≤5NTU，个别难溶性或加水解物后的培养基浊度≤10NTU。

6.8　储存

由于部分氨基酸和维生素等对光比较敏感，长期光照会导致这类物质发生分解或形成二硫键等结构的改变。为了保持培养基的稳定性，通常情况下，培养基在配制、除菌完成后，可在室温下避光保存，或放置于 2~8℃ 冷藏设备中保存。

氨基酸储存液的溶解浓度较高，低温会降低氨基酸的溶解度而导致析出。所以浓度较高的氨基酸储存液一般会放置于常温、避光的环境中保存，而浓度较低的储液则可以置于 2~8℃ 的冷藏设备中。使用过程中，要避免反复冻融。

7　细胞培养

抗体类生物药是迄今为止临床应用最广的治疗性蛋白药物，其具有临床用药剂量大且需要规模化生产来满足市场需求的特点。目前的抗体类药物主要是通过中国仓鼠卵巢（Chinese hamster ovary，CHO）细胞培养来表达生产。从发展角度看，目前以美国为首的发达国家的生物药保持逐年匀速增长，可以说已进入生物药发展的平台期或稳定期；而我国正处于起步阶段，市场需求大且增长速度迅猛。随着我国人口老龄化日益加剧，加之饮食结构和外部环境的影响，国内肿瘤的发病率也呈现逐年上升的趋势，市场对生物药尤其是抗体类生物药的需求也愈来愈大。因此，对细胞培养工艺放大技术的掌握就变得更为重要。对于国内抗体产业特别是生物类似药产业来说，如何进一步提升我国生物类似药的产能，即如何提高细胞培养工艺的产量、如何进行规模化培养，成为生物类似药规模化生产中亟须解决的问题，尤其是在国内生产规模和产能远远低于发达国家的情况下。

7.1　细胞培养表达系统

不同于化学合成药物，生物药的表达产生于真核或原核系统。原核系统主要是大肠杆菌，真核系统主要为哺乳动物细胞或昆虫细胞系。体外系统（无表达系统）的研究和使用也是近些年研究的另一方向和热点。

生物类似药表达系统需尽可能与原研生物药表达系统相似，以尽可能保证与产品生物活性和稳定性相关的蛋白质修饰水平类似。生物药的首选平台是哺乳动物细胞表达系统。20 世纪以来，哺乳动物表达系统的使用处于稳步发展中。一方面是因为生物大分子的结构及功能的复杂性越来越被关注，如需要特定的翻译后修饰（如糖基化修饰等），而这些修饰只发生在哺乳动物表达体系中。另一方面，在哺乳动物体系中，绝大多数的重组蛋白可以分泌至胞外，无需通过添加裂解液来裂解细胞这一方式获取目的蛋白，这是和原核表达系统相比的明显优势。

在可用的哺乳动物细胞系中，CHO 细胞为抗体药物生产的首选。截至 2019 年第三季度，全球销量前十的生物药中至少有 7 种是在 CHO 细胞中进行生产的。从全球范围看，约70% 已上市的治疗性抗体也是在 CHO 细胞中生产的。相对于其他的细胞类型，CHO 细胞成为抗体生产的主要宿主细胞的可能原因包括以下几点。

①在无血清、无蛋白、化学成分限定的培养基中能悬浮培养且生长稳定。

②因抗体特定结构，可以表达与人类相近似的翻译后修饰。

③能进行基因改造，易得到经基因改造的单克隆，这些单克隆能够表达产量和质量满足需求的目的蛋白。

④分离纯化难度较低。

⑤具一定的安全性，尤其是在人类的致病性病毒方面。

然而，因为抗体的糖基化修饰在 CHO 细胞中与在人体细胞中并不完全相同，CHO 细胞产生的重组蛋白可能会表现出免疫原性，这也是在临床试验中需要关注的重点之一。

7.2　细胞培养的生产设备

大规模哺乳动物悬浮培养是使用大型生物反应器来实现的。反应器为哺乳动物细胞生长提供稳定可控的生长环境（温度、pH、溶氧）、有效的无菌隔离及气体、营养物质无菌供给，整体参考了微生物反应器（应用于细菌、放线菌、真菌等培养过程的反应器）的设计原理，同时根据哺乳动物细胞自身结构特点、培养工艺等进行了针对性的调整。按其结构和功能划分，反应器主要包括罐体和搅拌、温控系统、通气和排气、进出料、清洗（CIP）和灭菌（SIP）等模块。

7.2.1　罐体和搅拌

罐体作为反应器的主体结构，由不锈钢材质的筒体和上下封头组成一个密闭的结构，为满足可灭菌、易清洁的要求，与细胞和培养基直接接触的区域一般为 316L 不锈钢材质，表面粗糙度要求机械抛光至 $Ra = 0.51\mu m$ 后再进行电解抛光。由于反应器在使用前需要进行蒸汽灭菌，所以罐体耐压至少 0.25bar。搅拌系统包括电机、减速机、搅拌轴、机械密封、搅拌桨和挡板。其中搅拌桨为轴流形式（例如 marine 桨、pitched 桨），区别于微生物反应器中起主要作用的径向流搅拌桨，原因在于哺乳动物细胞相对于微生物对剪切的高度敏感。

7.2.2　温控系统

生物反应器通过罐体外覆盖的夹套内液体循环实现热量的补充和散失。小型细胞反应器（100L 以下）一般采用整体式夹套；大型生物反应器为提高夹套温度的均一性和热交换效果，往往采用蜂窝式夹套。温控循环中的液体通过循环泵提供动力，在换热器和夹套之间循环流动，最终实现通过控制循环液温度维持反应器罐体内温度的目的。

7.2.3　通气和排气

该模块的功能是为培养过程中的哺乳动物细胞生长代谢提供无菌空气、氧气、二氧化碳等气体并维持特定的培养压力。气体的除菌是通过标称孔径 $0.2\mu m$ 的空气滤芯过滤。气体的流量控制往往是采用浮子流量计或更为精密的热质式质量流量计配合限流阀完成的。

7.2.4　进出料系统

包括进出液管道和阀组等，能够实现培养基、种子液、补料等溶液的无菌对接以及取样、转料等细胞液的无菌转移。往往是通过设计一段可单独灭菌的管道完成连接工作，再对中间暴露过的接口进行灭菌从而实现无菌对接。

7.2.5　CIP 和 SIP

由于大型生物反应器管道复杂、罐体体积大，非常不利于手工清洁，应针对需要保持无菌状态的罐体和管道设计 CIP 和 SIP 的管道系统。CIP 的关键在于冲洗的流量、冲洗的时间、清洗液的配方和清洗液温度；而 SIP 的关键在于灭菌温度和时间。

7.3 细胞培养工艺优化和放大

7.3.1 细胞培养方式

细胞培养方式可分为批培养（batch）、补料批培养（流加培养，fed - batch）、灌注培养（perfusion）和浓缩补料批培养（concentrated fed - batch，CFB）等。补料批培养为目前应用最多的治疗性重组蛋白的培养方式。

7.3.2 细胞培养的工艺优化

当细胞株和培养基确定后，通常需要在小试规模进行细胞培养工艺参数的优化，为放大培养提供适合的操作范围，确保放大过程及产品质量的一致性。

细胞培养的工艺参数包括但不限于温度、pH、溶氧（DO）、二氧化碳分压（PCO_2）、通气和搅拌速率等。

7.3.2.1 细胞培养过程中温度的选择

培养温度是细胞培养过程的关键工艺参数之一，它可能影响细胞的生长、表达和产品质量。较低的培养温度可以减缓细胞的代谢、抑制细胞的生长，使得细胞在后期得以维持较高的活率，进而提高目的蛋白的产量。

7.3.2.2 细胞培养过程中 pH 的选择

适宜的 pH 是细胞生存的必要条件之一，低于 6.7 或高于 7.4 都会对细胞产生不利的影响，严重时可导致细胞蜕变或死亡。动物细胞合适的 pH 值一般在 6.7~7.4 之间，在此范围内，较高的 pH 会促进初始细胞的生长，但会增加乳酸的积累，乳酸的大量积累不利于细胞活力的维持；低 pH 环境可有效抑制乳酸的产生，但过低的 pH 会抑制细胞生长。

7.3.2.3 细胞培养过程中 DO 的选择

细胞培养过程中，DO 可能对细胞生长和产物表达产生影响，通常认为动物细胞培养适宜的 DO 控制范围为 DO≥20%，设定值在 20%~50% 既可以保证细胞正常代谢所需、减少乳酸的产生，又可以避免因 DO 过高引起的细胞毒性。

7.3.3 细胞培养的工艺放大

细胞培养工艺放大过程可能会是一个不断试错的过程，通常需要依靠具有丰富的放大经验和对设施设备参数充分熟悉了解的研究人员的参与和探索，并辅助以多批次小试研究数据的积累，在此基础上进行放大生产，从小试规模（摇瓶或 2L 反应器等）到几十升（如 20L、30L 或 50L）、上百升（如 150L 或 200L），再到商业化生产规模（2000L、6000L 或更大规模）。

培养过程的关键工艺参数如温度、pH 和溶氧等，可以参考小试实验积累的数据，使用线性放大原则进行放大。但气体传质无法按体积增加的比例进行线性放大。气体传质主要依靠搅拌和通气来实现，二者均会带来剪切力的问题。增加的剪切力可能直接影响细胞的生长（细胞密度、活率等）和表达。这时，就需要引入小试模型进行相应的放大参数研究，对生产放大过程给予指导，提高放大的成功率，确保放大后的细胞生长、代谢、表达及产品质量与小试规模的研究一致。

工艺放大过程的另一个参数是 PCO_2。通常大规模生产过程中，因为罐体较高、培养体积较大，PCO_2 往往高于小试规模数值；有时出现商业化规模生产的 PCO_2 大于 120mmHg 的情况，细胞的生长代谢会受到抑制，进而影响目的蛋白的表达和产品质量的一致性。因此，放大培养过程中应及时将产生

的 CO_2 排出，以减少对细胞生长的影响。

8 缓冲液配制

8.1 原理

当加入少量强酸或强碱时，部分中和的呈弱酸性或弱碱性的溶液具有减缓其 pH 变化的现象，这一观察结果导致了"缓冲"这一概念的产生。缓冲液由一种酸和它的共轭碱组成，如乙酸和乙酸盐。一种缓冲液的质量取决于它的缓冲能力（即加入强酸或强碱时对 pH 变化的抵抗力）以及将其稀释或加入中性盐时的 pH 稳定性。

8.2 缓冲液选择

缓冲液的选择需要考虑的因素很多。纯化一种蛋白质时，除了要满足工艺需求外，成本是一个很重要的因素，同时，缓冲液对不同纯化技术的兼容性也是一个需要考虑的问题。表 6 - 4 列出了一系列的常见缓冲液及它们的缓冲 pH 范围。

表 6 - 4 常见缓冲液的缓冲范围

缓冲液名称	缓冲 pH 范围
MES（2 - 吗啉乙磺酸）	5.5 ~ 6.7
磷酸氢二钠 - 磷酸二氢钠缓冲液（0.2mol/L）	5.8 ~ 8.0
磷酸氢二钠 - 磷酸二氢钾缓冲液	4.92 ~ 8.18
乙酸 - 乙酸钠缓冲液（0.2mol/L）	3.6 ~ 5.8
柠檬酸 - 柠檬酸钠缓冲液（0.1mol/L）	3.0 ~ 6.6
柠檬酸 - 氢氧化钠 - 盐酸缓冲液	2.2 ~ 6.5
磷酸氢二钠 - 柠檬酸缓冲液	2.2 ~ 8.0
磷酸氢二钠 - 氢氧化钠缓冲液	10.9 ~ 12.0
磷酸二氢钾 - 氢氧化钠缓冲液（0.05mol/L）	5.8 ~ 8.0
Tris - 盐酸缓冲液	7.1 ~ 9.0
甘氨酸 - 氢氧化钠缓冲液（0.05mol/L）	8.6 ~ 10.6
碳酸钠 - 碳酸氢钠缓冲液（0.1mol/L）	9.16 ~ 10.83
氯化钾 - 盐酸缓冲液（0.2mol/L）	1.0 ~ 2.2
氯化钾 - 氢氧化钠缓冲液（0.2mol/L）	12.0 ~ 13.0

一般根据蛋白质自身的等电点选择最佳的缓冲液及缓冲液 pH。磷酸盐、醋酸盐或柠檬酸盐体系是纯化蛋白质常用的缓冲液。在确定合适的缓冲体系后，再选择缓冲体系的 pH 和使用浓度。需要注意的是，缓冲液的浓度不宜太高，高离子强度可能会使蛋白质聚集沉淀或影响其活性。

8.3 生产中缓冲液的配制

实际生产中，缓冲液配制通常使用不锈钢罐来满足生产需求。一般包括以下几个方面。

8.3.1 配制前准备

缓冲液配制前，应做好相应的准备工作。配制前准备一般包括生产车间清场、缓冲液配制罐及缓冲液储存罐的清洗灭菌、所需管路及组件的清洗灭菌、所需物料的准备及信息核对和所用仪器（如 pH 计、电导率仪、电子天平台秤等）的准备及校验。

8.3.2 配制缓冲液

连接所用管路和相应配制罐，向配制罐中加入所需的注射水或纯化水。一般采用质量流量计来确定加入水的质量。选择合适大小的称量袋，在电子天平和电子台秤上准确称量相应的物料。将准确称量的物料投入到加好水的配制罐中，开启搅拌至物料完全溶解。从取样口取样，检测缓冲液 pH 值和电导是否在规定范围内，如不在范围要将 pH 值和电导调节至所需规定范围。注意缓冲液的温度会影响缓冲液的 pH 值和电导（如 Tris 缓冲液的 pK 是温度依赖的，25℃时 pH 为 8.06 的 Tris 缓冲液，其在 0℃时 pH 为 8.85）。

8.3.3 除菌过滤

为了避免微生物污染，需要对配制好的缓冲液进行除菌过滤。缓冲液经除菌级过滤器过滤后，转入缓冲液储存罐中备用。可根据配制缓冲液的体积选择合适大小的滤芯。在完成除菌过滤后，需对滤器进行完整性测试。

8.3.4 缓冲液储存

过滤后，缓冲液在生产过程中一般储存于不锈钢罐或一次性储液袋中，配制好的缓冲液应在规定的储存条件下储存，并在有效期内使用。

9 分离纯化

9.1 分离纯化概述

分离纯化组成了生物类似药的下游处理阶段，这一过程又和上游过程紧密联系。上游过程的诸方面影响到下游的分离纯化，因此，在进行目标产品的分离纯化时需要统一考虑和整体设计，并充分考虑上游因素对下游的影响，如是否带有亲和标签、是否进行分泌表达等。目前应用最广泛的表达系统有三大类，分别是大肠杆菌表达系统、酵母菌表达系统和 CHO 细胞表达系统。不同的表达系统和培养方法显著影响下游的处理过程，如目标产品表达是否形成包涵体、目标产品表达的定位（胞内、细胞内膜、周质空间和胞外）。选择将所表达的产品分泌到细胞外或周质空间可以避免破碎细胞的步骤，并且由于蛋白质种类少，目标产品容易纯化；而在细胞质内表达的产品可能是可溶性表达，也可能形成包涵体，可溶性的产品往往需要复杂的纯化步骤，而包涵体易于分离、纯度较高，但回收具有生物活性的产品却相当困难，需要对聚集的产品进行变复性，通常活性产品的得率比较低。因此，针对不同的生物类似药需要设计不同的分离纯化工艺，以达到高质量、高收率的目的。

9.2 分离纯化常用单元操作原理

9.2.1 根据分子大小不同进行的分离纯化

生物类似药一般属于生物大分子物质，并且这类生物大分子的大小一般会不尽相同。因此，可以利用一些较简单的方法使该类大分子物质和小分子物质分开，并使该类大分子混合物也得到分离。根据生物类似药物分子大小不同进行分离的方法主要有透析、超滤、离心和凝胶过滤等。

9.2.2 根据电荷不同进行的分离纯化

根据生物类似药的电荷即酸碱性质不同分离生物类似药物的方法主要为离子交换层析，包括阴离子层析和阳离子层析。

离子交换层析是以离子交换填料为固定相，填料基质由带有电荷的树脂或纤维素组成，依据流动相中的组分离子与填料基质上的平衡离子进行可逆交换时结合力大小的差别从而进行分离的一种层析方法。当生物类似药处于不同的 pH 值条件时，其带电状况也不同，依据其自身电荷性质，通过结合/洗脱或者流穿模式达到分离纯化的目的。

9.2.3 根据配体特异性结合进行的分离纯化

亲和层析是利用生物类似药对其配体分子特有的识别能力建立起来的一种有效的纯化方法。它通常只需一步处理即可将生物类似药从复杂的混合物中分离出来，并且纯度相当高。应用亲和层析须了解生物类似药的结构和生物学特性，以便设计出最好的分离条件。近年来，亲和层析技术被广泛应用于蛋白质尤其是单克隆抗体、疫苗、融合蛋白的分离纯化工艺中，极大地简化生物类似药的下游工艺，同时产品质量也得到了较大提升。

9.2.4 疏水层析

疏水层析在单抗纯化过程中一般用于中间纯化或精纯步骤，根据工艺设计包括吸附和流穿两种模式。疏水作用层析根据蛋白表面疏水性的不同，利用蛋白和疏水层析介质疏水表面可逆的相互作用来分离蛋白。

9.2.5 复合模式层析

复合模式层析在层析填料的配体和目标分子间提供了两种或多种相互作用方式，包括电荷作用、疏水作用等。这些不同的作用方式可以彼此独立存在，也可以共同存在，即可以在一个纯化步骤中进行基于电荷和疏水特性的纯化，其相互作用的强度取决于目标分子和工艺条件。

9.3 分离纯化基本流程

随着生物科技的不断进步，生物类似药的下游工艺手段日趋增多，同时，针对不同种类的生物类似药所采用的分离纯化技术不尽相同，以生物类似药 – 单克隆抗体下游工艺为例，概述其在不锈钢系统中基本的分离纯化流程（图 6 – 8）。

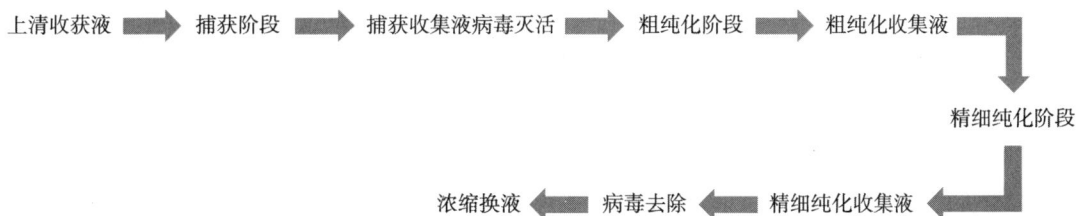

上清收获液 ➡ 捕获阶段 ➡ 捕获收集液病毒灭活 ➡ 粗纯化阶段 ➡ 粗纯化收集液

精细纯化阶段

浓缩换液 ⬅ 病毒去除 ⬅ 精细纯化收集液

图 6 – 8 生物类似药分离纯化的基本流程

9.3.1 捕获阶段

对于单克隆抗体来说，第一步纯化分离工作是从收获的培养液中捕获目的蛋白。基于单克隆抗体的特点，最常用的手段即为亲和层析。亲和层析过程所用的填料配基包括 protein A、protein G 和 protein L，根据单克隆抗体的特性选取配基合适填料进行装柱。首先利用缓冲液将亲和层析柱进行平衡处理，随后对收获培养上清进行过柱，捕获目的蛋白，捕获完成后利用缓冲液冲洗掉未结合的杂蛋白、上游培养基成分等，最后选取合适的洗脱缓冲液将结合在层析柱上的目的蛋白洗脱并收集到不锈钢收集罐中。该步骤一般能够去除大量的杂质成分，大幅度提高目的蛋白的纯度。随后，进入下一步骤的粗纯化阶段。

9.3.2 中间纯化阶段

在经过捕获阶段的纯化后，目的蛋白的纯度得到较大提升，但仍然含有较多的工艺杂质及产品杂质。通常，工艺杂质包含宿主蛋白（HCP）、宿主核酸（DNA）、内毒素以及上步操作脱落的配基等，常采用离子交换层析或疏水层析进一步纯化以去除杂质。根据工艺杂质特点，常用的纯化操作单元主要是离子交换层析。由于宿主 DNA、部分 HCP 等杂质在 pH >4 时通常带有负电荷，在一定的条件下能够结合到阴离子层析介质上，而蛋白以流穿的方式被收集，从而达到去除的目的，实现粗纯化。

9.3.3 精细纯化阶段

在经过前两步骤的纯化操作后，样品中的工艺杂质及宿主杂质基本能够满足相关的质量要求，该步骤精细纯化主要针对产品杂质进行设计。产品杂质主要包括产品高聚物、降解组分、电荷异构体、同源异构体和部分 HCP 等。因此，针对该类杂质主要采用疏水作用层析、离子交换层析等操作单元。根据此类杂质的电荷或疏水性强弱等特点，采用离子交换层析或疏水层析来达到精细纯化的目的。

9.3.4 浓缩/换液阶段

该步骤主要是根据制剂处方，将经过分离纯化的样品通过浓缩/换液，将产品置换到制剂处方体系中，形成最终的产品。

9.3.5 病毒清除评价

目前，单克隆抗体大部分是经过 CHO 细胞株进行表达，而 CHO 细胞往往会存在内源性病毒。鉴于生物安全性的考虑，在整个下游工艺中，会设计病毒灭活与清除工艺。病毒灭活/清除的步骤主要包括灭活方法（低 pH、S/D 法等）和去除方法（20nm 膜过滤法、层析等）。

9.4 分离纯化发展趋势

根据生物类似药的功能特点、来源、生产要求等，可以选择不同的方法模式来分离目标产品。但在实际应用中，目前对生物类似药的分离纯化还很难通过独立的方法实现，通常需将几种方法综合起来才有望得到纯度较高的产品。同时，基因技术的发展带给人们更多关于控制生物类似药的结构、合成、折叠和分泌的信息，生物类似药的分离纯化发展的趋势之一是设计新的宿主优化生产和纯化。未来，将设计整合生物过程以降低成本，这些策略包括自动表达系统、新的介质和柱层析技术、在线监测系统等。

今后，生物类似药分离纯化的技术发展将围绕快速、高分辨率、易于操作、低成本和电脑控制的全自动化等技术展开。另外，分离纯化技术的不断提高促进了生物类似药性质和功能的探索。对生物类似药性质的进一步了解在很大程度上提高了生物类似药的分离纯化技术，二者相互促进，有望共同推动生命科学领域的进步。

10 原液分装

10.1 概述

生物类似药是与已上市的生物参照药相似的一种生物制品。单克隆抗体是应用最多的生物药物，经多步层析、除病毒过滤、超滤和辅料添加等工序，通常得到终产品——原液。为确保原液产品的质量，在生产纯化过程中，每一工序都穿插有除菌过滤操作，且过程还包括病毒清除工序。其中，原液过滤和分装是获得终产品的关键工序，详细流程参照图 6-9。

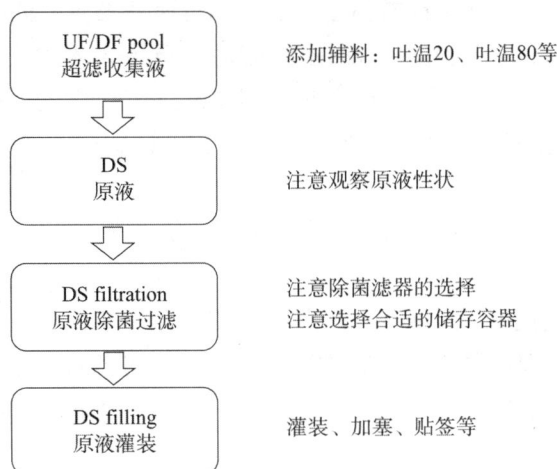

图 6-9 原液过滤与分装流程图

10.2 辅料添加

为保证超滤后样品的稳定性，往往需要加入相关辅料，添加辅料后的样品即为原液。常见的辅料组分有海藻糖、蔗糖、吐温20、吐温80和山梨醇等。研究表明，辅料组分由于强亲水性，可与疏水性药物组分配伍，进而增强药物溶解性。因此，辅料组分主要起到助溶剂、乳化剂和稳定剂的作用。近年来，人们愈发关注生物类似药的辅料安全性问题，比如吐温80中过氧化氢残留问题等。总之，生物类似药的生产离不开辅料的添加，但生产厂家要合理使用辅料。尽量使用毒副作用小的辅料，严格审查辅料质量，且严格控制辅料的剂量范围。

10.3 原液除菌过滤与分装

为保证原液产品的无菌安全性，需要对其进行除菌过滤。原液除菌过滤是指采用物理截留的方法去除液体流中的微生物，以达到无菌药品相关质量要求的过程。

根据除菌滤器结构、孔径和滤膜化学材质的不同，有多种除菌滤器可供选择。常用的滤膜材质主要包括聚偏二氟乙烯（PVDF）、聚醚砜（PES）、尼龙和聚四氟乙烯（PTFE）等。不同化学材质的滤膜不但可以产生不同的液流性质和过滤性能，而且在萃取物和滤出物水平、相容性等方面也存在差异。对于添加有机辅料（如吐温80）的原液，通常选择材质为聚偏二氟乙烯（PVDF）的除菌滤器。此类滤器具有低吸附性，但不具备碱耐受性。

传统不锈钢工艺可采用恒流和恒压两种除菌过滤方法。恒流方法使用生物泵或蠕动泵实现，可将过滤后的原液分装储存在一次性袋子或其他生物储存容器（如瓶子）中；恒压方法主要见于生产车间，通过给罐体施加恒定的压力，原液可直接过滤至原液储存罐。

原液分装所选的储存容器应由非吸附性材质组成，常见的材质主要有硼硅酸玻璃、聚丙烯和聚碳酸酯等。经除菌过滤后的原液一般储存于冷库或冷冻储存，以备制剂灌装，获得终产品。

11 一次性技术生产平台

一次性使用技术在制药行业的应用可以追溯到20世纪80年代塑料外壳囊式膜过滤器的使用，随之发展出的预组装预灭菌的一次性无菌过滤系统在制药企业中应用。随着近十年单克隆抗体药物在各治疗领域取得了巨大的成功，用于单克隆抗体生产的技术迅速升级，一次性使用系统在制药领域的应用也不断拓展。一次性系统相对于传统不锈钢系统有固定成本投入少、建设周期短、污染风险低、清洁和验证投入少、对应的注射用水和化学试剂消耗降低、批次间切换灵活等优势。这正好契合生物制药领域的一些自身特点和需求，比如生产周期较长、单批次成本较高、需要降低细胞培养和下游纯化过程中污染风险等。生物药大多针对小众治疗领域开发，自身产量要求不高，但对多产品快速切换生产有实际的商业需求，需要一种灵活、快捷、安全但固定成本和占地需求较少的生产模式。

因此，一次性技术从早期仅用于缓冲液、培养基配制、存储转移，到如今几乎覆盖了生物药物生产全过程。从细胞复苏、生物反应器培养、液体配制存储、中间产品保存、下游纯化过滤、最终产品配制、原液存储、冻融到灌装管路组件、产品取样等工艺步骤，都能广泛地见到一次性技术的成功应用。且随着生产需求和技术的提高，更多的新产品如一次性离心机、用于不锈钢和一次性混合系统的可在线蒸汽灭菌一次性转接头以及大量配套的一次性探头也被研发并投入实际生产。

11.1 上游工艺和生产中的一次性技术应用

制药工艺中，上游所涉及的一次性技术主要是一次性生物反应器、培养基配制系统、无菌连接和断开系统、过滤器、储液袋、无菌软管、取样系统等。此外，收获时的深层过滤器和一次性离心系统也归属上游。随着单克隆抗体表达量从早期的不到 1g/L 到目前常见的 5～6g/L，一次性 2000L 体积细胞培养产能已经能匹配原先上万升不锈钢体系细胞培养的产量。此外，由于能大幅降低生产硬件的固定投入、快速投产和灵活切换、CIP/SIP 和维护低需求以及极大降低培养污染风险等优势，一次性生物反应器已经在哺乳动物细胞培养中广泛应用。昆虫细胞、微生物发酵领域也有一定的使用，在国内外覆盖研发、临床和商业化大规模生产，用于单克隆抗体、重组蛋白、重组血液制品及蛋白疫苗类产品生产。

现有的一次性生物反应器主要有摇摆模式和搅拌桨模式。其中，摇摆模式即波浪式一次性反应器主要用于种子扩增；搅拌桨式一次性反应器是参照不锈钢反应器原理进行设计的，用于细胞培养和目标蛋白生产。由于设备供应商在设计时考虑到了跟不锈钢反应器的可比性，在一次性生物反应器上，细胞培养工艺参数开发和设定操作跟传统不锈钢工艺类似，主要工艺参数仍然为 pH、DO、搅拌速率、体积、补料策略、通气策略等。当然，由于一次性生物反应器袋的结构限制，罐体体积、桨叶、搅拌流型、通气口形状尺寸可选类型较少，对应的流体动力学参数需要相应调整以期达到目标传质效率、热传递效率等要求。

使用一次性生物反应器用于细胞培养（发酵）与使用传统不锈钢反应器相比，也具有特定的一些风险和值得重视的工艺、操作考量点。工艺开发和操作人员需要在工艺开发和实际操作时根据一次性产品的特性进行差距分析和风险评估，并能采用有效的措施来降低风险；另一方面，一次性产品生产商和供应商也需要持续改进，采用新技术，如使用更先进、安全的膜材质以及研发新的一次性探头等，使一次性生产技术能更好地被制药企业和药监部门接受并广泛用于实际生产（表 6-5）。

表 6-5 一次性技术在上游生产中的工艺考量和风险鉴别

工艺和操作考量点	潜 在 风 险	措 施
一次性产品的完整性和无菌性	①细胞培养污染	①安装前、安装后完整性检查或测试
	②漏液，工艺体积参数偏差	②规范安装、使用操作和验证
	③过滤失败，培养基无菌保证偏差	③注意搬运、存储和拆卸操作
	④部件缺损导致培养失败	④选择物理强度高的材质

工艺和操作考量点	潜 在 风 险	措　　施
缺少特定一次性系统探头	①放大和工艺转移中部分参数可能无法监控和设置 ②培养控制模式可能无法实现 ③报警或自动化功能缺失	①加强人工监控和报警流程 ②开发采用其他工艺参数进行监控和控制 ③小规模工艺开发和设计时要考虑放大至一次性生产工艺的特点
溶出析出及吸附	①溶出或析出化学物导致细胞生长异常 ②溶出或析出化学物对 API 有化学或物理影响，如氧化、结合、改变大分子高级结构等 ③残留在溶液中且在后续步骤中无法完全去除，成为有害杂质 ④吸附培养基成分或蛋白，导致细胞生长异常或表达量减少	①选择材质安全的一次性产品 ②进行 E/L 实验和风险评估 ③基于一次性产品的细胞培养小试实验 ④更改培养基成分或浓度
一次性软管使用和颗粒	①管路老化导致破损或体积错误 ②磨损和热焊接/断开操作导致塑料颗粒产生 ③不耐压或不耐腐蚀	①选择合适的一次性管路材质 ②规范使用操作及焊接温度、时间等参数 ③测试并设定清洗、使用条件、寿命等信息
反应器结构和工艺可比性	①放大和工艺转移中部分参数无法直接使用 ②物理结构限制导致可比性差	①选择合适的一次性反应袋及设备 ②考虑定制产品 ③小试缩小模型试验，进行工艺参数变更
电极安装操作和稳定	①安装错误或操作偏差导致培养体系无菌保证失效或漏液 ②重复使用电极组件灭菌失败导致污染 ③一次性电极在辐照灭菌或运输过程中损坏或失效 ④读数不稳定或电极失效	①规范安装、使用、灭菌和校验操作 ②选择高质量电极，并对电极维护、寿命进行规范 ③增加备份电极

11.2　下游工艺和生产中的一次性技术应用

制药工艺中，下游涉及的一次性技术主要是缓冲液配制系统、储存袋、过滤器、膜包、层析、无菌接头、一次性软管、取样系统、分装系统和原液存储袋/瓶及冻融系统等。由于下游一次性技术使用的主要目的是减少微生物和内毒素污染、减少 CIP 和 SIP 操作，即把原先跟中间产品或溶液直接接触的不锈钢罐和管路替换为一次性塑料系统，对于下游相关工艺的影响和对应需做出的变更没有上游步骤复杂，因此工艺角度的风险较小，其接受度较高。

由于下游生产是一个提纯 API、去除杂质的过程，随着下游工艺步骤的推进，其对产品的纯度和杂质残留的关注度越来越高，在这个阶段使用一次性产品和技术，对其带来的杂质和安全性方面的风险的考量远多于其可能造成的工艺变更风险，同时也是监管部门的重要关注点。特别是最终原液储存袋/瓶的使用，由于原液可能在其中储存较长时间，一般常见有效期为 12～36 个月，而且分装和其后的灌装流程中还可能有冻融程序，其物理和化学相关安全性和实验数据包括长期稳定性数据尤为重要。表 6-6 列举了下游生产中应用一次性技术的常见风险，很多是与上游一样的共性风险。制药企业需根据其自身产品特性、下游生产过程和一次性技术进行风险评估，积极和一次性产品供应商合作进行 E/L 实验（可提取物和浸出物实验）以证明其安全性，并开展工艺验证以确保药品和工艺的安全有效。

11.3 制剂工艺和生产中的一次性技术应用

在制剂生产中，无菌保证是最关键的要求。一次性技术因其密闭性、交叉污染风险低、可减少CIP/SIP需求和时间，自然得到制药企业和灌装设备厂家的青睐。目前主流的国际和国内灌装线设备供应商都已经推出了可使用一次性灌装系统的成熟灌装线，覆盖各种生产规模、剂型和规格。另一方面，传统的非一次性灌装系统往往使用柱塞泵等作为灌装动力，其机械构造和运行模式虽然能很好地保证灌装体积和精度，但其内部跟样品接触导致CIP/SIP步骤风险较大，且在生物制品中使用柱塞泵还存在着剪切力过大而可能导致蛋白制品出现沉淀聚集的巨大风险。而使用一次性灌装系统的产线利用外置蠕动泵进行灌装，动力柔和、无产品接触、死体积较少，且可以根据需要定制组装预灭菌管路系统，非常适合生物制品灌装。

尽管一次性灌装系统有很多优势，但在使用时需要额外关注其带来的一些风险。

①由于原液制备完后，在灌装步骤没有任何去除杂质的可能，一次性灌装系统的可提取物和浸出物需要特别关注，并应进行相关实验来避免在最后步骤引入外来杂质。其次，无菌性和系统引入的颗粒也需要通过测试和验证以确保一次性灌装系统的适用性。对于最终无菌过滤器和中转袋中产生的颗粒及对蛋白溶液的影响，可以在工艺上通过预冲洗或更换质量更好的滤器和一次性袋来避免。

②灌装批次体积范围、灌装量、灌装时间、管径选型和灌装精度是相互影响的一组参数。一次性灌装系统使用的软管及蠕动泵转动具有弹性和脉冲特性，并且在长期蠕动泵传输过程中管壁会出现一定程度的磨损，跟传统柱塞泵系统比，其灌装精度会有波动。另外，根据批次体积、灌装量、灌装时间可以选择不同尺寸的灌装管路和中转袋以及管径大小和对应蠕动泵的型号，这又间接决定了能达到的灌装精度。因此，使用一次性灌装系统需要经过测试和验证来确定对应的工艺参数、灌装精度和最佳使用时长等信息。

③应进行全面风险评估，针对一次性灌装系统在生产中可能的接口脱落、一次性袋/管道破损、漏液、堵塞和灌装精度无法合格等风险，有合适的应对措施和对操作人员的有效培训（表6-6）。

表6-6　一次性技术在下游生产中的工艺考量和风险鉴别

工艺和操作考量点	潜在风险	措施
一次性产品的完整性和无菌性	①微生物或内毒素污染 ②漏液，工艺体积参数偏差 ③过滤失败，产品无菌保证偏差 ④部件缺损导致压力、流速异常	①安装前、安装后完整性，连接检查或测试 ②规范安装、使用操作和验证 ③注意搬运、存储和拆卸操作 ④选择物理强度高的材质
缺少特定一次性系统探头	①放大和工艺转移中部分参数可能无法监控和设置 ②报警或自动化功能缺失	①加强人工监控和报警流程 ②开发采用其他工艺参数进行监控和控制 ③小规模工艺开发和设计时要考虑放大至一次性生产工艺的特点
溶出析出及吸附	①溶出或析出化学物对API有化学或物理影响，如氧化、结合、改变大分子高级结构等 ②残留在溶液中且在后续步骤中无法完全去除，成为有害杂质 ③吸附蛋白或改变溶液pH和电导，导致工艺偏差	①选择材质安全的一次性产品 ②进行E/L实验和风险评估 ③基于一次性产品的小试实验

工艺和操作考量点	潜在风险	措施
一次性软管组装、使用和颗粒	①管路老化导致破损或体积错误 ②磨损和热焊接/断开操作导致塑料颗粒产生或清洁不彻底 ③不耐压或不耐腐蚀 ④管路种类和规格过多，组件选择或组装连接错误	①选择合适的一次性管路材质 ②规范使用操作及焊接温度、时间等参数 ③测试并设定清洗、使用条件、寿命等信息 ④标准化管路组装及优化种类规格
溶液兼容性和配液效率	①溶解需加热或放热导致塑料材质变化 ②高比例粉末投料、搅拌功率低导致溶解困难或偏差 ③高浓度强酸碱或有机溶液对塑料材质影响	①选择合适的配液设备和配液袋 ②考虑定制产品 ③小试缩小模型试验，变更溶液种类、浓度
原液储存袋/瓶稳定性	①冻融过程降温和升温对塑料材质影响及 E/L 化学物增加 ②储存袋/瓶中降温和升温过程不均一导致蛋白变性 ③长期液体和塑料接触导致溶出或析出化学物增加或失水 ④塑料颗粒导致蛋白聚集或有效期缩短	①进行 E/L 实验、颗粒检查和风险评估 ②进行冻融研究，程序化冻融过程和设备定制 ③选择材质安全的一次性产品 ④规范分装、运输和长期储存条件

11.4　一次性技术应用的其他要求

使用一次性生产技术除了在工艺设计和生产操作上要进行相关改变外，在运行和质量层面也需相应地做出调整，以形成一个符合 GMP 要求的系统性生产运营体系。因为使用一次性生产技术，当生产规模、批次和产品开始增加，相关的一次性耗材使用量大幅增加，给供应链和质量体系带来巨大的压力。从供应链角度需要考虑一次性袋的有效期和库存，目前很多一次性产品如生物反应袋和缓冲液袋均在国外生产，其货期较长同时包装也占较大仓库空间，需要在仓库库位、有效期、货期、货款和保持生产供货安全等方面进行统一的全盘考虑。同时，由于一次性耗材大多为组装的塑料制品，在运输、入库等环节也要特别注意，避免损坏。供应链也应该从生产供货安全、降低成本和战略角度考虑备选供应商，通过多方式灵活地满足一次性技术需求，从而最大限度地降低一次性应用风险。

一次性耗材在质量体系中作为原材料进行管理，其质量评估、批间差异、产品更新、材质变化导致的变更及质量投诉应该符合 GMP 的管理体系。但由于一次性产品的特殊性和技术要求较高，其相关质量评估和变更需要及时引入技术人员进行科学的评估，甚至可能需要在实际生产线上进行适应性试验以得到评估数据，必要时还需开展工艺验证。此外经常被忽略的一个重要部分是，相比于不锈钢生产系统，一次性生产技术产生大量固体废弃物，而且部分固体废弃物还存在生物活性，对这些 GMP 生产过程中产生的废弃物管理需要建立洁净区内部的灭活处理和转运流程；另一方面，在转运后销毁和无害化方面需要符合国家相关环境保护法规。

国外制药企业已经使用一次性生产技术将近三十年，随着一次性产品在适用性、安全性和可用性方面不断进步，在提高药品质量、安全和供应方面发挥着重要作用，越来越多地应用在生物制药工艺的上下游、制剂灌装等不同工艺步骤。国内制药企业也积极地布局一次性生产体系，但仍需要学习国外制药企业和监管机构的相关法规和指南，与国家监管机构一道完善一次性生产技术的应用及相应的法规指南，在保证质量的前提下，应用一次性生产技术更好、更快地生产高质量生物药。

12 设备及工艺验证

12.1 工艺验证的定义

工艺验证应当证明一个生产工艺按照规定的工艺参数能够持续生产出符合预定用途和注册要求的产品。工艺验证可有不同的验证方法，一般包括：传统工艺验证（前验证、同步验证）以及基于生命周期的新的现代工艺验证（工艺设计、工艺确认、持续工艺确认）。药品生产企业被鼓励采用新的现代工艺验证方法，即基于生命周期的方法，将工艺研发、商业生产工艺验证、常规商业化生产中持续工艺确认相结合，来确定工艺始终如一地处于受控状态。

12.2 工艺验证的一般要求

企业应当在验证总计划中规定工艺验证的方法和方针。企业应当根据质量风险管理原则确定工艺验证批次数和取样计划，以获得充分的数据来评价工艺和产品质量。一般企业通常应当至少进行连续三批成功的工艺验证，同时应当有书面文件确定产品的关键质量属性、关键工艺参数、常规生产和工艺控制中的关键工艺参数范围，并根据对产品和工艺知识的理解进行更新。企业的厂房、设施、设备和检验仪器应当经过确认，应当采用经过验证的生产工艺、操作规程和检验方法进行生产、操作和检验，并保持持续的验证状态。

12.3 工艺验证方案

工艺验证方案中至少要包含但不限于以下要素。
①参考文件及相关法规。
②产品和工艺描述（包括批量等）及相关的主批记录。
③关键质量属性的概述及其接受限度。
④关键工艺参数的概述及其范围。
⑤应当进行验证的其他质量属性和工艺参数的概述。
⑥建议的中间工艺控制参数范围与验收标准。
⑦成品放行的质量标准。
验证前需检查确认的包括设备设施/公用系统验证及监控状态、分析方法验证状态、检测仪器验证状态、物料检查确认、人员培训、仪器仪表校准情况等。

12.4 工艺验证的实施

工艺验证实施必须由经过培训的人员进行，并按照规定的验证时间计划进行。
工艺验证期间，车间人员的一切行为均应按照相关的管理、操作 SOP 进行。
操作人员按生产工艺规程规定进行操作，生产工艺规程要对所要求的工作进行充分描述。
在工艺验证过程中，将对所列出的关键工艺参数进行检查确认。
根据工艺过程及产品质量标准确定的取样计划，合理安排人员进行生产产品的取样并进行检测。
生产工艺结束后，应按文件规定对产品进行成品检验，检验结果应符合成品质量标准，将统计结果记入测试数据表中。并根据验证检验结果，对工艺验证结果的各步骤进行分析、总结。

12.5　工艺验证报告

证明工艺验证方案提供的记录表中所有的测试项目都已完成并已附在总结报告上；证明所有变更和偏差已得到记录和批准并附在报告上，并提交批准。报告内容至少包括以下几项。

①批记录及批检验数据，包括失败测试的数据。

②对方案的结果进行记录以及评估，并形成分析报告。

③对整个工艺验证进行总结评价，评价结果记录到验证报告中。

通过数据分析指出现有工艺规程或控制中需要适当修订和改变的地方，使工艺规程更加完善，工艺过程更加稳定。

12.6　传统工艺验证和现代工艺验证的区别

传统工艺验证的类型一般包括前瞻性验证、同步性验证。传统工艺验证方法，是在日常条件下生产若干批次的成品来确认其重现性。应编写书面的工艺验证方案，并按照工艺验证方案来证明工艺的重现性及符合性；一般情况下，在日常生产条件下至少连续生产 3 批形成一个验证程序是可以被接受的。现代工艺验证即基于生命周期的工艺验证方法，将工艺研发/设计、商业生产工艺验证、常规商业化生产中控制状态的工艺维护相结合，来确定工艺始终如一地处于受控状态，包括工艺设计、工艺确认、持续工艺确认。

工艺设计是界定商业化制造工艺的活动，目的是设计适合、可以始终如一地生产出符合其质量属性产品的日常商业化制造工艺。早期的工艺设计实验应依照可靠的科学方法和原则进行，包括良好的文件管理规范。工艺设计初始就应规定目标产品质量概况（QTPP），便于整个产品生命周期参考使用。同时，根据产品及其应用的一般知识和有效的临床与非临床数据以及运用风险评估策略，持续对潜在关键质量属性、关键物料属性和关键工艺参数（CPP）进行辨识，并在工艺确认阶段前确定商业化产品的关键质量属性；进而基于对产品质量的影响，可将工艺参数评估为关键工艺参数和非关键工艺参数，基于对工艺性能的影响，可将非关键工艺参数进一步评估为重要工艺参数（KPP）和非重要工艺参数。制药开发过程可集中使用质量风险管理（QRM）工具，通过使用系统的前瞻性的风险评估，有效控制风险，后期可进行周期性的风险审核。

工艺确认是证明工艺如预期进行并可重复产出商业化产品。工艺确认应在商业化批次放行前完成，包括：设施、设备与公用设施的设计与确认以及工艺性能确认。在生产工艺中使用的设施、设备、公用设施与仪器（统称为系统）应适当并适用于工艺用途，其操作期间的性能应稳定可靠。系统的确认主要包括设计确认（DQ）、安装确认（IQ）、运行确认（OQ）、性能确认（PQ）。①设计确认通常为对拟订购设备的技术指标适用性的认定及对供应商的选定。该阶段应考察设备的性能、材质、结构、设备配置的标准化程度以及是否便于维修保养等内容。②安装确认指设备安装后进行的各种系统检查及技术资料的文件化工作。安装确认的主要内容包括对设备计量及性能参数、安装环境及安装过程进行确认。③运行确认是为证明设备达到设定要求而进行的运行试验。运行试验过程中应考察标准操作规程草案是否使用、设备运行参数的波动情况、设备运行的稳定情况、仪表的可靠性等。④性能确认指通过模拟生产试验确认设备的适用性。系统设备的验证可参考设备类系统验证生命周期流程图进行各项验证。

持续工艺确认是指在商品化生产期间持续保证工艺处于已验证状态。持续工艺确认计划提供一种手段，来确保工艺确认阶段成功后工艺仍处于受控状态。持续工艺确认计划必须建立一个持续和不断发展的监测程序，用于收集和分析与产品质量有关的信息和数据，从而探测出非期望的工艺变异。通过评估工艺性能，发现问题和确定是否采取行动整改、提前预见和防止问题，从而使工艺保持受控。

持续工艺确认报告/文件应包括（但不限于）：CPP、CQA 的评估与确定，数据分析与趋势，物料与产品质量分析，OOS、OOT、偏差、变更分析报告，厂房/设备设施日常监测、校准、维护情况分析，持续工艺确认报告汇总与整体分析。

13 制剂灌装

制剂工艺流程的关键操作步骤一般包括：配料、除菌过滤、灌装、加塞、轧盖、灯检和包装。此外，还有物品准备及玻璃瓶和胶塞的清洗、灭菌或除热原等工作（图 6 – 10）。

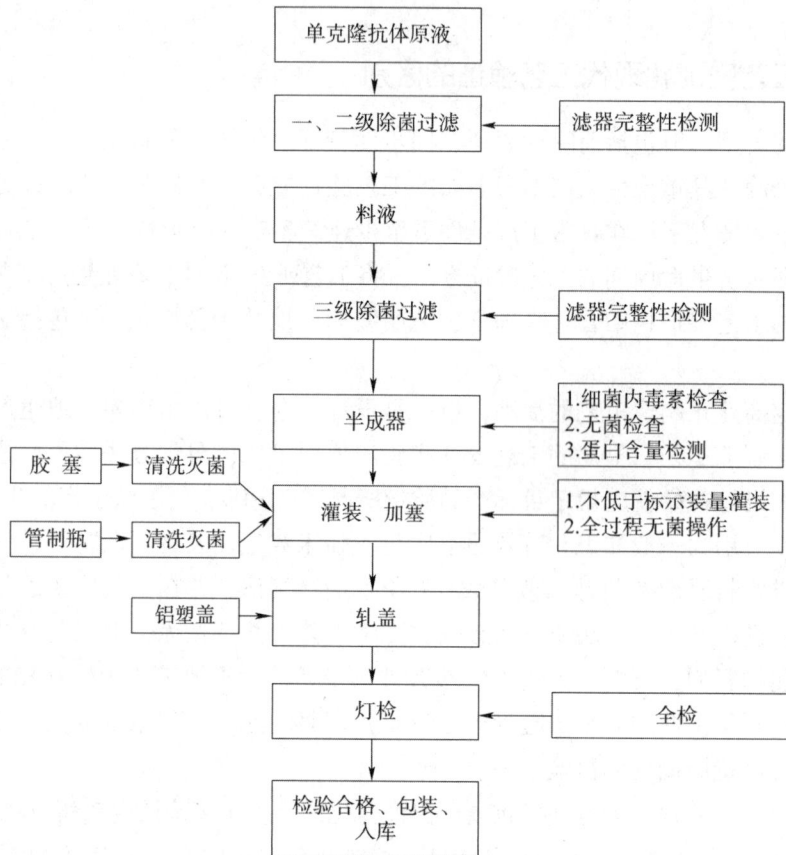

图 6 – 10　制剂工艺流程图

13.1　制剂分装过程

13.1.1　原液的解冻、混合

原液批次之间的蛋白浓度和容器灌装量可能会不同。将原液在 2 ~ 8℃或 25℃放置进行解冻并且定期温和振摇至完全溶解；如原液未冷冻，则不需要解冻。

原液通过容器转移至配制混合罐中进行合并，并充分混匀。完成混匀操作后，从配料罐中取样进行相应的检测。

13.1.2　除菌过滤

除菌过滤的滤膜材质一般选用聚偏二氟乙烯（PVDF）或聚醚砜（PES）等。原液经 0.22μm 过滤器进行除菌过滤后，即为半成品。对降低生物负荷的过滤器进行过滤前后的完整性检测。

13.1.3 成品的分装

按照产品的标示量进行分装。整个灌装过程中定期进行灌装重量检查，必要时对灌装重量进行调整。

按照标准的灌装和加塞操作规程进行操作，在灌装线上，将已灌装的玻璃瓶使用聚氟乙烯涂层的胶塞进行加塞操作，然后用铝塑组合盖进行卷边轧封。

13.1.4 灯检和包装

玻璃瓶装注射剂需要 100% 灯检可见异物、裂瓶及其他缺陷。玻璃瓶贴签后装于小盒中，包装后的制剂样品储存在 2~8℃，避光保存。

13.2 灌装常用技术

工业上常用的灌装泵有四种，分别为旋转活塞泵、滚筒隔膜阀泵、蠕动泵、定时压力泵。这些泵由于作用机制的不同，对于蛋白溶液所产生机械力水平也不同，例如剪切力、搅拌力、气蚀力。以上这些力都可能导致抗体的变性以及随后的聚集和或颗粒生成。早期经验表明，旋转活塞泵对于蛋白的剪切力最高。使用旋转活塞泵进行灌装研究，可以看作是确定设计空间的最差情况。

灌装工序的放大通常是通过增加泵头的个数来实现的，而不是通过增加泵速或者泵的体积。因此，对于工艺表征研究，单个泵就可以看作是一个缩小模型。这个模型在过去应用于超过二十个不同的单抗产品的开发，已经证明能够代表大规模生产操作。通过进行一些最差条件的生产工艺表征研究，很容易就能确定预设的设计空间是否能够适用于当前产品。

13.3 制剂开发面临的挑战

所有工艺操作包括配料、混合、除菌过滤、分装、加塞、冷冻干燥和生产过程中的贮藏都会影响蛋白质的质量和稳定性。处方中稳定剂的作用不仅是在货架期间保护蛋白质，而且可以在生产过程中保护蛋白质。防冻/防失水剂是用于保护蛋白质在冷冻干燥期间不发生降解的稳定剂。增溶剂和白蛋白有助于在生产期间减弱蛋白质与表面间的结合。从制剂加工到高质量终产品获得的过程是不可分割的，必须严格遵守现行药品生产质量管理规范的要求。

此外，一个开发蛋白质药物的制剂研究人员必须同时考虑制剂、生产与包装的每一个方面，而不仅仅是其中的某一个方面。与此同时，研发人员还要加强与包装工程师、聚合材料科学家、生产专家以及除制剂研发技术外该领域中的其他专家的合作。

13.4 预充针

一些用于治疗慢性疾病的生物药通常会采用预充针（pre-filled syringe，PFS）作为包装容器，并通过皮下或肌肉注射方式给药。由于这些慢性病的病人需要长期用药，预充针皮下或肌肉注射方式可以大大提高给药的方便性，增强病人对治疗的依从度而获得更好的疗效。另外，与采用西林瓶作为生物药的包装容器相比，预充针还具有减少药品的注射准备时间、避免在给药时发生剂量错误和降低可能的微生物污染风险等优点。

例如，用于治疗类风湿关节炎的修美乐（阿达木单抗）就是采用预充针作为包装容器，并可与自动注射器（auto-injector）联合使用，进一步提高了给药的安全性、方便性以及病人对治疗的依从度。除了由于该药物本身具有良好的疗效，这种方便的给药方式也在一定程度上帮助修美乐取得了巨大的商业成功。自 2012 年开始，修美乐就登上了全球药物销售排行榜榜首，获得了"世界药王"的美誉。其 2018 年的销售额为 1344.6 亿元人民币，创下单种药品的年销售记录。

在进行制剂生产时，将原液灌装到预充针与灌装到西林瓶一样，都包括原液混匀、无菌过滤、灌装、加塞、目检、贴标、包装等关键工艺步骤。由于预充针普遍采用免洗免灭的蜂巢式包装方式，其灌装过程比使用西林瓶更为简便安全。并且，由于预充针的灌装不需要像西林瓶那样要求较大的过量灌装体积（overfill volume）来确保正确的给药剂量，采用预充针进行制剂灌装可以节约每批次制剂所需要的原液体积，这对于具有高价值的生物类似药而言是非常有意义的。

14 分析检测放行

14.1 质量标准及分析方法

生物药质量标准一般包括外观、可见异物、不溶性微粒、装量等物理指标，pH 值、渗透压等化学指标以及蛋白质含量、纯度、活性、肽图、糖型、工艺杂质残留、微生物等。一般的物理指标和化学指标应根据药典方法进行检测。生物药的蛋白质含量一般使用紫外法进行检测。纯度方法一般包括分子排阻色谱法、疏水色谱法、反相色谱法、毛细管电泳法、离子交换色谱法及实时成像毛细管等电聚焦电泳法；其中，分子排阻色谱法和毛细管电泳法反映药物的大小异质性，疏水色谱法和反相色谱法反映药物的疏水异质性，离子交换色谱法及全柱成像毛细管等电聚焦电泳法反映产品的电荷异质性。活性检测方法一般包括基于细胞的生物学活性检测方法、酶联免疫检测方法（ELISA）；最近也新兴起了一些新技术的检测方法，比如时间分辨 – 荧光共振能量转移法（TR – FRET）等；活性检测方法要基于药物在体内的作用机制进行设计。肽图一般使用高效液相色谱或超高效液相色谱法进行检测，对药物进行鉴别。如果是含有糖基化药物，应根据药物的作用机理，对药物的糖型进行控制。根据药物的生产工艺情况，对工艺相关杂质进行控制，比如宿主菌/细胞蛋白质残留、蛋白 A 残留、外源性DNA 残留、细菌内毒素等。同时，在终产品中需要对产品的微生物进行控制。

14.2 分析方法的验证

对于标准方法（如药典方法）可只做确认，对于非标准方法应按要求进行较全面的验证。由于分析方法具有各自的特点，并随分析对象而变化，需要视具体情况拟定验证的指标，表 6 – 7 中列出的分析项目和相应的验证指标可供参考。

表 6 – 7　《中国药典》"分析方法验证指导原则"中的分析项目和验证指标

指标 ＼ 项目	鉴别	杂质测定		含量测定及溶出量测定
		定量	限度	
专属性[①]	+	+	+	+
准确度	–	+	–	+
精密度				
重复性	–	+	–	+
中间精密度	–	+[③]	–	+[③]
检测限	–	–[②]	+	–
定量限	–	+	–	–
线性	–	+	–	+
范围	–	+	–	+
耐用性	+	+	+	+

注：①如一种方法不够专属，可用其他分析方法予以补充。②视具体情况予以验证。③已有重现性验证，不需验证中间精密度。

对于生物药，含量类检测验证内容一般包括系统适用性（如适用）、专属性、精密度（重复性、中间精密度）、准确度、线性、范围及耐用性等；纯度类检测一般需要进行系统适用性、专属性、线性、范围、准确度、精密度（重复性、中间精密度）、检测限、定量限、耐用性验证；鉴别类方法（如等电点、肽图等）一般需要进行系统适用性、专属性、耐用性验证；杂质类（如宿主菌/细胞蛋白质残留、蛋白 A 残留、外源性 DNA 残留）检测需要进行专属性、线性、范围、精密度、准确度、检测限、定量限、添加回收率等验证；细菌内毒素应进行供试品干扰试验；微生物检测需要进行适用性试验。

方法学验证可分阶段实施，在 I 期临床前可进行部分验证，如专属性、精密度等；在Ⅲ期临床前完成全面验证。

14.3　分析检测用仪器设备

生物药物分析检测用的仪器一般有紫外分光光度计、高效液相色谱仪、超高效液相色谱仪、毛细管电泳仪、等电聚焦电泳仪、多功能酶标仪（如光吸收、荧光、化学发光、时间分辨荧光等）、qPCR 仪、澄明度检测仪、不溶性微粒检测仪、pH 计、渗透压仪等。

遵循现行版 GMP 法规和数据可靠性法规，QC 实验室的仪器设备要具有审计追踪功能或要有相关 SOP 来保证产生数据的可追溯性。根据仪器的复杂性和检测使用目的对实验室仪器设备进行分类，按照类别使用前要进行部分或全部确认，包括安装确认（IQ）、运行确认（OQ）、性能确认（PQ）和控制仪器设备运行的计算机的确认。实验室仪器设备使用期间要进行定期的性能确认、期间确认、预防维护以保证仪器设备使用性能的稳定性。

14.4　对照品

生物药物检测一般会用到两类对照品，一类为国际或国家对照品，比如人（牛）血白蛋白国家对照品、国际或国家活性标准品、细菌内毒素标准品、蔗糖标准品等。另一类为企业自制对照品（参考品），一般选用代表性工艺生产的样品进行制备。在药物研发的不同阶段，会制备相应阶段的对照品。一般在申报临床前，会利用药理毒理批次样品制备该项目的第一代自制对照品（参考品），用来支持中试批、临床批样品的检测与放行；在临床研究期间，利用商业化规模及工艺生产的Ⅲ期临床样品或工艺验证样品制备第二代自制对照品（参考品），用来支持上市后产品的检测与放行。需制定自制对照品（参考品）的质量标准，按照质量标准进行检定，以及进行全面的结构、功能的表征研究；同时对蛋白质含量、活性进行标定；不同代次的自制对照品（参考品）间需要进行桥接；自制对照品（参考品）需要进行稳定性考察，制定合理的稳定性考察方案，监控自制对照品（参考品）在储存过程中的质量情况。

14.5　质量控制实验室功能设置

质量控制（QC）实验室包括能够检测生物制品生产过程使用的起始物料、工艺用水、中间体、成品等功能。QC 实验室的布局设计要考虑到合规性；与生产车间的衔接性；检验人员的职业健康、工作效率（建议引入一定精益的元素）；安全、环保和节能的理念。

QC 实验室应符合中国、欧洲和美国的标准，参考（ISO/IEC17025 实验室认证）和 WHO《药品管理质量控制实验室管理规范》对人员、硬件设施和软件设施的要求并遵循全面质量管理（TQM）的理念进行设计和管理。

QC 实验室包括相应的组织机构、足够的有资质的人员、经过计量或校准的仪器设备、经过验证的检验方法、科学的文件系统，确保物料或产品在放行前完成必要的检验，确认其质量符合要求。

对于 QC 实验室不能承担的检测项目，可以委托有资质的外包实验室进行。首先要签订与委托方之间的委托检验合同，合同中应当详细规定各自的职责，其中的技术性条款应当由具有制药技术、检验专业知识和熟悉本规范的主管人员拟订。委托检验的各项工作必须符合药品生产许可和药品注册的有关要求并经双方同意，委托检验合同应当明确受托方有义务接受药品监督管理部门检查。

由于生物制品检测的特殊性，生物 QC 实验室除了包括经典 QC 实验室的功能（微生物实验室、理化实验室、稳定性留样室等）外，也包括生物制品特有的检测项目（如生物学活性）以及生物制品类检测需要的专用仪器（如毛细管电泳仪、毛细管等电点检测仪等仪器设备）。

生物学活性是依据特定动物细胞的生长状况，因其药物生物学活性的不同而设计的检测手段。生物学活性检测需要经过培训考核合格后的人员进行实验操作，并要求对检验用细胞实行严格的管控，对检验区域和使用设备进行定期清洁和维护，记录检测步骤和对实验结果的计算。

14.6　生产全过程的质量控制

高质量的产品源于稳定生产工艺的设计和执行。产品的质量控制包括对起始物料的管控、对中产品和最终产品的质量衡量。产品的起始物料管控包括生产用主细胞库和工作细胞库的检测、生产用原辅料及包装材料的检测、车间环境及工艺用水的检测等，这些检测控制应按照申报国家的药典要求进行设计和实施。ICH Q8 指导原则要求，在早期产品开发时确定预先设定目标产品质量概况（QTPP）。QTPP 包含产品与质量、安全和功效相关的质量属性，按照 QTPP 对药品的有效性和安全性影响的确切性，根据风险评估决定关键质量属性（CQA）。产品开发和持续优化过程中，利用产品的设计空间 QbD 将 CQA 进一步分解为工艺控制 CQA 和产品质量 CQA。产品质量 CQA 包括物理、化学、生物学、微生物学的性质和特性，其应在适当的限度或分布内，以衡量产品是否符合质量标准。产品从研发到上市后整个生命周期应始终用确定的产品质量 CQA 进行质量控制，包括每一个批次产品的中间体、原液、半成品和制剂。通过对原液和制剂稳定性考察样品的检测，CQA 也用于判定产品的货架期。对于上市后市场反馈，企业应根据情况的需要对相应批次的留样或退回产品进行检测，对产品的安全性负责。

15　小结

以单克隆抗体为代表的生物类似药的生产过程专业技术性高，产品结构复杂、多样，难以全面质控。要实现生产工艺和产品质量的批间重现性和一致性并确保产品的安全性，产品全生命周期的全面质量保证体系与管理尤为重要。这类产品主要用 CHO 表达系统生产，生产周期长；涉及细胞库、多级种子扩培，生产细胞培养和表达，培养液的收获、纯化、病毒去除和超滤，各关键步骤的中控、原液的质控、原液的冻融和制剂的分装等，整个生产过程需要保证产品的安全性、活性与功能，需要建立稳健的生产工艺来保证，通过工艺表征确定 KPP 和 CPP 的可接受范围。人员的培训、无非动物源性成分来源的物料、设备与生产工艺的匹配性及验证、仪器的计量与校验、与生产工艺相匹配的洁净生产环境、分析方法的验证及制定有效的控制产品质量的标准等，按照批准的工艺参数和过程控制生产，以及进行全工艺过程验证和定期的回顾性验证，这些对保证生物类似药临床使用的安全、有效、质量可控均非常重要。产品上市后的药物警戒制度中的不良反应监测（高度关注免疫原性）和风险管理计划、持续研究等的实施，能更好地保证公众用药，从而造福患者。

随着国家战略的关注，即国家加大在生物医药领域的投入，我国在生物类似药领域已经逐渐和国际接轨。并且，伴随着生物类似药产品投入市场，中国制药企业也拥有了研发具有自主知识产权的生物药的能力。但是，抗体药物的规模生产和质量控制体系建设仍然是目前制约我国抗体产业发展的技术瓶颈。核心技术的掌握和运用使抗体在安全、有效基础上获得更高的产量并能进行大规模的生产。更多的在研抗体项目，不仅限于生物类似药，其从实验室规模推向临床、走入市场仍是目前该研究领域亟须解决的问题。

撰稿：王庆民、叶红燕、刘克玲、孙波、邱波、张乐、陈瑛、季宇、曹平、薛久刚
核校：孙丽霞
审阅：沈克强、董健

参考文献

[1] 王军志. 生物技术药物研究开发和质量控制 [M]. 北京：科学出版社，2007.

[2] 姜和，蔡家利，朱建伟. 生物技术制药 [M]. 北京：科学出版社，2016.

[3] 张建社，褚武英，陈韬. 蛋白质分离与纯化技术 [M]. 北京：军事医学科学出版社，2009.

[4] R. R. 伯吉斯，M. P. 多伊彻. 蛋白质纯化指南 [M]. 陈薇，主译. 北京：科学出版社，2013：35 – 48，273 – 285，323 – 334.

[5] 金秋阳，刘鑫宇，胡晶红. 蛋白质的提取、分离与纯化研究进展 [J]. 山东化工，2017，46 (014)：35 – 38.

[6] 李国军，姜媛媛，王莹，等. 超滤技术在蛋白质分离纯化中应用 [J]. 生物技术世界，2016 (03)：227.

[7] 顾觉奋. 分离纯化工艺原理 [M]. 北京：中国医药科技出版社，2019.

[8] 杨倩文，王宁，张杰. 药用辅料聚氧乙烯脱水山梨醇单油酸酯（吐温 80）定量测定方法研究与应用 [J]. 中国中药杂志，2018，43 (04)：743 – 747.

[9] 王庆利，彭健. 吐温 80 的安全性研究进展 [J]. 毒理学杂志，2006，20 (4)：262 – 264.

[10] 杨锐，孙会敏，于丽娜，等. 药用辅料对药品安全性的影响 [J]. 药物分析杂志，2012，21 (7)：1309 – 1314.

[11] 靳文静，韩天娇，乔龙娟. 除菌过滤器在医药领域的应用 [J]. 科协论坛 (下半月)，2013 (10)：95 – 96.

[12] 孙京林，周新华. 国际制药：一次性使用系统应用及技术指南 [M]. 北京：中国医药科技出版社，2017.

[13] S. L. 那伊，M. J. 阿凯尔斯. 蛋白质药物——开发与生产. [M]. 童望宇，沈亚领，张飐旻，译. 北京：化学工业出版社，2016.

[14] Jefferis R. Antibody Posttranslational Modifications [M]. New Jersey：John Wiley & Sons，Ltd，2016.

[15] Cynthia A C. Moving PAT from Concept to Reality [J]. BioPharm International，2019，43 (6)：36 – 40.

[16] Miller W M，Blanch H W，Wilke C R. A kinetic analysis of hybridoma growth and metabolism in batch and continuous suspension culture：Effect of nutrient concentration，dilution rate，and pH [J]. Biotechnology and Bioengineering，2000，67 (6)：853 – 871.

[17] Kim S H，Park Y，Matalon S，et al. Effect of buffer composition and preparation protocol on the dispersion stability and interfacial behavior of aqueous DPPC dispersions [J]. Colloids & Surfaces B Biointer-

faces, 2008, 67 (2): 253 - 260.

[18] Kaltenbrunner O, Diaz L, Hu X, et al. Continuous bind – and – elute protein A capture chromatography: Optimization under process scale column constraints and comparison to batch operation [J]. Biotechnol Prog, 2016, 32 (4): 938 - 948.

[19] Khanal O, Kumar V, Westerberg K, et al. Multi – column displacement chromatography for separation of charge variants of monoclonal antibodies [J]. Journal of Chromatography A, 2019, 1586: 40 - 51.

[20] Ramos – de – la – Peña, Ana Mayela, González – Valdez, José, Aguilar O. Protein A chromatography: Challenges and progress in the purification of monoclonal antibodies [J]. Journal of Separation Science, 2019, 42 (9): 1816 - 1827.

[21] Paul J Declerck. Biosimilar monoclonal antibodies: A science – based regulatory challenge [J]. Expert Opin Biol Ther, 2013, 13 (2): 153 - 156.

[22] Fu Liu, N. Awanis Hashim, Yutie Liu, et al. Progress in the production and modification of PVDF membranes [J]. Journal of Membrane Science, 2011, 375 (1): 1 - 27.

[23] Shukla A A, Gottschalk U. Single – use disposable technologies for biopharmaceutical manufacturing [J]. Trends in Biotechnology, 2013, 31 (3): 147 - 154.

[24] Eric S. Langer, Ronald A. Rader. Single – use technologies in biopharmaceutical manufacturing: A 10 – year review of trends and the future [J]. Engineering in Life Sciences, 2014, 14 (3): 238 - 243.

[25] RitaC Peters. A plastic pipeline for commercial bioprocessing? [J]. Biopharm Intl, 2018, 31 (10): 10 - 15.

[26] G Blanc, S Leroy, C Leroy C, et al. Defining the implementation of single – use technology: a comparative evaluation of a single – use bioreactor with a stainless – steel bioreactor [J]. Pharm Bioprocess, 2013, 1 (4): 341 - 349.

[27] Bausch U J. Impact of filling processes on protein solutions [D]. Basel: University of Basel, 2008.

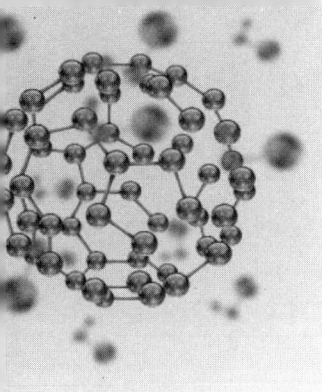

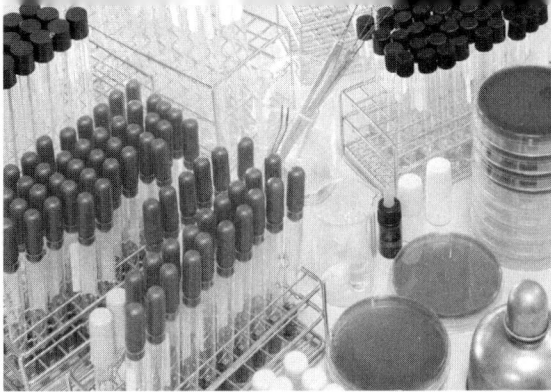

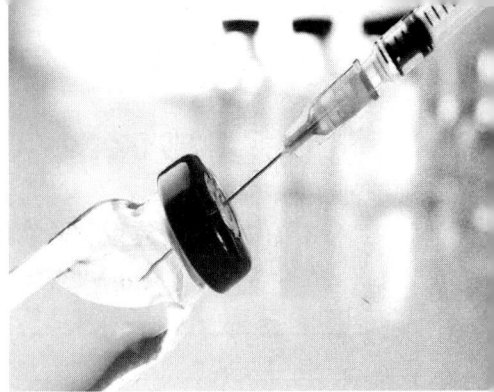

第七章 生物类似药的审评审批

生物类似药审评审批制度的建立应以解决患者生物药的可及性问题为主要目标，满足临床需要，有效降低健康管理与维护费用，全面提升国家医疗服务的质量与水平。生物类似药可进一步促进生物制品市场"充分竞争"，解决创新不足的问题，解决保护创新与破除垄断间的平衡问题，解决行业发展质量和全球竞争力的问题。

生物类似药是以安全性和有效性已经得到确认的、已上市的原研药为参照开发的生物药，其研发的总体目标是证明与参照药的相似性，证明二者不存在具有临床意义的差异。生物类似药审评审批制度的建立应体现其研发规律，生物类似药的技术要求及申报资料要求等应以药学、非临床、临床试验等递进的相似性完整证据链评价为核心。

本章将重点讨论各主要国家和地区生物类似药审评审批的发展及法规框架。

1 国际生物类似药的审评审批

1.1 欧盟

1.1.1 发展概况

欧盟是全球第一个建立生物类似药法律体系的地区，于2006年4月12日批准了全球第一个生物类似药——山德士的促生长激素/生长激素。时至今日，欧盟已为生物类似药建立了较为完整的监管框架，为全球生物类似药产业的发展提供了经验。

在法规层面，欧盟建立了生物类似药的申请路径，明确了申报资料要求。欧盟议会和欧盟理事会颁布的第726/2004号法规第6条以及第2001/83/EC号法令修正案的第10(4)条是欧盟生物类似药申请的法律依据，修订版法令2001/83/EC附件1第Ⅱ部分第4节规定了生物类似药上市申报资料要求。

2004年，欧盟药品管理局（EMA）发布了《生物类似药指南（草案）》，2005年正式生效。此后，欧盟构建了生物类似药指导原则体系，为如何研发生物类似药提供科学支持。在指导原则制定方面，欧盟有明确的标准和时限，并保证指导原则制定的公开透明。EMA的科学建议工作组（SAWP）可以在产品研发的任何阶段向申请人提供科学咨询，EMA宣布了一项针对生物类似药的质量（CMC）比对问题而量身定制的、为开发商提供的应如何进行试验/测试建议的新试点方案，该方案自2017年2月起开始执行。

1.1.2　法规体系及职能部门

1.1.2.1　法规框架

法 规 体 系	相 应 法 规
指令和法规 由欧盟议会和欧盟理事会颁布实施	**生物类似药申请的法律依据** 欧盟议会和欧盟理事会颁布的第 726/2004 号法规第 6 条以及第 2001/83/EC 号指令第 10（4）条 **生物类似药申报资料要求** 修订版指令 2001/83/EC 附件 1 第 Ⅱ 部分第 4 节 **上市申请的要求和程序** 指令 2001/83/EC 和法规（EC）No. 726/2004
技术指南及注释 由 EMA 颁布实施	包含《生物类似药指南（草案）》等 16 个生物类似药系列技术指南

1.1.2.2　职能部门

EMA 负责评估包括大多数生物类似药在内的以生物技术生产的生物药的上市申请。此类产品通过集中程序审评，之后出具单一批件。根据欧盟人用医药产品委员会（Committee for Medicinal Products for Human Use，CHMP）的技术审评建议，欧盟委员会（European Commission，EC）负责最终发布适用于所有欧盟成员国且有约束力的上市许可。生物类似药临床试验的许可和监督由各成员国负责，EMA 将负责管理数据库和监督公共网站的内容发布。

1.1.3　申报程序

欧盟生物制品的注册分类与美国食品药品管理局（FDA）相似，分为完整资料申请和生物类似药申请。生物类似药的临床试验许可和监管由各成员国负责。现就注册程序对欧盟与美国的临床申请制度进行比较，具体如下。

1.1.3.1　临床试验评估

一方面，欧盟对临床试验需进行全面评估，对每个临床试验方案都需要全面评估和批准一个新的临床试验许可（clinical trial approval，CTA），此申请必须提供所有的质量、安全性和有效性数据。美国对于相同的治疗领域的其他临床方案可以通过简单的流程在同一个临床试验申请（investigational new drug application，IND）中提交，而无须重新提交所有的初始 IND 申请信息。

另一方面，欧盟 CHMP 给予申请人的科学建议与临床试验申请的国家审评机构之间未建立有效的联系。如申请人可以遵循 CHMP 的建议进行研究设计，而评估临床试验方案的国家审评机构可能不了解此建议，且有可能要求申请人采取与 CHMP 的建议有冲突的方法。

需要注意的是，当临床试验法规（EU）第 536/2014 号生效后，在欧盟进行临床试验的方式将发生重大变化。第 536/2014 号通过临床试验信息系统（clinical trials information system，CTIS）统一了整个欧盟的临床试验评估和监督程序。CTIS 将包含该法规规定的用于临床试验的集中式欧盟门户网站和数据库。EMA 将与成员国和欧盟委员会合作，建立和维护 CTIS。

该法规适用后将废除现有的欧盟临床试验指令（EC）No. 2001/20/EC 和为实施该指令而制定的国家法规，但会给予三年的过渡期。EMA 将管理 CTIS 并监督公共网站上的内容发布，对临床试验的授权和监督仍由成员国负责。临床试验法规的目标是创造一个有利于在欧盟进行临床试验的环境，为参与者提供最高的安全标准，并增加试验信息的透明度。

该法规要求：①在整个欧盟进行临床试验的一致规则；②有关在欧盟进行的每个临床试验的授权、行为和结果的信息可以公开获得。这将提高欧洲所有试验的效率，为在多个成员国进行的试验带来最大的好处。它旨在促进创新和研究，同时有助于避免重复不必要的临床试验或重复失败的试验。

该法规的主要好处包括：①在多个成员国进行的临床试验的统一电子提交和评估过程；②改善成员国之间和成员国内部的合作、信息共享和决策；③增加临床试验信息的透明度；④欧盟临床试验所有参与者的最高安全标准。该法规一旦实施，成员国要求申请人采取与CHMP的建议有冲突的方法的可能性会大大降低。

第536/2014号指令于2014年4月16日在斯特拉斯堡签署通过，于2014年5月27日在官方公报发表并生效；原计划最快于2018年10月实施，实施日期根据欧盟门户网站和欧盟数据库功能而定。但迄今该法规尚未正式实施，CTIS建议上线时间为2021年12月。

1.1.3.2 上市申请评估

包括生物类似药在内的大多数以生物技术生产的生物药的上市申请由EMA负责评估。此类产品是通过涵盖所有欧盟成员国和欧洲经济区（EEA）国家的集中程序进行评估的，之后出具单一批件。由所分派的国家管理局进行评估，即由主审国（rapporteur）和副审国（co-rapporteur）进行，他们代表整个欧盟进行科学评估。审评员提出问题由CHMP审评，之后可以添加问题并对问题重要性升级或降级。最终，CHMP对审评员提出的科学建议进行投票并决定是否给出"肯定"的推荐批准或"否定"的拒绝建议。根据CHMP的技术审评建议，EC负责最终发布适用于所有欧盟成员国且有约束力的上市许可。欧盟委员会在科学事务上须遵从CHMP，因此，EC通常遵循CHMP意见。但也存在特殊情况，当EC不认可CHMP意见时，会要求重新评估。如首个基因治疗药Glybera（alipogene tiparvovec）的审批，第一轮遭到CHMP拒绝，但欧盟要求重新评估，最后获准上市。

集中程序遵循明确的时间表。根据时间表，申请人可以预估监管机构提出问题的时间。根据适用的技术指南，对提交的数据进行评估。对于生物类似药，重点是通过与参照药"头对头"的比对结果审评整个证据链，从而考察是否建立生物相似性。如果该申请人在研发产品期间进行了科学咨询，管理局将审评申请人对科学建议的遵循程度以及未遵循科学建议的理由是否合理。

审评还需评估相关研究是否遵循药物临床试验质量管理规范（Good Clinical Practice，GCP）和药品生产质量管理规范（Good Manufacturing Practice，GMP），并根据需要开展检查。程序结束时，如仍然存在问题，且无法以书面形式解决疑问，该程序可选择"口头解释"。在此情况下，申请人将与CHMP举行正式会议。如被要求进行口头解释，则在流程的第181天进行，并于第210天或之前发布最终CHMP意见。需要说明的是，口头解释在形式上与美国同类咨询委员会有很大的不同，申请人在本次会议上的发言仅有30分钟左右。

生物制品样品检验不作为欧盟上市许可审评的一部分。生物制品成品需要申请人在EEA内委托有资质的机构进行检测和批放行。EMA需要申请人提交包装模型和最终包装样本，但不需要提交样品。对于所有批准的产品，EMA还会制定抽样和检验计划，以验证市场上经集中审评许可的药品的质量，并检查其是否符合已批准的质量标准。

欧盟委员会在发布产品批准的决定后，EMA制定欧盟公共评估报告（European Public Assessment Report，EPAR），经申请人确认后，EPAR将在EMA网站上与产品特征概要（Summary of Product Characteristics，SmPC）以及标签包装说明书一起发布。EPAR包含EMA审评摘要及达成决定的理由。

1.1.3.3 复议

如果申请人不同意CHMP的否定性意见，申请人可以提出上诉，这称为"复议"。复议的简要流程是：申请人可在15天请求复议，60天内提交理由；CHMP 60天重新评估最初的审评意见，此过程中不允许申请人提交新的数据，但可以咨询科学建议小组。

1.1.4 技术要求

EMA 人用医药产品委员会（CHMP）制定了基于科学专题的指导原则，使申请人能够更全面地了解研发及审评要求。对于生物类似药，特别是复杂的产品，如单克隆抗体，通常有多种不同的方式来开发类似产品。鉴于这种复杂性，管理当局在制定一般原则性指南的基础上，还制定了具体品种指南。

在生物类似药指导原则 2015 版总则（CHMP/437/04 Rev 1）中，"生物类似药"定义如下：生物类似药是一种生物制品，它含已经获得许可的原研生物制品（参照药）的活性物质；需要确立与参照药在质量特征、生物活性、安全性和有效性上具有相似性。

1.1.4.1 药学可比性研究

EMA 首先提出了生物类似药的概念。生物类似药研发计划的目的是证明该产品与参照药高度相似，而不是重新观察是否具有临床获益。生物类似药的研发依赖于与参照药的可比性研究，这是每个产品量身定制的逐步研究过程，药学可比性研究是基础。

这种研发模式是基于监管机构在评估新生物制品变更时学习到的相关经验。生物类似药研发模式基于可比性评估，依赖于先进的分析技术以便更好地表征生物制品。

值得注意的是，生物类似药可比性研究所需的数据要求明显高于生物制品生产商变更工艺所需的可比性数据。

1.1.4.2 非临床研究

非临床研究数据的多少取决于药学可比性研究的结果。欧盟监管机构根据已有的审评经验认为在一般情况下不需要开展体内毒理学研究，转而更多地依赖比较分析数据和比较体外功能数据，因为这些数据可以更敏感地检测到差异。

1.1.4.3 临床研究

相似性临床研究主要是在可检测到产品相关临床差异的人群中使用敏感的临床终点，显示出与参照药临床等效的试验结果，且无临床意义的差异。

根据生物类似药"总则"指导原则，整个研发项目应采用单一参照药。但也允许使用同一参照药公司生产的但经不同国家批准的参照药，前提是需要采用"桥接"方式且必须符合与 EMA 类似的监管标准。"为了促进生物类似药的全球发展，并避免不必要的重复临床试验，申请人可以在某些临床研究和体内非临床研究（如果需要）中比较生物类似药与未取得 EEA 许可的参照药（即非EEA 许可的参照药），非 EEA 许可的参照药需要得到具有类似的科学和管理标准的监管机构的许可（如 ICH 国家）"。

该指南还明确指出，如果采用这种方法，申请人需要提交相关数据以证明使用非经 EEA 许可的参照药数据的合理性，同时与 EMA 批准的参照药进行科学的桥接。桥接数据将始终由三个产品的药学分析和体外研究比对结果组成，并且在必要时可能包括临床药代动力学和药效学的比对数据。

1.1.4.4 适应症外推

EMA 认为外推的合理性取决于利用生物相似性研究的完整证据链，包括药学分析、非临床、临床药代动力学/药效学和临床有效性/安全性等数据。此外，遇以下情况可能需要更详细的数据。

①参照药的活性物质与几个受体相互作用，这些受体对已经试验和未经试验的治疗适应症有不同的影响。

②活性物质本身具有一个以上活性部位，且这些部位可能对不同的治疗适应症具有不同的影响。

③研究的适应症与疗效和安全性方面无关，即对疗效和安全性的所有相关方面的差异不敏感。

1.1.5　参照药

1.1.5.1　管理要求

参照药必须是依照修订的 2001/83/EC 第 8 条规定，以完整资料在欧盟获得许可的药品。这意味着生物类似药不能用作研发另一种生物类似药的参照药，因为生物类似药的上市许可资料不属于完整资料范畴。

为获得相关数据和结论，在生物类似药开发过程中，基于在 EEA 上市许可定义的单个参照药应作为整个可比性项目中的对照药，将其用于质量、安全性和有效性的研究。但是，为了促进生物类似药的全球开发且避免不必要的重复临床试验，申请人可能在特定临床研究和体内非临床研究中（若需要）进行生物类似药与非 EEA 许可参照药（即对照药品的非 EEA 授权版本）的比较，该参照药需要经与 EMA 具有类似的科学和监管标准的监管机构（如 ICH 国家）许可。此外，申请人有责任证明在 EEA 外获得许可的参照药能够代表在 EEA 内许可的参照药。

1.1.5.2　购买现状

在向 CHMP 递交上市申请时或者向国家药监部门递交临床试验申请时，没有关于参照药的特别资料要求。在临床试验中，需要使用参照药进行对照，需要提供相应的文件（如供应商的药品检验报告书）、声明及参照药的信息（由生物类似药的申办方提供），用来确认所使用产品的合适属性。申办方可以从原研公司直接购买，也可以从认可的批发商处购买。

1.1.6　说明书

欧盟有一些与说明书模板相关的程序指导原则，但无针对生物类似药说明书的科学指导原则。欧盟认为仿制药说明书的方法应适用于生物类似药，即生物类似药的说明书应完全复制参照药的说明书，不应包括生物类似药与参照药相比的头对头临床研究的数据。EMA 要求产品特征概要中包含一条声明，指出产品是一种生物类似药，该信息出现在产品特征概要的临床试验部分，但是，在患者说明书中不会包含此信息。

重复许可情况允许出于专利原因使用不同的说明书。根据欧盟集中程序，出具一份上市许可，继而在整个欧盟内只提供一个说明书，且列出所有相同的适应症和其他细节。

对于生物类似药，国家专利情况有时会因国而异，继而可能会发生一些专利侵权情况。为了解决这一情况，申请人需要向欧盟委员会申请重复上市许可（如涵盖部分较少或较多的适应症），以避免在某些国家出现专利侵权情况。在特定适应症或剂型受到专利保护的成员国中，如果必须上市产品，则重复的申请与原始申请/上市许可相比，所涵盖的适应症或剂型可能会较多或较少。然而，为了保持产品特征概要的协调一致，申请人应在上市许可申请中做出承诺，只要不再存在专利限制，即可扩展重复上市许可的适应症/剂型，或者应当承诺在相关专利不再生效的情况下，应撤销限制适应症/剂型的上市许可。

1.1.7　命名

欧盟没有颁布单独的通用名命名法规或指南，对生物技术产品通用名的命名遵从 WHO 国际非专利药品名称（international nonproprietary name，INN）的命名政策。EMA 要求生物类似药的申请人在申报过程中，根据 WHO INN 的命名原则判断采用与参照药相同的通用名是否合适，并提供选择 INN 的理由。

虽然 EMA 对生物类似药采用了与参照药相同的通用名，但在监管程序上做了严格规定，以保障患者的利益。EMA 对生物类似药建立了严格的审批标准，同时要求生物类似药的申请人建立严格的与参照药一致的药物警戒系统，必要时还应建立风险管理系统，在产品批准后持续严密监测生物类似药的临床安全性，包括持续的获益风险评估。此外，为避免处方、药物警戒中的错误，欧盟通过立法要求成员国在生物技术药物的处方、发药、销售以及不良事件报告时使用商品名和批号，以凸显"可区分原则"；同时在药物警戒法规中把生物类似药和新生物制品同样认为是需要特殊监测的产品，要求在产品说明书和包装标签中加黑色倒三角警示，表明这个产品是一个新产品，鼓励处方医生和患者报告可疑的药物不良反应。

1.1.8　沟通交流

EMA 的科学建议工作组（SAWP）可以在产品研发的任何阶段向申请人提供科学建议。这个建议适用于所有 EEA 内的申报路径，并不限于通过集中程序注册的产品。这一过程包括：申请人提交一份具有必要的科学背景的简报文件，并向该机构提出问题。在每个问题上，申请人都要陈述立场和理由，然后监管机构将决定他们是否同意。这个过程通常遵循 40 天或 70 天的时间表。与申请人的会议只在管理局认为必要时举行（如复杂的案例）。在开会的情况下，申请人被通知参加 EMA 的讨论会议并回答 SAWP 想了解的具体问题。一般情况下，这些建议都是以书面形式给出的。通常申请人更愿意参加会议，因为与监管当局面对面讨论可以获得丰富的信息。SAWP 依据国家管理局的专业知识基础进行评估，并指定两位国家协调员审评简报文件。他们的建议在回复申请人之前需要进行讨论并通过 CHMP 批准，且这个建议代表 CHMP 的立场。申请人必须支付每个科学建议程序的费用，而提供的科学建议不具有法律约束力。强烈建议申请人在其研发过程中遵循科学建议，并在其上市许可申请中描述他们如何执行此建议。在有正当理由的情况下，申请人可以对异议提出合理性理由，EMA 在审评中会予以考虑。EMA 经常评论，制剂上市许可（MAA）的批准率与科学建议的遵循情况密切相关。

申请人也可以平行寻求 EMA 和 FDA 的建议。这适用于更有争议的问题，并且需要事先与两个管理局达成协议。这一程序确实涉及申请人与 EMA 和 FDA 之间的联合讨论，但每个管理局仍然向申请人提供他们自己的建议函。科学建议是保密且不公开的。

1.1.9　上市后监管

EMA 药物警戒系统的监测措施适用于生物制品，包括生物类似药，以确保获批后的安全。

在欧盟申请上市许可的申请人必须为所申请新药（包括生物制品）提交风险管理计划（risk management plan，RMP）。生物类似药的 RMP 基于参照药获得的知识和经验。生物类似药的说明书和参照药的说明书相关联，如参照药安全性信息的更新同样适用于生物类似药。

对于生物类似药的上市后监测主要包括以下内容：风险管理计划义务，需要与参照药的风险管理计划一致；必须论证与参照药风险最小化措施或安全监测措施的偏离的合理性；鼓励参与参照药的药物流行病学研究；确保产品可追溯性；应始终记录产品名称和批号。

1.2　美国

1.2.1　发展概况

美国是全球最大的药品市场，其中生物药占全球市场的 46%，美国药品市场以创新药为主。针对生物类似药法规及技术指南的建立，美国起步相对较晚。

美国生物制品监管的奠基法案是 1944 年颁布的《公共健康服务法案》（PHSA），2010 年 3 月实施了《生物制品价格竞争与创新法案》（BPCIA）。为控制快速增长的医疗费用支出，2010 年 3 月 23 日通过的《患者保护和平价医疗法案》（ACA）修订了 PHSA，其中，BPCIA 是 ACA 的一部分，制定了新的有关生物类似药审批的章节 351(k)，为生物类似药发展建立了法律地位。

BPCIA 实施后，FDA 相继出台了一些法规和指南来指导业界开展生物类似药的研发，并进一步完善其法规和技术指南体系。2012 年，FDA 开始建立《生物类似药使用者付费法案》（Biosimilar User Fee Act of 2012，BsUFA），促进了为美国公众开发安全有效的生物类似药。2014 年 9 月，FDA 发布《紫皮书》（Purple Book），紫皮书是生物类似药相关制度落实的重要信息工具。紫皮书列表包括所有许可的生物制品信息，包括 BPCIA 出台后根据 PHSA 351（a）许可的新生物制品和根据 PHSA 351（k）批准的生物类似药。紫皮书中包含的新生物制品的具体信息有批准日期、FDA 是否认定其作为参照药以及参照药独占期等。

2015 年 3 月 6 日，美国批准了山德士的第一个生物类似药——非格司亭（生长激素）。为进一步鼓励生物类似药的研发和上市，2018 年 7 月 FDA 发布生物类似药行动计划，表示为进一步鼓励生物制品的创新和生物类似药开发之间的竞争而发布一系列行动计划，包括：提高生物类似药和可互换生物类似药的产品开发和审批流程的效率；最大限度地提高生物类似药产品开发领域内的科学和法规的透明度；开展有效沟通，提高患者、临床医生和医保付费方对生物类似药的认识；降低与 FDA 要求的博弈或减少其他不公平推迟竞争的企图、支持市场竞争等。2019 年 5 月 10 日，FDA 发布了《证明与参照药可互换性的考量》（Considerations in Demonstrating Interchangeability with a Reference Product Guidance for Industry）最终稿，指导企业如何证明生物类似药与其参照许可产品的可互换性。

1.2.2 法规体系及职能部门

1.2.2.1 法规体系

法 规 体 系	相 关 法 规
法律（具有法律约束）	生物制品价格竞争和创新药法案（BPCIA），该法案修订了公众卫生服务法案（PHSA，42 USC 262） BPCIA 为生物类似药创立了简略批准的途径（abbreviated approval pathway），PHSA 351 章节规定了创新药的批准途径
法规（具有法律约束）	目前法规是监管所有类型的生物制品，没有专门的生物类似药法规
技术指南（不具有法律约束）	FDA 已发布了 13 个最终版或草案阶段的指导性文件（含问答）

1.2.2.2 职能部门

美国生物制品的监管主要由 FDA 的药物评价和研究中心（CDER）和生物制品评价与研究中心（CBER）负责。CDER 监管的生物制品一般是治疗用蛋白制剂，CBER 监管的产品包括细胞及基因治疗产品、血液制品以及疫苗。随着 FDA 实施 2009 年《生物制品价格竞争与创新法案》（BPCIA）中的"被视为许可证"条款，截至 2020 年 3 月 23 日，FDA 以生物许可证申请（BLA）替换所有已批准的生物新药上市申请（NDA），数百种已获批准和待批的生物技术产品申请面临监管过渡，这类过渡产品仍然由 CDER 监管。如果拟申请的生物类似药的参照药是由 CDER 监管的，则通常由 CDER 负责审批该生物类似药申请。如果参照药由 CBER 监管，则由 CBER 负责审批该生物类似药。对于包括一种生物制品和医疗器械的组合产品，负责审批的评估中心在评估是否批准为生物类似药申请时，会与 FDA 的器械和放射健康中心（CDRH）密切合作。

1.2.3 申报程序

1.2.3.1 注册分类

FDA 将生物制品的注册分类分为两类。

①351（a）包含完整研发资料的生物制品上市申请（full BLA）。

②351（k）简略研发资料的生物制品上市申请即生物类似药申请（abbreviated BLA，aBLA）。

1.2.3.2 注册程序

生物类似药注册程序包括临床试验申请和上市申请。

在美国，生物类似药的临床试验申请与创新生物制品的申报流程相同，同样遵循临床研究申请（IND）。

上市申请的主要流程如下。

①申请前会议：FDA 强烈建议申请人在 BPD－351（k）BLA 会议［生物制品开发会议，biological product development（BPD）meetings 的一种］上与相应的审评部门讨论计划申请的内容。此会议将由 FDA 审评小组出席，包括相应专业的 FDA 高级职员。

②初次申请提交：FDA 希望申请人根据 BPD－351（k）BLA 会议上双方达成的一致内容进行初次申请的提交。

③发出第 74 天信函：FDA 将遵循在"第 74 天信函"中规定的程序，即对申请人在初次申请审查中发现的实质性审查问题进行确认和沟通。如果在申请审查期间未发现实质性审查问题，FDA 将通知申请人。

④审评时限：FDA 的目标是实现对 90% 的申请在受理后的 10 个月内完成审评。

⑤中期沟通：FDA 于 2018 年 6 月发布了生物类似药正式会议指南——《行业指南：FDA 与生物类似药申请人之间的正式会议》，在审评过程中根据讨论问题的不同，申请人可向 FDA 提出会议沟通申请。

⑥晚期会议和咨询委员会会议：FDA 一般在目标批准日期之前 2 个月内开展咨询委员会会议。晚期会议是在咨询委员会会议之前不少于 12 个日历日开展。

⑦检查：递交申请 10 个月之内完成 GCP、GLP 以及 GMP 检查。

另外，按照生物类似药付费法案（BsUFA Ⅱ）的要求，还会由独立的第三方对生物类似药审评过程中的效率进行评估，主要目标是审查 351(k)申请的审评效率和效果，减少审批所需的审评周期。

1.2.4 技术要求

FDA 在关于确定生物相似性的方法的指南中描述了重要的科学考虑因素，包括：证明生物相似性的逐步递进方法，其中包括拟申请产品和参照药在结构、功能、动物毒性、人体药动学（PK）和药效学（PD）、临床免疫原性以及临床安全性和有效性方面的比较研究；FDA 采用证据完整性方法来审评生物类似药申请，这符合 FDA 长期以来审评科学证据的方法。

开展相互比较的结构分析、功能试验、动物实验、人体 PK 和 PD 研究、临床免疫原性评价和临床研究（包括临床研究设计问题）的一般科学原则如下。

1.2.4.1 药学可比性研究

FDA 对于生物相似性证明的期望如下：首先，申请人需要通过最先进的技术对拟申请的产品和参照药进行广泛的表征，对两种产品开展广泛的表征是证明生物相似性的基础。预期拟申请产品的表达构建体与参照药具有相同的一级结构，即氨基酸序列相同。对于预期不太可能会改变产品性能的 N 型或 C 端截断等小修饰，需要由申请人加以论证或解释。此外，申请人应考虑蛋白质产品的所有相关特征如一级、二级、三级和四级结构；翻译后修饰和生物活性，以证明拟申请产品与参照药两者高度相似。结构和功能表征的比较研究越全面和越稳健，则选择用于动物和（或）临床试验的针对性方法从科学角度而言也会越合理。申请人应使用适当的具有足够灵敏度和特异性的分析方法对蛋白质的结构进行表征。

1.2.4.2 非临床研究

1.2.4.2.1 功能性试验　蛋白质产品的药理活性应通过体外和（或）体内功能试验进行评估。体外试验可能包括但不限于生物学试验、结合试验和酶动力学试验。体内试验可能包括使用疾病的动物模型，如展示一种疾病状态或症状的模型，来评价对药效学标志物或疗效指标的功能影响。使用这些类型的试验进行拟申请产品与参照药之间的功能评估也是支持生物相似性的重要组成部分，且可以从科学角度证明用于动物和（或）临床检测时所选择的特定方法的合理性。

申请人可以使用功能性试验来提供拟申请产品与参照药在生物学活性和效力方面高度相似的额外证据，并（或）支持拟申请产品和参照药之间没有临床上有意义差异的结论。与结构评估相同，期望申请人提供代表性批次选择的证据，并包括批次数量。

1.2.4.2.2　动物数据　除非 FDA 确定不需要开展动物研究，生物类似药申请应包括基于动物研究（包括毒性评估）的证明生物相似性的信息。可将动物研究结果用于支持拟申请产品的安全性评估，且动物研究也被更普遍地用于证明拟申请产品与参照药之间的生物相似性，但动物实验结果对相似性评估的敏感性不高。

1.2.4.3　临床研究

1.2.4.3.1　一般考量　生物类似药的申请人提交给 FDA 的信息中必须包含证明"该生物制品在产品的安全性、纯度和效力方面与参照药相比之间没有具有临床意义的差异"的信息。申请人应当从科学角度论述临床研究计划的范围和临床研究的类型（即比较性人体 PK、PD、临床免疫原性或临床安全性和有效性研究）。FDA 期望申请人开展比较性人体 PK 和 PD 研究（如果有相关的 PD 测量）以及临床免疫原性评估。如果在进行这些研究后仍然存在生物相似性的不确定性，则需要进行额外的一项或数项比较性临床研究来进一步评估两种产品之间是否存在临床意义的差异。

①人体药理学数据：比较拟申请产品与参照药的人体 PK 和 PD 研究通常是证明生物相似性的基本组成部分。

②临床免疫原性评价：确定拟申请产品与参照药之间在免疫应答方面没有临床意义的差异是生物相似性证明的关键要素。预期至少开展一项临床研究，其中包括拟申请产品的免疫原性与参照药的比较。

③比较性临床研究：如果申请人认为不需要，应当进行科学论证。以下列举了可能会影响所需要的比较性临床研究数据的类型和程度的因素：参照药的性质和复杂性；结构和功能表征的广泛性；比较性结构研究、功能试验和非临床试验的结果和局限性（包括观察到的差异程度）；结构、功能、非临床药理学以及毒理学差异可以预测临床结局差异的程度以及对参照药的作用机制和疾病病理学的理解程度；已知的人体 PK 或 PD 在多大程度上可预测临床结果；参照药及其所属治疗类别药物的临床经验的广度，包括安全性和风险获益概况、适当的安全性和有效性的终点和生物标志物；拟申请产品的任何其他临床经验的广度。临床试验的目的不是独立确定生物类似药的安全性和有效性，而是要证明生物类似药和参照药之间没有临床意义上的差异。

1.2.4.3.2　临床试验的设计和分析　生物类似药开发计划中，比较性临床研究的设计应当能明确拟申请产品与参照药之间是否存在临床意义的差异。研究设计应当考虑到比较性结构和功能表征、动物实验、人体 PK 和 PD 研究以及临床免疫原性评估获得的数据所产生的残留不确定性的性质和程度。一般而言，FDA 将要求开展一项或数项临床研究以产生统计学证据，即通过超过一种设定的边界证明拟申请产品非劣于参照药，同时通过超过一种（可能不同）设定的边界证明拟申请产品不优于参照药，即所谓的等效临床试验设计。

1.2.4.3.3　临床终点　申请人应当在比较性临床研究中使用能够评估拟申请产品和参照药之间具有临床意义的差异的终点。如果科学上能够支持，可以使用与参照药临床研究中主要终点不同的终点。在一项比较性临床研究中评估多重 PD 测量可能会增加研究的敏感性。终点的充分性取决于 PD 测量与临床结果相关的程度、支持生物相似性的结构和功能数据的程度、对作用机制的理解，以及受影响结局的性质或严重性。

1.2.4.3.4　临床研究人群　研究人群的选择应当足以评估拟申请产品和参照药之间具有临床意义的差异。通常，研究人群的特征与参照药获批用于相同适应症所研究的人群特征相同。然而，某些研究采用的人群可能与支持参照药获批的临床研究不同。如果在参照药批准后开发了与治疗缓解相关的遗传预测因子，则有可能会使用具有该缓解标志的患者作为研究人群。

1.2.4.3.5　临床试验的样本量和研究持续时间　比较性临床研究所选择的样本量和持续时间应足以允许检测两种产品之间临床意义上的差异。某些替代终点（如 PD 测量）可能比临床终点更敏感，从而使得可以进行持续时间较短、样本规模相对较小的研究。在比较性临床研究的样本量和持续时间可能不足以检测相关安全信号的情况下，可能需要对安全性和免疫原性进行单独评估。

1.2.4.3.6　对生物类似药具体产品临床试验的预期要求　FDA 已发布了生物类似药研发项目中对临床试验的总体预期的指南，但尚未制定针对具体产品类别的指南，一般是参考欧盟具体产品类别的指南。生物类似药生产商可以通过与 FDA 召开会议以及其他生物类似药开发商进行的临床试验的公开信息，来了解 FDA 对具体产品的临床试验的期望要求。

1.2.4.4　适应症外推

FDA 认为，如果根据其他数据以及来自一项或数项足以证明拟申请生物类似药产品在一种适当使用条件下的安全性、纯度和效力的临床研究的数据，符合生物类似药批准的法规要求，那么申请人可以申请获批参照药已批准的一种适应症或一种以上的额外适应症。但是，为了支持所申请批准的每一种适应症下的生物相似性，申请人需要提供充分的科学论证来外推临床数据。

适应症外推应考虑以下几方面因素：研究的适应症与参照药无临床意义的差异；每种使用情况下具有相同的作用机制，建议从每个相关活性/功能的靶点/受体、与靶点/受体分子的结合及剂量/浓度反应和信号传导模式、产品结构与靶点/受体相互作用之间的关系、靶点/受体的位置和表达等方面考量；不同人群中的药代动力学相似；不同人群中预期毒性相似，需要关注预期的毒性是否与产品的药理活性或脱靶效应有关；不同人群中的免疫原性相似；外推的适应症须为参照药在本国批准上市的适应症。此外，还要考虑任何可能影响安全性或疗效的其他因素，如给药途径等（表 7 - 1）。

表 7 - 1　FDA 适应症外推摘要

监 管 考 虑	科 学 理 由
每种使用条件的作用机制（MoA）	①产品的每个相关活动/功能的靶点/受体 ②与靶点/受体分子的结合、剂量/浓度反应和信号传导模式 ③产品结构与靶/受体相互作用之间的关系 ④靶/受体的位置和表达
PK 和生物分布	有关的 PK 研究也可能提供 MOA 重要信息
免疫原性	该产品在不同患者群体中的免疫原性
预期毒性	在各种不同使用条件和患者人群中（包括预期的毒性是否与产品的药理活性或脱靶效应有关）
任何可能影响安全性或疗效的其他因素	例如给药途径

1.2.5　参照药

1.2.5.1　定义及管理要求

参照药是 FDA 按照 PHSA 第 351 条（a）款许可的单一生物制品，以其作为参照评估根据第 351

条（k）款提交生物类似药申请。生物类似性和可互换性是相对于参照药而评定的。

紫皮书可以提供参照药信息及任何已存在的参照药独占期的信息，并提供根据 PHSA 351（k）许可的生物制品是否已被 FDA 认定为某参照药的生物类似药或者可互换性生物制品的信息。

1.2.5.2 非美国许可的参照药

在生物类似药研发的过程中，申请人可在特定研究中使用非美国许可参照药产品，用于支持证明拟定生物制品与美国许可的参照药具有生物相似性。但是，基于科学考虑，用于支持证明生物相似性的分析研究和至少一项临床药动学（PK）研究以及（如适当）至少一项药效学（PD）研究必须包括拟定生物类似药与美国许可参照药间的充分直接比较。除非科学地证明无需上述研究。

申请人在生物类似药研发计划中使用非美国许可参照药，可能需解决的问题包括但不限于以下方面。

①用于支持证明与美国许可参照药在已批准的使用条件和患者人群方面的生物相似性而开展的临床计划设计的相关性。

②非美国许可参照药的许可证持有者与美国许可参照药的 BLA 持有者之间的关系。

③非美国许可参照药是否由与 FDA 类似的科学和监管标准的监管机构（例如 ICH 国家）许可和检查的设施生产。

④非美国许可参照药是否由与 FDA 类似的科学和监管标准的监管机构（例如 ICH 国家）许可以及该产品上市持续时间和范围。

⑤非美国许可参照药与美国许可参照药之间的科学桥接，包括比较理化特征、生物试验/功能试验、影响因素条件下降解产物概况和比较临床 PK 数据以及 PD 数据（适用时），以解决处方或内包装差异对产品性能的影响。

申请人还应解决可能影响非美国许可参照药产品的比较数据相关性的任何其他因素，以评估与美国许可参照药的生物相似性。

申请人可提交与非美国许可参照药相关的公开可用信息，以证明建立与美国许可参照药桥接所需的比较数据范围。这些产品的复杂性，尤其是关于高级结构、翻译后修饰（如糖基化）和与产品相关的异质性程度，可能影响与桥接数据范围相关的科学论证的考虑。FDA 可能考虑的与桥接数据范围相关的其他因素包括但不限于以下方面。

①美国许可参照药与非美国许可参照药的处方、剂型和规格是否相同。

②美国许可参照药和非美国许可参照药的给药途经。

③理化和生物/功能评估设计以及检测产品间差异的具有适当灵敏度的多个正交方法的使用。

④用于建立科学桥接的非美国许可参照药批次的选择以及非临床和临床研究中使用的相关批次选择的科学证明。科学桥接应包括足够数量批次的非美国许可参照药产品，以充分检出产品质量属性方面的变异性。如可能，非临床或临床研究中使用的非美国许可参照药批次应纳入为了建立分析桥接而进行的评估中。

1.2.5.3 购买现状

生物类似药生产商需要从有信誉的生产商购买参照药，并要求记录每个检测样品的批次和批号。这些信息需要在生物类似药研发会议上根据要求提供给 FDA。参照药生产商通常向 FDA 提供放行的药品批次和批号。这使得 FDA 可以通过检查参照药的批号与生物类似药申请人提供的批号来确保产品的真实性。

1.2.6 说明书

FDA 于 2016 年 3 月颁布了《生物类似药说明书（Labeling）行业指南》草案，并于 2018 年 7 月发布最终修订的《生物类似药说明书草案指南》，以帮助申请人确定说明书中应包含哪些数据和信息。该说明书草案中的一般原则如下：生物类似药开发的目标是证实拟申请产品与参照药的生物相似性，而不是独立确定拟申请产品的安全性和有效性。证实生物相似性意味着，FDA 已经确定拟申请产品与参照药在安全性、纯度和效力方面不存在具有临床意义的差异。FDA 认为参照药的安全性和有效性的信息可以作为提供给医护人员用于了解生物类似药使用条件（如适应症、给药方案）并进行处方决定所需的必要科学信息的基础。因此，FDA 建议，生物类似药的说明书应包括参照药说明书中的相关数据和信息，并根据生物类似药的特定信息进行适当修改。

只有当生物类似药的临床研究数据和信息对于医护人员安全和有效使用该生物类似药是必要时，拟定的生物类似药的说明书中才应包括这部分数据和信息。一般而言，FDA 认为生物类似药说明书不应包括这部分数据，因为支持生物类似药批准的临床研究一般不会被设计为独立地证明产品的安全性和有效性，而是为了证明拟定的生物类似药与参照药在用于参照药已批准的适应症时不存在具有临床意义的差异。证明生物相似性的临床研究数据不太可能与医护人员关于安全和有效使用生物类似药的考虑有关，并且可能会造成混淆，导致对该产品的风险 - 获益特征的了解不准确。

根据 21 CFR 201.56(c)(1)的要求，无论参考何种形式的说明书，生物类似药产品说明书必须符合 21 CFR 201.56(d)和 201.57 中所述的医师说明书规则（PLR）的内容和格式要求。此外，生物类似药产品说明书必须符合 21 CFR 201.57(c)(9)(i)至(iii)中所述的妊娠和哺乳说明书最终规则（PLLR）的内容和格式要求。

上述草案中，FDA 对于说明书内容的展示方法、产品的鉴定方法、生物类似药名称以及参照药名称的使用等都有具体建议。另外，还要求在说明书中包含生物相似性声明，称产品与参照药具有生物相似性。

1.2.7　命名

2017 年 1 月，FDA 最终确定《生物制品非专利名命名行业指南》。该指南指出，所有生物制品均应具备专有名称。该专有名称应由国际非专利名称（INN）加后缀 4 个小写字母组成，但该后缀是没有任何意义的（至少有 3 个字母不同）。后缀与 INN 之间应使用连字符连接。此命名原则适用于既往或最近经 PHSA 第 351(a)节或 351(k)节批准的原研生物制品、相关生物制品和生物类似药。根据此要求，FDA 所有已批准的生物类似药的通用名称均加有后缀。

FDA 要求采用上述可区分后缀的原因包括以下两点。

①降低处方或药房配药错误的风险。

②将不良事件与特定相关产品进行准确关联，以实施有效的特定产品的药物警戒管理。

FDA 于 2019 年 3 月 7 日发布更新版的《生物制品非专利名命名行业指南》草案。出于成本和负担方面的考虑，该指南明确，对于已经批准没有后缀的创新生物制品将不再要求做添加后缀的名称变更，但将继续对新批准的生物制品和生物类似药的专有名称添加 4 个字母可区分的后缀。

1.2.8　沟通交流

FDA 鼓励生物类似药申请人在研发计划的任何阶段，就所提出的研发计划与其进行讨论。FDA 在指导文件中描述了有助于生物类似药研发计划的不同的会议类型，并提出了不同类型会议所需的标准和信息。FDA 批准的会议类型取决于产品开发所处的阶段以及会议申请资料中提交的信息是否符合该会议类型的标准。

对于生物类似药的沟通交流会议，FDA 于 2015 年 11 月专门出台《行业指南：FDA 与生物类似药申请人之间的正式会议》，并于 2018 年 6 月修订后正式发布。对于生物类似药，有 5 种会议类型。

1.2.8.1 生物类似药初步咨询会议（BIA 会议）

这项在要求后 90 天内举行的一次性会议旨在提供有关生物类似药开发可行性的反馈，是一项初次评估，限于对某产品的上市是否适用 PHS 法案 351(k)条款规定的一般性讨论，以及如果适用对开发项目预计内容的一般性建议。这是在研发非常早期阶段召开的会议。

1.2.8.2 生物类似药开发 1 类会议（BPD Type 1 meeting）

此类会议是为了使停滞不前的生物类似药研发项目（如该项目处于 clinical hold）继续进行，或解决某重要安全性问题的会议。该类会议极少发生。

1.2.8.3 生物类似药开发 2 类会议（BPD Type 2 meeting）

此类会议是一种就正在进行的研发项目的具体事项（如质量属性层级；作为控制策略的化学、生产和质量控制方法；研究设计或终点；批准后变更）或问题进行讨论，FDA 对此提供具体建议的会议。这类会议可能包括实质性审查总结数据，但不包括审查完整研究报告。

1.2.8.4 生物类似药开发 3 类会议（BPD Type 3 meeting）

此类会议是一种对正在进行的研发项目进行深入数据审查和建议的会议。这类会议包括实质性审查完整研究报告或扩展数据包（如详细稳健的药学分析相似性数据），FDA 基于综合数据包对拟申请生物类似药或可互换生物类似药与参照药的相似性提供建议，以及 FDA 基于综合数据包对需要的其他研究提供建议，包括设计和分析。

1.2.8.5 生物类似药开发 4 类会议（BPD Type 4 meeting）

此类会议是就 PHSA 351(k)条款下初始生物类似药或可互换生物类似药的完整申请或补充材料提交的格式和内容进行讨论的提交前会议。这类会议的目的是讨论拟提交材料的格式和内容以及其他事项。

申请人有责任在会议申请中提出会议目的。申请人应在简要文件中提供充分的相关信息，以支持会议目的。在要求召开会议并获批准之后，FDA 应提醒申请人有责任在会议简要文件中提供关于会议目的的更多详细信息。

1.2.9 上市后监管

针对生物类似药上市后监测的管理，美国建立了强有力的药物警戒系统，包括对不良事件的适当报告等。此外，患者、药剂师和处方医师可以容易地看到生物疗法的独特标识，包括独特的药品标识和批次信息，以便确保药物警戒。

包括生物类似药在内的所有生物技术药品都需要在国际非专利药品（INN）名称后附加一个 FDA 指定的后缀（前已述及，对于已经批准没有后缀的创新生物制品将不再要求做添加后缀的名称变更）。该命名规则旨在便于 FDA 准确跟踪特定制造商产品的不良事件，从而保证监控系统在特定药品的整个生命周期内准确检测其安全信号。

1.3 日本

1.3.1 发展概况

日本生物技术药品的发展整体上比欧盟、韩国起步较晚。2009 年 3 月，日本发布生物类似药研发注册、审评审批、药品命名等指导文件。2009 年 6 月 22 日，山德士的促生长激素/生长激素在日本率先获得批准，成为第一个在日本上市的生物类似药。同年 7 月，药品和食品安全局（Pharmaceutical and Food Safety Bureau，PFSB）出台了《保证生物类似药质量、有效性、安全性的问答指南》。2012 年 4 月，PFSB 发文要求从 2013 年 4 月开始，申请企业须递交生物类似药风险管理计划。

为保证公众用药的可及性，日本政府制定了促进加快仿制药生产的规划。日本政府在《经济财政运营改革基本方针 2015》中制定了到 2020 年将仿制药使用量提升至 80% 以上的具体目标。生物类似药作为仿制药的一部分已被纳入促进生产的规划。通过上述政府推广政策，日本仿制药的市场份额快速上升。虽然日本比欧盟晚 4 年公布生物类似药指南，但上市效率更高，基本保持每年 1～2 种产品获批。截至 2020 年 3 月，日本获批上市的生物类似药已有 12 种（35 个）。

日本是拥有新药研发基础的国家，促进生物类似药的发展为研发生产创新生物制品奠定技术和人才基础。但创新生物制品的保护与生物类似药的发展难以两全，目前在日本主导生物类似药研发生产的主要为仿制药企业，而拥有较强国际竞争力和资本的大型制药企业很少涉足。

1.3.2 法规体系及职能部门

1.3.2.1 法规体系

法 规 体 系	相 应 法 规
法律（具有法律约束）	《医药品医疗器械法》（原《药事法》）、《机构法》等，具体法律实施对应不同级别机构发出的行政通知
法规（具有法律约束）	《医药品医疗器械实施条例》《医药品医疗器械实施细则》等
技术指南（不具有法律约束）	2009 年 3 月，《生物类似药的质量、安全性和有效性评价指南》首次系统说明了生物类似药的产品范围及特征、研发原则和生产流程 2009 年 7 月，《保证生物类似药质量、有效性、安全性的问答指南》 2012 年 4 月，PFSB 发文要求从 2013 年 4 月开始，申请企业须递交生物类似药风险管理计划

1.3.2.2 职能部门

厚生劳动省（下称厚生省）是日本药品监管的最高权利机构。药品和医疗器械必须获得厚生劳动大臣的批准才可以在日本生产和销售。厚生省由本省和外局构成。其中，本省又设置内部部局、审议会、检验机构等以及地方分局。内部部局设有 11 个局，其中医药局的主要职能为批准或撤销临床试验、上市审批及上市后安全对策，其下属的药品审查管理科为药品的主要管理部门。

根据日本《药品医疗器械法》（原《药事法》）相关规定，厚生劳动大臣可将药品和医疗器械的审评核查工作委托给药品医疗器械审评机构（PMDA）进行。PMDA 成立于 2004 年 4 月，是厚生省管辖的独立行政法人。

PMDA 的主要业务为健康损害救济、审评及安全对策三部分，由 28 部 4 室及关西支部和北陆支部构成，下设的主要部室有：审评业务部、审评管理部、新药审评一部至五部、再生医疗制品等审评部、病毒等审评部、OTC 等审评部、仿制药等审评部、合规部、医疗器械审评一部及二部、医疗器械核查/标准部、体外诊断制剂审评室、医疗器械质量管理/安全对策部、药品质量管理部、安全性信息/计划管理部、药品安全对策一部及二部等。生物类似药则由新药审评一部至五部（根据适应症）进行审评。

1.3.3 申报程序

1.3.3.1 注册分类

日本药品主要分为两大类：医疗用药品（处方药）及一般用/指导用医药品（OTC 类），分别对应处方药的制造销售许可和处方药以外的制造销售许可。

医疗用药品的注册分类如下：①新有效成分；②新复方；③新给药途径；④新适应症；⑤新剂型；⑥新用量；⑦生物类似药；⑧追加剂型；⑨处方类似药的复方制剂；⑩其他药品。

根据处方药不同的分类划分为两大类的注册程序，即新药程序和新药以外药品的申报程序。生物类似药申请属于新药程序。

2003 年 7 月 1 日开始，新药上市申请即要求提供符合 ICH 要求的 CTD 资料。2017 年 3 月 1 日开始，仿制药也需要提供 CTD 资料。

新药从申请到获批的时限，按照 PMDA 第 4 期中期计划（2019 年度至 2023 年度），此期间获批的所有产品中，80% 的优先产品的时限为 9 个月，普通品种为 12 个月，突破性治疗产品全部为 6 个月内。

1.3.3.2　注册程序

1.3.3.2.1　临床试验申请　日本对药物临床试验的审评机制采取 30 天默示许可方式（非首次申请，原则上为 14 天）。临床试验期间，申请人必须向当局报告试验中发生的严重不良反应、感染等，临床试验出现问题时当局可依法对申请人及临床试验机构的 GCP 遵守情况进行现场核查。对于可能对受试者的生命健康产生重大影响的疾病，为了防止其健康危害，紧急使用必要的药物的情况下，可以在开始试验后 30 日内提出临床试验计划申请。

以下情况须提出临床试验申请：①新有效成分；②新给药途径（BE 除外）；③新复方、新适应症、新用法用量（BE 除外）；④与还未通过再审查的含新有效成分的药品具有相同有效成分的药物（BE 除外）；⑤除了①～④之外的生物制品（BE 除外）；⑥除了①～⑤之外的基因重组药物（BE 除外）。

生物类似药的临床试验（BE 除外）属于上述分类④。

临床试验申请由厚生省受理，首次申请由 PMDA 负责确认，针对临床试验方案，还设定了 PMDA 给出指导意见的"临床试验沟通交流制度"。

临床试验申请在获得厚生省默认许可后提交伦理委员会审查，不可同步进行；其决策形式为默认许可，不发批准函；临床试验被暂停后，由申请人提交修正后的临床试验方案，经与 PMDA 沟通并通过伦理委员会审查后，方可再次启动。

1.3.3.2.2　上市申请　所有医疗用药品的上市许可均按以下程序审评审批。

①申报前沟通交流：申报前可与 PMDA 进行面对面沟通交流。

②GLP 检查及认证：申请进行 GLP 检查及 GLP 认证，获得 GLP 评价结果通知书及 GLP 认证书。

③申报提交：向 PMDA 提交申报资料。

④合规核查（包括 GCP 现场以及整套资料审查）：申请进行 GCP 实地和文档是否符合相关标准的核查；获得 GCP 实地检查结果通知书及文档资料检查符合标准通知书。GCP 检查目的是检查该药的临床试验是否符合 GCP 标准，分为现场检查和资料审查，由 PMDA 下属的"合规和标准办公室"负责。a. 现场检查是对试验的原始数据（如原始病历、实验室检查报告、患者日记卡等）和病例报告表（CRF）之间的一致性进行检查，检查对象分为研究者和申请人。b. 资料审查不仅是对临床部分的检查，也包括对药品质量（主要是药品检验和稳定性试验）和非临床试验部分的检查。其中，临床部分是对 CRF 和注册资料之间的一致性进行检查，检查对象是申请人。

⑤技术审评：PMDA 组织申请人与审评员和核查员的沟通交流；以 PMDA 为主体进行的合规性核查；由审评团队起草审评报告；召开审评员与外部专家的审评专题会；如需要，由审评部长主持召开审评内外部专家与申请人的沟通交流会；根据需要，审评员与外部专家再次召开审评专题会；完成审评报告；形成审评结论，制作审评结论通知书。

⑥GMP 检查：审评期间，PMDA 将对生产厂进行 GMP 符合性检查并出具检查结果通知书。

⑦行政审批：审评通知书以及 GMP 检查通知书分别报送厚生省；厚生省咨询药事食品卫生审议会；厚生省发布批准/不批准通知书。

1.3.4 技术要求

PMDA 最早于 2009 年 3 月发布了《生物类似药的质量、安全性、有效性研究指南》，其后又陆续发布了配套的通知和问答指南①。

1.3.4.1 药学可比性研究

基于所开发的生物类似药的有效成分的特征与原研的质量特性相关的相似性评价结果，建立最适合的生产方法、质量标准和试验方法以及工艺规程。

生物类似药在研发过程中发生生产方法变更时，根据需要参照 ICH Q5E 指导原则进行"相似性"评价。

1.3.4.1.1 工艺开发 生物类似药的研发需要单独建立稳健可靠的生产工艺。另外，需要充分考虑生产工艺的区别，需要阐明原研与生物类似药的相似性。在生物类似药的研发中，希望研发人员在不影响有效性的范围内积极采用最新的安全对策，如采用无血清培养、探索更安全的生产方法是适当的。

1.3.4.1.2 特性分析 要求提供与新重组蛋白产品一样的特性分析数据。

需要采用最新的技术确证：结构组成、理化性质、生物学活性、免疫学特性以及杂质等。

需要对目标物有关杂质及工艺杂质进行分析，并对纯化去除效果进行评价。当很难证明与原研的杂质谱一致时，因为可能存在的免疫原性的问题，必要时需要在非临床及临床阶段考虑开展适当的研究。

1.3.4.1.3 制剂处方 原则上生物类似药的剂型与给药途径要与原研生物药相同。在不影响产品的有效性、安全性的情况下，制剂处方可与原研生物药不同，也可适当选择使用不同的辅料。必要时，需要考虑开展体内药代相关的非临床或临床试验。

1.3.4.1.4 稳定性试验 需要开展实际存储条件下的长期稳定性试验。有效期基于长期试验数据确定，但上市申请时必须提交 6 个月以上的试验数据。不要求贮藏条件及有效期一定与原研生物药相同，因此，不必进行与原研生物药的稳定性比较。由于稳定性试验对评价生物类似药原液和制剂的特性很有帮助，原则上建议开展影响因素试验、加速试验等稳定性试验。稳定性试验的相关内容要遵照 ICH Q5C《生物技术/生物制品稳定性试验指导原则》。

1.3.4.1.5 质量相似性评价研究 由于原研生物药的原液可能难以获得，可使用原研生物药制剂本身或从制剂中提取纯化的相当于目标物质的受试品进行试验。

质量相似性评价除了开展结构分析/物理化学特性比对及生物学活性比对，还需要开展免疫原性比对研究。

1.3.4.1.6 质量标准及试验方法 质量标准及试验方法的设定应遵循 ICH Q6B《生物药品（生物技术药品/生物来源药品）的质量标准及试验方法的设定指导原则》。

1.3.4.2 非临床研究

应在充分进行质量特性分析的前提下开展非临床试验。不仅是生物类似药与原研生物药的质量特性的相似性的评价结果，还有相同目标物质为有效成分的其他制剂的使用情况及文献信息，这些均对安全性评价具有重要作用。

1.3.4.2.1 毒性试验 为了确认生物类似药的单次给药毒性及长期给药毒性，需要采用适合的动物种属开展多次给药毒性试验，蛋白质药品还需进行毒代研究。除了单次给药毒性，局部刺激性试验

---

① https://www.pmda.go.jp/rs-std-jp/standards-development/guidance-guideline/0001.html. 生物类似药的质量、安全性、有效性研究指南及相关问答，生物类似药的通用名及商品名的命名通知。

也可以在多次给药毒性试验中一起评价。

即使工艺不一样导致杂质谱不同，也不要求必须同时比较参照药和生物类似药的毒性。但考虑到杂质谱不同，也可以同时比较两者的毒性。

若杂质谱差异大或因工艺引入原研不存在的新杂质，则需要考虑进行针对该杂质的安全性试验。如果目标物的杂质谱与原研差异大，则需要结合非临床和临床，考虑开展相关研究。

为了比较毒性需开展动物抗体评价，明确产生的抗体是否为中和抗体或可能对药物代谢的影响，这对于临床是很有价值的信息。

从多次给药毒性试验的结果及原研生物药已获取的有效成分特征信息中，无需特别判断，考虑实施生物类似药的其他常规非临床安全性试验（安全性药理试验、生殖毒性试验、遗传毒性试验、致癌性试验等）的必要性较低。

1.3.4.2.2　药理试验　药理试验需研究确认参照药与生物类似药的作用机制的相似性。质量特性鉴定试验中，与临床效果密切相关的体外生物学活性（细胞生物学或抗原抗体结合活性）比对研究也作为药理研究的一部分。若体外活性与临床无关，则需要开展药代药效学试验证明两者的相似性。当体外研究可以充分证明两者相似性时，则不必开展体内药代动力学试验。但是，体内药理试验对于临床试验早期是非常有价值的信息。因此，为了确认两者的相似性，必要时应考虑开展体内药代药效试验。

1.3.4.3　临床试验

申请人应进行 PK 的可比性研究。如果可能的话，需要选择适用于观察临床疗效的 PD 标志物，并使用合适的 PD 标志物进行对比研究。

生物类似药的可比性应通过临床研究来评估。如果 PK/PD 研究足以证明期望的临床终点的可比性，则可省略其他临床研究。

临床安全性研究方面，应考虑进行免疫原性研究。在临床开发的适当阶段，应对抗体形成和其他免疫原性进行研究。（提示：为了在日本销售生物类似药，建议在比较药代动力学和功效的研究中的任何一项中纳入具有日本族裔的人群。如果使用不包含任何日本族裔人群的临床试验数据来证明生物类似药候选产品与参照药之间的相似性，则应根据 ICH E5（R1）的规定，将这些数据外推至日本人群。如果全球临床试验包括日本人，则该试验应设计为显示整个人群和日本人群的结果之间的一致性。

1.3.5　参照药

参照药应是在日本获得批准的创新生物制品，通常为原研药，在生物类似药整个研发期间不能改变。

1.3.6　说明书

在不考虑通用名称、性质、组成等差异的前提下，生物类似药的不良反应、药代动力学、临床试验项目要基于自身研究结果撰写，其他各项基本与原研生物药一致。

使用注意事项及处理注意事项原则上也与原研药一致，但如制剂不同需要特别说明时不受此限制。

1.3.7　命名

PMDA 在 2009 年 3 月 4 日颁布《生物类似药评价指南》的同时也颁布了《关于生物类似药的通用名和商品名命名的通知》。相关规定如下。

1.3.7.1　生物类似药通用名命名原则

示例：　　　Filgrastim（Genetical Recombination）［Filgrastim　　Biosimilar　　　1］

　　　　　　　　原研通用名　　　　　　+［原研 INN + 生物类似药 + 序号］

即在原研药通用名［日本原研生物药的通用名：INN +（基因重组）］后，用中括号括入原研生物制品 INN，再加"生物类似药 1（2，3，……）"。如此示例：非格司亭为 Filgrastim（Genetical Recombination）［Filgrastim Biosimilar 1］。但对单纯蛋白质药品（一般指生长激素和胰岛素等结构和相对分子质量明确的蛋白质药品），如可以判断目标有效成分的一级结构与原研药相同，可使用与原研药相同的通用名，如：Somatropin（Genetical Recombination）。

1.3.7.2 生物类似药商品名命名原则

示例：　　　　Filgrastim　BS　Inj. 75μg Syringe　　　「TEVA」

原研 INN + BS +　剂型、规格　+「公司名缩写」

即在原研生物制品的 INN 后追加"BS"标志，再加上剂型、规格和公司名缩写，如此示例：Filgrastim BS Inj. 75μg Syringe「TEVA」。

根据 PMDA《新药/生物类似药的风险管理计划书之记载事例》要求，药物警戒体系中除填报药品通用名称外，还应体现商品名，也就是医生提交的安全性信息报告、患者反馈不良反应时都需要填写商品名。

1.3.8　沟通交流

在递交临床试验申请之前，申请人可就临床试验的相关事项向 PMDA 主动申请临床前协商，该协商机制叫作"咨询协商机制"或"见面交流会"，可形成沟通会议纪要，并将会议记录作为审评资料的一部分。

上市申报前，申请人可与 PMDA 进行面对面沟通交流；技术审评期间，PMDA 组织申请人与审评员、核查员进行沟通交流，由审评机构发出通知、确认意见，申请人给出报告、答复。如需要，由审评部长主持召开与申请人的沟通交流会。

1.3.9　上市后监管

目前，尚无针对生物类似药上市后监测的特别法规制度。为了制定风险最小化的《药品风险管理计划》（RMP），PMDA 于 2012 年发布了《药品风险管理计划指南》，适用于 2013 年 4 月 1 日后上市的新药及生物类似药。

生物类似药由于免疫原性问题等，上市后需要继续进行安全性调查。调查期间，需要确保不良事件的可溯源。此外，考虑到研发阶段相似性评价不充分的风险，需要设立生产上市后调查计划。生产上市后调查和风险管理计划的具体方法和计划需要与监管当局商谈，并在上市申请时提交。此外，上市后调查结果需要在生物类似药上市后的适当时间报告给监管当局。

在连续的治疗周期内，需要避免原研或同种同效药品与生物类似药的互相替代或混用。

1.4　韩国

1.4.1　发展概况

2003 年 5 月，韩国食品药品管理局（KFDA）首次发布《生物制品审评与批准条例》（MFDS 通知），包括生物类似药的条款。韩国从政府政策、审评审批、监管环境以及产业发展上大力支持生物制药产业，并鼓励国内创新生物制品及生物类似药走向国际市场，目标是到 2020 年占全球生物类似药市场份额的 22%。

2010 年 3 月，KFDA 宣布了生物制药政策，监管当局为支持生物类似药的发展，尝试帮助行业将生物类似药的研发和批准时限缩减到 3~4 年。2014 年，韩国政府制定了《生物制药产业的前景及发展战略》，确立了生物制药产业（Bio - Pharma）2020 年核心课题和各领域的具体课题，其中针对生物类似药/biobetter 领域的课题有：CMO 合作开发支援系统的完善；国际生产技术的标准化、对标准品的支持；技术、专利、许可信息系统的完善。2012 年 7 月 20 日，Celltrion 的英夫利昔单抗成为韩国第一个获批的生物类似药。韩国三星生物公司是另一家生物类似药生产商，同时是全球最大的生物制剂合同制造商（CMO）之一。

韩国大力发展生物制药的目标，一方面是满足国内市场的需求，另一方面是拓展国际市场，包括输出技术及出口产品。韩国制药公司的研发投资额虽小但一直稳步增长，生物制品研发的比例逐渐扩大。

1.4.2　法规体系及职能部门

1.4.2.1　法规体系

法　规　体　系	相　关　法　规
法律（具有法律约束）	2003 年 5 月，KFDA 发布《生物制品审评与批准条例》（MFDS 通知），包括生物类似药的条款
法规（具有法律约束）	目前法规是监管所有类型的生物制品，没有专门的生物类似药法规
技术指南（不具有法律约束）	2014 年，韩国政府制定了《生物制药产业的前景及发展战略》，确立了 Bio - Pharma 2020 核心课题和各领域的具体课题，其中针对生物类似药/Biobetter 领域的课题有：CMO 合作开发支援系统的完善；国际生产技术的标准化、对标准品的支持；技术、专利、许可信息系统的完善

1.4.2.2　职能部门

韩国卫生福利部（MHW）下属的食品药品安全局（MFDS）负责对药品和医疗器械等产品的监管工作。MFDS 下的生物制品和中药评价部下设生物制品部、重组产品部等 5 个部门。生物制品、生物诊断产品的临床试验申请由临床试验管理部和生物制品部共同负责，其中，临床试验管理部负责受理和通知，生物制品部负责审评。生物制品部负责生物制品、生物诊断产品上市申请的审评工作，包括生物类似药的审评。

1.4.3　申报程序

1.4.3.1　注册分类

韩国的生物制品注册分类包括两类，即新药和基于数据评估的药品。

新药包含重组 DNA 产品、细胞培养衍生物的产品和生物制品。

基于数据评估的药品包含生物制品（菌株和制造过程与已批准的产品不同）；重组 DNA 产物（获得 DNA 的宿主、载体系统或方式与已批准的产品不同）；细胞培养衍生物的产品（与已经批准的产品相同，但培养或纯化方法不同）；细胞培养衍生物的产品（与已经批准的产品相同）；最终包装的产品相同但生产地点不同的药品；具有相同给药途径的新剂型；biobetter 产品；生物类似药（重组 DNA 产物）；血液成分；其他未分类产品。

1.4.3.2　注册程序

1.4.3.2.1　临床试验申请　申报临床研究申请时，申请人将 CMC 数据、稳定性数据、药理学/毒性数据、临床方案等提交给临床试验管理部门；由生物制品部进行审评，审评完成后，要求补充额外信息的，补充资料需在一个月内提供；审评通过的，将由临床试验管理部门通知申请人研究开始，至研究完成后接受检查；申请人提供的数据不足以支持研究的，临床试验须暂停，整个审评过程共计 30 天。

1.4.3.2.2　上市申请　生物类似药的上市许可申报和审评按照基于数据评估的药品的流程进行。申请人提交上市申请至生物制品部，包含 CMC 数据、稳定性数据、非临床数据、临床数据以及登记状态等信息；生物制品部对资料进行审评，如有需要，将进行咨询委员会会议；审评完成后，如要求补充额外信息或修改要求的，资料需在 2 个月内提供；审评通过的，进行说明书审查及 GMP 检查；通过后，通知申请人上市申请已通过，整个审评过程共计 115 天。

1.4.4 技术要求

2009 年，韩国食品药品安全局（MFDS）以欧盟、日本和 WHO 的指南为基础，发布了《生物类似药评估指南》作为总体性指南，该指南于 2010 年生效。此后，基于生物类似药的研发、相关的临床和管理经验以及全球监管协调，在修订现有指导原则的必要性上达成共识，最终对现行指导原则进行修订，陆续发布了辅助性专项指南。最新版《生物类似药评估指南》于 2015 年 10 月发布。

目前的指导原则包含了原则和指南，《生物制品审评与批准条例》（MFDS 通知）中规定了为批准生物类似药应进行的资料评估要求。

原则上，生物类似药可以适用于所有类型的生物制品。但是它们被明确定义为其主要成分已被很好地描述的蛋白质类物质。它们应该是通过比较特性研究的结果和非临床或临床研究结果，可验证其可比性的产品。

现行的指导原则描述了参照药与生物类似药在质量、非临床和临床研究方面可比性研究的原则。

1.4.4.1 药学研究

生物类似药产品的质量评价应包括两方面：对生物类似药产品本身的质量评价和生物类似药与参照药可比性的评价。两项评价均应符合《生物制品审评与批准条例》（MFDS 通知）的规定及其他相关指南的要求。

1.4.4.1.1 制造过程　生物类似药产品通过自身的生产过程生产原液和药品。生产过程质量应遵循 GMP，生产过程管理档案应包括质量管理、生产工艺管理和验证。此外，如果生物类似药生产中发生变更，须符合《生物制品在制造过程中变化的可比性指南》或 ICH Q5E 的相关可比性研究，也应评估制造过程变化后的可比性。

1.4.4.1.2 质量评价的可比性研究　比较生物类似药与参照药之间的质量特性极为重要。生物类似药和参照药的可比性研究应该进行头对头的直接比较。如果无法直接进行比较，则可能需要从药物产品中分离出药物。但需要提交相应资料来证明分离药物的特性很少变化和样品分离过程的验证。最终的可比性研究应考虑非临床或临床以及质量数据。

可比性的可接受范围应根据参照药的足够数据来确定。定量范围应以测定的参照药质量属性范围为基础，不应超出代表性参照药批次的可变性范围，除非另有理由。可接受标准可能需要采用描述性统计方法来确定。

证明生物类似药与参照药之间的质量可比性，应该用最先进的技术来检测其差异，并采用有效的分析方法。此外，关键的工艺参数、制造过程的验证和额外的非临床或临床数据也应予以考虑。

1.4.4.2 非临床研究

生物类似药的非临床研究是可比性研究的一部分，应该以比较的方式进行参照药和生物类似药产品之间的设计。非临床研究可按照现行指南（如 ICH S6 文件）进行。非临床研究的设计需要对产品特性有清楚的了解。分析可比性的结果应考虑到对有效性和安全性的潜在影响。

在非临床和临床研究中，应使用相同的参照药。质量研究中也应相同。

体外和体内试验都应根据不同的情况下每种产品的特性来考虑，应该对每项研究进行充分验证。

1.4.4.3 临床研究

关键的临床数据应来源于最终生产过程中得到的产品。如果临床研究中使用的药品的生产工艺不同于提交上市批准时的最终生产工艺，那么可能需要额外的数据来说明差异。

临床可比性研究包括 PD、PK、有效性研究和安全性研究。如果确证的 PK/PD 数据能够证明可比性，则可以省略有效性研究。

1.4.4.3.1 PK 研究　对于生物类似药的研发，应进行比较性的 PK 研究。

1.4.4.3.2　PD 研究　一般而言，PD 研究可以与 PK 研究相结合，PD 指标应与临床疗效相结合。生物制品可能会表现出剂量 – 效应关系以及产品之间 PK 参数的变化。因此，PD 和 PK 数据在评估生物类似药与参照药之间的可比性时将会发挥作用，特别是这些研究将提供有价值的在不同剂量下的剂量 – 反应关系和在体内的暴露 – 反应关系的信息。

1.4.4.3.3　有效性研究　参照药的剂量研究和给药途径应当被用于生物类似药的研发。因此，无须进行生物类似药的剂量探索研究。采用与参照药相同的给药剂量、给药途径以及适应症，建议基于等效性假设而不是非劣效性假设来设计有效性试验。只有在提供了有效的科学证据且参照药的安全性和耐受性、剂量范围、剂量 – 反应关系或其他合理的情况下，才能考虑非劣效性研究。

1.4.4.3.4　安全性研究　为了确定生物类似药的安全性，上市前应获得足够患者数量的临床安全性数据。安全数据从临床试验中获得，主要基于短时间内经常发生的不良事件（AE）。生物类似药与参照药之间的安全性比较应根据不良事件的类型、发生率和严重程度确定。通常源自临床试验的生物类似药的安全性数据在批准时提交是可以接受的，同时，上市后监测（PMS）研究需要进行仔细的监测并提交监管机构。

1.4.4.3.5　免疫原性　尽管生物类似药与参照药之间安全性和有效性具有可比性，但这两者之间的免疫原性可能存在差异。在上市前，需要进行生物类似药与参照药之间抗体形成的频率和模式以及从免疫反应中产生临床效果的比较。

一般来说，人体的免疫原性无法通过动物实验来预测，应该在临床研究的人体受试者中评估。

1.4.5　参照药

参照药是已在韩国获得批准的用于生物类似药研发的生物制品。但是，如果在国内无法购买到参照药或难以获得足够数量时，则允许从国外购买参照药。在这种情况下，必须提交在韩国销售的外国参照药的等效性数据（如通过分析可比性）。生物类似药的开发过程中，需要在可比性研究中使用相同的参照药。参照药和生物类似药的剂型、剂量和给药途径应相同。生物类似药的最终的配方和容器没必要与参照药完全相同，但对生物相似性的影响应当是适当合理的。为了获得合格的参照药，应根据足够的临床试验积累安全性和有效性数据。基于这一要求，生物类似药产品本身不能作为参照药。

1.4.6　命名

韩国生物类似药通用名采用与参照药相同的命名方式，在医生处方时，则使用商品名来区分不同的生物制品，以便药物警戒的可追溯。

1.4.7　沟通交流

在递交临床试验申请之前，申请人可就临床试验的相关事项向 MFDS 主动申请进行 pre – IND 会议。审评期间，有疑问或需要补充资料时，限制申请人 30 天内回复，双方可以面对面地沟通交流以促进信息互换澄清。上市申请时，如有需要，将进行咨询委员会会议。

1.4.8　上市后监管

MFDS 发布的生物类似药总体指导原则——《生物类似药评估指南》中提出，因为上市批准时免疫原性数据的有限性，必要时，在上市后应继续提交进一步的免疫原性数据概况。

1.5　世界卫生组织

1.5.1　技术要求

截至 2018 年 11 月，WHO 为生物类似药的研发制定了 2 项指南，即《生物类似药评价指南》以及《单克隆抗体生物类似药评价指南》。

《单克隆抗体生物类似药评价指南》旨在指出评估此类药物时需要特殊考虑的事项。该指南适用于所有重组 DNA 来源的单抗生物类似药，也适用于单抗来源的蛋白如单抗片段和融合蛋白。

与欧美关于生物类似药的指南相比，WHO 的指南在非临床研究的规定方面有所不同。在非临床评价时，WHO 指南要求进行生物活性/PD 活性比较，并要求至少进行一项重复给药毒性研究。因此，大部分人认为，WHO 对生物类似药体内毒性的研究是强制的。这种规定在多国的指南中均有体现，如巴西、印度和韩国等均基于 WHO 的指南制定本国的生物类似药相关指南。

《单克隆抗体生物类似药评价指南》指出评估此类药物时需要特殊考虑的事项，在使用此指南时需结合 2009 年 WHO 关于生物类似药的指南以及 WHO 关于重组 DNA 来源的治疗性生物制品质量、安全性和有效性评估的指南。

1.5.1.1 单抗类质量研究

该指南阐述了两点单抗所特有的特征以及相应的单抗生物类似药质量比对研究策略。

1.5.1.1.1 单抗生物活性评估时的特别考虑 单抗作为复杂的糖蛋白，其结构特征可赋予单抗多样的生物活性。对单抗生物类似药生物活性的评估具有特别重要的意义。在考虑单抗生物活性评估策略时，首先要理解单抗的作用机制（MOA）和蛋白之间的相互作用，通过确定其 MOA 以及与 Fcγ 和 FcRn 受体的结合能力来对单抗的生物活性进行详细的分析。此外，由于单抗的 Fc 段有时也会对单抗的临床活性产生影响，在对单抗进行生物活性评价时，即使单抗 MOA 是简单的抗原 - 受体结合的情况下，也不能假设此单抗 Fc 段产生的免疫活性不会对单抗的临床有效性产生影响。因此，对单抗 Fc 功能实验结果的分析是一项技术要求。但由于检测方法和实验细胞组合的不同会显著的影响检测的灵敏性，在确定单抗生物活性评估策略时，根据特定的目的选择合适的检测方法是非常重要的。

1.5.1.1.2 生产单抗选用的表达系统的影响 指南规定，在生产生物类似药时，只要生产商能证实表达系统不影响单抗的分子结构或临床特征，则可以使用不同于参照药生产时所用的表达系统。但在生产单抗生物类似药时，由于不同的表达系统可能会产生难以预料的结果，如使单抗出现非典型的糖型或与参照药不同的杂质，在选择单抗生物类似药表达体系时需进行仔细的考虑，以确保不影响单抗的关键质量属性。

1.5.1.2 单抗类非临床研究

该指南指出，单抗生物类似药应采用分阶段评价的策略，应首先进行体外比对研究，并根据研究的结果确定是否有必要进行体内研究以及体内研究的内容。若认为有必要，则应在临床试验启动前进行体内试验。在进行体外研究时，单抗生物类似药常常进行以下两方面的特征评估。

1.5.1.2.1 亲和性研究 包括与可溶性和（或）膜结合靶抗原的亲和力；与相关 Fc 受体、FcRn 和补体（C1q）代表性亚型的亲和力。

1.5.1.2.2 功能研究/生物活性评价 Fab 相关的功能以及 Fc 相关的功能。

另外需要注意的是，由于组织交叉反应并不适合分辨关键质量属性的不明显改变，生物类似药比对研究不推荐使用此种实验。

体内研究方面，若前期进行的生物类似药质量和体外比对研究结果表明无需再进行额外的研究便可进行人体试验，则无必要再进行额外的动物体内研究。

1.5.1.3 单抗类临床研究

单抗生物类似药与其他生物类似药一样，也采取分阶段方法，一般首先进行 PK/PD 研究，随后进行一项临床对比研究以比对药物的安全性和有效性。

1.5.1.3.1 PK 研究 一般情况下需进行 PK 比对研究，以进一步证实生物类似药与参照药的类似性。WHO 认为，在敏感条件下进行的一个足以发现生物类似药与参照药任何潜在差异的 PK 比对研究即可桥接生物类似药和参照药的获批适应症。WHO 认为，PK 比对研究的设计由多种因素决定，包括临床研究的内容、参照药的安全性和 PK 特征等。

1.5.1.3.2 PD 研究 WHO 建议，一般情况下需将 PD 标志物作为临床比对研究的一部分。

1.5.1.3.3 临床安全性和有效性比对研究 WHO 认为，临床有效性试验是比对研究的最后一步。一般情况下，此时需要进行一项随机、具有充分把握度、最好是双盲设计的临床有效性研究。

1.5.2 适应症外推

WHO 认为，生物类似药适应症不能自动外推至参照药的所有已批适应症。生物类似药外推适应症需要基于充分证据的科学判断。目前的 WHO 指南为生物类似药制定的适应症外推原则也适用于单抗生物类似药。在满足下面所有要求时，则可对适应症进行外推。

①临床研究采用的是一个可分辨出参照药和生物类似药潜在差异的敏感模型。

②不同适应症的 MOA 具有临床相关性和（或）作用受体相同。

③已经对生物类似药的安全性和免疫原性进行了充分的研究，在扩展至其他适应症时不会出现预期的特殊或额外的安全性问题。

1.5.3 参照药

参照药一般是指已获得许可的原研生物制品。参照药应该已经获得完整注册资料的批准，包括每个治疗适应症的安全性和有效性研究。通常，生物类似药和参照药的理化分析和体外功能可比性研究应通过使用当地许可和来源的参照药来证明。当制造商计划制定全球非临床及临床研发计划时，使用一种国外的参照药是可行的。通过使用这种方法，可以避免不必要地重复非临床和临床研究。如果制造商能够通过理化、结构和体外功能方面的测试证明本地和国外参照药的可比性，那么在非临床及临床研究中可以使用国外的参照药。监管当局可能需要额外的药代动力学和药效学研究来支持本地和国外参照药之间的"桥接"。此外，生物类似药的制造商应该提供使用国外参照药的合理性理由，包括本地和国外参照药制造商之间的关系信息。

如果没有获得当地许可的参照药，可能需要在整个可比性研究中使用国外的参照药来证明与生物类似药的相似性。如果参照药在某个特定国家未获得许可，当局可以为参照药的选择设定其他标准，例如，根据 WHO 关于通过重组 DNA 技术制备的生物治疗性蛋白产品的质量、安全性和有效性指南或相应指南以及在市场上的销售时间和数量，在另外一个具有完整注册资料的国家进行许可。生物类似药的制造商应该能够证明使用未经本地许可参照药的合理性理由。在生物类似药的所有可比性研究中，应使用相同的参照药。

1.5.4 命名

WHO 于 2014 年 7 月正式发布了《生物限定符指南（草案）》并公开征求意见，2015 年 10 月完成定稿。2016 年 4 月第 62 届 WHO 国际药用物质非专利药名称咨询会决定，开始试行生物限定符（biological qualifier，BQ）方案，同时进行一项前瞻性研究来评估 BQ 对药品可及性的影响。

BQ 计划是为识别生物制品（包括生物类似药在内）提供一个全球统一的方法，以避免不同监管机构为此事项制定独立的、不同的方案，即为所有具有 INN 的生物制品提供一个不同于 INN 的、独立的识别码（BQ）。BQ 需要与 INN 结合使用，以标示特定 MAH 分发的生物制品中的活性成分。BQ 由随机指定的 4 位字母构成，是有别于 INN 的鉴别符号，而非 INN 组成的一部分，适合于所有按照 INN 命名原则获得 INN 的生物制品，可以前瞻性和回顾性地应用。

各国监管部门自愿决定是否采用 BQ 体系。将来可能会对已上市生物制品进行追溯性申请，但相应机制目前仍在研究中。但各国监管部门对 BQ 体系有不同看法，且美国和日本已各自制定了一套命名系统，所以 WHO 相应机制的研究目前处于停止状态。

采用 BQ 体系的作用为：可作为唯一标识识别出药品成分和（或）对处方、药品分发或药物警戒过程中出现的信息进行确认。

2 中国生物类似药的审评审批

2.1 发展概况

2015 年 2 月 28 日，国家食品药品监督管理总局发布了《生物类似药研发与评价技术指导原则（试行）》，为我国生物类似药的研发和评价提供了可遵循的基本原则。2017 年至 2021 年 2 月，国家药品审评中心（CDE）先后发布了贝伐珠单抗注射液生物类似药、注射用曲妥珠单抗生物类似药、阿达木单抗生物类似药、利拉鲁肽注射液生物类似药、利妥昔单抗生物类似药、地舒单抗注射液生物类似药（恶性肿瘤适应症）、地舒单抗注射液生物类似药（骨质疏松适应症）、帕妥珠单抗、托珠单抗及注射用奥马珠单抗生物类似药临床试验设计的征求意见稿或指导原则，为 9 个品种研发的临床方案设计及具体操作提供了详细参考依据。2019 年 7 月，CDE 发布了《生物类似药研发相关问题问与答》，对行业内生物类似药研发过程中的共性问题进行总结，具有很强的指导意义。

2019 年 2 月，我国批准了复宏汉霖的利妥昔单抗注射液（商品名：汉利康），是国内获批的首个国产生物类似药。

2020 年 3 月 30 日，国家市场监督管理总局颁布新版《药品注册管理办法》，将生物类似药纳入生物制品上市的注册分类，为生物类似药的发展奠定了法规基础。

2020 年 6 月 30 日，国家药监局《关于发布生物制品注册分类及申报资料要求的通告》明确了生物类似药注册分类。

2021 年 2 月 10 日，CDE 发布《生物类似药相似性评价和适应症外推技术指导原则》。

截至 2020 年 12 月，中国药品监督管理部门共批准 9 款生物类似药上市。

2.2 法规体系及职能部门

2.2.1 法规体系

法 规 体 系	相 关 法 规
法律（具有法律约束）	未在法律层面有相关规定
法规（具有法律约束）	2020 年 3 月，NMPA 颁布新版《药品注册管理办法》，将生物类似药纳入生物制品上市的注册分类
技术指南（不具有法律约束）	2015 年，CFDA 发布《生物类似药研发与评价技术指导原则（试行）》，为中国对生物类似药的研发和评价提供了可遵循的基本原则
	2017 年至 2021 年 2 月，国家药品审评中心先后发布了贝伐珠单抗、曲妥珠单抗、阿达木单抗、利拉鲁肽、利妥昔单抗及地舒单抗（恶性肿瘤适应症）、地舒单抗（骨质疏松适应症）、帕妥珠单抗、托珠单抗及奥马珠单抗生物类似药的临床试验设计的征求意见稿或指导原则，为 9 个品种研发的临床方案设计及具体操作提供了详细参考依据
	2019 年 7 月，CDE 发布《生物类似药研发相关问题问与答》，对行业内生物类似药研发过程中的共性问题进行总结，具有很强的指导意义
	2021 年 2 月，CDE 发布《生物类似药相似性评价和适应症外推技术指导原则》，为了更好地满足患者临床用药的可及性，在《生物类似药研发与评价技术指导原则（试行）》的基础上，进一步提出生物类似药相似性评价和适应症外推的指导性建议，规范和指导生物类似药开发和评价

2.2.2　职能部门

国家药品监督管理局主管药品注册管理工作及相关监督管理工作；国家药品审评中心负责生物类似药临床试验申请、上市申请的技术审评；国家药品审核查验中心负责组织注册生产现场核查及临床试验数据核查；中国食品药品检定研究院负责样品注册检验；国家药典委员会负责通用名称核准；国家药品评价中心负责上市后监测与评价工作。

2.3　申报程序

2.3.1　注册分类

2007 年颁布的《药品注册管理办法》中，没有单独设置生物类似药的注册分类。2020 年 3 月 30 日，NMPA 颁布的《药品注册管理办法》明确了生物类似药的注册分类，将生物制品注册分类分为：生物制品创新药、生物制品改良型新药、已上市生物制品（含生物类似药）等。为配合 2020 版《药品注册管理办法》的实施，《生物制品注册分类及申报资料要求》于 2020 年 6 月颁布，确定治疗用生物制品注册分类为：创新型生物制品、改良型生物制品、境内或境外已上市生物制品（含生物类似药）等。

2.3.2　注册程序

我国生物类似药的临床试验申请和上市申请采取与新治疗用生物制品相同的注册途径。

2007 年颁布的《药品注册管理办法》中规定了新药临床试验申请及新药生产申请的注册程序。为鼓励创新、加快新药创制、满足公众用药需求并落实申请人研发主体责任，自 2017 年起，国家药监部门出台了一系列法规、指南和公告，对 2007 年《药品注册管理办法》中规定的部分注册程序进行调整。2020 年发布的新版《药品注册管理办法》对药品注册程序进行了完善。

2.3.2.1　现行临床试验申请及上市申请的受理程序

根据 2020 版《药品注册管理办法》和 2020 年 7 月 2 日发布的《生物制品注册受理审查指南（试行）》，治疗用生物制品临床试验申请和上市许可申请均由 CDE 受理。申请人可通过邮寄及现场递交两种方式向 CDE 提交药品注册申请。CDE 在收到资料 5 个工作日内完成受理审查并做出审查决定（受理、不予受理或补正）。如需补正，CDE 会一次告知申请人需要补正的全部内容，申请人应当在 30 日内完成补正资料，无正当理由逾期不予补正的，视为放弃申请。逾期未告知申请人补正的，自收到申请材料之日起即为受理。

《生物制品注册受理审查指南（试行）》还对包括治疗用生物制品在内的临床试验申请及上市申请的申报资料要求进行了详细说明，规定申报资料应按照 CTD 格式整理。

生物类似药属于治疗用生物制品，其临床试验申请和上市申请的申报资料整理要求及受理工作流程可参考《生物制品注册分类及申报资料要求》和《生物制品注册受理审查指南》。

2.3.2.2　药品临床试验申请程序

生物类似药的临床试验审评及默示许可程序参照 2020 版《药品注册管理办法》执行。该办法对包括临床试验申请前的沟通交流会议及审评时限等具体事项进行了说明。

在提出首次临床试验申请前，申请人应向 CDE 提出沟通交流会议申请。沟通交流应符合《药物研发与技术审评沟通交流管理办法》的规定。沟通交流会议资料应包括临床试验方案或草案、对已有的药学和非临床研究数据及其他研究数据的完整总结资料、拟讨论的问题及申请人建议等。

在时限方面，CDE 在收到申报资料后 5 日内完成形式审查，符合要求或按照规定补正后符合要求的，予以受理，发出受理通知书。自受理之日起 60 日内，CDE 决定是否同意开展药物临床试验，并通知申请人审批结果；逾期未通知的，视为同意，申请人可以按照提交的方案开展药物临床试验。在药物临床试验申请以及药物临床试验期间的补充申请的审评期间，不得补充新的技术资料；如需开展新的研究，申请人可以在撤回后重新提出申请。2020 版《药品注册管理办法》对于申请人在递交临床试验申请前评估现有的研究是否符合申报拟实施临床试验的基本条件提出了更高要求。

2.3.2.3 药品上市许可程序

根据《生物制品注册受理审查指南（试行）》的要求，上市许可申报资料应根据 CTD 格式整理和递交。根据 2018 年 1 月 25 日发布的《关于适用国际人用药品注册技术协调会二级指导原则的公告》规定，自 2018 年 2 月 1 日起，包括治疗用生物制品 1 类在内的注册申请适用《M4：人用药物注册申请通用技术文档（CTD）》中模块二至模块五的要求。为配合 2020 版《药品注册管理办法》的实施，CDE 于 2020 年 7 月 1 日发布了《M4 模块一行政文件和药品信息》，进一步更新了 CTD 格式模块一区域性文件的资料要求。申报资料具体内容除应符合 CTD 格式要求外，还应符合不断更新的相关法规及技术指导原则。对于生物类似药，质量相似性评价部分的内容可在"3.2.R.6 其他文件"中提交。申请人在完成临床试验、提出药品上市注册申请时，应在 CTD 基础上以光盘形式提交临床试验数据库。

在审评审批程序方面，按照 2020 版《药品注册管理办法》，CDE 应在收到申报资料后组织药学、医学和其他技术人员，在规定时限内按要求对已受理的药品上市许可申请进行审评。

对于包括生物类似药在内的生物制品，将启动药品注册生产现场核查和上市前药品生产质量管理规范检查。药学研制现场核查原则上和生产现场核查一并启动。药品审核查验中心原则上应当在审评时限届满 40 日前完成核查工作，并将核查情况、核查结果等相关材料反馈至药品审评中心。药品生产质量管理规范检查将由药品审核查验中心协调相关省、自治区、直辖市药品监督管理部门与药品注册生产现场核查同步实施。

包括生物类似药在内的生物制品注册检验工作由中国食品药品检定研究院承担。申请人可在药品注册申请受理前提出药品注册检验申请，或由 CDE 在申请受理后 40 日内向中国食品药品检定研究院和申请人发出药品注册检验通知。药品检验机构原则上应当在审评时限届满前 40 日前，将标准复核意见和检验报告反馈至药品审评中心。

2016 年 3 月 28 日，国家药品监督管理部门发布的《药物临床试验数据核查工作程序（暂行）》的通知规定，CDE 根据审评进度和评价需要向审核查验中心提供需要核查的品种情况。审核查验中心按审评顺序、自查报告筛选以及举报信息等情况，拟定现场核查计划、进行临床试验数据核查。

2020 年 4 月 30 日，为落实新版《药品注册管理办法》药品注册核查与检验启动工作相关要求、规范审评过程中启动注册核查检验工作程序，CDE 发布了《药品注册核查检验启动原则和程序管理规定（试行）》（征求意见稿），对药品注册核查与注册检验启动的原则、程序、时限和要求进行规定。药品审评中心将基于品种因素和研发生产主体合规因素对注册申请进行高、中、低三个风险等级划分，对于不同风险等级的药品注册申请按照不同比例启动药品注册现场核查。包括生物类似药在内的生物制品按品种因素属于高风险，原则上，高风险等级的注册申请均需启动药品注册核查。

CDE 根据药品注册申报资料、注册生产现场核查结果、注册检验结果等，对药品的安全性、有效性和质量可控性等进行综合审评。综合审评结论通过的，批准药品上市，发给药品注册证书。综合审评结论不通过的，做出不予批准的决定。

以我国首个按生物类似药途径研发和申报的产品——利妥昔单抗注射液为例，复宏汉霖于 2017 年 10 月申报生产上市，该品种被纳入优先审评审批程序；在技术审评的同时，同步启动生产现场检查和检验工作，提升了上市批准速度，该药物于 2019 年 2 月 22 日被正式批准生产上市。

2.4 技术要求

2015 年 2 月 28 日，为指导和规范生物类似药的研发与评价、推动生物医药行业的健康发展，CFDA发布《生物类似药研发与评价技术指导原则（试行）》。根据该指导原则要求，生物类似药候选药物的氨基酸序列应与参照药相同。同时，该指导原则提出了生物类似药研发与评价的四个基本原则：比对原则、逐步递进原则、一致性原则及相似性评价原则。

2019 年 7 月 31 日，国家药品审评中心发布了《生物类似药相关问题问与答》，对生物类似药研发过程中的常见问题进行汇总与解答，涉及适用范围、整体研发策略、参照药选择和来源、免疫原性比对试验的一般考虑、临床比对研究等效界值的确定、适应症外推及说明书撰写等相关事项。

2021 年 2 月 18 日，国家药品审评中心发布了《生物类似药相似性评价和适应症外推技术指导原则》，在《生物类似药研发与评价技术指导原则（试行）》的基础上，进一步对生物类似药相似性评价和适应症外推给出了指导性建议。其中包括药学、非临床、临床和整体相似性的考虑和评价原则，适应症外推需满足的条件，并以阿达木单抗生物类似药为例详细介绍了相似性评估在适应症外推中的考量。

2.4.1 药学研究

2.4.1.1 一般考虑

生物类似药的药学研究思路不同于创新药循序渐进的特点，药学开发和优化以围绕参照药的目标产品质量特征开展。药学比对研究所使用的候选药应为商业化生产代表性工艺批次，原则上关键临床试验样品应尽可能采用商业化工艺制备生产。对于比对研究用候选药工艺、规模、场地等发生改变的，应根据变更程度和风险谨慎评估对产品质量的影响。对于评估认为产品质量存在差异的，必要时还需重新开展比对研究。研究中，应尽可能使用敏感的、先进的分析技术和方法检测候选药与参照药之间可能存在的差异。

2.4.1.2 工艺研究

候选药的生产工艺需根据产品特点设计，可以与参照药保持一致，尤其是工艺步骤的原理和先后顺序及中间过程控制的要求。对于不一致的，应分析对质量相似性评判的影响。

2.4.1.3 分析方法

应采用先进的、敏感的技术和方法，首先考虑采用与参照药一致的方法。对采用其他技术和方法的，应提供依据。对某些关键的质量属性，应采用多种方法进行比对试验研究。

2.4.1.4 特性分析

根据参照药的信息，评估每一个质量特性与临床效果的相关性并设立判定相似性的限度范围。对特性分析的比对试验研究结果进行综合评判时，应根据各质量特性与临床效果相关的程度确定评判相似性的权重，并设定标准。

2.4.1.5 质量指标

候选药质量指标的设定和标准应符合药品管理的相关法规要求，并尽可能与参照药一致。对需增加指标的，应根据多批次产品的检定数据，用统计学方法分析确定标准，并结合稳定性数据等分析评价其合理性。

2.4.1.6 稳定性研究

按照有关指导原则开展对候选药的稳定性研究。对加速或强制降解稳定性试验，应选择敏感的条件同时处理后进行比对试验研究。比对试验研究应尽可能使用与参照药有效期相近的候选药进行。

2.4.1.7　药学研究相似性评价

对药学研究结果相似性的评判应建立在对产品质量属性进行充分表征和对比研究的基础上，对质量相似性研究的深度、广度和维度是评判相似性结果的重要考量因素，应基于对参照药质量属性的认知程度及其与临床风险获益的相关性，采用合适的风险评估工具对质量属性进行分级，对于质量属性权重的评分应有合理的研究数据和公开文献支持。如质量属性与临床表现之间的相关性存在不确定性，其质量风险应评估为更高的等级。生物类似药药学比对研究以证明候选药和参照药质量高度相似为目的，其微小差异应不具有临床意义。对综合评判候选药与参照药之间无差异或差异很小的，可判为相似；对研究显示候选药与参照药之间存在差别且对质量差异与临床风险获益之间的相关性认知尚不充分的，应设计针对性的比对试验研究，以证实质量差异的不确定性对药物安全性、有效性和免疫原性等方面的影响；对研究显示有差异、评判为不相似的，不宜继续按生物类似药研发。

对不同种类的重组蛋白甚至是同一类蛋白，如其疗效机制不同，质量属性差异的权重也不同，分析药学质量相似性时要予以考虑。

2.4.2　非临床研究

2.4.2.1　一般考虑

非临床比对试验研究应先根据前期药学研究结果来设计。对药学比对试验研究显示候选药和参照药无差异或很小差异的，可仅开展药效动力学（PD）、药代动力学（PK）和免疫原性的比对试验研究。对体外药效、药代和免疫原性试验结果不能判定候选药和参照药相似的，应进一步开展体内药效和毒性的比对试验研究。

2.4.2.2　非临床药效动力学

体外试验可能比动物体内试验更具有特异性和敏感性，可以优先考虑进行。对具有多重生物活性的，体外试验应提供多种比较性研究，根据药物作用机制及临床相关的药理学特征设计试验，并设定相似性的评判标准；对相似性的评判，应根据各种活性与临床效果相关的程度确定评判相似性的权重，并设定标准。采用适当数量的参照药以及可代表临床拟用样品的候选药进行试验，分析不同批次之间的差异以及对相似性的影响。质量评估中使用的一些分析方法可用于体外药效学试验。

体外研究有时无法充分阐明候选药与参照药的药效活性差异，可能需要开展体内研究。体内药效比对试验研究应尽可能选择参照药采用的相关动物种属和模型进行。

2.4.2.3　非临床药代动力学

应选择相关动物种属开展单次给药（多个剂量组）和重复给药的药代比对试验研究。单次给药的药代试验应单独开展；重复给药的药代试验可结合在药代动力学/药效动力学（PK/PD）研究中或者重复给药毒性试验中进行。对于结合开展的药代试验影响主试验药物效应或毒性反应评价的，应进行独立的重复给药比对试验研究来评估药代特征变化。

动物药代试验样本量通常不能满足生物等效性统计的要求，在比较试验数据时，并不强制要求参照临床试验的统计方法对数据进行生物等效统计。一般认为，候选药在特定时间内达到的药物浓度在参照药 ±20% 范围为是合理的，即候选药主要 PK 参数 90% 置信区间应在参照药的 80% ~ 125% 范围内。

2.4.2.4　非临床安全性

动物安全性对比试验的内容应根据参照药及候选药之间已知的相似性程度来确定。当前期研究结果显示候选药和参照药相似，且参照药毒性反应风险较为明确和易检测，可借助文献信息来控制候选药临床试验的毒性风险。当候选药与参照药之间存在差别、无法确定对安全性和有效性影响（如杂质差异）时，应开展全面的毒性比对试验研究，通常为一项相关动物种属至少 4 周的重复给药毒性试验

（包括完整的病理学、PD、PK 和免疫原性评估）。

2.4.2.4.1　免疫原性　动物免疫原性结果对临床人体免疫反应的预测价值有限，但在参照药及候选药存在药学差异（如杂质或辅料）或其他分析方法不能反映结构或功能的差异时，动物的免疫原性结果能够提供有用的对比信息，同时能够评价对药代/毒代参数的影响。采用的技术和方法应尽可能与参照药一致；对采用其他方法的，还应进行验证。抗体检测包括筛选、确证、定量和定性，并研究剂量和时间的相关性。必要时，应对所产生的抗体分别进行候选药和参照药的交叉反应测定，对有差异的还应当分析其产生的原因。对可量化的比对试验研究结果，应评价其对药代的影响。

免疫原性比对试验研究可同时观察一般毒性反应。对需要开展重复给药的药代试验或毒性试验的，可结合进行免疫原性比对试验。

对所采用的宿主细胞、修饰及杂质等不同于参照药的，还应设计针对性的比对试验研究。

2.4.2.4.2　重复给药毒性试验　对毒性比对试验研究，通常进行一项相关动物种属的至少 4 周的研究，持续时间应足够长以便能监测到毒性和（或）免疫反应。研究指标应关注与临床药效有关的药效学作用或活性，并应开展毒代动力学研究。对有特殊安全性担忧的，可在同一重复给药毒性研究中纳入相应观察指标或试验内容，如局部耐受性等。

比对试验研究用的动物种属、模型、给药途径及剂量应考虑与参照药一致。对选择其他的，应当进行论证。对参照药有多种给药途径的，必要时应分别开展研究；对剂量的选择，应尽可能选择参照药暴露毒性的剂量水平，候选药剂量还应包括生物活性效应剂量和（或）更高剂量水平。

在没有相关动物种属的情况下，药理学上无反应的物种（包括啮齿动物）的动物数据可能对临床研究有帮助，例如比较 PK 和系统耐受性。

2.4.2.4.3　其他毒性试验　对药学及非临床比对试验研究显示有差异且不确定其影响的，应当开展有针对性的其他毒性试验研究，必要时应进行相关的比对试验研究。

2.4.2.5　非临床研究相似性的评价

对非临床研究结果相似性的评判，应根据与临床效果相关的程度确定评判相似性的权重，并设定标准。主要通过统计学方法进行量化比较，毒性反应的相似性评价主要关注毒性反应类型和程度的差异性，需要结合药效、毒性、药代特性参数和人体试验信息等来综合评估。对综合评判候选药与参照药之间无差异或差异很小的，可判为相似，考虑按照生物类似药开展后续临床试验；对研究显示候选药与参照药之间存在差别且并不确定这些差别对人体有效性、安全性的影响时，有必要进一步开展追加的非临床试验研究，后续临床试验策略应有所调整；对研究显示有差异、评判为不相似的，不宜继续按生物类似药研发。

2.4.3　临床研究

2.4.3.1　一般考虑

临床研究的整体研发策略应在充分认知参照药临床特征的基础上综合考虑，应使候选药的整体研发设计足够敏感以支持临床相似性评价并有助于后续适应症外推。临床比对试验研究通常从药代和（或）药效比对试验开始，根据相似性评价的需要考虑后续的安全性、有效性比对研究。

2.4.3.2　临床药理学

对药代和药效特征差异的比对试验，应使用具有代表性的生物类似药和参照药批次，并记录是如何选择产品批次的。应事先确定选定的生物类似药和参照产品批次的蛋白质含量，并使用相同的分析方法进行分析。一般可以接受预先规定且合理的蛋白质含量调整，前提是给药剂量的差异不反映生物类似药和参照产品之间的一致性差异。

应选择最敏感的人群、参数、剂量、给药途径、检测方法进行设计，并对所需样本量进行论证。

应采用参照药推荐的给药途径及剂量，也可以选择更易暴露差异的敏感剂量。应预先对评估药代和药效特征相似性所采用的生物分析方法进行优化选择和方法学验证。应预先设定相似性评判标准，并论证其合理性。

2.4.3.2.1 药代动力学 在符合伦理的前提下，应选择健康志愿者作为研究人群，也可在参照药适应症范围内选择适当的敏感人群进行研究。

对于半衰期短和免疫原性低的产品，应采用交叉设计以减少个体间的变异性；对于较长半衰期或可能形成抗药抗体的蛋白类产品，应采用平行组设计，并应考虑组间的均衡。

单次给药的药代比对试验研究无法评判相似性的，或药代呈剂量或时间依赖性，并可导致稳态浓度显著高于根据单次给药数据预测的浓度的，应进行额外的多次给药药代比对试验研究。

对药代比对试验研究，通常采用等效性设计研究吸收率/生物利用度的相似性，应预先设定等效性界值并论证其合理性，应对消除特征（如清除率、消除半衰期）进行分析。

一般情况下不需进行额外的药物–药物相互作用研究和特殊人群研究等。

2.4.3.2.2 药效动力学 药效比对试验研究应选择最易于检测出差异的敏感人群和量–效曲线中最陡峭部分的剂量进行，通常可在 PK/PD 研究中考察。对药代特性存在差异，且临床意义尚不清楚的，进行该项研究尤为重要。

对药效指标，应尽可能选择有明确的量效关系且与药物作用机制和临床终点相关的指标，并能敏感地检测出候选药和参照药之间具有临床意义的差异。

2.4.3.2.3 药代动力学/药效动力学 PK/PD 比对试验研究结果用于临床相似性评判的，所选择的药代参数和药效指标应与临床相关，应至少有一种药效指标可以用作临床疗效的评判，且对剂量/暴露量与该药效指标的关系已有充分了解；研究中选择测定 PK/PD 特征差异的最敏感的人群、剂量和给药途径，且安全性和免疫原性数据也显示为相似。

2.4.3.3 有效性

遵循随机、双盲的原则进行比对试验研究。样本量应能满足统计学要求。剂量可选择参照药剂量范围内的一个剂量进行。

对有多个适应症的，应考虑首先选择临床终点易判定的适应症进行。对临床试验的终点指标，首先考虑与参照药注册（关键支持性）临床试验所用的一致，也可以根据对疾病临床终点的认知选择确定。建议选择经过验证的更敏感的评价指标，并依据参照药给药后疗效随时间变化的曲线，选择疗效变化最显著的时间点进行评估，以更敏感地比对候选药和参照药之间的差异。同时还需考察疗效的稳定性及变异性。除主要有效性终点外，应参考参照药已知和潜在疗效特征全面评估候选药和参照药在主要疗效终点和所有次要疗效指标上的相似性。

临床有效性比对试验研究通常采用等效性设计，应慎重选择非劣效性设计，并设定合理的界值。对采用非劣效设计的，需考虑比对试验研究中参照药的临床疗效变异程度以评价候选药和参照药的相似性。

疗效比较研究的统计模型应在研究开始前预先规定，等效性界值一般基于原研产品疗效的置信区间进行估算，并结合临床意义进行确定。原研产品的疗效通常依据于原研产品与标准治疗（或安慰剂）随机对照优效性研究的 Meta 分析结果。纳入 Meta 分析文献的选择、分析结果的利用等需要综合考虑目标适应症国内外临床实践、种族差异、样本量可行性等因素。在某些情况下，可以使用上限更大的非对称区间以排除优效，或使用较低的下限区间排除劣效。多数情况下，使用不对称区间可能需要的样本量更小。需根据整体研究的敏感性设计综合考虑，建议与监管机构沟通并阐述所选择界值的合理性及其科学依据。

2.4.3.4 安全性

安全性比对试验研究应在药代、药效和（或）有效性比对试验研究中进行，必要时应对特定的风险设计针对性的安全性比对试验研究。

比对试验研究中，应根据对不良反应发生的类型、严重性和频率等方面的充分了解，选择合适的样本量，并设定适宜的相似性评判标准。一般情况下，仅对常见不良反应进行比对试验研究。

2.4.3.5　免疫原性

当非临床免疫原性比对试验研究结果提示相似性时，对提示临床免疫原性有一定的参考意义，可仅开展针对性的临床免疫原性比对试验研究；对非临床比对试验研究结果显示有一定的差异，或者不能提示临床免疫原性应答的，临床免疫原性试验的设计应考虑对所产生的抗体分别进行候选药和参照药的交叉反应测定，分析其对安全性、有效性的影响。

临床免疫原性比对试验研究通常在药代、药效和（或）有效性比对试验研究中进行。应选择测定免疫应答差异最敏感的适应症人群和相应的治疗方案进行比对试验研究。对适应症外推的，应考虑不同适应症人群的免疫原性应答，必要时应分别开展不同适应症的免疫原性比对试验研究。

研究中应有足够数量的受试者，并对采样时间、周期、采样容积、样品处理/贮藏以及数据分析所用统计方法等进行论证。抗体检测方法应具有足够的特异性和灵敏度。免疫原性测定的随访时间应根据发生免疫应答的类型（如中和抗体、细胞介导的免疫应答）、预期出现临床反应的时间、停止治疗后免疫应答和临床反应持续的时间及给药持续时间确定。

免疫原性比对试验研究还应考虑对工艺相关杂质抗体的检测，必要时也应开展相应的比对试验研究。

比对试验研究还应对检测出的抗体的免疫学特性及对产品活性的影响进行研究，并设定相似性评判标准。

针对国内在研的一些生物类似药品种，国家药品审评中心基于指导单品种的临床研究及支持后续审评的考虑，陆续发布了相关品种的临床研究设计及审评考虑作为这些品种的临床试验指导原则（表7-2）。

表7-2　国家药品审评中心发布的相关品种指导文件

发布时间	相关指导文件
2017 年 7 月 18 日	《关于贝伐珠单抗注射液生物类似药临床研究设计及审评的考虑》征求意见稿
2017 年 10 月 31 日	《注射用曲妥珠单抗生物类似药临床研究设计及审评考虑要点》征求意见稿
2018 年 9 月 18 日	《阿达木生物类似药临床研究设计要点考虑》征求意见稿
2019 年 12 月 25 日	《利拉鲁肽注射液生物类似药临床试验设计指导原则》征求意见稿
2020 年 3 月 17 日	《利妥昔单抗注射液生物类似药临床试验指导原则》征求意见稿
2020 年 4 月 10 日	《地舒单抗注射液生物类似药（恶性肿瘤适应症）临床试验指导原则》征求意见稿
2020 年 4 月 16 日	《帕妥珠单抗注射液生物类似药临床试验指导原则》征求意见稿
2020 年 5 月 20 日	《托珠单抗注射液生物类似药临床试验指导原则》征求意见稿
2020 年 5 月 28 日	《利拉鲁肽注射液生物类似药临床试验设计指导原则》
2020 年 6 月 5 日	《地舒单抗注射液生物类似药（骨质疏松适应症）临床试验设计指导原则》征求意见稿
2020 年 7 月 20 日	《注射用曲妥珠单抗生物类似药临床试验指导原则》
2020 年 7 月 20 日	《利妥昔单抗注射液生物类似药临床试验指导原则》
2020 年 8 月 3 日	《阿达木单抗注射液生物类似药临床试验指导原则》
2020 年 8 月 3 日	《贝伐珠单抗注射液生物类似药临床试验指导原则》
2020 年 8 月 27 日	《注射用奥马珠单抗生物类似药临床试验指导原则》征求意见稿
2021 年 2 月 3 日	《注射用奥马珠单抗生物类似药临床试验指导原则》试行

2.4.4 适应症外推

《生物类似药研发与评价技术指导原则（试行）》认为，比对试验研究证实临床相似的，可以考虑外推至参照药的其他适应症。外推的适应症应当是临床相关的病理机制和（或）有关受体相同且作用机理以及靶点相同的；临床比对试验中，应选择合适的适应症并对外推适应症的安全性和免疫原性进行充分的评估。适应症外推需根据产品特点个案化考虑。对合并用药人群、不同合并疾病人群及存在不同推荐剂量等情形进行适应症外推时应慎重。

2020 年 8 月 14 日，国家药品审评中心发布了《生物类似药相似性评价和适应症外推技术指导原则（征求意见稿）》，对适应症外推进行了详细说明。适应症外推应根据产品的特点和目标适应症特点个案化考虑，不同产品结构和功能的复杂程度、不同适应症间及其作用特点的潜在差别等，均对适应症外推支持性数据的要求程度有所不同。通常，外推需同时满足以下条件：已使用了敏感的临床试验模型，能够检测参照药与候选药的差异；临床相关的作用机制和（或）相关受体相同；经对生物类似药的安全性和免疫原性进行了充分的表征，且外推的适应症没有特殊或额外的安全性问题。因此，生物类似药不能自动外推至参照药的全部适应症，外推需要根据证据进行科学证明，如候选药外推参照药适应症存在不确定性差异，则需考虑进行额外的研究以支持外推。

2.5 参照药

2.5.1 管理要求

2015 年 2 月，CFDA 发布的《生物类似药研发与评价技术指导原则（试行）》明确了参照药的定义和参照药的选择要求。

①参照药的定义：参照药是指已获批准注册的，在生物类似药研发过程中与之进行比对试验研究用的产品，包括生产用的或由成品中提取的活性成分，通常为原研产品。

②参照药的选择：研发过程中各阶段所使用的参照药，应尽可能使用相同产地来源的产品。对不能在国内获得的，可以考虑其他合适的途径。临床比对试验研究用的参照药应在我国批准注册。

比对试验研究需使用活性成分的，可以采用适宜方法分离，但需考虑并分析这些方法对活性成分的结构和功能等质量特性的影响。按生物类似药批准的产品原则上不可用作参照药。

2017 年 10 月，国家药品审评中心发布的《注射用曲妥珠单抗生物类似药临床研究设计及审评考虑要点（征求意见稿）》中包括了参照药的相关要求。参照药来源：罗氏公司生产的曲妥珠单抗存在欧洲来源和美国来源的产品，中国上市曲妥珠单抗（440mg/瓶）为美国来源产品，因此应尽量选择美国来源产品作为参照药。如果选择欧洲来源产品，应增加不同来源参照药的比对研究或提供欧洲来源参照药与美国来源参照药之间可比的证据。

2018 年 11 月，国家药品监督管理局发布《关于临床试验用生物制品参照药品一次性进口有关事宜的公告》，进一步明确了国内未注册上市但已在临床研究阶段的原研药可以作为生物类似药的参照药，并允许参照药的一次性进口。

2019 年 5 月，国家药品监督管理局发布《关于生物类似药临床研究用原研参照药进口有关事宜的公告》，根据国内企业对生物类似药研发工作的实际需求，决定对与在我国获批进口注册或临床试验的原研药品产地不一致的同一企业的原研药品作为生物类似药临床研究用参照药予以一次性进口。

2019 年 7 月，国家药品审评中心发布《生物类似药研发相关问题问与答》，对参照药的选择和来源问题进一步综合回答：参照药应选择在国内上市销售的原研药，研发过程中各阶段所使用的参照药，应尽可能使用相同产地来源的产品；对申请人拟选择与在我国获批进口注册或临床试验产地不一致的同一企业的产品作为参照药的，应提供不同产地产品之间可比的证据。

2021 年 2 月 18 日，国家药品审评中心发布了《生物类似药相似性评价和适应症外推技术指导原则》，对于药学比对研究各个阶段所使用的参照药，建议应尽可能选择中国来源的产品，对采用非中国来源的产品开展药学比对研究的，应提供与中国来源产品之间可比性的证据。并且，考虑到生物制品结构的异质性和批间的变异性，比对研究应纳入相当时间跨度的参照药以建立相似性评价可接受范围，批次数量的要求取决于质量属性和分析方法的变异程度，应能对候选药和参照药的质量相似性进行有意义的比较。

2.5.2　购买现状

根据《关于临床试验用生物制品参照药品一次性进口有关事宜的公告》，我国允许国内未上市但已经批准临床试验的原研产品作为生物类似药的临床试验参照药，但是国内参照药的采购依然存在困难，主要表现在以下方面。

①国家层面没有具体的参照药购买细则的规定。

②GSP 法规要求药品采购应具备相应的资质，如 GSP 证书等。一般研发型企业没有 GSP 证书，不具有购买资质，所以正规购买非常困难。

③参照药企业的排斥及限购等问题，也使得从医药公司购买参照药比较困难。

2.6　说明书

2015 年 2 月，CFDA 发布的《生物类似药研发与评价技术指导原则（试行）》对说明书撰写做出相关要求：说明书应符合国家相关规定，原则上内容应与参照药相同，包括适应症、用法用量、安全性信息等。当批准的适应症少于参照药时，可省略相关信息。说明书中应描述候选药所开展的临床试验的关键数据。

2018 年 11 月 21 日，国家药典委员会发布的《生物制品通用名命名指南》草案中规定，对于非原研生物制品（包括生物类似药）需要在说明书中注明与参照药进行相似性比较的研究情况以及药物替换风险的说明。

2019 年 7 月，国家药品审评中心发布的《生物类似药研发相关问题问与答》中明确了生物类似药品种在说明书撰写时的注意事项：生物类似药的说明书与原研产品说明书保持一致，同时注意参照药商品名、生物类似药商品名与通用名的差别。并建议在引用参照药临床研究数据时，使用参照药的通用名而非商品名。

2.7　命名

2.7.1　通用名命名原则及核准程序

2.7.1.1　命名原则

目前，尚未建立专门的生物类似药命名指导原则。2018 年 11 月 21 日国家药典委员会发布的《生物制品通用名命名指南》草案对生物制品（包括生物类似药）的命名进行了规范。

该草案规定，治疗用生物制品的通用名称原则上应采用 WHO 国际非专利名称（INN），对活性成分的结构及作用机制进行描述，不再沿用传统的结构/功能描述性通用名称。这是我国生物制品从传统命名向 INN 中文名的过渡。

该草案对生物类似药的命名提出了指导意见：现阶段对国内上市的原研生物制品及具有相同活性成分结构和相同作用机理的非原研生物制品，均采用相同的通用名称，在符合国家相关法规的前提下，可通过申请不同的商品名作为进一步区分。同时为指导临床用药，规定非原研生物制品（包括生物类似药）需要在说明书中注明与参照药进行相似性比较的研究情况以及药物替换风险的说明。

与此同时，行业内仍存在一些命名不规范的现象，如：在我国生物制品及生物类似药行业内，仍存在传统结构描述性通用名与 WHO 的 INN 命名原则并存的现象，并出现了不同结构产品相同通用名的情况。随着 2015 年生物类似药研发与评价技术指导原则的发布，国内出现生物类似药研发热潮。生物类似药应与原研生物制品具有完全一致的作用靶点及氨基酸序列，但市场上还存在一类与原研生物制品具有同一靶点但氨基酸序列不同的生物制品，称为非可比生物制品。这类非可比生物制品与原研生物制品不具备相同的活性结构，根据 WHO INN 的命名原则，这类产品不应获得与原研生物制品一致的 INN。

2.7.1.2 核准程序

根据 2020 年 3 月发布的《药品注册管理办法》，申请人应当在提出药品上市申请时，同时提出通用名核准申请，药品上市许可申请受理后，通用名称核准相关资料转国家药典委员会，由药典委员会核准后反馈国家药品审评中心。

2.7.2 商品名称命名原则

对于生物类似药，药品监管部门允许其使用商品名。由于生物类似药与原研参照药不能完全一致，需要采用不同的商品名与参照药进行区分，以利于医生处方并有效开展上市后监管。

药品商品名称的命名原则应符合 2006 年国家食品药品监管部门发布的《关于进一步规范药品名称管理的通知》要求，即：商品名称由汉字组成；不得使用图形、字母、数字、符号等标志；不得使用《中华人民共和国商标法》规定不得使用的文字；不得使用扩大或暗示药品疗效的文字；不得与他人使用的商品名称相同或者相似等要求。

2019 年，我国首个批准的生物类似药利妥昔单抗注射液采用与原研参照药相同的 INN 作为药品通用名，且使用特定的商品名汉利康与原研参照药美罗华进行区分。这表明，现行监管要求允许生物类似药采用与原研参照药一致的 INN 作为药品通用名，并使用商品名与原研参照药进行区分。

2.8 沟通交流

2018 年 9 月 30 日，国家药品监督管理局发布的《药物研发与技术审评沟通交流管理办法》中增加了沟通交流产品范围，包含生物类似药。沟通会议类型包括如下。

Ⅰ类会议，系指为解决药物临床试验过程中遇到的重大安全性问题和突破性治疗药物研发过程中的重大技术问题而召开的会议。

Ⅱ类会议，系指为药物在研发关键阶段而召开的会议，主要包括新药临床试验申请前会议、新药Ⅱ期临床试验结束/Ⅲ期临床试验启动前会议、新药上市申请前会议、风险评估和控制会议。

Ⅲ类会议，系指除Ⅰ类和Ⅱ类会议之外的其他会议。

2019 年 7 月，国家药品审评中心发布的《生物类似药相关问题问与答》中建议，在申请人完成前期药学和非临床比对研究后，与 CDE 开展 pre–IND 沟通交流，明确后续的研究内容和研究设计。此外，建议申请人在临床阶段完成 PK 研究后与中心进行沟通交流，经初步评估具有 PK 等效性后，再开展头对头的疗效和安全性比对研究。

2.9 上市后监管

目前，尚未建立专门的生物类似药上市后监管法规。2018 年 11 月 21 日国家药典委员会发布的《生物制品通用名命名指南》草案中规定，可使用商品名对生物类似药及原研生物制品进行区分，这将为上市后安全性的有效监测提供前提条件。

3 小结

尽管各国家和地区生物类似药审评审批制度建立的时间早晚不一，但对于生物类似药在保障国民健康中发挥的不可替代作用已达成共识。各国均结合国情，协调创新与仿制，不断出台鼓励生物类似药的法律法规。随着我国药品审评审批制度改革的推进，生物类似药审评审批制度将在实践中不断完善。

撰稿：王晓东、冯珊、李艳艳、张彦彦、陈一元、蒲绘华
核校：张彦彦
审阅：王俭、杨建红

参考文献

[1] 沈阳药科大学亦弘商学院.生物类似药相关法规体系研究专栏 [J].现代药物与临床，2019，34（04）：877.

[2] 陈永法，卞云云，伍琳.日本生物类似药注册监管政策绩效评价研究及启示 [J].中国卫生政策研究，2016，9（12）：50−55.

[3] Arato，Teruyo. Japanese regulation of biosimilar products：Past experience and current challenges [J]. British Journal of Clinical Pharmacology，2016，82（1）：30−40.

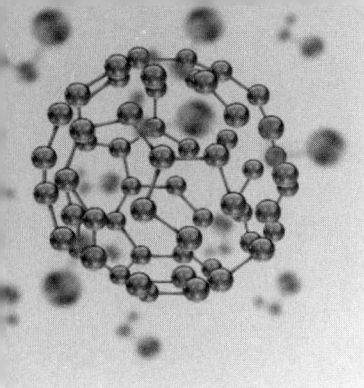

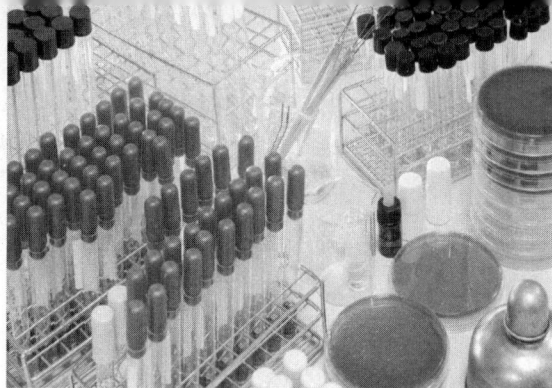

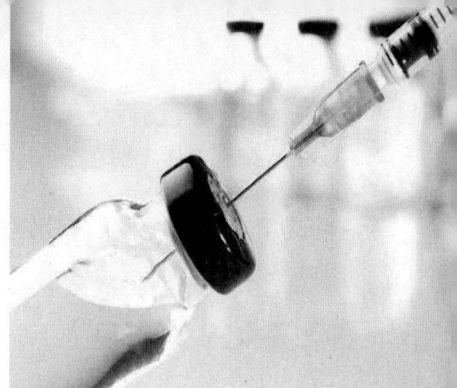

第八章 生物类似药的药物警戒

1 药物警戒概述

1.1 药物警戒中的重要概念

2002 年，WHO 将药物警戒（pharmacovigilance，PV）定义为：有关发现、评估、认识和预防不良反应或任何其他药物相关问题的科学和活动。

1.1.1 不良事件

在 ICH E2A 指南中，不良事件（adverse event，AE）是指患者或临床研究受试者在给药后发生的任何与用药目的无关的医学事件。它并不一定同药物治疗有因果关系。因此，不良事件可以是任何不利的和未预期的征象（例如异常的实验室结果）、症状或与使用药物有时间相关性的疾病，无论是否被认为与药物有因果关系。

1.1.2 药品不良反应

药品不良反应（adverse drug reaction，ADR）的定义在上市前和上市后有些不同。ICH E2A 指南指出，新药在获批上市前的临床研究中或新适应症批准之前，尤其在治疗剂量未建立之前，任何有害的和未预期的药物反应（任何剂量）都被认为是药品不良反应；其中，"药物反应"是指药物与不良事件存在至少可能相关。对已获批上市的药品，WHO 技术报告 498（1972）中对不良反应的定义最广为接受，即不良反应是指在人体上使用正常剂量来预防、诊断、治疗或改善生理功能时出现的有害和未预期的对药品的反应。

1.1.3 非预期的不良反应

ICH E2A 指南指出，非预期的不良反应（unexpected adverse drug reaction）是指不良反应的性质或严重程度与已有的药品安全性参考资料不符。药品在获批上市前的安全性参考资料通常是研究者手册；在批准上市后，安全性参考资料为当地药监部门批准的药品说明书或产品特征概要（SmPC）。当上市许可持有人不确定不良反应是否为预期时，应按非预期的不良反应处理。

1.1.4 严重不良事件/反应

ICH E2A 指南指出，"严重性"（serious）与"严重程度"（severe）是不同的。"严重程度"（severe）一词常用于描述特定事件的严重程度（如轻度、中度或重度心肌梗死），然而事件本身也可能具有相对较小的医学意义（如严重的头痛）。"严重性"（serious）是基于病人/事件的结果或行动标准，通常与威胁病人生命或功能的事件相关；严重性（而非严重程度）可以作为定义监管报告义务的指南。

严重不良反应/事件（serious adverse event or adverse drug reaction）是指在任何剂量下导致以下任何结果的不良反应/事件。

①导致死亡。

②危及生命。

③导致住院或延长现有住院时间。

④导致显著的或者永久的人体伤残或者器官功能的损伤。

⑤导致出生缺陷（先天性异常）。

⑥重要的医学事件或反应。这些事件可能并不立即危及生命、导致死亡或住院，但可能危及患者或临床研究受试者或需要干预以防止发生上述定义中所列的结果。

1.2　药物警戒对生物类似药的重要性

按照 2015 年 CFDA 发布的《生物类似药研发与评价技术指导原则（试行）》要求，生物类似药需要进行严格的比对试验，包括药学研究、非临床研究和临床研究。其中，安全性比对试验研究应在药代、药效和（或）有效性比对试验研究中进行，必要时，还应对特定的风险设计针对性的安全性比对试验研究，但一般情况下仅要求对常见不良反应进行比对试验研究。由于参加临床试验的受试者都是经过筛选的，研究者对于生物类似药对人体可能产生的不良反应的认识仅局限于这个群体，一些罕见的不良反应在临床试验阶段往往是未知的，有些甚至无法获得。因此，生物类似药的上市同新药一样，应提供安全性说明和上市后风险管理计划/药物警戒计划，按照国家相关规定开展上市后评价，包括安全性和免疫原性评价。必须密切监测不良反应的发生，及时将新的不良反应、安全信号进行分析、汇总，发现其规律性。不论是处于研发阶段还是上市后的药物，只要用于患者，就必须保证患者服用后的获益大于风险，以达到保护公众生命安全的目的。

2　监管机构药物警戒法规概述

2.1　ICH 药物警戒指南

我国于 2017 年 6 月以监管机构成员国的身份正式加入了 ICH。ICH 根据工作需要，按议题建立相应的专家工作组，将达成共识的技术指导原则推向各成员国进一步实施。ICH 具体议题领域包括质量（quality）、有效性（efficacy）、安全性（safety）和多学科（multidisciplinary）共四类。其中，有效性（efficacy）主要强调临床试验的设计、运作、安全和报告，与药物警戒相关的论题也归于此类。相关指南文件参见表 8 – 1。

表 8 – 1　ICH 药物警戒相关指南

指南编码	指南题目	Step 4 的时间
ICH E2A	临床安全性数据管理：快速报告的定义和标准	1994 年 10 月
ICH E2B（R3）	个例安全性报告电子传输实施指南：数据元素和信息规范	2012 年 11 月
ICH E2C（R2）	临床安全性数据管理：定期获益 – 风险评估报告	2012 年 11 月
ICH E2D	上市后安全性数据管理：快速报告的定义和标准	2003 年 11 月
ICH E2E	药物警戒计划	2004 年 11 月
ICH E2F	研发期间安全性更新报告	2010 年 8 月

2.2 美国药物警戒监管法规

2.2.1 美国《食品药品管理局修正案》

美国《食品药品管理局修正案》（FDAAA）于 2007 年 9 月签署生效，其中规定：为保证药品使用的获益大于风险，药品在上市审批或者上市后出现安全问题时，FDA 有权要求制药企业制定并提交风险评估和减低策略（risk evaluation and mitigation strategies，REMS）。此文件包括用药指导、药品包装内的药品说明书、与医务工作者和患者的信息交流计划以及其他确保药品安全使用的基本要素，同时要有执行这些计划的方法和措施，而且必须包括一个对风险评估和减低策略进行评价的时间表。

2.2.2 美国联邦法规第 21 章

2.2.2.1 条款 312：新药临床申请（IND）

美国联邦法规第 21 章（21CFR）中的此条款主要规定了 FDA 对上市前新药研发过程中的安全性报告的要求，提出了临床研究新药安全报告（investigational new drug safety report，IND safety report）的时限和标准，具体如下。

①书面报告：与药物有关的任何严重的、非预期的不良反应以及动物实验中任何提示对人体可能存在重大风险的发现必须在 15 天内上报。

②电话和传真报告：与药物有关的致死或危及生命的不良反应病例必须在 7 天内上报 FDA。

③IND 年度报告：申办方每年向 FDA 递交一份关于试验用药研究进展的简要报告，并对过去一年中的所有临床试验做出总结。

2.2.2.2 条款 314：新药上市申请（NDA）

此条款主要规定了上市后药品安全性报告要求。21CFR 314.80 "上市后药品不良事件报告" 规定，上市药品用于已批准适应症时需要递交 FDA 的报告类型和时限。21CFR 314.98 "上市后报告" 规定了通过简化新药申请（ANDA）的药品不良事件报告及记录要求。

2.2.3 指南文件

2005 年 3 月，FDA 发布了三份风险管理指导文件：《上市前风险评估》（Premarketing Risk Assessment）、《药物警戒管理规范和药物流行病学评估》（Good Pharmacovigilance Practices and Pharmacoepidemiological Assessment）以及《风险最小化行动计划的制定与应用》（Development and Use of Risk Minimization Action Plans）。前两份文件分别规范了药品上市前和上市后的风险评估。第三份文件指出了风险管理的根本目的——风险最小化，因此集中讨论了如何设计和启动风险最小化行动计划、如何选择和开发风险最小化的工具以及对风险最小化行动计划和风险最小化工具的评价与监测等。

2.3 欧盟药物警戒监管法规

2.3.1 指令

2001 年，欧盟委员会（EC）颁布了第 2001/83 号（EC）指令（directive），专门设置第 9 章规定药物警戒的总体要求。2010 年，欧盟通过了第 2010/84 号（EU）指令和第 1235/2010 号（EU）法规，明确了药品监管机构和持有人的分工和责任，于 2012 年 7 月 2 日生效实施。2012 年，欧盟颁布了第 2012/26 号（EU）指令和第 1027/2012 号（EU）法规，提高了药物警戒制度的执行要求。

2.3.2 药物警戒规范指南

欧盟于 2012 年颁布了药物警戒规范指南（Good Pharmacovigilance Practices，GVP），为药物警戒工

作的开展提供了一整套工作准则，并先后取代了欧盟医药产品条例（Volume 9A）。其中，模块编号XI、XII、XIII和XIV因有其他指导文件替代而仍保持无效状态（表8-2）。

表8-2 药物警戒规范指南（GVP）相关模块

模 块	内 容	发 布 时 间
I	药物警戒系统及其质量体系	2012年7月2日
II	药物警戒系统主文件	2017年3月31日
III	药物警戒检查	2014年9月16日
IV	药物警戒审核（Rev. 1）	2015年8月3日
V	风险管理系统（Rev. 2）	2017年3月31日
VI	收集、评价和提交药品的疑似不良反应报告（Rev. 2）	2017年11月22日
VII	定期安全性更新报告	2013年12月13日
VIII	上市后安全性研究	2017年10月13日
IX	信号管理（Rev. 1）	2017年11月22日
X	额外监管	2013年4月25日
XIV	安全沟通	2017年10月13日
XVI	风险最小化措施：工具和有效性	2017年3月31日

2.4 中国药物警戒监管法规

2.4.1 药品不良反应报告和监测管理办法

2011年，《药品不良反应报告和监测管理办法》（卫生部令第81号）发布，正式规定了药品生产企业、药品经营企业、医疗机构应报告药品不良反应以及药品监管部门在药品不良反应监管中所承担的责任和义务，详细说明了药品不良反应报告、定期安全性更新报告（PSUR）和重点监测的要求。

2.4.2 关于调整药物临床试验审评审批程序的公告

2018年，国家药品监督管理局发布了《关于调整药物临床试验审评审批程序的公告》（2018年第50号），进一步强调保障临床试验受试者安全，规定临床试验申报时应提供药物警戒系统建立情况、完善风险控制计划，并提出了药物临床试验期间个例安全性报告和研发期间安全性更新报告（DSUR）的递交要求。

2.4.3 关于药品上市许可持有人直接报告不良反应事宜的公告

2018年，国家药品监督管理局正式发布了《关于药品上市许可持有人直接报告不良反应事宜的公告》（2018年第66号），明确药品上市许可人建立药品不良反应监测体系、及时报告药品不良反应、加强不良反应监测数据的分析评价及采取有效的风险控制措施的主体责任，进一步完善了我国药品不良反应监测制度。

2.4.4 《中华人民共和国药品管理法》相关要求

2019年，新版《中华人民共和国药品管理法》颁布，正式列入药物警戒制度，规定：国家建立药物警戒制度，对药品不良反应及其他与用药有关的有害反应进行监测、识别、评估和控制。

3 药物警戒体系概述

3.1 药物警戒体系

药物警戒贯穿药品生命周期。企业的药物警戒体系是由多种职能部门及要素组成的集合，其目的是完成法律法规要求的药物警戒任务，即监测企业药品安全、检测企业药品风险 – 获益平衡的任何变化并尽可能减少药品使用所造成的伤害，从而推动药品的安全使用。

一个完善的企业药物警戒体系包括如下三个部分。

①质量管理体系：部门规章和指导文件。

②组织结构：药物安全委员会和药物警戒部门。

③信息系统：信息收集系统、信息分析处理以及信息反应系统。

3.2 药物警戒的组织结构

企业的药物警戒组织结构主要包括药物安全委员会和药物警戒部门。

3.2.1 药物安全委员会

药物安全委员会通常由药物警戒部门、临床前研发部门、临床研发部门、上市后医学部门、注册事务部门、法律事务部门、药品生产部门、质量管理部门等各部门的负责人组成，负责商议和决策重大药品安全性事件评估、获益 – 风险评估、风险控制、风险管理及其他药物警戒重大事项；建立相关事项的处理机制并依照执行；建立委员会档案并记录相关事项的处理过程等。

3.2.2 药物警戒部门

药物警戒部门承担的主要工作包括如下。

①建立和维护企业的药物警戒体系。

②制定企业药物警戒工作流程相关文件，并按照文件开展相关的药物警戒活动。

③负责组织药物警戒体系内审。

药物警戒部门实施的药物警戒活动包括但不限于以下内容。

①建立和管理药物警戒数据库。

②监测企业药品的安全性，收集、评估、调查和上报不良反应。

③识别、确认和评估企业药品安全性信号。

④制定、更新、提交、执行和评估企业药品风险管理计划。

⑤选择、执行和评估风险最小化措施。

⑥撰写和提交定期安全性更新报告或定期获益 – 风险评估报告。

⑦协助开展药物警戒相关的培训。

⑧与药品监管部门、患者、医疗专业人员和公众进行安全性信息沟通。

为完成药物警戒工作，药物警戒部门必须建立和完善相应的工作流程，并按照制定的工作流程进行药物警戒工作。药物警戒部门应规范记录药物警戒相关的各项活动，并确保记录的及时、真实、完整、准确、有效和可溯源。相关的记录应妥善存档，对于收到的不良反应报告等原始资料，应以安全的方式进行无限期保存。

此外，药物警戒部门还需要配备相应的药物警戒数据库系统，具体包括：利用 ICH 开发的监管活动医学词典（Medical Dictionary for Regulatory Activities，MedDRA）对不良反应进行编码以及利用 WHO 乌普萨拉监测中心（UMC）开发的 WHO 药物词典（WHO Drug Dictionary，WHO – DD）对报告中的可疑药物和伴随用药等进行编码。

3.3 上市前药物警戒

常规的上市前药物警戒监测活动包括以下三类。

①建立收集、整理的系统和流程，确保向公司报告的所有可疑药物不良反应的信息易于收集和整理。

②向监管机构的报告包括如下。

- 快速报告：非预期严重不良反应（SUSAR）。
- 研发期间安全性更新报告（DSUR）：申请人在获准开展临床试验后，应当定期向国家局药品审评中心提交研发期间安全性更新报告。

③持续的安全监控：包括信号检测、问题评估、更新研究者手册以及与监管机构保持联系等。

3.4 上市后药物警戒

对所有药物产品都应当进行常规的上市后药物警戒，无论是否有其他附加措施。这种常规的药物警戒应包括以下内容。

①建立收集、整理的系统和流程，确保向公司报告的所有可疑药物不良反应/事件的信息易于收集和整理。

②向监管机构的报告包括如下。

- 药物不良反应/事件（ADR/ADE）。
- 定期安全性更新报告（PSUR）。

③对已批准产品持续的安全监控：包括信号检测、问题评估、更新标签以及与监管机构保持联系。

④其他要求：根据各地法规的具体规定。

3.5 风险信号的检测和分析

药物警戒中的信号检测处于该领域知识开发过程的"前线"，它需要应用临床医学、药学、流行病学、统计学、风险管理和信息技术等相关领域的知识。信号检测的最终目的是分辨出在临床特点、严重程度和（或）频率等方面新的药品安全性问题。目前，很多组织机构都参与到信号检测的活动中来，其中，医药监管机构和制药企业是最主要的或最被认可的参与者。

风险信号的来源非常广泛，包括临床试验、上市后自发报告和文献中的案例以及药理毒理学研究结果、同类药的安全性信息等。许多组织机构在不同情况下会使用不同信息来源的方法学进行信号检测。

3.5.1 可疑不良反应自发报告系统

目前使用最为广泛的是可疑不良反应自发报告系统（SRS）。虽然各国药政法律、法规不尽相同，可疑不良反应自发报告一般都是由医务工作者或患者自愿上报的。制药企业在获悉此类报告后，需进一步上报药品监管部门。不同的国家对于"什么要报告"和"在什么阶段报告"有不同的标准，在制药企业递交给监管部门的报告中，可能对药物和不良事件进行标准化编码。

自发报告系统数据库在规模上差别颇大。最大的数据库是WHO乌普拉萨中心（UMC）的Vigibase。截至2019年，这个数据库已包含来自120个参与国家的超过2000万份报告。

3.5.2 药物不良事件和报告研究小组

另一个收集风险信号的来源是药物不良事件和报告研究小组（RADAR），它具有比一般筛选性质的自发报告系统数据库更清晰的定位。RADAR可以基于临床，由假设驱动进行前瞻性评估，为不良反应的研究和发展提供新思路。

3.6 风险管理计划

3.6.1 风险管理计划概述

目前，我国已出台关于风险管理计划（risk management plan，RMP）的具体法规要求。根据《药品管理法》要求，药品上市许可持有人应当制定上市后风险管理计划，主动开展药品上市后研究，对药品的安全性、有效性和质量可控性进行进一步确证，以加强对已上市药品的持续管理。

3.6.1.1 欧盟对RMP的有关规定

根据欧盟法规要求，在新药提交首次上市许可申请、已上市药品上市许可重大变更申请、监管机构提出要求、获益－风险发生重大变更等情况下，公司都需要提交RMP。RMP内容包括：药品安全性特征描述（重要的已识别风险、重要的潜在风险、缺失信息等）、药物警戒计划（常规药物警戒计划、额外药物警戒计划、安全性问题措施计划等）、风险最小化措施及其所需条件、风险最小化计划等。

3.6.1.2 美国对RMP的有关规定

根据美国法规要求，如果FDA认为必需，可以在审评药品过程中和（或）药品获批后发现新的安全性信息时，要求公司递交风险评估和减低策略（REMS）。REMS强调"全民"参与，使医疗专业人员、患者、药师、经销商都积极参与风险控制行动。

3.6.1.3 中国对RMP的有关规定

按照国家药品监督管理局药品审评中心要求，申请人在中国递交新药上市申请时，应同时递交中文的风险管理计划（RMP），该计划应根据中国患者的需求和中国医疗实践的实际情况制定并获得专科医生的认可。药物上市申请的获批意味着与上市申请同时递交的RMP也获得批准，申请人应在产品上市后严格执行RMP中的药物警戒活动计划和风险最小化措施，以确保产品的获益大于风险。RMP获批后，监管部门也可能根据新发现的风险，要求申请人修订RMP。

总之，RMP是一份动态的文件。在药品的整个生命周期中，公司在获得新的安全性信息后，需要对其进行持续更新。

3.6.2 风险管理的方法

风险管理是一个反复、不间断的过程，存在于产品整个生命周期中。风险管理主要包括以下几个方面。

3.6.2.1 通过药物警戒工具确认风险

①临床前和临床试验安全数据。

②流行病学。

③药物上市后自发性报告。

④不按规定服药，药物过量。

⑤滥用药物倾向。

⑥潜在的错误用药。

3.6.2.2 评估风险所造成的影响

①因果关系评估。

②与同类产品比较。

③什么人具有潜在的较高风险。

④哪些风险可以预测。

⑤哪些风险可以预防。

3.6.2.3 确认/分析选项

①哪些风险最小化措施是最好的选择。

②改变产品标签。

③提供教育材料。

④对处方和药物分发进行限制。

⑤建立提醒/提示系统。

3.6.2.4 选择风险管理策略

①选择以事实为基础的风险管理策略。

②征求利益相关人的意见。

3.6.2.5 实施风险管理策略

对首次上市的药物，实施风险管理策略要与上市活动同时进行。

3.6.2.6 评价风险管理策略

①利用监控和分析指标。

②采取纠正措施。

③与监管机构沟通。

3.6.3 制定风险管理策略

在新药上市申请时，由于可利用的产品安全信息有限，有关风险管理的讨论一定要范围广泛，尽可能地提出更多问题，以制定一个有效的、便于管理的、能够驾驭患者用药过程中可能出现的风险的策略。

在制定风险管理策略时，应考虑以下几点。

①寻求对药品使用范围最广、对医疗系统负担最小的信息沟通途径。

②确定关键的具有降低风险能力的利益相关人员，征求他们对具体措施是否可行的意见和建议。

③设计与现代技术兼容的风险管理计划和风险管理策略。

④设定各种情况下产品的使用。

⑤参考在其他风险管理计划和风险管理策略相关领域中现行的、行之有效的措施。

⑥认真考虑并设法避免阻碍风险最小化、影响产品效益的情形。

3.6.4 风险管理活动及其评估

风险最小化措施是风险管理的重要内容，其目的是降低药品已确认的和潜在的风险，使患者的获益最大化。风险最小化措施应该是具体的、量化的和可测量的。

风险最小化手段可包括以下几种。

①产品说明书。

②用药指南或患者用药信息。

③沟通交流计划。

④安全使用要素。

从各种风险管理措施中选择一种或多种与自己产品的特点最相符合的风险管理措施并制定风险管理计划和风险管理策略是最基本的、必不可少的。关于风险管理活动实施方法的讨论必须在风险管理计划制定时和产品批准上市之前。

对于风险管理计划和风险管理策略的评价可以采取几种形式。评价时，最关键的是确定整体的风险管理计划和风险管理策略有无实现既定的目标及结果如何。评价的内容包括：①每项措施的执行情况；②风险管理计划和风险管理策略被患者和医务人员接受的程度；③执行的措施是否遵守风险管理计划和风险管理策略的流程或程序。

4 生物类似药药物警戒的前景和趋势

4.1 生物类似药真实世界研究与药物警戒

真实世界研究（RWS）是指针对预设的临床问题，在真实世界环境下收集与研究对象健康有关的数据（真实世界数据）或基于这些数据衍生的汇总数据，通过分析获得药物的使用情况及潜在获益－风险的临床证据（真实世界证据）的研究过程。RWS 可以补充随机对照试验（RCT）的有效性证据或增加 RCT 获得证据的可信度。

对于生物类似药来说，RWS 可以解决生物类似药获批后仍然存在的重要问题，包括有关生物类似药使用的长期安全性、免疫原性，参照药与生物类似药转换使用的效果以及在广泛的临床适应症（包括超适应症用药）中生物类似药的有效性和安全性。监管机构鼓励生物类似药的上市许可持有人收集和报告真实世界证据，作为上市后风险管理和药物警戒计划的一部分。例如，利妥昔单抗生物类似药汉利康作为在中国上市的第一个生物类似药，研究人员在其上市之后收集了真实世界使用的安全性信息，首次发布了汉利康的定期安全性更新报告。该报告以《定期获益－风险评估报告》（PBRER）格式汇编而成，其结果显示，汉利康在上市后一年的安全性与参照药利妥昔单抗相似，未发现新的风险。

4.2　生物类似药与参照药的转换用药

EMA 法规认为，生物类似药是一种治疗选择，仅对生物类似药的相似性验证有要求，对临床替换没有指南推荐，互换可交由成员国的卫生当局自行决定。EMA 认为，参照药治疗可以更换为生物类似药治疗，关于药物更换的决策，需要主治医生与患者协商，并应综合考虑所在国家颁布的生物药使用相关政策后最终决定。FDA 是唯一发布互换性指南的监管机构，于 2019 年 5 月公布《生物类似药可互换性指南》，互换性研究应设计为确定生物类似药与其参照药之间的两次或更多次的转换（每个产品至少要有两个暴露期）是否影响治疗过程的安全性或疗效。中国不存在药师替换的行为，因此未提及互换性这一概念。

目前已有证据表明，已获批的生物类似药与参照药之间的转换用药并不会增加安全性的风险。用于治疗类风湿关节炎（RA）和强直性脊柱炎（AS）的注射用依那西普（etanercept）的生物类似药 SB4，其通过 RWS 被证实与参照药之间转换用药的疗效和安全性均与未转换用药相似。

4.3　生物类似药的命名和追踪

生物类似药的命名不仅会对医生的处方行为、患者对药品的态度以及生物类似药和参照药的转换用药产生一定影响，对于药物警戒也非常重要。

目前，根据 WHO 发布的国际非专利名称（INN）命名规则，生物类似药可以使用与参照药相同的 INN。在这种情况下，如果医生开具处方及患者用药时，对于不同厂家生产的生物类似药和参照药只标识 INN 而不做其他形式的区分，药品不良反应（ADR）将不能准确定位到某一特定的产品，这会给产品的长期安全性监控带来不利的影响。

WHO 要求各国药品监管部门确保上市药品的药物不良反应报告的精确性。在报告药品不良反应时，不仅要报告 INN，还需要同时报告专有名称（商品名）以及生产厂家、批号、生产国家等。

目前，很多国家的法规体系还不完善，不足以支持 WHO 要求的精确追踪。基于此，WHO 发布了以风险为基础的指南。2014 年 WHO 发布的草案要求，在所有生物制品 INN 后面加入四位字母组成的编码，称"生物制品限定符"（biological qualifier），用以区分不同厂家生产的生物类似药和参照药。尽管该规则是根据不同的情况、由不同国家的法规部门自愿选择是否采用的，它仍然是一个很重要的全球统一的工具。

在欧盟，EMA 对生物类似药采用与参照药相同的通用名，但在监管程序上做了严格规定，从而保障患者的利益。EMA 针对生物类似药建立了严格的审批标准，同时要求生物类似药的申请人建立严格的药物警戒系统，必要时还应建立风险管理系统，在产品批准后持续严密监测生物类似药的临床安全性，包括持续的获益 – 风险评估。此外，为避免处方、药物警戒中的错误，欧盟通过立法要求成员国在生物技术药物的处方、发药、销售以及不良事件报告中使用商品名和批号，以实现"可区分原则"；同时，在药物警戒法规中将生物类似药和新生物技术药物同样认为是需要进行特殊监测的产品，要求其在产品说明书和包装标签中加黑色倒三角 "▼" 进行警示，以表明这个产品是新产品，鼓励处方医生和患者报告可疑的药物不良反应。EMA 人用医药产品委员会（CHMP）在生物类似药指导原则中强调，应特别注意药物警戒，尤其是检测罕见但是严重的不良反应。重要的问题包括：①在参照药和生物类似药之间，药物警戒系统应该有区别，不能丢失生物类似药的效应。②确保追踪，药品追溯是药物警戒过程中确保患者安全性的必备条件。

FDA 于 2017 年发布的《生物制品非专利名命名行业指南》指出，所有生物制品的专有名称应由国际非专利名称（INN）并后缀 4 个小写字母（至少有 3 个字母不同）组成，且该后缀必须是没有任何意义的；后缀与 INN 之间应使用连字符连接。此命名原则适用于原研生物制品、相关生物制品和生物类似药。根据此要求，所有 FDA 已批准的生物类似药的通用名称均应加有后缀。例如，FDA 已批准的 5 款曲妥珠单抗生物类似药的名称均由 "trastuzumab + 4 个小写字母的后缀" 组成。这一举措可以帮助准确跟踪生物类似药在所有地点的使用，如门诊部、医院和药房等，以便在产品上市后对所有生物类似药进行安全性监测。

我国的生物类似药与参照药具有相同的 INN，但采用不同的商品名进行区分。为了确保在报告生物药的疑似不良反应时清楚地进行标记，医疗人员需要在文档记录和信息共享方面提供协助，必须明确说明药物的商品名和批号。只有这样，才能将发生的不良反应与特定药物、生产厂家和工艺以及特定批次联系起来。

4.4　免疫原性与监测

免疫原性是指治疗性蛋白使机体产生免疫反应或导致免疫相关的临床副作用。大多数的生物或生物技术衍生的蛋白质会诱导不良的免疫反应，这一过程受多种因素影响，主要包括与患者或疾病相关的因素以及与产品相关的因素。免疫原性的发生可能会对生物药的疗效、代谢及安全性产生一定的影响，严重时会威胁患者的生命安全。因此，欧美各国及我国的药监部门都建议免疫原性监测应贯穿整个生物类似药研发及上市后评价过程。

EMA 于 2007 年发布了《治疗性蛋白质免疫原性测定的指南》。该指南主要包括以下内容：①发生针对治疗性蛋白质的免疫应答的危险因素；②非临床模型的预测性；③测定体液和细胞免疫反应技术的发展；④免疫原性的潜在临床后果；⑤临床安全性；⑥风险管理预案。指南同时指出，生物类似药的临床研究应当经过仔细设计，纳入的病人数量要足够多，且应对所得数据进行充分、系统的分析以表征抗体应答的差异性。在风险管理计划中，应充分阐述对免疫原性的风险控制，同时还应考虑产品开发中的风险和上市后的潜在风险。

目前国内发布的指导原则建议，生物类似药免疫原性的非临床研究评价采用的技术和方法应尽可能与参照药所使用的一致，对于采用其他相似方法的，应进行验证。免疫原性的临床研究和评价应根据非临床免疫原性比对试验研究结果，设计开展必要的临床免疫原性比对试验研究。

4.5　药品运输、储存和给药装置

尽管生物类似药的评审体系和生产质量的监管确保了出厂产品的质量、有效性和安全性，但药品从出厂到应用于患者还有其他一些非常重要的环节，包括药品运输、储存和给药装置等。

生物制品（含生物类似药）通常需要控温的运输和存储体系，且对温度的要求相对严格。鉴于所有环境参数中，温度对产品质量的影响最为显著，药物警戒应该包括这一部分内容。

由于专利保护，生物类似药一般不能与参照药采用完全相同的给药装置。给药装置与实际进入患者体内的精确药量以及药品质量都有相关性，因此，给药装置的生产监控对产品的安全性也十分重要。

撰稿：王文娟、王美凝、叶洪宇、陈伊蕾、侯岭、浦义虎
核校：陈伊蕾、侯岭
审阅：李浩、黄冰

参考文献

[1] 崔燕宁，夏峰，莫京平. 药物安全与药物警戒 [M]. 北京：人民卫生出版社，2014：34 – 43.

[2] 王涛，王丹，董铎，等. 美国药物警戒体系浅析及对我国的启示 [J]. 医药导报，2017，36 (04)：361 – 365.

[3] 胡歆雅，梁玉清，曾亚莉，等. 中欧药物警戒制度的比较研究 [J]. 中国合理用药探索，2020，17 (01)：19 – 23.

[4] 孙忠实. 美国药品不良事件和报告研究小组的工作模式和经验浅谈 [J]. 中国药物警戒，2014，11 (2)：109 – 111.

[5] 郑丽娥，王雅雯，粟晓黎，等. 欧盟生物类似药的药物警戒计划及启示 [J]. 中国药事，2016，30 (04)：331 – 338.

[6] 王海学，陆国才，张子腾，等. 生物类似药的免疫原性研究与评价技术思考 [J]. 中国药学杂志，2015，50 (06)：483 – 489.

[7] Ebbers H C, Pieper B, Issa A, et al. Real – World Evidence on Etanercept Biosimilar SB4 in Etanercept – Nave or Switching Patients：A Systematic Review [J]. Rheumatol Ther, 2019, 6 (3)：317 – 338.

[8] Cohen H P, Blauvelt A, Rifkin R M, et al. Switching Reference Medicines to Biosimilars：A Systematic Literature Review of Clinical Outcomes [J]. Drugs, 2018, 78 (4)：463 – 478.

[9] Ebbers H C, Schellekens H. Are we ready to close the discussion on the interchangeability of biosimilars? – ScienceDirect [J]. Drug Discovery Today, 2019, 24 (10)：1963 – 1967.

[10] Ebbers H C, Pieper B, Issa A, et al. Real – World Evidence on Etanercept Biosimilar SB4 in Etanercept – Nave or Switching Patients：A Systematic Review [J]. Rheumatol Ther, 2019, 6 (3)：317 – 338.

[11] Silverman E. Biosimilars：what's in a name? [J]. BMJ, 2014, 348：g272.

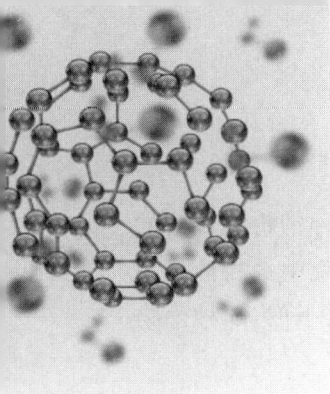

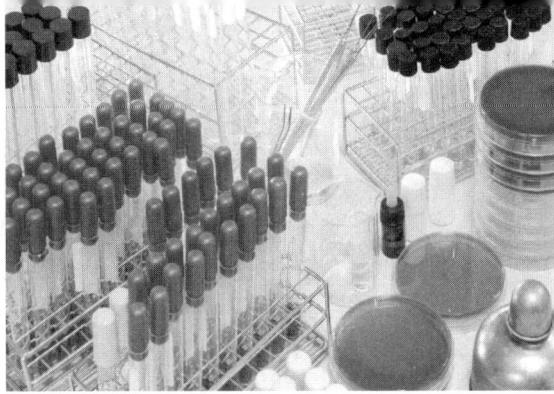

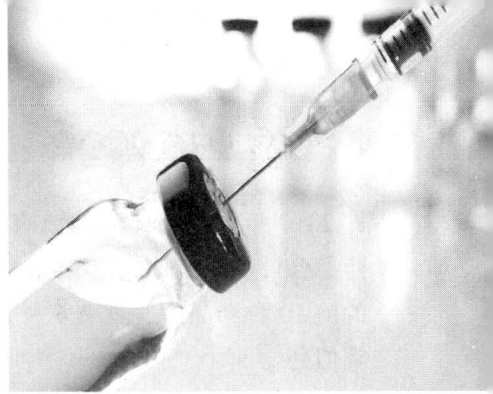

第九章　生物类似药的市场准入

生物药在治疗肿瘤、糖尿病、风湿性免疫病等疾病方面有着广泛的应用前景，因具有较好的安全性、有效性及顺应性等优势，在医药行业中举足轻重。2017 年，艾美仕预估 2020 年全球生物药市场会达到 3900 亿美元，占全部药品市场的 28%；而全球仅有不到十分之一的患者可以获得生物药的治疗，高昂的费用限制了患者治疗的选择。用于肿瘤治疗的单抗类药品花费尤为巨大，在美国单抗类生物药占肿瘤药份额的 35%，但高昂的价格限制了生物药的可及性。

生物类似药经过规范的研发、相似性评价及审批上市后，如何在临床使用是各国家和地区普遍关注的问题。特别是，生物类似药对降低生物药价格、提升可及性方面在各国家和地区的医疗保险体系中发挥着重要作用，各国政府都普遍采取鼓励生物类似药发展的政策。欧洲较早接受生物类似药的国家通过招标采购来降低医疗负担及提高可及性，生物类似药的普遍价格低于原研药 15%～50%，甚至仅为原研药价格的 69%。生物类似药为利益相关者（包括医生、患者和支付方）在治疗方案方面提供了更多选择。

我国生物类似药研发起步较晚，在市场准入政策和医保支付方面尚处于探索阶段。本章将重点介绍欧美及新兴市场国家和地区在生物类似药市场准入政策与医保支付方面的经验，为中国的探索和实践提供借鉴。

1　欧洲市场准入政策与医保支付体系

欧洲是全球范围内全民医疗保险制度较为完善的地区，药品在欧洲药品管理局（EMA）获批只是市场准入的第一步，药品能否成功进入各国医疗保险药品目录才是市场准入成功的关键。与化学药品、原研生物药一样，欧洲各国自行制定本国生物类似药的定价和市场准入政策，并决定药品是否可以进入本国的医疗保险药品目录。对于生物类似药来说，由于其上市价格一般低于原研生物药，欧洲各国的付费方（包括卫生部、医疗保障局或商业保险公司等）对生物类似药总体持鼓励态度。目前，已有许多国家对医生处方生物类似药给予医保或财政激励、制定生物类似药的替代政策、对医生患者进行生物类似药的使用教育等，但不同国家的政策侧重点有所差异。

1.1　英国

1.1.1　市场状况

近年来，英国逐渐成为欧洲生物类似药市场的领导者。截至 2018 年 10 月，英夫利昔单抗、依那西普、利妥昔单抗等原研药品的生物类似药在英国的市场渗透率已超过 80%。在 2017/2018 财年即 2017 年 4 月 1 日至 2018 年 3 月 31 日，英国国家医疗服务体系（NHS）为前 15 种销售额最高的药品合计支出了 28.8 亿英镑，其中生物药和生物类似药占比约为 83%。在 NHS 医院中销售额最高的前 10 种药品中，就有 6 种是生物药。截至 2019 年，英国已上市了 15 个药品种类下的 35 种生物类似药。

1.1.2 价格形成机制

在英国，生物类似药被允许由厂商自由定价，这与化学药品以及原研生物药的管理是一样的。对于住院用药，英国各医院拥有自己的招标采购预算，采购范围可以覆盖某一治疗领域的所有药品，也可以仅针对某种活性成分的药品，在采购过程中与生产厂商进行有力的谈判议价，报价最低的药品将有较大的可能性被医院采购。在这种价格形成机制下，生物类似药在英国市场中具有较强的竞争力，例如在粒细胞集落刺激因子（G - CSF）市场中，生物类似药占据了 80% 的市场份额。

1.1.3 医保准入政策与支付体系

英国的全民医保药品报销实行负目录管理，即在药品递交欧盟的上市申请后，英国国家卫生保健卓越研究所（the National Institute for Health and Care Excellence，NICE）就开始启动该药品的卫生技术评估（health technology assessment，HTA）证据评审。NICE 重点评审药品的经济性，即增量成本 - 效果比（ICER）和基金可负担情况。对于符合 NICE 标准的药品，可纳入 NHS 全额报销，不符合的药品则进入负目录。

在 NICE 2015 年编制的一份关于生物类似药的声明文件中，NICE 将考虑由国家健康研究院基线扫描中心通知相关的生物类似药是否愿意进入技术评估的专题遴选程序。如果厂商同意进行评估，生物类似药通常将与其参照药一起构成多重技术评估（MTA）的一部分。英国卫生和社会保健部已确认，NICE 的技术评估委托书使 NICE 能够决定对随后上市的相关生物类似药适用相同的委托书和相应的指南。因此，如果 NICE 已经推荐了参照药，同样的指南也可能适用于生物类似药。如果认为有必要对生物类似药产品的证据进行审查，NICE 将考虑生成一份有质量保证的"新药证据摘要"（evidence summary new medicine）。证据摘要不是正式的 NICE 指南，因此不会提供推荐建议。NICE 技术评估指南通常推荐使用最便宜的药物进行治疗，考虑到给药成本、剂量、给药方式和治疗方案等，有许多种药品供选择。比如，在 NICE 针对常规治疗失败后中度至重度活动期溃疡性结肠炎的技术评价指南中，明确英夫利昔单抗参照药及其生物类似药均可使用。对于治疗类风湿关节炎的药物，出于对成本以及剂量等的考量，阿达木单抗、英夫利昔单抗等参照药及生物类似药均可用于经甲氨蝶呤治疗后的严重活动性类风湿关节炎。

对于生物类似药的医保准入和支付，英国不同地区有不同的管理要求。在英格兰，NICE 没有针对生物类似药的单独报销政策。不论是创新生物药还是生物类似药，其 HTA 的流程和指标都与其他药品相同，即需评估临床疗效并进行成本 - 效果分析。唯一的特殊要求的是，NICE 要求厂商在 HTA 报告的主要部分清楚地说明所评估的药物是生物类似药。在苏格兰，苏格兰药品联合会（Scottish Medicines Consortium，SMC）规定，生物类似药厂商需要提交完整的申请信息，详细说明与参照药的比较。据统计，大部分生物类似药都采用了最小成本分析来阐述经济性。但需要注意的是，最小成本分析的前提是生物类似药与原研药是临床等效的。SMC 在审查过原研药的前提下审查生物类似药的报销申请时，会对其可报销的适应症做出不同考虑，即类比于原研药，可能并不会报销生物类似药的所有适应症。但当生物类似药与原研药具有临床等效性时（某些生物类似药的免疫原性和不良反应情况甚至会优于原研药），考虑到生物类似药的价格优势，也可能出现生物类似药报销的适应症多于原研药的情况（表 9 - 1）。

表 9-1　英夫利昔单抗原研药与生物类似药的推荐报销适应症（苏格兰）

推荐报销的适应症	原研药：Remicade（类克）	生物类似药：Inflectra
类风湿关节炎	N/A	√
银屑病		√
银屑病关节炎	N/A	√
成人强直性脊柱炎		√
成人溃疡性结肠炎	×	√
儿童溃疡性结肠炎	√	√
成人克罗恩病	×	√
儿童克罗恩病	√	√

注：N/A 指 SMC 未对该适应症做出是否推荐的决定，可能由于厂商未申请。

在威尔士，全威尔士药品战略小组（All Wales Medicines Strategy Group，AWMSG）也主要从临床证据和成本 - 效果两个方面对生物类似药进行评估，需要其提交完整的 HTA 报告。AWMSG 指出，只有当 NICE 或 AWMSG 推荐参照药（一般是指原研生物药）在指定适应症可报销时或当参照药已广泛用于指定适应症时（需要证据），对该生物类似药可以进行最小成本分析。如果 NICE 和 AWMSG 并未推荐原研药进入报销系统且该原研药未被广泛使用，则需要进行成本 - 效果分析。

1.2　德国

1.2.1　市场状况

德国是欧洲发展生物类似药较早的国家之一，拥有许多研发生产生物类似药的重磅企业，包括勃林格殷格翰（生产阿达木单抗、贝伐珠单抗的生物类似药）、费森尤斯卡比（生产阿达木单抗、培非格司亭的生物类似药）、山德士（生产阿达木单抗、英夫利昔单抗、培非格司亭的生物类似药）、STADA（生产红细胞生成素、非格司亭、兰尼单抗的生物类似药）等。早在 2013 年，德国依泊汀（红细胞生成素）和 G - CSF 的市场中就已有 53% 和 51% 的市场份额被生物类似药占据。

1.2.2　价格形成机制

德国于 1989 年引入参考定价制度，将药品按照治疗领域和药理类别划分为若干组，每组设定一个最高可报销价格（即参考价格）。德国将生物类似药归入其原研药所在的分组，企业可以自由定价，但价格不能超过同组原研药的最低价。对于门诊药品来说，各个疾病基金（即德国的医疗保险组织）购买药品的实际支付价格一般通过招标采购来决定；对于住院药品来说，生物类似药被纳入德国的 G - DRG 付费体系，由各家医院和厂商谈判确定最终的支付价格。

1.2.3　医保准入政策与支付体系

根据德国的法律，药品获得 EMA 上市批准后即可自动获得医保报销的资格，报销价格为企业自主设定的价格。随后，药品在上市后的一年内由联邦联合委员会（G - BA）评审其是否具有附加收益。对于没有附加收益的药品（生物类似药通常属于此类），将直接进入参考定价，从第二年开始根据参考定价的结果进行报销支付。为了鼓励生物类似药的使用，德国设立了相应的医保激励和限制措施，包括处方份额限制和药品总额预算限制。在处方份额限制方面，典型案例是 2013 年德国规定门诊血透中心使用促红细胞生成素生物类似药的比例不能低于 18% ~ 60%（各个地区规定的具体比例有所不同）。这种限制要求会落实到每一位专科医生身上，并且与其收入挂钩，未能达标的医生将会面临罚款。同时，德国的专科医生每年还会有药品总额预算的限制，这对激励医生使用较为便宜的生物类似药也产生了一定作用。

1.3 法国

1.3.1 市场状况

与欧洲其他国家相比，法国生物类似药市场的发展相对比较平缓。2018 年，英夫利昔单抗的生物类似药在法国的市场渗透率为 59.1%，远低于丹麦的 98.5% 和英国的 92.2%；而依那西普和曲妥珠单抗的生物类似药的市场渗透率均未超过 30%。但是，法国政府对于扶持生物类似药发展持有非常积极和明确的态度。2018 年初，法国政府在其 2018~2022 年的健康战略中提出，到 2022 年生物类似药的市场份额需要达到 80%。根据这一目标，当市场上有生物类似药可选择时，应该有 80% 的患者使用较为经济的生物类似药而非原研药。这个目标比例比法国政府在 2017 年提出的目标还要高出 10%。

1.3.2 价格形成机制

法国对生物类似药的标牌价（list price）进行直接的价格控制，强制要求生物类似药要比原研药的价格低 10%~20%。与许多欧洲国家类似，在住院用药方面，法国的医院也拥有组织招标采购的权利，可针对某一治疗领域或某一活性成分的药品与厂商进行谈判议价。谈判时除了考虑价格因素以外，各医院也会考量一些附加服务（例如产品培训和配送等），综合选出中标产品。

1.3.3 医保准入政策与支付体系

在药品完成上市申请后，药品生产厂商可申请进入法国公共健康保险系统。法国国家卫生管理局（HAS）下设的透明委员会（TC）负责评估药品的临床效益（SMR）及额外临床效益（ASMR）。健康产品经济委员会（CEPS）根据该药品的 ASMR 等级①、在其他欧洲国家的价格以及预计销量与厂商进行谈判，确定最终的支付标准。法国每五年对药品的 SMR 和 ASMR 进行一次重新评估，调整药品的价格和支付标准。

1.4 意大利、西班牙、荷兰

1.4.1 市场状况

意大利是欧洲生物类似药市场中的后起之秀。2015 年，当阿达木单抗、依那西普、甘精胰岛素、生长激素等药品的生物类似药已进入欧洲许多国家的医保报销范围时，这些药品在意大利还没有正式上市。在已上市的生物类似药中，大多数产品的市场渗透率都非常低，基本不超过 30%。但至 2018 年，英夫利昔单抗和利妥昔单抗的生物类似药在意大利的市场渗透率分别达到 78.5% 和 74.5%，依那西普达到 45.6%，市场发展迅速。

西班牙的生物类似药市场发展情况与意大利比较类似，在欧洲国家中起步稍晚，但发展迅速。至 2018 年，非格司亭生物类似药在西班牙的市场渗透率达到 95%，依泊汀的市场渗透率达到 71%，英夫利昔单抗的超过 50%，依那西普的超过 30%，利妥昔单抗的市场渗透率稍低，为 27% 左右。

荷兰政府对生物类似药的发展比较支持，其市场发展情况也较为良好。2018 年，曲妥珠单抗和利妥昔单抗的生物类似药在荷兰的市场渗透率高达 95.0% 和 93.4%，英夫利昔单抗也达到了 76.1%，依那西普的市场渗透率相对较低，仅为 24.1%。

---

① 在法国，生物类似药默认定为 V 级，即无额外临床价值。

1.4.2 价格形成机制

在意大利和西班牙,生物类似药的标牌价不能高于其对应的原研药,国家卫生部门在参考欧洲其他一些国家价格的基础上与厂商进行谈判,决定药品的最终价格。虽然没有严格法规规定其相对于原研药的降价幅度,但西班牙的生物类似药的价格普遍比相应的原研药低 25% ~30%;而这个降幅在意大利大约是 15% ~22%。荷兰在制定生物类似药价格时,不经过谈判,直接通过国内参考定价来决定,规定该药品的价格不能高于同参考组内生物药的平均价格。

1.4.3 医保准入政策与支付体系

意大利、西班牙和荷兰这三个国家对生物类似药的支付没有出台全国统一的特殊政策或者实施方案,但在这些国家的部分地区,当地卫生局开展了鼓励使用生物类似药的试点项目。在意大利,某些地区卫生局对使用生物类似药比较广泛的医院设立了财政奖励,例如,医院因为使用生物类似药而节约的药品经费的 50% 可以留给医院顺延到第二年使用。在西班牙的一些地区,如果医生处方的生物类似药所占的比例达到规定目标,医生会得到不同形式的奖金,例如教育经费等。

2 美国市场准入政策与医保支付体系

美国是一个以商业医疗保险为主的国家,药品价格通过市场机制形成,政府的干预力度较小,这一点与欧洲国家有较大差异。在美国,生物类似药的市场准入和医保支付价格主要依赖于厂商与各家商业保险公司的谈判结果。但是,美国政府在政策层面上非常支持本国生物类似药的发展,在公立医疗保险(老年人医疗保险和贫困人群医疗保险)准入以及生物类似药替代使用等方面制定了许多支持性的政策,期望引导和提升生物类似药的使用。

2.1 市场状况

2015 年,FDA 批准上市了第一个生物类似药 Zarxio®(下称 Zarxio,非格司亭),比欧洲第一个生物类似药的上市晚了近十年。2015 年后,美国生物类似药上市速度不断加快,截至 2020 年 12 月,FDA 已批准上市了 9 个生物药品种类下的 29 个生物类似药。但是,与欧洲相比,当前这些药品的市场渗透率还比较低。除了第一个上市的非格司亭的生物类似药的市场渗透率超过 70% 以外,其他药品均不足 30%(表 9 - 2)。

表 9 - 2 各生物类似药在美国和欧洲的市场渗透率(截至 2020 年 1 月)

药 品 种 类	美国市场渗透率	欧洲市场渗透率
非格司亭	72%	94%
依泊汀	29%	83%
培非格司亭	29%	42%
贝伐珠单抗	25%	N/A
曲妥珠单抗	17%	N/A
英夫利昔单抗	15%	71%
利妥昔单抗	5%	N/A

注:N/A 表示数据缺失。数据来自 IQVIA 和 Bernstein Research 公司。

尽管就目前来看,生物类似药在美国的市场份额占比还比较小,但是在人口老龄化加速以及医疗费用不断攀升的压力下,生物类似药的广泛应用将是大势所趋,市场发展潜力巨大。根据 2019 年美国

Business Insight 咨询公司估计，2018 年美国生物类似药的市场规模约为 4.36 亿美元，预测到 2026 年将达到 176.96 亿美元，复合年均增长率（CAGR）约为 54.7%。根据 IQVIA 研究所 2020 年发布的报告，人们期待已久的生物类似药市场似乎正在美国起飞，有望在未来五年内减少一千亿美元的药品总支出。根据分析报告，到目前为止在美国上市的 22 个生物类似药共拥有 20% 的市场份额，占所有生物类似药销售额的 16%。值得一提的是，贝伐珠单抗（Avastin）的首个生物类似药在上市仅一年后就占据了 42% 的市场。罗氏销售的另外两款抗癌药的生物类似药在获批后的第一年也得到显著应用：曲妥珠单抗（Herceptin）38%；利妥昔单抗（Rituxan）20%。数据表明，生物类似药在美国可持续医疗体系中的作用越来越重要。

在某些情况下，专利诉讼导致一些产品上市停滞、折扣幅度低于预期，合同实践阻止一些支付方覆盖生物类似药，另外，一些品牌药公司引导医生对生物类似药产生不确定性的担忧，这些导致生物类似药的应用速度一直很慢。

2.2 价格形成机制

美国作为高度商业化和市场化的国家，药品价格主要由市场决定，政府不直接干预药品定价。厂商可以自由制定出厂价格，而后与医药批发零售商、保险公司分别进行谈判，确定流通、使用环节中的实际价格，生物类似药也不例外。但这种定价方式因谈判带来的不透明性而常常被业界诟病。在谈判之前，保险公司较难掌握厂商定价的合理性。在谈判环节中，厂商对类似药的降价意愿也普遍较小。最终，生物类似药的价格通常只比原研生物药低 15% 左右，而这一比例在欧洲一些国家甚至可以达到 70%。

2.3 医保准入政策与支付体系

美国的医疗保险市场以商业保险为主，政府不直接干预商业保险公司的业务。面对生物类似药的价格优势，为了捍卫自己的市场，原研药厂商和保险公司之间会基于销量和绩效制定某些特殊的契约，保险公司获得的返扣会随销量和绩效指标的增加而增加。若保险公司鼓励生物类似药的使用，反而可能会丢掉大额返扣。为尝试新的生物类似药而支付更多费用，这在保险公司看来是得不偿失的，这也是美国生物类似药市场渗透率较低的主要原因之一。

在国家政策层面，美国政府非常支持生物类似药的发展，这从 FDA 近年批准上市的生物类似药数量上也有所体现。在公立的联邦医疗保险（Medicare，主要针对老年人）[①] 和公费医疗补助（Medicaid，主要针对低收入人群和残障人士）[②] 中，政府制定了多种政策以激励生物类似药的使用，以期达到在 10 年内为联邦政府节省 10 亿美元的目标。

在 Medicare 的 Part B（覆盖医师服务费和门诊服务）部分，美国医疗保险与医疗补助服务中心（Centers for Medicare and Medicaid Services，CMS）根据医疗保险通用程序编码系统（HCPCS）对同一原研药下的所有生物类似药进行重新编码（称为 J-码）。从 2018 年 1 月 1 日起，新批准的、具有相同原研药的生物类似药将不再被分到同一个报销组别[③]，而是给予每一个生物类似药一个独立的J-码；也就是说，CMS 基于每个生物类似药自身的平均销售价格（ASP）来进行报销。此外，为了激励生物

---

① 美国联邦医疗保险（Medicare）：是为 65 岁或以上人士、不足 65 岁但患有某种残障的人士及患有永久性肾脏衰竭的任何年龄的人士提供的健康保险。

② 美国医疗补助保险（Medicaid）：是由联邦政府和州政府合作，为低收入者提供医疗服务的保险。主要由州政府出资，联邦政府通过联邦医保和医助服务中心（CMS）提供部分资金。

③ CMS 根据每一个报销组别的平均销售价格（ASP）进行报销，同一个组中的药品报销价格相同。

类似药的使用，CMS 在对生物类似药进行实际报销时，还会给予一定的额外支付，额外支付的金额为该生物类似药所参考的原研药 ASP 的 6%。而在 Part D（覆盖处方药）部分，政策规定品牌药的制造商需为患者提供 50% 的折扣。生物类似药曾被排除在这一义务之外，这可能会使得生物类似药比原研药更加昂贵。最近 CMS 对此进行了改革，要求生物类似药与原研药一样需要提供 50% 的折扣。

此外，美国许多州都将生物类似药纳入 Medicaid 的首选药品清单之中，这意味着它们不需要像非首选药品那样去请求事先授权才能获得报销。与 Medicare 的相关政策不同，CMS 规定在 Medicaid 报销时，生物类似药厂商除了提供法定折扣（即平均出厂价的 23.1%）以外，还需额外提供更多折扣，以进一步降低价格。

3　新兴市场准入政策与医保支付体系

3.1　韩国

3.1.1　市场状况

2014 年，韩国政府制定了《生物制药产业的前景及发展战略》，确立了生物类似药 2020 核心任务和各领域的具体任务，希望至 2020 年发展成为世界七大生物制药大国之一，并确立了到 2020 年占全球生物类似药市场份额 22% 的目标。为此，韩国政府已宣布计划促进生物类似药产业，并对生物药产业进行巨额投资，其中一些措施是税收假期、税收优惠、现金赠款、场地选址支持和对投资韩国的制药公司的财政支持，从而使韩国成为该领域全球市场的主导者之一。

3.1.2　价格形成机制

在韩国医药市场，药品制造商可以对非医保报销药品自由定价。市场份额为 70%~80% 的处方药（POM）的市场价格由最高允许价格（MAP）系统控制。对于超过专利期保护的原研药，原研仿制药品（包括生物类似药）的价格不得超过原研药的 80%，第一到第五个上市的仿制药（包括生物类似药）的价格不得超过原研仿制药品的 80%，之后上市的药品不得超过之前仿制药价格的 90%。韩国处方药定价体系详见图 9-1。

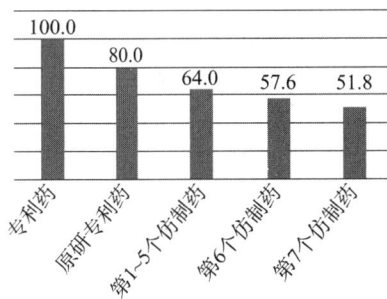

图 9-1　韩国处方药定价体系

3.1.3　医保准入政策与支付体系

大多数韩国人口都被强制性国民健康保险（NHI）计划覆盖，辅以医疗救助（MedAid）系统，为低收入家庭提供全面覆盖。2012 年，NHI（97%）和 MedAid（3%）覆盖了整个韩国人口。自 2012 年 7 月以来，韩国已扩展了分级诊疗（DRG）支付系统。为了控制医药支出，韩国政府启动了更好的处方项目（BPP）和医药支出合理化计划（PERP）。

2006 年，韩国政府扩大了严重疾病患者的医疗保险范围，以降低这部分患者的自付费用。因此，患有一些难治性罕见疾病（如克罗恩病、溃疡性结肠炎、类风湿关节炎和强直性结肠炎）的患者仅支付住院和门诊治疗总费用的 10% 左右。

自费成本的降低导致支付方（包括卫生部、医疗保障局和商业保险公司等）负担增加，可以通过引入生物类似药来减少支出成本。韩国肠道疾病研究协会认为，以前仅限于有严重症状和器官损害病例的报销标准应扩大到包括术后治疗。如果使用生物类似药节省的成本来放宽标准，则有可能增加患者获得生物药的机会。这需要更多的研究来调查放宽这些报销标准对预算的影响。

3.2 日本

3.2.1 市场状况

日本卫生部计划，到 2020 年将仿制药在国内的市场份额提高到 80%。但对于生物类似药，自 2009 年上市以来，日本的各种特定因素对其各自的不同市场渗透率（如生长激素、促红细胞生成素、G－CSF等）产生影响。目前，日本主要的生物类似药企业包括第一三共株式会社（Daiichi－Sankyo）、明治制药（Meiji）、富士制药（Fujifilm）、日本化药株式会社（Nippon Kayaku）、持田制药（Mochida）、卫材制药（Kissei）以及一些新兴日本本土公司（Yoshindo、Gene Techno Science、Sanwa Kagaku 等）。

3.2.2 价格形成机制

在日本，药品定价由厚生劳动省（MHLW）制定的国家健康保障药品价格标准（NHI Drug Price Standard）决定。新药的定价一般取决于是否有可比较药品（comparable drug）存在。若无可比较药品，则通过成本计价体系进行定价（cost accounting system）；若有可比较药品，则通过创新性（novelty）进行定价。对于生物类似药，一般定价标准在原研药的 60%～70% 之间，根据临床试验的复杂程度，可以有至多 10% 的溢价空间。

3.2.3 医保准入政策与支付体系

在日本，医保体系由病患（被投保人）、投保人、评价支付机构（社保医疗基金及社保联盟）和保障医疗机构（医院、诊所、药房）四部分组成。在药品获批之后，申请者需要提交医保价格列表申请（NHI price listing application），在得知价格计划通知后，若对于价格有异议，申请人可提出投诉建议，最终由中央社保医疗委员会（CSIMC）批准通过最终的价格提案，整个过程在 90 天之内完成。NHI 药品价格清单一般每年更新四次。

3.3 中国

3.3.1 市场状况

中国是生物类似药起步较晚但在研数量最多的国家。由于生物药的研发和生产壁垒较高，2019 年之前中国尚未有国产生物类似药获批上市。2015 年 2 月，中国药品监管部门制定发布了《生物类似药研发与评价技术指导原则（试行）》。这为研发企业提供了方向，一部分中国医药研发企业快速布局生物类似药开发。2019 年 2 月 25 日，NMPA 批准了复宏汉霖的利妥昔单抗注射液（商品名：汉利康）的上市，是首个中国"国产"生物类似药。随后，国产生物类似药陆续获批，2019 年共获批 4 款。截至 2020 年 9 月，国内生物类似药共有 8 个获批上市，中国生物类似药迎来了突破性的进展（详见第二章）。

从市场规模来看，中国生物类似药市场规模在不断扩大，2019 年更是有了大幅度的增长。2019 年 2 月，复宏汉霖的利妥昔单抗注射液获批上市，2019 年全年销售额达到 7900 万元，2020 年上半年的销售额更是达到 9580 万元。同时，2019 年我国生物类似药的市场规模接近 30 亿元，增长幅度较大。随着中国生物类似药的监管审批和医保支付等路径越发清晰，生物类似药市场快速增长且潜力巨大。

3.3.2 价格形成机制

在中国未有生物类似药上市以前，生物药因其开发难度及专利等问题，市场一直被跨国原研公司垄断。原研药可以单独定价，降价意愿不强，价格保持稳定。直到最近几年，原研药经过医保谈判后，价格大幅降低，才有资格进入国家医保目录。2017～2019 年的三次医保准入谈判先后将 31 种创新生物制品纳入国家医保目录，谈判确定支付标准，并按照支付标准挂网采购。医保准入谈判已成为中国创新生物制品价格形成的主要控制措施，而生物类似药的上市进一步推动了这类药品的价格降低。具有生物类似药获批品种的生物制品也将不再纳入医保续约谈判范围，药品采购将替代医保谈判，成为控制其价格的主要举措。

例如，利妥昔单抗的原研药美罗华是由罗氏基因泰克（Genentech）公司研发、FDA 批准的第一个用于治疗癌症的单克隆抗体。截至 2019 年 4 月，欧盟已批准两种利妥昔单抗生物类似药：Celltrion 公司的 Truxima 及诺华旗下山德士的 Rixathon/Riximyo。2018 年 11 月，FDA 也批准了美国首个利妥昔单抗生物类似药——Celltrion 与梯瓦联合开发的 Truxima。2000 年 4 月 21 日，罗氏利妥昔单抗获原 CFDA 批准上市，适应症为 CD20 阳性的滤泡型和弥漫大 B 细胞型非霍奇金淋巴瘤，并在 2017 年通过谈判进入医保目录，价格降幅为 58.45%，市场放量明显。500mg/50ml/瓶的规格从 16041 元降到 8298 元，100mg/10ml/瓶小规格也降到 2418 元，降幅达到 29.2%。但是，由于医保报销范围有限制，患者的整体负担依然不轻。据国内样本医院数据统计，利妥昔单抗 2012 年用药金额为 5.16 亿元，2017 年为 10.8 亿元。2018 年前三季度国内样本医院用药金额为 9.1 亿元，预计 2018 年用药金额将超过 12 亿元，该产品是罗氏在中国最畅销的药品。2019 年 4 月，复宏汉霖的利妥昔单抗注射液（商品名：汉利康）被纳入上海市医保支付药品的协议采购价，采购价为 1648 元（100mg/10ml/瓶），不仅标志着国内生物制剂领域的原研垄断被打破，还会因价格优势逐渐提升其渗透率。

3.3.3 医保准入政策与支付体系

目前，中国医疗体制改革正在深化，对化学仿制药正在试行国家集中采购方案。随着中国仿制药一致性评价工作取得明显进展，部分仿制药达到和原研药质量疗效一致水平，为公平竞争提供了质量基础。此外，按照国家机构改革方案，进一步理顺了药品招标采购、价格管理和医保基金支付等的管理体制，药品集中采购的制度环境发生了积极变化。2018 年 11 月，中央全面深化改革委员会第五次会议审议通过《国家组织药品集中采购试点方案》，明确了国家组织、联盟采购、平台操作的总体思路，并由国家组织药品集中采购试点，试点地区范围为北京、天津、上海、重庆和沈阳、大连、厦门、广州、深圳、成都、西安共 11 个城市（简称 4 + 7 城市），同时发布文件《4 + 7 城市药品集中采购文件》，其中注明，在化学药品采购时需要约定采购量。文件涉药品种是根据已批准通过的国家药品监督管理局仿制药质量和疗效一致性评价目录和按《国家食品药品监督管理总局关于发布化学药品注册分类改革工作方案的公告》〔2016 年第 51 号〕化学药品新注册分类批准的仿制药品目录，经联采办会议通过以及咨询专家确定的，尚不包括中草药、中成药、生物制剂等。

2019 年 12 月，国家医保局印发《关于做好当前药品价格管理工作的意见》，明确深化药品集中带量采购制度改革，坚持"带量采购、量价挂钩、招采合一"的方向，促使药品价格回归合理水平。所谓带量采购，就是在招标公告中公示所需的采购量，投标过程中除了要考虑价格，还要考虑企业能否承担起相应的生产能量。随着生物类似药产品的不断上市，2020 年 10 月，国家医保局进一步明确：正在研究生物制品集中采购的相关政策，在考虑生物类似药的相似性、企业产能和供应链的稳定性、具体产品的临床可替代性等因素的基础上，将适时开展生物类似药集中带量采购。

由于国内生物类似药临床使用的经验和安全性数据仍有限，部分专家对生物类似药开展集中带量采购仍然存在疑虑。第一，不同于化学药，域外多数国家对于生物类似药的临床直接替代使用均持谨慎态度，各国家和地区均通过法律或指南规定，禁止药师进行生物类似药替代，均由处方医生来进行判断和决定。若直接纳入国家集中采购、通过独家中标强化临床替代，可能会增加临床用药风险。第二，生物类似药的研发及上市难度远大于化学仿制药，生物类似药的研发费用高达 1 亿 ~ 2.5 亿美元，约为创新生物制品研发费用（约 13 亿美元）的 7.7% ~ 19%，且生物类似药上市必须开展至少 1 项临床试验。因此，生物类似药通常定价较高，与原研药的价差较小，上市后对原研药造成的专利悬崖效应并不显著。若纳入国家集中采购，其控价效果可能有限。第三，生产供应可变更性弱。不同于化学药，生物制品的制备设备投入大、制备周期长且过程高度专业化。以单抗为例，若采用 5000L 的培养规模、5g/L 的表达量，则每批次（16.9kg）生产周期约为 43.9 天，而化学药每批次生产周期仅约 0.5 天。可见，一旦临床需求激增量远远超出招标合同约定数量，临时要求中标企业扩产或增加新供应商都存在较大难度，极有可能出现药品短缺问题。在纳入国家集中采购、独家中标的情况下，供应短缺的风险较高。

4 市场准入产品案例

4.1 英夫利昔单抗

自 2006 年欧盟首次批准山德士生物类似药生长激素（Omnitrope）至今，欧洲药品管理局（EMA）已经累计批准包括胰岛素、人生长激素、单克隆抗体、非格司亭在内的多种生物类似药 60 余个。这些生物类似药在欧盟能够取代原研药、实现市场的成功渗透得益于多方面的因素。其中，欧洲国家优厚的生物类似药准入政策、稳步提升的患者认可度以及合理的药品管理框架等都是至关重要的因素。下面以英夫利昔单抗生物类似药在英国的上市历程为例进行案例分析。

2013 年 6 月 28 日，EMA 人用医药产品委员会（CHMP）宣布批准 Remsima 和 Inflectra 上市。两个产品均含有英夫利昔单抗，被认定为原研药类克（Remicade）的生物类似药。英夫利昔单抗生物类似药的获批是欧盟首次批准单克隆抗体的生物类似药，也是 EMA 将生物类似药的概念成功用于高复杂性分子药物的标志性事件。多年来，英夫利昔单抗生物类似药在欧洲各国的渗透虽然有快有慢，但整体趋势向好，市场份额稳步提升，在英国、意大利、芬兰、波兰、瑞典等国家均已超过 70%；法国、西班牙、德国、葡萄牙等国家也已达到 40%～70%。

4.1.1 英夫利昔单抗简介

英夫利昔单抗是一种肿瘤坏死因子（TNF）抑制剂，最早于 1998 年在美国获批上市，用于治疗类风湿关节炎、克罗恩病、强直性脊柱炎等自身免疫性疾病。多国多中心临床试验证明，英夫利昔单抗具有较好的临床有效性和安全性，可以显著提高患者的自理能力，改善患者及其家人的生活质量，充分体现了其广泛的社会价值。目前，英夫利昔单抗已在全球超过 60 个国家上市销售，为数百万患者带来了福音。

作为英夫利昔单抗的参照药，类克于 1998 年首先获得 FDA 的上市批准，1999 年 8 月获得欧盟审批，用于克罗恩病的治疗。2007 年 9 月，强生公司通过其在华子公司西安杨森完成了类克在中国的上市，并于 12 年后通过谈判准入 2019 年版国家医保目录。

由美国辉瑞公司和韩国 Celltrion 公司共同开发的 Remsima 被视为英夫利昔单抗一个重要的生物类似药。2013 年 9 月，Remsima 获得 EMA 的上市许可，一年半以后正式登陆欧洲市场。除此之外，截至 2019 年 9 月，获得欧盟上市批准的英夫利昔单抗类似药还有来自辉瑞的 Inflectra、三星生物的 Flixabi 以及山德士的 Zessly。

据 IQVIA 统计，2019 年上半年，英夫利昔单抗及其生物类似药在欧盟国家的总销售额达到 8.8 亿美元，其中法国、英国和德国的销量最高，占比分别为 22.7%、16.1% 和 13.8%。各种生物类似药销量总占比达到 64%，已经超过参照药。从单药品种看，参照药类克仍然位居销量榜第一名，占比为 36%；Inflectra 和 Remsima 则紧随其后，分别占比 31.6% 和 26.1%；三者销量已经相互比肩。

4.1.2 英国生物类似药成功取代参照药的三要素

4.1.2.1 政策支持

生物类似药登陆英国市场在政策方面得到了很多的支持。首先，生物类似药在英国上市并不需要提供临床疗效数据，仅需要提供充足的数据以证明自身与参照药在质量、安全性和有效性方面不存在任何有意义的差异。其次，当有科学数据可以支持其与参照药相似性的时候，获批的生物类似药可直接使用于所有参照药已经获批的全部适应症。通常来说，生物类似药的使用剂量和使用方式都应保持与参照药相同。上市初期，生物类似药的副作用和药物警告也应维持与参照药相同，并在上市后进行单独监测。最后，英国的药物准入实行的是负目录管理制，这为产品尽早实现市场渗透敞开了方便之门。

4.1.2.2 患者教育充分

生物类似药的成功渗透除了得到政府政策方面给予的大力支持以外，能够获得医生与患者的了解和认可更是不可或缺的重要因素。在医生和患者教育方面，欧盟和英国采取的各种措施堪称表率。

英国国民健康服务体系（NHS）出版的生物类似物信息资料中就包括针对医生的英夫利昔单抗用药信息指南和针对患者的药品使用问答手册。这些资料特别说明，虽然生物类似药与参照药存在差别，但是这种差别是生物体自身变化导致的，在参照药的不同生产批次间也是存在的。这样的信息让生物类似药更容易被医生和患者接受。为了更好地管理英夫利昔单抗生物类似药的上市，英国 NICE 就曾经发布过《英夫利昔单抗生物类似药的介绍：Inflectra 和 Remsima》。该文件指出，生物类似药的引入可以降低治疗成本，并为患者提供更多治疗选择，很好地宣传了生物类似药的重要作用，支持了生物类似药对参照药的医疗替代。

除了上述官方刊物外，NHS 还曾多次组织各类活动，介绍生物类似药替代参照药的成功经验，分享药品市场渗透方案。活动形式包括但不限于临床和药店的生物类似药渗入冠军竞赛、利益相关方（包括患者）咨询、EMA 审核过程信息介绍、地方药品目录申报、生物类似药上市后的监测数据和指标界定、数据审计和登记等。这些行为无疑为生物类似药的上市提供了官方背书，成为生物类似药替代参照药的有效支持。

4.1.2.3 监管严格

尽管英国政府为生物类似药的市场渗透提供了多方面的支持，但为了确保患者安全，政府也制定了上市后严格的监管措施。生物类似药上市后必须在医疗机构执行真实世界观察和登记研究，申请人还必须制定风险管理计划，以确保产品的长期安全性和有效性，并监测与产品临床使用有关的意外罕见不良事件。同时，生物类似药的上市管理必须有规范的准入框架，明确相关各利益方的职责以确保患者安全。药品处方实行商品名管理，处方的药品由医生决定，且不能在药店自动替换（与仿制药不同）。经过多年的积累，这些监管行为生成的大量研究数据进一步证明了生物类似药的有效性和安全性。

案例1：Inflectra 在英国上市后，曾被要求针对炎性肠道疾病在南安普敦（Southampton）综合医院开展管理性研究，共入组 143 位患者。研究者发现，无论患者、医生还是管理人员对于生物类似药替代参照药都非常认可。生物类似药在实验室指标、副反应、抗药性等方面的研究结果与参照药没有任何差异证据。同时，生物类似药的使用平均每个月为患者节省治疗成本 40000 ~ 60000 元英镑[①]。

案例2：另一个相对著名的研究 NOR – SWITCH 针对使用英夫利昔单抗已经得到疾病稳定性的 482 名患者进行了长达 52 周、随机双盲的随访观察。观察结果表明，用生物类似药替代类克，患者的疾病进展情况具有非劣性；两组患者用药后的副反应发生频率相似[②]。

---

① NICE：Biosimilar medicine，February 2016.

② NICE：Switching to biosimilar infliximab in people with stable disease，September 2017.

以上三方面的要素为英夫利昔单抗生物类似药在英国成功替换类克奠定了坚实的基础。作为回报，生物类似药的使用也为英国政府和患者节省了大量医疗费用，成为各国借鉴的制度典范。

4.2 非格司亭

诺华制药旗下山德士的 Zarxio（filgrastim–sndz）是首个获得 FDA 批准的促白细胞生长素（Neupogen）的生物类似药，也是 FDA 批准的第一个生物类似药。

首先，该产品是第一个在市场份额上超过其原研产品的生物类似药。已在超过 86 个国家和地区上市，有超过 1800 万的患者受益。其真实世界的证据表明对于综合营销网络（IDNs）、支付方、患者医疗支出都有节约，是粒细胞集落刺激因子（G–CSF）类中具有最不受限制的医疗和药房综合福利保障。

其次，Zarxio 的临床使用节省了医疗资源。Zarxio 是第一个被处方的非格司亭（filgrastim），在预充注射的非格司亭市场的占有率达到 49%。通过非格司亭生物类似药在市场上的净销售额推断（注：基于截至 2019 年 3 月的销售数据；基于非格司亭净销售额为 9.26 亿美元），Zarxio 的引入大约可节省 8 亿美元的医疗成本（注：基于假设"市场上没有生物类似药"对花费的估算），实现医疗资源的节约并促进患者可及性，扩大患者获取医疗资源的机会（图 9–2）。

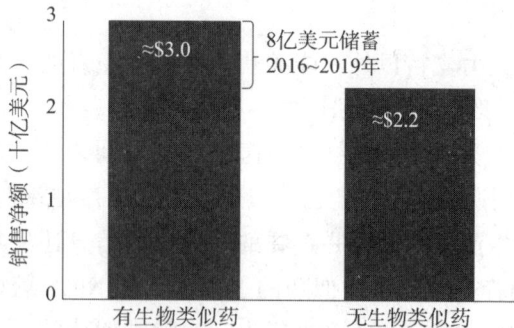

图 9–2　生物类似药引入对市场净销售额的影响预测

数据来源：Zarxio Market Share Analysis. Sandoz Inc. January 2019。

经济模型显示，培非格司亭（pegfilgrastim，Ziextenzo）可以为医疗系统节约可观的成本。假设 20000 名患者，一个化疗周期，用成本节约模型模拟研究，结果见表 9–3。

表 9–3　生物类似药引入对医疗成本的影响预测

培非格司亭生物类似药 折扣率*	以 100% 的转化率计算， 一个周期可节省的成本	以 100% 的转化率计算， 使用药物的患者人数可增加
15%	$ 14045418	3529
35%	$ 32772642	10769

数据来源：文献"Patient–Administered Biologic and Biosimilar Filgrastim May Offer More Affordable Options for Patients with Nonmyeloid Malignancies Receiving Chemotherapy in the United States：A Budget Impact Analysis from the Payer Perspective"。

*折扣率的假设是基于 2018 年第三季度发布的平均销售价格（ASP）数据。

从培非格司亭原研药 100% 转换为培非格司亭生物类似药所节省的成本范围约为每个治疗周期 1400 万美元至 3300 万美元。在真实世界中，患者通常接受 4~8 个周期的治疗，这意味着节省了高达 1.32 亿美元的成本（表 9–3）。

5　小结

综上所述，生物类似药对于降低生物药价格、提升可及性在各国家和地区的医疗保险体系中发挥着重要作用，各国政府都普遍采取鼓励生物类似药发展的政策。欧洲较早接受生物类似药的国家通过招标采购来降低医疗负担及提高可及性，为其他国家和地区提供了宝贵的经验和教训。尽管各个国家和地区的市场规模、价格形成机制、市场准入政策和医保支付体系不尽相同，但是在生物类似药临床使用安全、有效的前提下，控制医保费用、提升生物药的可及性以及提供更多治疗选择均是各项准入政策制定考量的关键因素。我国在生物类似药的开发及临床使用方面起步较晚，在准入政策和医保支付方面的经验更是不足；同时，我国人口众多且日趋老龄化，医保费用的控制又较发达国家和地区面临更多的问题和挑战，仍需要结合国情不断地探索和实践。

撰稿：吴晶、张敏、赵文利
审阅：吴晶、韩鹏、冷晓梅、赵亦陆、徐若南、临床指导委员会

参考文献

［1］董心月，蒋蓉，邵蓉. 欧盟生物类似药医保准入与使用政策对我国的启示［J］. 中国医院药学杂志，2019，39（19）：1915－1919.

［2］徐巍巍，吴晶. 欧洲生物类似药市场准入政策解读与思考［J］. 中国药物经济学，2018，013（011）：16－21.

［3］董心月，蒋蓉，里扎·阿德列提别克，等. 美国生物类似药的使用与医疗保险支付策略分析——基于 Pfizer vs. Johnson 案的思考［J］. 中国生物工程杂志，2019，39（12）：1－14.

［4］郭晓丹. 韩国医药市场全解［J］. 进出口经理人，2017（1）：41－43.

［5］陈烨，丁锦希，郝丽，等. 集中带量，还是挂网议价采购——生物类似物采购模式研究［J］. 中国医药工业杂志，2020，51（04）：539－544.

［6］Taylor K，Avhad P. The cost－effectiveness of biosimilars：Delivering value for money frompharma spending［EB/OL］.（2019－09－13）［2020－05－08］. https：//blogs. deloitte. co. uk/health/2019/09/the－cost－effectiveness－of－biosimilars－delivering－value－for－money－from－pharma－spending. html.

［7］Lovenworth SJ. The new biosimilar era：the basics，the landscape，and the future［EB/OL］.（2015－05－05）［2020－05－08］. http：//www. bna. com/the－new－biosimilar－era－the－basics－the－landscape－and－the－future.

［8］Fuhr JP，Chandra A，Romly J，et al. Product naming，pricing，and market uptake of biosimilars［J］. Generics and Biosimilars Initiative Journal，2015，4（2）：64－71.

［9］Izmirleva M，Ando G. Differences in approach to biosimilars：NICE versus SMC recommendations［J］. Value Health，2013，16（7）：A323.

［10］Renwick M.，S. K.，Gladstone E.，et al. Postmarket policy considerations for biosimilar oncology drugs［J］. Lancet Oncol，2016，17：e31－e38

［11］Rémuzat C，Kapuniak A，Caban A，et al. Supply－side and demand－side policies for biosimilars：an overview in 10 European member states［J］. Journal of Market Access & Health Policy，2017，19（7）：A496－A496.

［12］Rémuzat，C Toumi M，Falissard B. New drug regulations in France：what are the impacts on market access？Part 1－Overview of new drug regulations in France［J］. Journal of Market Access & Health Policy，2013，1（1）：20891.

［13］Genazzani A，Trifro G，Marciano I，et al. Biosimilars in Italy：what do real－world data reveal［J］. Gernerics and biosmilars initiative journal，2017，6（3）：114－119.

［14］Diaz JI，EU5 Biosimilar Adoption：What Can The Past Tell Us About The Future？［EB/OL］.（2019－

11 – 12) ［2020 – 05 – 09］. https：//www. biosimilardevelopment. com/doc/eu – biosimilar – adoption – what – can – the – past – tell – us – about – the – future – 0001.

［15］ Rovira J, Espín J, Garcia L, Olry de Labry A. The impact of biosimilar′s entry in the EU market ［EB/OL］. (2011 – 01) ［2020 – 05 – 10］. https：//www. researchgate. net/publication/281504554_ The_ impact_ of_ biosimilars%27_ entry_ in_ the_ EU_ market.

［16］ Mehr S. An Interesting Comparison：The Latest Data on US and EU Biosimilar Uptake ［EB/OL］. (2020 – 04 – 23) ［2020 – 05 – 11］. https：//biosimilarsrr. com/2020/04/23/an – interesting – comparison – the – latest – data – on – us – and – eu – biosimilar – uptake.

［17］ Business Insight, U. S. biosimilars market size, share and industry analysis by drug class, by disease indication, by distribution channel and regional forecast (2019 – 2026) ［EB/OL］. (2019 – 08) ［2020 – 05 – 09］. https：//www. fortunebusinessinsights. com/industry – reports/u – s – biosimilars – market – 100990.

［18］ Sagonowsky E. What′s slowing biosim uptake? Pricing, contracting, clinical doubts and DTC ads ［EB/OL］. (2018 – 01 – 23) ［2020 – 05 – 09］. https：//www. fiercepharma. com/pharma/what – s – slowing – biosim – uptake – report – says – pricing – dtc – ads – contracting – and – general – clinical.

［19］ Cohen J. Medicaid To Introduce Value – Based Drug Pricing ［EB/OL］. (2018 – 09 – 04) ［2020 – 05 – 10］. https：//www. forbes. com/sites/joshuacohen/2018/09/04/medicaid – to – introduce – value – based – drug – pricing/#7697894e3234.

［20］ Choi J – K, Hyoung – Sun J. Impacts of the Benefit Extension Policy on Financial Burden and Catastrophic health care expenditure ［J］. Korean Health Econom Rev, 2012, 18 (4)：1 – 19.

［21］ Lee I H, Bloor K. Pharmaceutical Pricing Policies in South Korea ［M］. Cham：Springer International Publishing, 2015.

［22］ Kim J, D Ha, Song I, et al. Estimation of cost savings between 2011 and 2014 attributed to infliximab biosimilar in the South Korean healthcare market：real – world evidence using a nationwide database ［J］. Int J Rheum Dis, 2018, 21 (6)：1227 – 1236.

［23］ Jung H K, Jang B H, Kim Y H, et al. Health Care Costs of Digestive Diseases in Korea ［J］. Korean J Gastroenterol, 2011, 58 (6)：323 – 331.

［24］ Lee J H, Cho S K, Choi C B, et al. Impact of Change in Reimbursement Guideline of Rheumatoid Arthritis on the Short Term Persistence of Tumor Necrosis Factor (TNF) Blockers ［J］. Journal of Rheumatic Diseases, 2011, 18 (4)：283.

［25］ John, White, Jennifer Goldman. Biosimilar and Follow – on Insulin：The Ins, Outs, and Interchangeability ［J］. Journal of Pharmacy Technology, 2019, 35 (1)：25 – 35.

［26］ Tempest DBW. Editorial ［J］. Journal of Generic Medicines, 2019, 15 (2)：51 – 52.

［27］ Research and Markets. New Phase of MAb Biosimilar Knocks the Door – Biosimilar Opportunities In Japan ［EB/OL］. (2015 – 02 – 12) ［2020 – 05 – 10］. https：//www. businesswire. com/news/home/20150212005990/en/Research – and – Markets – New – Phase – of – mAb – Biosimilar – Knocks – the – Door – – – Biosimilar – Opportunities – In – Japan.

［28］ Mamiya H. Update of drug pricing system in Japan. ［EB/OL］. (2018 – 07 – 03) ［2020 – 05 – 10］. https：//www. mhlw. go. jp/content/11123000/000335166. pdf.

［29］ Leber MB, Abdelghany O, Miller L. Biosimilar adoption：health system challenges and strategies for success. Presented at：2016 Vizient Clinical Connections Summit；September 29，2016；Dallas，Texas.

[30] Holly，Trautman，Erika，et al. Patient – Administered Biologic and Biosimilar Filgrastim May Offer More Affordable Options for Patients with Nonmyeloid Malignancies Receiving Chemotherapy in the United States：A Budget Impact Analysis from the Payer Perspective［J］. J Manag Care Spec Pharm，2019，25（1）：94 – 101.

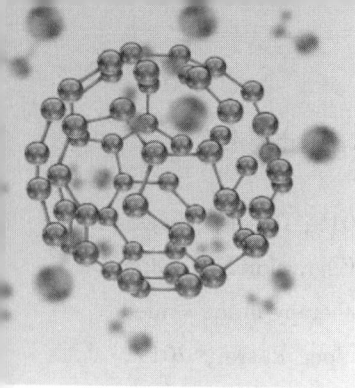

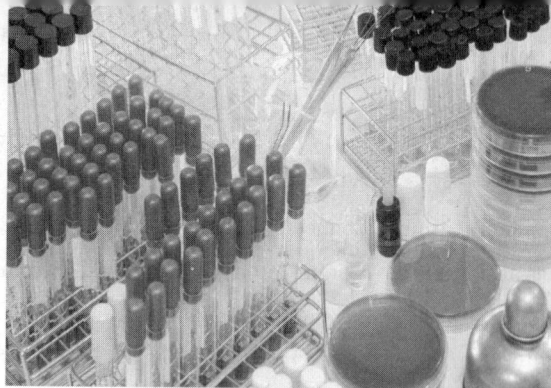

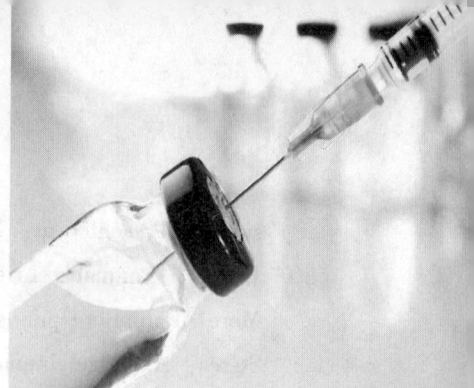

第十章 生物类似药的临床使用与上市后研究

生物药在临床实践中已得到广泛应用，并在许多情况下为急性和慢性疾病（包括中性粒细胞减少症、肿瘤、糖尿病、炎症性疾病、自身免疫性疾病以及酶或激素缺乏症等）提供了有效且重要的治疗。自欧盟于 2006 年批准第一个生物类似药并在临床使用以来，各国家和地区在生物类似药的使用、安全和管理方面积累了越来越多的经验。随着越来越多原研生物药的专利到期，生物类似药加剧了市场竞争，将为患者和医疗服务体系提供新的治疗选择。由于生物类似药不同于化学仿制药，存在"互换性"概念，也给临床使用带来了需要特殊考量的问题。本章将重点介绍生物类似药在临床使用中的互换问题以及在各国家和地区临床使用上的经验。

1 生物类似药临床使用中的互换问题

生物相似性是以可比性概念为基础的，几十年来，这一概念被成功用于确保生物制品在生产工艺变更前后的相似性。过去十几年生物类似药的经验表明，即使是复杂的生物技术衍生的蛋白质也可以成功复制。大多数畅销的生物药都用于慢性病的治疗，这也引发了对生物类似药与其原研药替代或互换性的激烈讨论，其中主要关注的是免疫原性问题。

1.1 欧洲

1.1.1 欧盟的互换性概念

在生物类似药和参照药的背景下，欧盟认为医疗保健专业人员必须了解在欧盟临床实践中互换性和替代的概念。根据假定风险的理论基础及现有转换相关的数据，总体上可认为：根据欧盟法规批准的相同活性物质可比版本之间的药品转换，预计不会触发或增强免疫原性，在欧盟获得许可的生物类似药与其参照药是可互换的。

在欧盟针对医疗人员颁布的信息指南中，互换性（interchangeability）是指将一种药物换成另一种预期具有相同临床效果的药物的可能性。这可能意味着用生物类似药替代参照药（反之亦然），或者用一种生物类似药替代另一种生物类似药。一般可通过以下方式进行互换。

①转换（switching）：是指处方者决定将一种药物换成另一种具有相同治疗目的的药物。

②替代（substitution，自动）：是指在不咨询处方医生的情况下，在药房分发另一种等效和可互换药物的做法。

2017 年，来自欧盟监管者联盟（Consortium of Individual Regulators）的芬兰药监局（FIMEA）、德国药监局（PEI）、挪威药监局的 Kurki 等人再次明确表达了欧盟对生物类似药互换性的观点：生物类似药是现有生物药的复制品。它们是高质量的产品，与参照药一样有效和安全。由于生物类似药和参照药的高度相似性，没有理由相信人体的免疫系统对生物相似物的反应与参照药的反应不同。目前市场上生物类似药的用药经验和已发表的文献数据均支持这一观点，将患者从原来的药物转换为生物类似药或相反，可以被认为是安全的。

1.1.2　互换的总体原则

当 EMA 对生物类似药进行科学审查时，评估不包括生物类似药是否可以与参照药互换的建议以及是否可以用生物类似药替换参照药的建议。关于是否允许参照药和生物类似药的互换使用和替代是由欧盟各成员国做出决定。EMA 的科学委员会进行的科学评估信息可在 EMA 的网站上找到，并可用于支持决策。各成员国应在其法规框架内规定其职责范围内的法律建议和实践。对于任何一种药物，医护人员在开处方时应仔细选择，并考虑患者的病史。

关于处方或互换性实践的问题，可在各成员国的主管当局获得相关信息（该列表可在 EMA 网站上找到）。任何关于转换（switching）的决定都应该让处方医生与患者协商，并考虑到国家在处方和使用生物药方面可能采取的任何政策。

1.1.3　欧洲各国的互换立场

从欧盟各成员国的监管指南、不同疾病指南、共识及用药经验等方面看来，普遍认为患者从参照药更换为生物类似药或者反之都是安全的，但必须在医生的指导下进行。下面列举一些欧洲各国的指南、共识或者声明等。

1.1.3.1　英国

英国国家医疗服务局（NHS England）和国家医疗服务改进局（NHS Improvement）于 2019 年 5 月更新了《什么是生物类似药?》的信息指南（首次发布是在 2015 年 9 月），旨在为主要的临床和非临床利益相关者提供最新资料，说明生物类似药在英国国民健康保险体系中的作用，并支持安全、有效和一致地使用所有生物药（包括生物类似药），以造福患者。这份信息指南联合英国药品和保健品管理局（MHRA）、国家健康和保健卓越研究所（NICE）、英国 NHS 生物类似药计划委员会、英国制药工业协会（ABPI）、英国生物类似药协会（BBA）、生物工业协会（BIA）、皇家制药协会（RPS）和国家类风湿关节炎协会（NRAS）等监管部门和组织共同编制。

该指南强调，随着原研生物药失去专利保护，生物类似药在不同的治疗领域变得可用。随着生物类似药市场的发展、生物药之间竞争的加剧，有可能通过增加对包括生物类似药在内的最有价值生物药的应用，到 2021 年，每年将为英国医疗服务体系节省至少 4 亿～5 亿英镑。指南表明，如果 NICE 已经推荐了参照药，其指南通常也适用于其生物类似药。此外，《国家医疗服务局生物药试行框架》（包括生物类似药）中的规定将有助于国家医疗服务局从其在这些药物上的花费中最大限度地提高患者价值，并为创新治疗和（或）改善护理途径提供急需资金的空间。该试行框架支持适当使用最有价值的生物药，这将推动更多的竞争，以提高成本效益，支持研发越来越多的生物药和创新药物。

关于如何决定是否转换药品，处方医生在用这些复杂药物治疗患者时发挥重要作用。根据 MHRA 指南，生物药（包括生物类似药）的处方应按其商品名而不是国际非专利名称（INN），这也是避免在药房替代的一个重要方法，并支持持续的药物警戒。因为生物类似药被认为与参照药高度相似且在疗效上相当，处方医生可以将患者从参照药转换为其生物类似药。根据共同决策的原则，由负责的处方医生与患者协商决定选择哪种生物药，无论是参照药还是生物类似药（或两者之间的转换），但应是产品特征概要（SmPC）上批准的适应症。处方医生应参考相关证据，根据临床特点、不同产品的临床价值、治疗费用等选择药物。NHS 将向患者和处方医生提供不断更新的证据和治疗指导，以支持他们的决策。

英国政府对生物类似药持积极扶持推广的态度。NICE 和 NHS 都认识到生物类似药在药品使用中的重要性，大力鼓励初次使用生物药的患者使用生物类似药，但对于已经使用了原研生物药的患者，药品转换则相对谨慎。目前，NHS 不提倡强制转换，而是强调提供药品转换的原因是在临床等效的情况下降低治疗成本，并且尊重和解决患者与医生关于药品转换的疑虑。

2017 年 NHS 发布的一个指南中明确提出了近期目标，即 80% 使用生物药的患者在生物类似药上市一年之内应该使用"最具性价比的生物药"，从而实现到 2020～2021 年，每年节约 200 万～300 万英镑的目标。虽然生物类似药在政策层面上得到大力支持，NHS 在执行层面上并没有制定直接的激励机制，也没有建立一个统一的从参照药到生物类似药的药品转换体系。NHS 将这个权利下放到几百个医疗服务委员会（医疗服务的购买方），鼓励医疗服务委员会使用合适的财务激励建立这样的药品转换体系。

由于缺乏全国性的系统以及缺乏统一的激励机制，药品转换体系的建立在英国各地有不同的经验。成功的例子包括中约克医院（the Mid - Yorkshire Hospital），该院建立了一个以医院药房为核心运行管理的药品转换体系，同时该院的药品信息热线被用来支持患者教育以及解决患者疑虑。在这个体系的支持下，该院 85% 的患者从使用英夫利昔单抗和依那西普的参照药转换为使用其生物类似药。南安普敦大学医院（University Hospital Southampton）的方法完全不同，但也同样成功：这所医院雇用了一名全职专科护士负责英夫利昔单抗及其生物类似药的转换体系。这名护士负责改善患者体验、解决患者疑虑并且收集、汇报生物类似药与参照药的临床疗效和安全性。据报道，该院从参照药到生物类似药转换所节约的医疗成本远高于支出。

1.1.3.2 德国

德国对于生物类似药的替代政策相对简单、直接。德国政府不允许药师直接进行药品转换（生物同质药之间的转换除外①），而是需要由医生进行是否替代和转换的选择。

1.1.3.3 法国

在欧洲五国（EU5）中，法国政府对生物类似药的支持上升到了立法层面。2016 年，法国国家药品健康安全局（ANSM）放松了对生物类似药替代参照药的限制，从不鼓励药品转换，转变为允许在患者知情同意且治疗效果被密切监控的情况下进行替代。2017 年，法国社会保障财政法案在有关社会保障预算的章节中明确指出了生物类似药的使用条件。法案规定，生物类似药适用于符合以下条件的患者：①首次使用该生物药的患者（医生处方必须注明患者是首次使用）；②已经使用了参照药，但医生处方上没有明确注明禁止药师使用生物类似药替代参照药的患者；③正在接受生物类似药治疗的患者，后续治疗也应该使用同一种生物类似药以保证治疗的连续性。如果药师将参照药替代为生物类似药，必须书面记录该生物类似药的商品名，并且通知开具处方的医生。

遗憾的是，虽然法国已经通过了生物类似药替代参照药的相关法案，实施法则却迟迟未能提交给议会。除了 2016 年推出的一项鼓励门诊使用甘精胰岛素生物类似药的政策，规定生物类似药处方比例不能低于 20% 之外，法国并没有出台其他激励医生使用生物类似药或是限制使用参照药的政策。因此，实际操作中并没有太多替代的案例。

1.1.3.4 荷兰

荷兰是欧洲首批允许生物类似药进行互换的国家之一。荷兰医学评估委员会（MEB）表示，允许患者用药时在参照药和生物类似药之间以及相同参照药的各生物类似药之间进行转换。生物类似药的

---

① 生物同质药指的是同一个厂商、同一个生产流程生产的相同活性成分但商品名不同的生物药品。

转换决策需要由医生提出，药师不能进行直接转换。药品转换需满足以下前提条件：①患者必须充分了解并且接受充分的临床监测和明确的指导；②在患者档案中记录药品的商品名、厂家和批次等详细信息，以确保在出现任何问题时均可以有效追溯到相关产品。MEB 也允许未接受过生物药治疗的患者直接使用生物类似药来进行初始治疗。但如果患者已使用参照药且效果良好，MEB 不建议使用生物类似药进行替代。

1.1.4 欧洲协会的互换立场

英国临床糖尿病学家协会（Association of British Clinical Diabetologists，ABCD）曾于 2018 年承认开发胰岛素生物类似药的益处，其基础是在不影响疗效或安全性的前提下可以节省成本。建议未使用参照药的所有新诊断的 Ⅰ 型糖尿病患者和因控制不良而需要复查的患者可考虑使用胰岛素生物类似药。当患者按照目前的胰岛素方案治疗时，对没有发生低血糖而糖化血红蛋白达标的患者，不应主动转换为胰岛素生物类似药。在转换为生物类似药后，建议由专家小组进行审查和持续监督。随着越来越复杂的胰岛素治疗组合的出现，所有医护人员都必须接受有关安全胰岛素处方的教育，其中必须包括有关胰岛素生物类似药的相关信息。

英国肿瘤学药剂师协会（British Oncology Pharmacy Association，BOPA）的主张是，单克隆抗体（MAB）的生物类似药在治疗上等同于参照药，可用于所有参照药的适应症，前提是有药物警戒保护措施，例如品牌处方等。BOPA 承认，生物学上相似的单克隆抗体不能自动相互替代。然而，从参照药到生物类似药（或从生物类似药到生物类似药）的转换是可以接受的，可以作为药物优化策略的一部分进行推荐。BOPA 认为，生物药总体上是安全和耐受性良好的，主要安全问题是潜在的免疫原性，不良反应可能与批次有关，而与产品无关。参照药和生物类似药相关的所有不良事件必须按照机构政策和 MHRA 的药物警戒黄卡计划（Yellow Card Scheme）报告。参照药和生物类似药的转换必须在医生或医疗机构参与的情况下进行，以确保患者和处方医生参与决定转换，并通过与患者讨论生物类似药的益处和证据来解释转换后对疗效和安全性的任何担忧。

欧洲儿科胃肠病学、肝病和营养学会（ESPHGAN）于 2019 年发布一份立场声明，可在儿童炎症性肠病（IBD）中使用生物类似药。2013 年 9 月，英夫利昔单抗的第一个生物类似药进入医药市场，改变了成人和儿童 IBD 患者的预后。2015 年，ESPGHAN 的 IBD 波尔图小组发表了关于在儿童 IBD 中使用生物类似药的第一篇立场文章。从那时起，成人和儿童的数据不断积累，证明生物类似药是一种有效、安全的替代品。

2019 年最新的立场声明总结了目前的证据，并就 IBD 儿童使用生物类似药的建议提供了联合共识声明：①对于临床病情缓解的 IBD 患儿，在至少 3 次诱导性输注后，可考虑从最初的英夫利昔单抗转为 CT-P13（英夫利昔单抗生物类似药）。②不建议在生物类似药和参照药或各种生物类似药之间进行多次转换。因为互换性数据有限，并且在疗效和（或）安全不能得到保障的情况下，药品的可追溯性较差。③医生或医疗机构应保存所有生物药（包括生物类似药）的品牌和批号记录。

1.2 美国

1.2.1 美国的可互换产品概念

不同于欧盟，FDA 在生物类似药互换问题上还有 "可互换产品"（interchangeable product）的概念。美国是第一个明确提出 "可互换产品" 概念的国家，这也符合美国政府和社会对生物类似药的期望与定位。生物类似药和可互换产品的区别在于：可互换的产品除了具有生物相似性外，还须满足进一步评估和产品检测试。拟申请 "可互换产品" 的制药企业需要提供额外的信息，以证明可互换产品在任何给定的患者身上预期会产生与参照药相同的临床结果。此外，对于多次给药的产品，制药企业需要提供数据和信息，以评估在产品之间交替或转换的安全性和疗效降低的风险。

可互换产品是指符合《生物制品价格竞争和创新法案》中规定的附加要求的生物类似药。"可互换产品"的批准需满足以下条件：①必须证明该产品与参照药（一般为原研生物药）具有生物相似性；②可以预期对任何给定患者使用该药时都会产生与参照药相同的临床结果；③制造商必须证明，对非单次给药患者，在可互换产品、参照药间来回切换与始终使用参照药相比，不会产生风险增加或功效降低的问题。此外，在美国首个上市的与参照药在所有适应症上都具有可互换性的生物类似药享有为期1年的排他保护期，在这段时间内上市的相同参照药的其他生物类似药将不被视为具有可互换性。

生物类似药可互换性的审评由FDA进行。申请人想要认证可互换性产品，至少需要进行一项互换研究（switching study）。在互换研究设计中，患者被分为两组，一组为非互换组（始终使用参照药），一组为互换组（在参照药和试验药之间互换）。互换组最少要保证对于每一个药品有两个单独的暴露期，也就是说，试验中最少要换3次药，且最后一次换药必须是从参照药换成试验药。试验观察的首要终点指标为药物代谢和（或）药物效应（PK/PD）数据，次要终点则包括免疫原性指标、安全性指标等。

因此，被批准为"可互换产品"意味着FDA已经得出结论，可以在不咨询处方医生的情况下替代参照药。例如，患者通过自我注射来治疗类风湿关节炎，如要使用生物类似药而不是参照药，患者可能需要针对该生物类似药的专门处方。然而，一旦一种产品被FDA批准为可互换产品，患者可以向药房开具参照药的处方，并且根据美国各州的不同，药剂师可以在不咨询处方医生的情况下，用可互换产品替代参照药。值得注意的是，美国各州的药事法律和实践各不相同。FDA进行严格和彻底的评估，以确保所有产品，包括生物类似药和可互换产品，符合该机构的高标准批准。

1.2.2 互换的总体原则

美国现有的关于仿制药和生物类似药的自动药物替代政策受州法律管辖，州法律可能因州而异。一般来说，对于小分子仿制药，所有需要证明自动替代的是与参照药相比的生化特性并证明生物等效性。因为生物类似药不是仿制药，所以不能假设它们可以在没有处方医生同意的前提下代替参照药。在这方面，虽然EMA有权确定一种产品与其参照药具有生物相似性，但它无权说明是否可以自动替代参照药；至于互换性，是由欧盟的各成员国来决定。这些政策背后的理由，部分是避免改变患者已耐受了的药物治疗。然而，对于初治患者，临床医生可能更倾向于使用生物类似药而不是可能价格更高的参照药。

美国现有的药物替代政策是为非专利小分子药物设计的，不一定适用于生物类似药。美国加州曾否决一项法案，该法案旨在允许替代FDA指定为可互换的生物类似药。这项立法本应要求通知处方医生和患者替代药物。这一领域的争论可能会在其他州继续，马萨诸塞州和宾夕法尼亚州也在考虑采取类似的措施。此外，美国各州的临床机构药剂科和治疗学委员会可能会根据安全性和有效性数据以及成本考虑进行分析，并提出本地指南，尽管这些委员会通常遵循FDA对特定药物的批准指南。随着越来越多的生物类似药进入市场以及临床应用经验增加，围绕特定类型生物类似药的互换性和自动替代的政策将继续发展。

在FDA评定某药品为可互换产品后，每个州可以自行立法决定是否允许药师将医师处方中的参照药直接替代为互换性产品。根据美国国家州立法会（NCSL）的统计，截至2017年3月31日，至少有37个州已经考虑立法建立生物类似药处方产品替代参照药的国家标准。但目前，生物类似药和参照药处方互换和自动替代在全球范围内仍是有争议的问题，FDA也还未评定任何产品具有可互换性。在美国的临床实践中，还未实际发生过药师在处方中直接进行生物类似药替代的情况。

1.3　中国

中国的第一款生物类似药产品于 2019 年 2 月上市，至 2020 年 9 月，先后有 8 款生物类似药在中国上市，处于行业早期。临床对生物类似药的了解，特别对是真实世界的认识还比较局限。

在临床使用上至关重要的适应症外推和可互换性方面，CDE 发布的《生物类似药研发与评价技术指导原则（试行）》仅针对适应症外推有明确规定，即需根据产品特点个案化考虑，对合并用药人群、不同合并疾患者群及存在不同推荐剂量等情形进行适应症外推时应慎重。目前，国内在适应症外推上需要逐个申请才能获得批准。

在可互换性方面，中国还未有此方面的明确概念和相关规定。2020 年，有两个行业专家共识发布，但专家看法尚存在分歧，且尚无相关权威指南对此做出解释说明。

1.3.1　抗肿瘤生物类似药治疗药物监测药学专家共识

2020 年 4 月，中国药理学会和中日友好医院联合发布《抗肿瘤生物类似药治疗药物监测药学专家共识》。该共识旨在为临床合理使用抗肿瘤生物类似药提供药学技术支持，聚焦抗肿瘤生物类似药的治疗药物监测（TDM），解决现阶段证据支持基础上面临的临床治疗问题，为各级医疗机构临床医生和药师提供参考；特别是为广大临床药师和医师在临床真实世界如何开展抗肿瘤生物类似药治疗药物监测提供技术指导，以强化抗肿瘤生物类似药在临床中的个体化用药策略，推动安全有效使用。

共识对抗肿瘤生物类似药 TDM 相关问题，如抗肿瘤生物类似药实施 TDM 是否必要、如何个体化制定抗肿瘤生物类似药监测方案、如何在治疗过程中调整抗肿瘤生物类似药方案、抗肿瘤生物类似药血药浓度的检测方法、是否需要在使用抗肿瘤生物类似药时检测相关基因、抗肿瘤生物类似药相关基因的检测方法、药师在抗肿瘤生物类似药临床治疗中的作用、药师在抗肿瘤生物类似药临床评价中的作用等 8 大问题进行了证据解读，并给出了 17 条推荐意见。

但关于互换问题，专家共识认为：生物类似药的互换有别于化学药物的替换，在临床实践中，化学药物的替换不需要额外的研究数据如交叉实验验证，而生物类似药的互换则需要额外的研究数据的验证。在临床使用中，需要关注参照药与生物类似药互换存在的潜在风险：①当前仍然缺乏参照药与生物类似药之间转换用药的相关数据。②不存在不同生物类似药之间转换用药的临床数据。③所有生物制品都存在免疫原性，生物类似药与参照药之间的细微差别可能造成免疫原性的差异，新上市生物类似药在这方面的相关经验仍然非常有限。④自动替换会增加生物治疗药物之间的多次转换使用，不利于药物警戒与药品追溯来保障患者用药的安全性。

此外，鉴于生物类似药上市前简化的临床开发，有效性数据常采用替代指标，安全性数据库（暴露量、暴露时间）有限，很难发现罕见/非预期不良反应，生物类似药的临床应用亟待规范的监测，临床、药学需紧密配合，以便为患者提供个体化的精准治疗。

1.3.2　中国临床肿瘤学会专家共识

为规范我国生物类似药的临床用药、帮助正确认识生物类似药的概念，中国临床肿瘤学会（CSCO）专家组于 2020 年 5 月参考国内外相关循证医学证据、结合临床用药体会，形成以下三点共识。

①生物类似药与参照药疗效等同、安全性相似，临床上可以替代使用。

②根据"适应症外推"原则，生物类似药可获得参照药其他所有具有相同作用机制的适应症，而且在外推适应症中的疗效和安全性与参照药相似。

③对于正在接受治疗的患者，临床医生可根据患者情况，与患者充分沟通参照药和生物类似药可能的微小差异，由患者决定是否由参照药转换成使用生物类似药，这样做是安全、有效的。

有关生物类似药适应症的"外推法"，共识中给予了详细的解释：对于生物类似药来说，当其与参照药高度相似，并在一个适应症中进行了全面的安全性和有效性的比对研究时，这些安全性和有效性数据可以外推至参照药的其他适应症，但是外推其他适应症的数据必须由全面比对研究（质量、非临床和临床）中的科学证据支持，外推法的使用基于以下原则。

①比对研究适应症与外推适应症的作用机制必须相同。

②比对研究适应症需要选择相对敏感的研究人群，比对研究需要在一个足够敏感的适应症人群进行，使得潜在的临床表现差异能够被检测到。

③不同临床环境不能使用外推法。当外推适应症的作用机制、药物使用剂量、药代动力学不同时，需单独进行临床试验。

④外推适应症的安全性和免疫原性数据需要进行评估。

由此，对比上述两个专家共识可以看出，国内专家在临床使用生物类似药的互换问题上尚未形成统一认识，有待更多的临床实践和观察。

1.4　国际组织的立场和态度

国际监管机构联盟（the International Coalition of Medicines Regulatory Authorities，ICMRA）是一个国际行政级别的联盟，由来自世界各地的主要监管机构组成。它为药品监管机构提供全球战略重点，并在共同的监管问题和挑战方面提供战略领导。ICMRA 的成员包括：欧盟 EMA、中国 NMPA、日本 MHLW 和 PMDA、英国 MHRA、澳大利亚 TGA 等近 20 个监管机构；美国 FDA 和 WHO 作为观察员。ICMRA 于 2019 年针对医疗保健专业人员发布了一份关于生物类似药的信心声明，认为在大多数国家，生物类似药已越来越多地应用于临床实践。许多监管机构、医疗保健提供者和临床医生协会都承认，生物类似药和参照药之间没有临床意义上的区别，特别是在许多国家，参照药和生物类似药之间进行转换（即医生将正在接受治疗的患者从一种药品转换到另一种药品）被公认是可行的。

世界各地的医学协会也陆续针对生物类似药的临床使用发布相关的指导文件和立场声明，进一步帮助临床医生、支付者和提供者了解与生物类似药有关的关键数据，并就其在治疗模式中的使用和作用等做出决定。一些有望在肿瘤领域提供生物类似药使用指南的组织包括美国国家综合癌症网络（NCCN）、美国临床肿瘤学会（ASCO）和欧洲肿瘤内科学会（ESMO）等。

自欧洲引入生物类似药以来，欧洲科学协会发布立场声明，帮助临床医生管理与使用生物类似药（如：促红细胞生成刺激剂，ESAs）相关的问题。欧洲肿瘤内科学会（ESMO）发布了癌症相关贫血和中性粒细胞减少症使用造血生长因子的临床实践指南，并定期更新。欧洲肾脏协会 - 欧洲透析和移植协会关于 ESA 的立场声明建议，使用生物类似药的决定应基于多个因素，包括处方医生对相关生物类似药的适当知识和理解、充分评估使用生物类似药的获益、风险和建立药物警戒系统来监测不良事件（AE）。意大利多个协会评估生物类似药及其参照药间的比较数据的另一份联合立场声明指出，红细胞生成素的生物类似药显示出与其参照药相当的疗效和安全性。

与欧盟一样，美国的科学协会如国家综合癌症网络（NCCN），在评估生物类似药企业提供的临床前和临床数据方面发挥重要作用。NCCN 工作组可以提供临床指导和立场声明，医生和其他执业医师、支付者、提供者和机构委员会将依靠这些文件来制定执业政策，并就与生物类似药有关的关键问题做出决定，例如自动替代的适当性和参照药的适应症外推等。随着肿瘤学中的生物类似药开始在美国被批准使用，需要 NCCN 专家工作组就特定肿瘤类型或适应症使用生物类似药为治疗委员会以及个体从业者提供建议。自 2011 年以来，NCCN 举办了相关的生物类似药政策峰会，并发表了 NCCN 生物类似药工作组建议白皮书。

2 生物类似药在欧洲的临床使用

欧洲是最早批准和使用生物类似药的地区。自 2006 年批准第一种生物类似药以来，欧盟率先对生物类似药进行监管。第一批获准上市的生物类似药都是生长激素（somatropin），在 2006 年 4 月获得了 EMA 的上市许可。根据 Clarivate Analytics Cortellis 数据库，截至 2019 年 5 月，全球已上市 121 个生物类似药，其中，欧盟批准的生物类似药数量是全世界最多的，已针对 17 个参照药批准了 67 个品牌的生物类似药产品（如阿达木单抗就有 8 家不同药企的 11 个品牌产品）。在过去十几年里，欧洲在生物类似药的管理、使用和安全方面积累了相当多的经验。

生物类似药作为生长激素替代治疗、中性粒细胞减少和慢性肾功能衰竭或癌症相关性贫血的药物，已经在欧盟的临床实践中应用了十几年。自 2013 年以来，欧盟委员会根据 EMA 的建议，针对已批准的药物又增加批准了英夫利昔单抗、依那西普、利妥昔单抗、阿达木单抗、曲妥珠单抗、贝伐珠单抗、依诺肝素、甘精胰岛素、赖脯胰岛素、特立帕肽、α–促卵泡素（follitropin alfa）和培非格司亭以及生长激素、非格司亭和依泊汀阿尔法（epoetin alfa）的生物类似药。

2.1 临床使用管理

在欧洲，除欧盟委员会的相关部门联合制定针对患者和医疗保健人员的临床使用指南外，各国家和地区政府、相关医师协会和患者组织等均以各种形式公开表明对生物类似药在临床给药过程中互换或替换的原则、态度或立场。

EMA 和 EC 已经分别针对医疗人员和患者发布了关于生物类似药的指南，以提高整个欧盟对这类药物的了解。这些指南文件可分别以 23 种欧盟官方语言在 EMA 网站下载；同时，EMA 还专门为患者制作了一个动画视频，来解释生物类似药的关键事实以及 EMA 如何工作以确保它们与参照药一样安全、有效。

当一种新药获得 EMA 的批准时，该机构还会向公众发布一份欧洲公众评估报告（EPAR），解释为什么该药在欧盟获得批准。这些摘要以所有欧盟官方语言的问答文件形式公布在 EMA 网站每种药品的登录页面上。生物类似药的 EPAR 摘要可以通过在 EMA 主页上搜索药品名称来访问。或者，在 EMA 网站上可以找到所有生物类似药 EPAR 摘要的实时列表。一些欧盟国家的监管当局也以当地语言提供有关生物类似药的信息。如：EMA 在 Remsima 获得批准后提供了 EPAR。Remsima 是作为 Remicade（英夫利昔单抗；Janssen Biotech, Inc., Horsham, PA）的生物类似药产品开发的，与 Remicade 的适应症相似，并有严格的药物警戒计划用于持续评估，具体可在 EPAR 中详细查询。

2.1.1 针对医疗人员的指南信息

EMA 和 EC 已针对医疗从业人员发布了一份信息指南 "Biosimilar in the EU: Information Guide for Healthcare Professionals"，为生物类似药使用的科学和法规提供参考信息。这份指南由代表医生、护士、药剂师和患者的欧盟科学专家和组织共同参与制定。

这份指南向医疗人员清晰描述了生物药的特性、生物类似药的概念和特点、为什么生物类似药不能被看作仿制药、生物类似药在欧盟开发和上市许可的监管框架及审批程序（包括获批的数据要求、免疫原性和适应症外推等关键考量）、生物类似药的安全性、生物类似药处方信息和 EMA 的评估报告中应包括的数据、使用生物类似药对降低医疗成本的可能影响、EMA 及其成员国在互换（interchangeability）、转换（switching）和替代（substitution）方面的职责以及如何与患者沟通生物类似药的使用等。

关于如何与患者沟通生物类似药，信息指南给出了清晰的指示：如果患者对某一特定的生物药是否为生物类似药存有疑问，医生可以在产品特征概要（SmPC）的第5.1节中找到这些信息。说明书包含了对患者如何正确使用药品的关键建议，但没有提及生物相似性，因为这只是药品的研发路径，与药品的使用无关。

EMA的信息指南也特别明确了医疗专业人员在提高药物警戒方面的重要作用。比如：各级医疗保健专业人员需记录药品的商品名和批号，包括配药和患者管理；开处方者应在处方中注明该药的商品名；根据国家医疗保健机构的规定，上报可疑不良反应的药品批号；如果产品在社区药房配药，应向患者提供生物药的商品名和批号；如果一位患者从一种生物药转换到另一种具有相同活性物质的药品，须记录每种药物的商品名和批号；医疗保健专业人员应联系其国家药品监管机构，以获取有关如何报告药物不良反应的建议等。

2.1.2 针对患者的指南信息

EC和EMA联合欧洲制药工业协会联合会（EFPIA）、欧洲医生执行委员会、欧洲患者论坛（EPF）等相关利益方共同发布了针对患者的信息指南，以一种清晰、无偏见、一问一答的方式向患者解释了什么是生物类似药、欧盟如何研发和批准生物类似药以及患者在使用的疗效和安全性方面的信息。

欧盟委员会努力用通俗易懂的方式向患者介绍关于生物类似药的各个方面。比如，在向患者解释为什么需要开发和批准生物类似药时，信息指南采用了以下描述。

生物药是可以帮助癌症和炎症等严重疾病患者的治疗方法。但是其复杂性使得研发成本高且耗时。这会限制患者获得此类药物的机会，并使医疗保险系统难以负担。生物类似药可以改善患者获得此类治疗的机会，对欧盟医疗体系而言成本更低。这主要有两个原因。

①生物类似药的研发建立在参照药已获得的科学知识的基础上。这意味着并不是所有的临床研究都需要重复进行。

②当生物类似药进入市场时，需要与参照药竞争。这通常意味着生物类似药的价格可能更低。

然而，生物类似药并不仅是参照药的"廉价复制品"。生物类似药的生产同样遵循严格的质量要求，采用最先进的方法，生产设施也像所有其他药品一样接受检查。自2006年以来，生物类似药在欧盟已作为参照药的替代品使用。

信息指南也以同样简明扼要的问答方式向患者解释了以下问题。

- 为什么所有参照药的研究不都在生物类似药上重复？
- 为什么生物类似药可以被批准用于没有临床研究的适应症？什么是"外推法"？
- 由谁决定特定国家的生物类似药供应情况？
- 我和我的医疗保健提供方正在考虑为治疗方案选择一种生物类似药：它会安全有效吗？
- 如果我已经在接受生物（参照）药的治疗，我可以改用它的生物类似药吗？
- 如果我怀疑有副作用该怎么办？

信息指南还提醒患者：患者重要的是要向处方医生报告任何可疑的副作用，就像对待任何药物一样。如果认为这种药没有任何效果，也应该告诉医生。副作用有时会在用药后很长一段时间后出现。向医生报告症状不仅有助于更好地医治疾病，也有助于持续评估药物的质量和安全性。患者也可以直接向国家药品审批机构报告症状。医生或药剂师应该能够提供详细的操作方法等。

如果在临床环境下（例如在医院），接受生物类似药的患者想要了解生物类似药的信息，他们可以向医疗保健专业人员索要包装说明书，或者他们可以从EMA的网站下载；对于提出的关于什么是生物类似药以及如何确保其安全性和有效性的问题，患者可以查阅欧盟委员会网站上以患者友好语言提供的问答文档。

2.2 临床使用的主要原则

欧盟认为，过去十几年的经验表明，生物类似药的竞争可以为欧盟医疗体系带来益处，因为有更多具质量保证的替代品可供患者选择。通过上述针对医疗人员和患者的信息指南，我们可以清晰地了解到欧盟对于临床使用生物类似药的原则和立场，主要包括如下。

①生物类似药不是仿制药，具有生物药的固有特性。生物类似药是一种与欧盟已经批准的另一种生物药（参照药或原研药）高度相似的生物药。由于生物类似药是在活的生物体内生产的，因此可能与参照药有一些微小的差异。这些细微的差异没有临床意义，也就是说，在安全性和有效性方面预计没有差异。所有生物药都具有固有的自然变异性，对其生产过程始终实行严格控制，以确保其不会影响药物的作用方式或安全性。

②生物类似药是根据欧盟批准的适用于所有生物药的药品质量、安全性和有效性标准批准的。研发和评价生物类似药的目的就是证明生物类似药在结构、生物活性和有效性、安全性和免疫原性方面具有高度的相似性。通过证明生物相似性，生物类似药可以依据原研药获得的安全性和有效性经验，避免不必要地重复参照药已完成的临床试验。生物相似性的证明依赖于与参照药的综合可比性研究（comprehensive comparability studies）。

③十多年临床经验获得的证据表明，经 EMA 批准的生物类似药可像其他生物药一样安全、有效地用于其所有批准的适应症。所有生物药（包括生物类似药）的适应症都是基于可靠的科学证据批准的。

④适应症外推：如果生物类似药与参照药高度相似，且在一个治疗适应症中具有可比的安全性和疗效，则安全性和疗效数据可外推至参照药已批准的具有相同作用机理的其他适应症。适应症外推需要得到可比性研究（质量、非临床和临床）中产生的所有科学证据的支持。

对欧盟而言，外推法不是一个新概念，而是一个公认的科学原则。当具有多个已批准适应症的生物药在其制造过程中发生重大变化（例如引入一种新的配方）时，通常应用该原则。在大多数情况下，临床试验并不是针对所有适应症重复进行的，而是根据其质量和体外可比性研究批准的。

⑤通过药物警戒方式监测生物类似药的安全性，与任何其他药物的安全性监测相同。由于生物类似药的研发路线不同，没有只适用于生物类似药的专门的安全性要求。

2.3 医患教育

2.3.1 英国

2015 年，NHS 出版了一本《生物类似药使用指南》，为生物类似药的安全、有效、规范使用提供支持，最终实现患者获益的提高。在指南中，NHS 为临床及其他利益相关者系统解释了生物类似药的含义、上市流程、费用信息以及临床使用中的注意事项等（如适用人群、替代方式）。除此以外，已有许多医院宣传了生物类似药节约资金的成功案例，例如上文提到的中约克医院和南安普敦大学医院。这些案例的报道也对英国医生和患者使用生物类似药产生了激励作用。

2.3.2 德国

在欧洲各国中，德国是在生物类似药的宣传教育方面最为突出的国家之一。考虑到生物类似药的特殊性质，如果仅由厂家宣传推广，从力度和公信度来说可能都是远远不够的。因此，在德国，一些公信力较高的机构（如疾病基金会、医师协会等）会定期组织论坛和培训，普及生物类似药的知识。

同时，医师协会鼓励并推动把生物类似药的使用写入临床治疗指南，使医生深入理解生物类似药的概念以及在临床效果、不良反应和长期安全性等方面与其原研药品的一致性和潜在差异。这些活动和措施产生了良好的教育效果。据报道，德国 50% 以上的临床医生认为自己对生物类似药非常熟悉，远高于法国的 32% 和美国的 34%。

2.3.3　法国

在法国，对医生处方或患者使用生物类似药的培训和教育相对较少，这对法国的生物类似药发展是一项挑战。2017 年，法国仿制药协会（GEMME）发布了一份立场文件（position paper），向公众宣传生物类似药在临床治疗实践中的重要作用，但指导意义比较有限。总体上，法国在生物类似药的医生患者教育方面还需进一步加强。

2.3.4　荷兰

荷兰在生物类似药使用教育方面有着比较丰富的经验。荷兰政府联合医院药剂师协会（DAHP）以及医学专家联合会（FMS）开发了生物类似药工具箱（biosimilars toolbox），向医师提供个性化、定制化的宣传教育。该工具箱于 2017 年 4 月正式投入使用（目前仅提供荷兰语版本）。该工具箱主要提供生物类似药使用的实用指南，其中包括了科学背景材料和立场文件（position paper）、如何在初始用药和已用药的人群中进行替代用药、替代用药的相关政策以及患者需要了解的信息资料等。除此以外，荷兰也开展了专门的生物类似药教育项目（BOM），旨在增加医生对生物类似药的了解、激励医生开处具有成本－效果的药品处方。BOM 项目会提供各家医院采购和使用生物类似药的进展信息，还会为所有利益相关者提供定制化的教育计划，包括讲座、课程、在线服务以及进展评估等。

2.3.5　意大利和西班牙

意大利和西班牙对生物类似药的信息推广方面也有一定关注，但尚未开展针对提高医生、患者生物类似药使用率的专属培训，总体上对医生、患者的使用教育还比较欠缺。

3　生物类似药在美国的临床使用

相比于欧盟，美国生物类似药的法规框架建立要晚将近十年，至 2015 年才批准第一个生物类似药（非格司亭）上市；加之与欧盟的互换性概念略有不同，其在产品申报上市过程中，有"可互换产品（interchangeable product）"的概念和特殊的申报要求，使得生物类似药在临床应用管理上略有不同；加之批准上市的产品多数存在专利纷争，也限制了这些生物类似药产品的临床使用。

截至 2020 年 6 月，美国已针对非格司亭、英夫利昔单抗、依那西普、阿达木单抗、贝伐珠单抗、曲妥珠单抗、促红素－α、培非格司亭、利妥昔单抗等 9 个参照药批准了 27 个生物类似药产品。

3.1　临床使用管理

相较于 EMA 和 EC，FDA 也在其网站上设立了生物类似药专栏，向医疗保健人员和患者提供各种各样的延伸资料，包括图片、动画视频、信息指南和社交媒体信息等，以促进对生物类似药和可互换产品的理解。比如，FDA 用视频的方式展示了生物类似药的获益、基本信息和 FDA 的批准程序、互换性的概念及其严苛的研究与评价、开发过程和 FDA 的简略申报途径以及证明生物相似性所需的数据、研究和分析工具等。

3.1.1　针对医疗人员的指南信息

FDA 为医疗保健人员专门编制了生物类似药的"情况说明"（fact sheets），向医疗人员图文并茂、言简意赅地介绍了生物药的定义、生物类似药的审评与审批、生物类似药和可互换产品的处方等。因为当 FDA 对拟申请为"生物类似药"进行科学审查时，评估不包括确定该生物类似药是否可以与参照药互换以及该生物类似药是否可以替代参照药。因此，药剂师不能用生物类似药代替参照药。用生物类似药替代参照药是各州药事法的一个问题，通常不属于 FDA 的监管范围。许多州都有法律规定，在药房可替换生物药。值得注意的是，各州的药房做法一般各不相同。

患者及其医生可以认为，参照药和生物类似药之间不会有临床意义上的差异。所有参照药和生物类似药产品均符合 FDA 对产品标签所述适应症（医疗条件）批准的严格标准。一旦一种生物类似药被 FDA 批准，患者和医疗保健提供者就可以像对参照药一样，对生物类似药的安全性和有效性可以放心。

FDA 提醒医疗人员：生物类似药可被批准用于与参照药相同适应症的所有或部分适应症。生物类似药可能比参照药的适应症少。例如，如果参照药对某一适应症具有未到期的独占性，其他制造商将无法获得对该特定适应症的批准。处方医生应审查具体的产品标签（处方信息）和批准的适应症，以确定最适合患者的产品。

生物类似药可用于先前使用过参照药（有治疗经历）以及未接受过参照药治疗（无治疗经历）的患者。在生物类似药产品获得批准之前，FDA 可能会要求提供额外的数据，这些数据是针对那些经历了从参照药到生物类似药产品的单一转换（single switch）的有治疗经验的患者的安全信息。

FDA 还专门设立了"紫皮书"，即参照药的独占期、生物相似性或互换性评估的上市生物产品列表。这是一个在线资源，供医疗保健专业人员和患者查找有关经批准的生物制品的信息。紫皮书提供了生物制品是参照药、生物类似药还是可互换产品的信息。产品特定信息，包括 FDA 对用于支持生物制品批准数据的审查摘要等均可在"Drugs@ FDA"网站查询。

3.1.2 针对患者的指南信息

FDA 也在其官网开设专栏，采用更为简洁的语言和篇幅向患者介绍生物类似药，除了使患者理解生物类似药与参照药有相同的获益、相同的潜在副作用、相同的规格和剂量以及相同的给药途经外，更明确告知患者生物类似药可提供更多治疗选择、加剧医疗市场竞争和降低成本。生物类似药的数据、研究与测试是经 FDA 严格审评的，并在上市后持续监测其安全性和有效性。

降低成本是国会创建 FDA 生物类似药审批通道的一个原因。然而，FDA 没有规定保险公司是否承保或报销生物类似药的费用。如果有保险，患者可咨询保险供应商，以了解计划中包括哪些内容。如果是医疗保险或医疗补助，医疗保险和医疗补助服务中心（CMS）和计划提供者通常可以提供这些信息。

3.2 医患教育

尽管美国政府在政策层面对于生物类似药的使用十分支持，但在医生患者教育方面却比较滞后，这可能与美国化学仿制药的使用环境有关。美国法律允许化学仿制药的直接替代，医生和患者对仿制药的认知对其实际使用的影响不大，这也使得政府可能对医生患者药品使用的教育工作关注度较低。但生物类似药与化学仿制药不同，当前生物类似药还不能进行直接替代，医生和患者（特别是医生）对生物类似药的认知成为影响其开处方或使用生物类似药的重要因素。从美国生物类似药发展现状来看，医生教育的缺乏是制约其生物类似药推广使用的重要原因之一，亟待政府及保险机构采取措施进行改进。

4 生物类似药在中国的临床使用

为规范我国生物类似药的注册上市，国家药品监督管理部门于 2015 年颁布了《生物类似药研发与评价技术指导原则（试行）》。生物类似药凭借与参照药在质量、疗效和安全性方面的相似性以及价格优势，对实现我国居民用药的更高可及性具有非常重要的意义。但目前中国的相关监管部门尚未像 EMA 和 FDA 一样发布对临床医生及患者的信息指南，尚缺乏临床应用方面的管理规定和指导原则。

中国生物类似药尽管起步较晚，但近几年在政策环境利好、市场规模增速较大的情况下，越来越多的国内企业开始布局生物类似药，中国生物类似药快速崛起。由于国内首个生物类似药于 2019 年初才上市，临床工作者对生物类似药的认知存在很大差异。

根据齐鲁制药在其生物类似药安可达上市前后对肺癌、结直肠癌、妇科肿瘤和药学领域 164 名临床工作者进行的一项生物类似药认知度调研与评估①结果显示：受访者对于生物类似药的总体认知度相对偏低，51.2% 的受访者完全不了解，34.8% 了解一些但有顾虑，仅 14% 受访者相对比较了解。在整体认知度方面，药学专家相对具优势，但是顾虑也更多一些。

在对生物类似药的具体认知方面，受访者对基本概念、研发流程的认知度都非常低，尤其结直肠癌、妇科肿瘤临床医生，易对标小分子化学仿制药。研发流程方面，则常对标新药研发的 III 期临床研究，对生物类似药的研发路径认知度低，容易与仿制药一致性评价的概念混淆；对于适应症外推政策，肠癌领域医生的认可度偏低，对上市后临床研究验证需求度高（表 10 - 1，图 10 - 1）。

表 10 - 1　临床工作者生物类似药认知度调研与评估结果

	生物类似药基本概念			研发流程			适应症外推		
	非常了解	一般了解	不了解	非常了解	一般了解	不了解	认同	有顾虑	不太认同
肺癌领域	4.6%	38.5%	56.9%	3.1%	30.8%	66.2%			
结直肠癌领域	4.2%	37.5%	58.3%	4.2%	25%	70.8%	10.4%	41.6%	47.9%
妇科肿瘤领域	5.7%	14.3%	80%	0	5.7%	94.3%	28.6%	71.4%	0
药学领域	6.25%	56.25%	37.5%	12.5%	68.8%	18.7%	18.7%	81.3%	0
合计	4.88%	34.8	60.4%	3.66%	27.4%	68.9%	18.2%	58.6%	23.2%

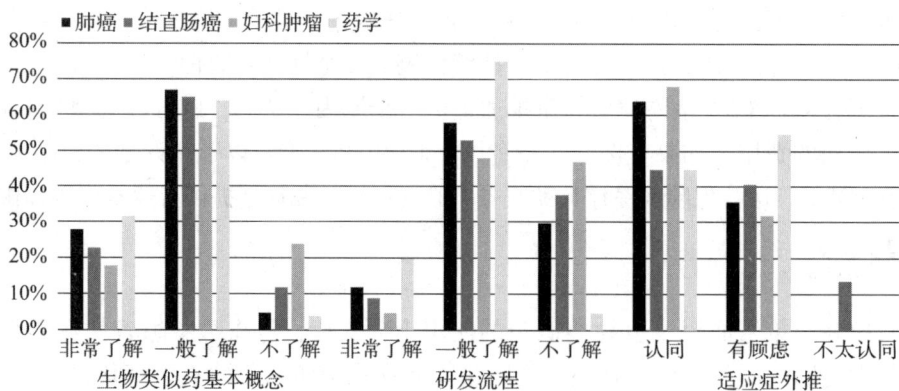

图 10 - 1　临床工作者生物类似药认知度调研与评估结果

从调研结果看，国内临床工作者对生物类似药的整体认知仍有限，教育与宣传工作仍非常必要。

5　已上市生物类似药的真实世界数据及真实世界研究

真实世界证据应用于药物上市前的研发和上市后的再评价等多个方面的医疗决策。对于已上市的

---

① 评估的基线是齐鲁制药未进行生物类似药相关医学教育前的认知情况。

生物类似药而言，可以充分利用真实世界数据对药物上市后在真实医疗实践中的效果、安全性、使用情况以及经济学效益等方面进行更全面的评估，并不断根据真实世界证据做出决策调整。

常规临床实践中，在严格控制的临床试验环境之外收集真实世界的证据，有助于填补临床试验和常规临床实践之间的知识空白。这一举措有助于解决这样一个事实，即在临床试验和真实世界中患者群体的人口统计学特征和疾病特征方面可能存在的显著差异，包括年龄、性别、种族、疾病严重程度、共病负担、伴随用药和治疗依从性。医生也可以通过真实世界证据和健康结果数据来做处方决策，临床试验也越来越多地包括经济终点和（或）成本效益的分析。

本部分列举利妥昔单抗生物类似药的上市后真实世界数据和真实世界研究情况。

5.1 利妥昔单抗生物类似药上市后真实世界数据

作为我国上市的第一个生物类似药，第二十二届全国临床肿瘤学大会暨2019年CSCO学术年会报道了汉利康（利妥昔单抗）上市后2403例患者用药安全性的真实世界数据。

2019年5月29日至2019年8月8日，全国共有2403例患者接受了包含汉利康的不同方案的治疗。搜集到的目标治疗人群中，淋巴瘤患者占比为79.36%，非淋巴瘤患者占比为20.64%（其中包括原发免疫性血小板减少症、肾病综合征等患者），报告77.57%的患者为初治患者，17.02%的患者为复发或难治性患者，另外5.41%未知。其中，由参照药美罗华中途转换为汉利康的患者比例高达38.04%。

安全性方面，全国2403例用药患者中，仅收集到133例（5.53%）药物不良反应，在上市后临床用药过程中，大多为1~2级ADR，与美罗华相似，临床医生并未做特殊关注、记录，这可能导致真实世界数据中药物不良反应收集的数据不全，总体来说其安全性良好。发生ADR的患者平均年龄为（58.146±12.761）岁，年龄大于65岁的患者占所有发生ADR的患者的27.82%；发生ADR的患者中，65岁及以下年龄段比例为72.18%。由于搜集到的治疗人群大多数为淋巴瘤患者，因此发生ADR的患者中，淋巴瘤人群也占到了大部分，为104人（78.20%），非淋巴瘤患者为29人（21.80%）。

在收集到的133例（5.53%）ADR患者中，大多数不良反应为轻中度，无不良反应导致死亡的报告。其中，血液学相关不良反应主要为中性粒细胞减少，发生率仅为0.541%。非血液学相关不良反应主要包括输注相关反应，寒战（3.537%）、发热（2.705%）、荨麻疹（1.248%）多见，呼吸困难（0.499%）、低血压（0.749%）、血管性水肿（0.458%）少见。此外，乙型肝炎病毒（HBV）再激活（0.208%）及间质性肺炎（0.291%）少见。

所有2403例患者中，由参照药美罗华中途转换为使用汉利康的患者高达914人（38.04%），转换患者中仅有27人（2.95%）发生ADR，未发生ADR的患者为887例（97.05%）。在1489例（61.96%）非转换患者即初次使用汉利康治疗的新患者中，106人（7.12%）发生ADR，转换患者ADR发生率低于初次使用汉利康的新患者，证实患者由美罗华中途转换为汉利康后的用药安全性良好。

中国首个生物类似药汉利康的上市后真实世界数据表明了其良好的安全性。

5.2 利妥昔单抗生物类似药上市后真实世界研究

德国Otremba等人报道了使用利妥昔单抗生物类似药和参照药治疗非霍奇金淋巴瘤（non-hodgkin's lymphoma，NHL）和慢性淋巴细胞白血病（chronic lymphocytic leukemia，CLL）患者的真实世界治疗模式的数据及研究。该研究数据收集自2017年7月开始，第一份报告数据截至2019年6月，共23个中心的71名医生参与。该研究通过收集NHL和CLL患者的统计数据和利妥昔单抗治疗方案的电子处方数据，分析比较利妥昔单抗参照药美罗华、利妥昔单抗生物类似药 Rixathon 或 CT－P10 和未标注商品名的利妥昔单抗（利妥昔单抗 n/s，未标明使用了参照药或生物类似药）治疗的患者的数据。皮下注射美罗华治疗的患者也包括在分析中，但占比不足 2%。

1741 名患者中，1241 例为 NHL，500 例为 CLL。在 7595 个治疗周期中，28.3% 的患者使用参照药利妥昔单抗，55.2% 使用利妥昔单抗生物类似药，2.0% 使用皮下注射利妥昔单抗，14.5% 使用未标注商品名的利妥昔单抗。利妥昔单抗生物类似药应用于其所有的适应症；57.3% 的周期应用于外推适应症。24 个月后，利妥昔单抗生物类似药的处方比例由 12.0% 增加到 83.0%，不同的利妥昔单抗药物之间频繁转换使用，包括利妥昔单抗参照药与生物类似药之间的转换以及不同的生物类似药之间的互相转换。该项研究也进一步说明，利妥昔单抗生物类似药广泛应用于所有批准的适应症，包括外推适应症的应用，不同的生物类似药的转换使用已经广泛地应用于真实世界的临床医疗环境中。

上市后的生物类似药在发挥其与参照药相同的疗效和具有可控的安全性的同时，所带来的经济学效益也是社会所关注的。如前章所述，利妥昔单抗在众多疾病领域都发挥着至关重要的作用。然而，进口的利妥昔单抗一直都因昂贵的价格极大地限制了国内患者的使用。大多数患者饱受疾病折磨，却因无法承担其高昂的治疗费用而放弃治疗。新的生物类似药有望带来显著的成本节约和治疗的可及性。相关研究报道了预算影响模型，分析了将利妥昔单抗生物类似药 CT－P10 引入欧盟用于治疗类风湿关节炎和肿瘤患者对预算的影响。

该模型假定 CT－P10 市场份额为利妥昔单抗的 30%，此情况下预计可节省 9040 万欧元，可新增 7531 名患者获得利妥昔单抗的治疗。而在假定 CT－P10 市场份额为利妥昔单抗的 50% 的情况下，预计可节省 1.5010 亿欧元，可新增 12551 名患者获得利妥昔单抗的治疗。该项研究表明，生物类似药的使用显著提高了经济学效益，使得越来越多的患者用药更可及。

近年来，随着生物类似药的广泛应用，生物类似药真实世界证据的持续出现已经使得生物类似药及其适应症外推法的接受度不断提高。我们期望有更多的真实世界研究来评估生物类似药对卫生经济学、患者可及性、肿瘤及其他疾病治疗的整体可持续性的长期影响。

6 小结

生物药的出现极大地改善了部分疾病的预后，但是由于价格昂贵，其临床使用受到很大程度的限制。随着许多原研生物药的专利到期，高性价比的生物类似药已陆续被研发并批准上市，使得更多患者能够接受治疗。有效性方面，生物类似药的临床疗效与参照药相似；安全性方面，过去十年，在欧盟的安全监控系统中尚未发现生物类似药与参照药之间存在不良反应性质、严重程度或发生频率的差异，二者在处方医生的判断下进行转换和替代。美国采用更为谨慎的态度，仅有批准为"可互换产品"的生物类似药才被视为等效并可替换参照药，且多以各州的立法来指导医生的临床使用。中国生物类似药上市时间较短，暂无相关上市后安全性数据；药物转换方面，已有的研究及临床应用数据表明，从参照药转换到对应的生物类似药不会产生任何新的安全性事件。因此，生物类似药的发展有助于为患者和社会带来新的价值。在中国，上市的生物类似药较少，发展仍需一定时间，在临床使用的替代或转换以及安全性方面也仍需积累更多的实践经验和数据。

撰稿：朱军、吴晶、张溪、郝翠、逯莉
审阅：孔北华、刘云鹏、刘继红、闫敏、沈琳、罗婷、秦燕、黎莉

参考文献

［1］徐巍巍, 吴晶. 欧洲生物类似药市场准入政策解读与思考［J］. 中国药物经济学, 2018, 013 (011): 16 - 21.

［2］Kurki P, Aerts L V, Wolff - Holz E, et al. Interchangeability of Biosimilars: A European Perspective ［J］. BioDrugs, 2017, 31 (2): 1 - 9.

［3］Renwick M., S. K., Gladstone E., et al. Postmarket policy considerations for biosimilar oncology drugs ［J］. Lancet Oncol, 2016, 17 (1): e31 - e38.

［4］O'Callaghan J, Barry S P, Bermingham M, et al. Regulation of biosimilar medicines and current perspectives on interchangeability and policy ［J］. Eur J Clin Pharmacol, 2019, 75 (1): 1 - 11.

［5］Paul Craddy, Pricing and reimbursement considerations for biosimilars to achieve commercial success ［EB/OL］. (2017 - 10 - 23) ［2020 - 05 - 11］. https: //www. remapconsulting. com/wp - content/uploads/2017/12/Biosimilar - 2017 - Prague - 231017 - 1_ 0. pdf.

［6］Davio K, The challenge of educating patients on biosimilars ［EB/OL］. (2018 - 10 - 24) ［2020 - 05 - 09］. https: //www. centerforbiosimilars. com/conferences/dia - 2018/the - challenge - of - educating - patients - on - biosimilars.

［7］Rémuzat C, Julie Dorey, Olivier Cristeau, et al. Key drivers for market penetration of biosimilars in Europe ［J］. J Mark Access Health Policy, 2016, 19 (7): A497 - A497.

［8］Dearment A. Why is biosimilar adoption slow in the U. S. , and can something be done to boost uptake? ［EB/OL］. (2019 - 10 - 01) ［2020 - 05 - 10］. https: //medcitynews. com/2019/10/why - biosimilars - adoption - is - slow - in - the - u - s - and - can - something - be - done - to - boost - uptake/? rf = 1.

［9］Burkhard Otremba, Jens Borchardt, Andra Kuske, et al. Real - world Use and Acceptance of rituximab Biosimilars in non - Hodgkin Lymphoma in an Oncologist Network in Germany ［J］. Future Oncol, 2020, 16 (15): 1001 - 1012.

［10］Richard Cauchi. State Laws and Legislation Related to Biologic Medications and Substitution of Biosimilars ［EB/OL］. (2019 - 05 - 03) ［2020 - 05 - 13］. https: //www. ncsl. org/research/health/state - laws - and - legislation - related - to - biologic - medications - and - substitution - of - biosimilars. aspx.

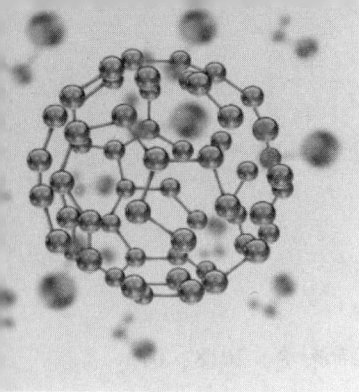

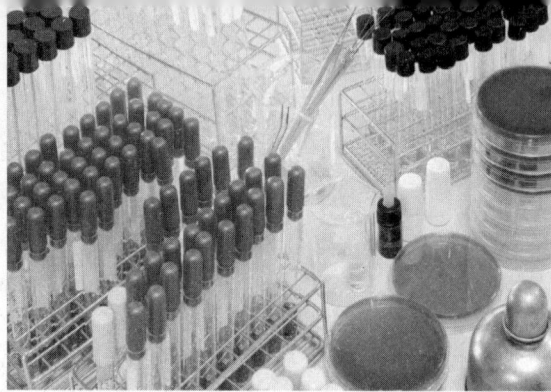

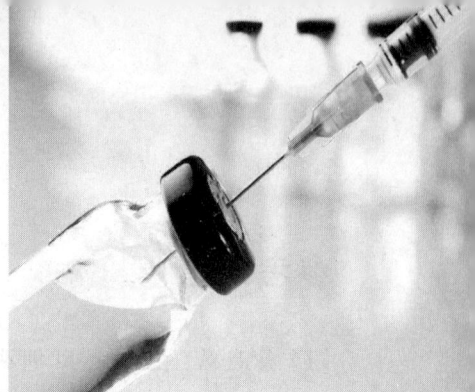

第十一章 结语与展望

生物技术产品日益成为维护人类健康的关键工具，无论是原始创新、前沿技术还是传统产品，越来越成为全球资本市场的宠儿。因此，围绕生物技术产品的科学研究、技术发明与创造以及产品制造等领域的竞争自然成为国家间竞争的主要内容之一。在经济全球化的今天，虽然在掌握人才、资本及知识产权要素的前提下，可以在全球进行服务于价值目标的资源配置；但是，作为一个人口大国，构建生物技术产品实体经济的竞争体系与能力，是维系国家健康安全的重要生命线。从产业生存与发展的逻辑来看，就像化学药品的仿制药产业一样，生物类似药产业是国家生物制品产业的基础与支柱。因此，生物类似药产业自然成为我国生物技术产品全球竞争力的基础。

1 生物类似药的监管政策逐步完善，产品研发路径更加清晰

在全球，不论是发达国家还是发展中国家，临床用药的可及性始终是政府和社会关注的焦点。有人说，"药品的上市许可"是科学与技术的问题，不能也不应考虑"药价"这些因素，或者说，不要被这些"因素"所干扰。其实，随着全球监管科学实践的深入，监管科学的终极目标——"始终服务于患者，服务于公众健康""服务要有质量，要有效率"这一核心理念已经越来越清晰地成为共识。

因此，监管当局以这一理念与共识为基础所确立的"上市许可"的"科学与规则"，决定了一个国家、一个区域乃至全球的药品——这一特殊商品的"生存与竞争生态"。政府及监管部门的核心工作就是构建并维系支持这一良性"竞争生态"的法律、规范、制度、技术标准及行业规范，以确保公众有药用、用得好、用得起，且供给者能够获益并获得尊重和认可。事实上，发达国家的发展经验已经证明，只有"充分的竞争""规范与公平的竞争"才能真正解决创新不足的问题，解决供给短缺与可获得性问题，解决保护创新与破除垄断间的平衡问题，解决行业发展质量和全球竞争力的问题。

生物药在治疗一些疾病方面的明显临床优势推动了其快速发展。随着原研生物药专利到期及生物技术的不断发展，以原研生物药质量、安全性和有效性为基础的生物类似药研发有助于降低生物药的价格、大大改善患者的可及性、满足公众用药需求。

我国生物类似药的研发起步较晚，相关的注册管理及配套政策尚未形成体系，完善生物类似药相关的注册管理法规体系迫在眉睫。国家药品监管部门于 2015 年 2 月发布的《生物类似药研发与评价技术指导原则（试行）》为第一个技术指南性文件，该指南为我国生物类似药的研发与上市许可评价提供了基本原则。在新版《药品管理法》和《药品注册管理办法》的基础上，《生物制品注册分类及申报资料要求》自 2020 年 7 月 1 日开始实施，其中明确了生物类似药按照 3.3 类注册申报，并确定了申报资料要求。2021 年 2 月发布的《生物类似药相似性评价和适应症外推技术指导原则》进一步对相似

性评价和适应症外推的科学标准提出了意见。同时，药品审评中心发布了贝伐珠单抗、曲妥珠单抗、阿达木单抗、利妥昔单抗、地舒单抗、帕妥珠单抗、奥马珠单抗和利拉鲁肽等重点品种的临床试验指导原则，对其临床试验设计及开发考虑提出了非常具体的指导建议。

良好的制度建设能够促进形成良好的生态环境和产生预期的社会效益。在欧美市场，系统的、利于生物类似药发展的政策落实，加速了社会及产业资源向生物类似药产业的聚集，除了传统的仿制药公司致力于生物类似药开发外，以原创性为核心竞争力的跨国公司，如安进公司、辉瑞公司、德国默克公司、勃林格殷格翰公司等也加入竞争行列，这无疑会提升市场的竞争水平并加速生物类似药产品的上市。

2 "充分、规范与公平"的市场竞争环境及相关法规体系优化升级

创新不足、供给短缺与可获得性、创新和垄断间的平衡、行业发展质量和全球竞争力等问题的解决有赖于"充分、规范与公平"的市场竞争环境，这需要从法规体系、国家药物政策、国家支付政策等方面加以系统完善。上市许可标准与注册路径是基础，是保证上市产品质量和品质的关键；临床使用原则是动力，相应的定价和支付制度是保障，进而形成有预期回报的价值链。只有这一系统配套政策的实施才能实现生物类似药的研发、制造与使用以及国家层面各方共赢的目标。

我国生物类似药法规体系的建立应以解决国内患者生物制品药物的可及性问题为主要目标，满足临床需要，有效降低健康管理与维护费用，全面提升国家医疗服务的质量与水平，服务于健康中国建设；应以遵循生物类似药研发规律为原则，提炼生物类似药注册管理关键要素，构建科学的覆盖全生命周期的生物类似药监管制度体系；应从源头开始规范产业和市场行为，推动行业与国际社会并跑，解决公众用药的可及性问题。在生物类似药法规体系的顶层设计层面，需要明确以下问题。

①明确生物类似药在国家药物政策中的地位，营造鼓励促进生物类似药发展的监管环境，平衡发展生物类似药与保护创新的矛盾，如建立数据保护制度、专利诉讼制度、审评审批制度、临床使用原则、支付制度等。

②建立指导和规范生物类似药研发、生产的技术指南体系并与国际标准接轨，以满足行业发展以及全球同步研发的需求。技术指南是有效指导生物类似药研发的技术保障，基于我国生物类似药产业研发阶段和研发需求，应首先建立生物类似药技术指南体系框架，即总体原则、各专业的总体指南（药学、非临床、临床研究及命名、说明书等）及针对特定产品的技术指南。优先制定生物类似药研发急需的各专业层面的技术指南，包括：证明与参照药具有生物相似性的药学指南、非临床指南和临床指南；生物技术药物生产工艺变更后可比性研究的指南；生物类似药的标签和说明书指南；生物技术药物免疫原性评估的指南；评价分析相似性的统计学方法指南；监管机构与生物类似药申请人之间沟通交流会议的指南；生物制品非专利命名原则指南等。建立单品种的技术指南以指导具体品种的研发。审评机构及时总结具体品种的审评情况，发布特定产品的技术指南，有效指导具体品种的研发。

③妥善解决历史遗留问题。生物类似药监管制度体系的构建应体现其研发规律，生物类似药的技术要求及申报资料要求应以药学、非临床、临床试验等递进的相似性完整证据链评价为核心。由于我国生物类似药法规体系的滞后以及相应的指导性意见不明确，还有不少已上市或在研的非可比产品，这些品种将为上市许可和上市后监管增加难题。对于新申报注册的生物类似药，应遵循国际共识，不再批准非可比产品；对于已上市的非可比产品，应给予一定过渡期进行完善。

3　全球生物类似药产业发展迅速，中国等新兴市场进入生物类似药收获期

　　生物类似药是一类特殊的药品。由于分子量大、结构复杂，相比于化学仿制药开发难度大，但同时与原研药相比，其开发成功率更高，上市之后能够带来相对确定的利润回报，因此极具吸引力，国内外医药企业纷纷布局相应产品开发管线。根据弗若斯特沙利文预测，2021 年全球生物制品销售额将达到 3400 亿美元，其中生物类似药销售额将达到 200 亿美元，且将以 40% 的年复合增长率保持高速增长；在我国，2021 年生物制品销售额预计为 4600 亿元，其中生物类似药销售额为 11 亿元。随着新的一批生物类似药的批准上市以及国家医保的集中采购，生物类似药的市场销售将迅速增长，预计年复合增长率将超 70%。

　　欧盟是全球第一个建立生物类似药法规体系的地区。自 2004 年，欧洲药品管理局（EMA）发布《生物类似药指南（草案）》并于 2005 年正式生效，至今欧盟已为生物类似药的发展建立了较为完整的监管框架，为全球生物类似药产业的发展提供了经验。生物类似药产品上市带来的市场竞争也有效地避免了原研药的过高定价和市场垄断。截至 2020 年 12 月，EMA 已经批准了 17 个生物类似药品种，共 72 个产品。

　　美国生物类似药相关法规制度的建立相对较晚。2010 年 3 月实施的《生物制品价格竞争与创新法案》制定了生物类似药审批的章节 351(k)，为生物类似药发展建立了法律基础。此后，FDA 相继出台了一系列法规和技术指南指导业界开展生物类似药的研发。2014 年 9 月 FDA 发布紫皮书，增加专利的透明度，降低生物类似药开发面临的专利障碍。截至 2020 年 12 月，FDA 已经批准了 9 个生物类似药品种，共 29 个产品。尽管由于涉及专利诉讼，部分产品获批后上市仍面临障碍，但预计随着法规的完善，美国生物类似药市场规模将超过欧盟。

　　韩国生物类似药产业在政府的大力支持下，经过多年的发展，展示出不俗的研发实力。2003 年 5 月，韩国食品药品管理局（KFDA）首次发布《生物制品审评与批准条例》（MFDS 通知），其中包括生物类似药的条款。韩国从政府政策、审评审批、监管环境以及产业发展上大力支持生物制药产业，并鼓励国内创新生物制品及生物类似药走向国际市场。2012 年 7 月 20 日，Celltrion 开发的英夫利昔单抗成为韩国第一个获批的生物类似药。截至 2019 年 12 月，韩国共批准 10 个生物类似药品种，15 个产品。

　　日本生物技术药品的发展整体上比欧盟、韩国晚。2009 年，日本发布生物类似药研发注册、审评审批等指导文件，框架基本参照欧盟的生物类似药监管体系。2009 年 6 月 22 日，由山德士持有的生长激素在日本率先获得批准，成为第一个在日本上市的生物类似药。截至 2020 年 12 月，日本共批准 12 个生物类似药品种，24 个产品。

　　我国生物类似药产品在研数量居世界首位。根据医药魔方统计数据，截至 2020 年 12 月，中国处于活跃状态的生物类似药产品共有 239 个，在全球生物类似药在研产品中占比约为 45%；我国已批准上市 4 种生物类似药，共 9 个产品，包括利妥昔单抗 2 个、阿达木单抗 4 个、贝伐珠单抗 2 个和曲妥珠单抗 1 个。

　　从研发阶段看，目前我国上市生物类似药产品较少，在研产品阶段分布较为均衡，其中，申请上市 22 个、Ⅲ期临床 57 个、Ⅰ期临床 48 个。从品种看，覆盖原研品种 45 个，但热门品种集中度高，例如贝伐珠单抗和阿达木单抗等的在研产品均超过 20 个。从研发公司看，我国生物类似药在研企业共 88 家，集中度较低。

可以预见，随着大批生物类似药在我国上市，患者对生物药的可及性将大幅提高。同时，我国生物类似药市场竞争将愈加激烈，热门品种的价格战、集中采购不可避免，由此必然影响企业的预期回报。因此，生物类似药的立项开发选择显得尤为重要。对于我国生物类似药企业来说，热门品种存在明显扎堆现象，生物类似药后来者需审慎立项。目前，我国生物类似药的开发仍主要局限于国内市场，相信随着中国加入 ICH，欧洲和美国市场开发通道也会愈加通畅。

4 生产制造、上市后监管与市场准入是生物类似药长期关注的课题

中国的生物制品制造能力仍较为薄弱。制造能力是实体经济的核心竞争力，也是目前民族生物制品工业的最大短板。决定生物制品制造能力的核心要素包括监管部门制定的行业标准、GMP 管理理念与制度、质量管理与风险控制能力、质量与运营管理人才、技术工人、技术转移能力、设备及相关原材料等。目前，我国生物制品企业的行业监管标准与 GMP 管理理念等有待提升，技术及管理人员严重缺乏，导致企业的制造与质控能力以及相关原材料、设备的国产化能力成为业界公认的瓶颈，这一制约因素也决定了整个行业的产品质量风险和综合成本，如培养基问题、一次性反应器问题、高效纯化设备等。要在较短的时间内改变这种现状，必须从监管层面打破传统区域界线，按经济及产业全球化的原则，鼓励、支持民族企业能够在全球配置资源，特别是短缺资源，并尽快国产化。这也需要尽快调整目前实施的辅料、原液及产地等监管理念和监管制度，建立符合科学的产品质量控制与风险管理制度，以凸显市场在行业发展和资源配置中的决定性作用，从而形成促进生物类似药高速发展的产业链和价值链。

药物警戒和临床应用路径仍有待加强。目前，世界主要国家及区域的药品监管机构均建立了较为完善的上市后监测体系和要求，以确保生物类似药全生命周期内的安全性和有效性，如不良反应监测体系、可互换性原则及医护人员和患者的教育等。生物类似药的产品特点决定了免疫原性是其上市后安全性方面最需要关注的问题。此外，生物类似药的可互换性问题与化学仿制药有着重要的区别。由于我国尚无生物类似药的可互换性指导原则，医生在生物类似药的临床应用中是主导因素。同时，由于我国生物类似药的上市时间较晚，医生和患者均对生物类似药缺乏充分认知，企业需要投入更大的精力进行科普教育。

生物类似药的市场准入及定价机制需尽快理清。近年来，我国医疗产品价格体系正经历急剧变革，专利到期的进口创新生物制品在经历国家医保目录调整及医保谈判后市场价格显著下降，由此必然影响生物类似药的定价。据统计，已上市生物类似药产品的中标价格一般比原研生物制品最低中标价格降低 10% ~ 30%，少数产品降幅超过 50%。目前，上市生物类似药产品相对较少，竞争尚不激烈，随着更多产品的上市，热门品种市场将面临残酷的竞争。据悉，国家医保部门也在研究生物制品集中采购的相关政策，胰岛素类生物制品在个别地区业已开展集中采购，预计其他热门生物类似药品种也将被纳入集中采购名单。如何评估生物类似药的开发成本和预期的市场回报，这是国内生物类似药企业必须面对的严峻问题。希望国家相关监管部门与行业一道，尽快理清行业发展需要和市场价格体系，有效促进生物类似药产业良性发展。

5 小结

生物类似药对于提高我国患者的药品可及性及节省医保资金至关重要。随着生物类似药政策法规

体系的逐步完善，其开发路径及注册通道逐渐通畅，未来几年将迎来一波生物类似药上市热潮，同时生物类似药的临床应用及市场竞争等问题也将愈发突出。生物类似药产业的发展需要相关政策的完善以及人才和技术的积累，相信生物类似药产业必将成为我国生物制品产业的重要基础，支持健康中国战略的建设，满足更多患者的临床需求。

撰稿：秦云贺
审阅：邵颖

缩 写 词 表

英 文 缩 写	英 文 全 称	中 文 名 称
21CFR	21 Code of Federal Regulations	美国联邦法规第 21 章
	Abbvie	艾伯维
ABCD	Association of British Clinical Diabetologists	英国临床糖尿病学家协会
ABPI	Association of the British Pharmaceutical Industry	英国制药工业协会
ADA	anti – drug antibody	抗药抗体
	adalimumab	阿达木单抗
ADC	antibody – drug conjugate	抗体偶联药物
ADCC	antibody dependent cellular cytotoxicity	抗体依赖细胞介导的细胞毒作用
ADCP	antibody – dependent cellular phagocytosis	抗体依赖细胞介导的吞噬作用
ADME	absorption，distribution，metabolism，excretion	药物吸收、分布、代谢、排泄
ADR	adverse drug reaction	药品不良反应
AE	adverse event	不良事件
	Amgen	安进
ANDA	abbreviated new drug application	简化新药申请
ANSM		法国国家药品和健康产品安全局
API	active pharmaceutical ingredient	活性药物成分
AS	ankylosing apondylitis	强直性脊柱炎
ASAS	assessment in ankylosing spondylitis	强直性脊柱炎的评估
ASCO	American Society of Clinical Oncology	美国临床肿瘤学会
ASMR		额外临床效益
ASP	average selling price	平均销售价格
ATP	adenosine triphosphate	三磷酸腺苷
AUC	area under curve	曲线下面积
	auto – injector	自动注射器
	Avastin	安维汀（贝伐珠单抗）
AWMSG	All Wales Medicines Strategy Group	全威尔士医药战略小组
BASFI	Bath ankylosing spondylitis functional index	Bath 强直性脊柱炎功能指数
BASMI	Bath ankylosing spondylitis metrology index	Bath 强直性脊柱炎测量指数
BBA	British Biosimilars Association	英国生物类似药协会
BCA	Biologics Control Act	生物药控制法案
	bevacizumab	贝伐珠单抗
BI	Boehringer – Ingelheim	勃林格殷格翰

英文缩写	英文全称	中文名称
BIA	BioIndustry Association	生物工业协会
BIA	Biosimilar Initial Advisory	生物类似药初步咨询会议
	bio – better	改良型创新药
	biosimilar	生物类似药
BLA	biologics license application	生物制品上市申请
BLI	bio – layer interferometry	生物膜层干涉
BOM	bill of materials	物料清单
	bootstrap	自举法
BOPA	British Oncology Pharmacy Association	英国肿瘤学药房协会
BOR	best overall response	最佳总体缓解
BPCIA	the Biologics Price Competition and Innovation Act	生物制品价格竞争与创新法案
	BPD Type 1 meeting	生物类似药开发 1 类会议
	BPD Type 2 meeting	生物类似药开发 2 类会议
	BPD Type 3 meeting	生物类似药开发 3 类会议
	BPD Type 4 meeting	生物类似药开发 4 类会议
BPR		批生产记录
BQ	biological qualifier	生物制品限定符
BsUFA	Biosimilar User Fee Act	生物类似药使用者付费法案
BSV	between – subject variability	个体间变异
CAGR	compound annual growth rate	年复合增长率
CAPA	corrective actions and preventive actions	纠正措施和预防措施
CBER	FDA Center for Biologics Evaluation and Research	FDA 生物制品审评与研究中心
CD	circular dichroism	圆二色谱法
CDC	complement dependent cytotoxicity	补体依赖的细胞毒性
CDE	Center for Drug Evaluation	中国药品审评中心
CDER	FDA Center for Drug Evaluation and Research	FDA 药品审评与研究中心
CDRH	FDA Center for Devices and Radiological Health	FDA 医疗器械审评中心
CEPS		法国健康产品经济委员会
CE – SDS	capillary electrophoresis sodium dodecyl sulfate	十二烷基磺酸钠毛细管凝胶电泳
	cetuximab	西妥昔单抗
CEX	cation exchange chromatography	离子交换色谱
CFB	concentrated fed – batch	浓缩补料批培养
CHF	congestive hearts failure	充血性心力衰竭
CHMP	Committee for Medicinal Products for Human Use	欧盟人用医药产品委员会
CHO	Chinese hamster ovary cell	中国仓鼠卵巢细胞
CIP	cleaning in place	原位清洗
CLL	chronic lymphocytic leukemia	慢性淋巴细胞白血病

英文缩写	英文全称	中文名称
CMA	critical material attribute	关键物料属性
C_{max}	the maximum concentration	最大血药浓度
CMC	chemical manufacturing and control	化学、制造和控制
CMO	contract manufacture organization	合同生产外包
CMS	Centers for Medicare and Medicaid Services	美国医疗保险与医疗补助服务中心
	comparable drug	可比较药品
	Consortium of Individual Regulators	欧盟监管者联盟
	cost accounting system	成本计价体系
CPP	critical process parameter	关键工艺参数
CQA	critical quality attribute	关键质量属性
CR	complete response	完全缓解
	criticality	关键性
CRu	complete remission unconfirmed	未确定的完全缓解
CSCO	Chinise Society of Clinical Oncology	中国临床肿瘤学会
CTA	clinical trial approval	临床试验许可
CTCAE	common terminology criteria for adverse events	常见不良反应事件评价标准
CTIS	clinical trial integrated management system	临床试验信息系统
CUA	cost – utility analysis	成本–效用分析
DLBCL	diffuse large B – cell lymphomas	弥漫性大 B 细胞淋巴瘤
DO	dissoloved oxygen	溶氧
DQ	design qualification	设计确认
DR	duration of response	应答时间
DRG	diagnosis related groups	分级诊疗
	drug product	制剂
	drug substance	原液
DSC	differential scanning calorimetry	差示扫描量热法
DSUR	development safety update report	研发期间安全性更新报告
EC	European Commission	欧盟委员会
EEA	European Economic Area	欧洲经济区
EFPIA	European Federation of Pharmaceutical Industriesand Associations	欧洲制药工业和协会联合会
EGF	epidermal growth factor	表皮生长因子
EGFR	epidermal growth factor receptor	表皮生长因子受体
ELISA	enzyme linked immunosorbent assay	酶联免疫法
EMA	European Medicines agency	欧洲药品管理局
	Enbrel	恩利（依那西普）
EPAR	European Public Assessment Report	欧盟公共评估报告
EPF	European Patient Forum	欧洲患者论坛

英文缩写	英文全称	中文名称
	epoetin alfa（Epogen）	阿法依泊汀（重组人红细胞生成素）
	equivalence margin	统计学等效区间
	Erbitux	爱必妥（西妥昔单抗）
ESMO	European Society for Medical Oncology	欧洲肿瘤内科学会
ESPHGAN	The European Society for Paediatric Gastroenterology Hepatology and Nutrition	欧洲儿科胃肠病学、肝病和营养学会
	etanercept	依那西普
FDA	Food and Drug Administration	美国食品药品管理局
FDAAA	Food and Drug Administration Amendments Act	美国食品药品管理局修正案
	fed – batch	补料批培养（流加培养）
	filgrastim	非格司亭
FIMEA		芬兰药监局
FMEA	failure mode and effects analysis	失败模式效果分析
FMS		荷兰医学专家联合会
	follitropin alfa	α–促卵泡素
FTC	Federal Trade Commission	美国联邦贸易委员会
FTIR	Fourier transform infrared spectroscopy	傅里叶变换红外光谱法
	full population PK sampling design	全群体药代动力学采样设计
	gap analysis	缺陷分析
GCP	Good Clinical Practice	药物临床试验质量管理规范
GEMME		法国仿制药协会
	generic drugs	仿制药（通用名药）
GEP	Good Engineering Practice	良好工程质量管理规范
GMP	Good Manufacturing Practice	药品生产质量管理规范
GVP	Good Pharmacovigilance Practices	药物警戒规范指南
HAS		法国国家卫生管理局
	Hatch – Waxman Act	药品价格竞争和专利期补偿法案
HBV	hepatitis B virus	乙型肝炎病毒
HCPCS	healthcare common procedure coding system	医疗保险通用程序编码系统
HER2/ErbB – 2	human epidermal growth factor receptor – 2	人表皮生长因子受体 – 2
HERA		曲妥珠单抗辅助治疗
HTA	health technology assessment	卫生技术评估
	Hospira	赫升瑞
	Humira	修美乐（阿达木单抗）
	Humulin	优泌林（胰岛素）
IBD	inflammatory bowel disease	儿童炎症性肠病
ICER	incremental cost – effectiveness ratio	增量成本 – 效果比

英文缩写	英文全称	中文名称
ICMRA	the International Coalition of Medicines Regulatory Authorities	国际监管机构联盟
IND	investigational new drug application	新药临床申请
	indication extrapolation	适应症外推
IND safety report	investigational new drug safety report	临床研究新药安全报告
	infliximab	英夫利昔单抗
INN	international nonproprietary name	国际非专利药品名称
	interchangeability	可互换性
	inter – occasion variability	场景间变异
IQ	installation qualification	安装确认
IRC		独立影像评估
IRR	infusion related reactions	输液相关反应
ISPE	International Society for Pharmaceutical Engineering	国际制药工程协会
KFDA	Korea Food and Drug Administration	韩国食品药品管理局
KPP	key process parameters	重要工艺参数
	Liraglutide	利拉鲁肽
MAA	marketing authorization application	上市申请
	MabThera/Rituxan	美罗华（利妥昔单抗）
MAH	marketing authorization holder	上市许可人
MEB		荷兰医学评估委员会
MedDRA	Medical Dictionary for Regulatory Activities	监管活动医学词典
MFDS	Ministry of Food and Drug Safety	韩国食品和药物安全部
MHLW	the Ministry of Health, Labor and Welfare	日本厚生劳动省
MHRA	Medicines and healthcare products regulatory agency	英国药品和保健品管理局
MHW	Ministry of Health and Welfare	韩国卫生福利部
	Mylan	迈兰
NCA	noncompartmental analysis	非隔室模型分析
NCCN	National Comprehensive Cancer Network	美国国家综合癌症网络
NCI	National Cancer Institute	美国国立癌症研究所
NCSL	National Conference of State Legislatures	美国国家州立法会议
NDA	new drug application	新药上市申请
	Neupogen	优保津（促白细胞生长素）
NGNA	N – glycolylneuraminic acid	唾液酸 N – 羟乙酰神经氨酸
	NHI Drug Price Standard	国家健康保障药品价格标准
	NHI price listing application	医保价格列表申请
NHL	non – Hodgkin lymphoma	非霍奇金氏淋巴瘤
NHS	National Health Service	英国国家医疗服务局
NICE	National Institute for Health and Care Excellence	英国国家卫生与临床优化研究所

英 文 缩 写	英 文 全 称	中 文 名 称
NIH	USA National Institutes of Health	美国国立卫生研究院
NMPA	National Medical Products Administration	中国国家药品监督管理局
	nocebo	反安慰剂
	nonlinear mixed effects modeling approach	非线性混合效应模型法
	Novartis	诺华
NPC	numerical predictive check	数值预测检验
NRAS		英国国家类风湿关节炎协会
NSAID	nonsteroidal antiinflammatory drugs	非甾体抗炎药
	obinutuzumab	阿托珠单抗
OOS	out of specification	偏离分析检验标准
OQ	operation qualification	运行确认
ORR	objective response rate	客观缓解率
ORR	overall response rate	总反应率
OS	overall survival	生存期
	overfill volume	过量灌装体积
PAT	process analysis technology	过程分析技术
PBRER	periodic benefit – risk evaluation report	定期获益 – 风险评估报告
PCR	pathologic complete response	病理完全缓解
PD	pharmacodynamics	药效动力学
PD	progressive disease	疾病进展
PDA	Parenteral Drug Association	注射用药品协会
	pegfilgrastim	培非格司亭
PEI	Paul – Ehrlich – Institut	德国药监局
	perfusion	灌注培养
PES		聚醚砜
PFD		工艺流程和详细条件
	Pfizer	辉瑞
PFS	pre – filled syringe	预充针
PFS	progression – free survival	无进展生存期
PFSB	Pharmaceutical and Food Safety Bureau	日本药品和食品安全局
PHA	preliminary hazard analysis	预先危险性分析
PHSA	Public Health Service Act	公共卫生服务法案
PK	pharmacokinetics	药代动力学
PML	progressive multifocal leukoencephalopathy	进行性多灶性脑白质病
PopPK/PPK	population pharmacokinetics	群体药代动力学
	population approach	群体方法
PPACA	the Patient Protection and Affordable Care Act	患者保护与平价医疗法案

英文缩写	英文全称	中文名称
PPI	protein - protein interface	蛋白 - 蛋白相互作用
PQ	performance qualification	性能确认
PR	partial response	部分缓解
PRA	premarketing risk assessment	上市前风险评估
	production bioreactor	生物反应器细胞培养
Ps	psoriasis	银屑病
PSUR	periodic safety update reports	定期安全性报告
PTFE		聚四氟乙烯
PV	pharmacovigilance	药物警戒
PVDF		聚偏二氟乙烯
QbD	quality by design	质量源于设计
QMS	quality management system	质量管理体系
QRM	quality and risk management	质量风险管理
QTPP	quality target product profile	目标产品质量概况
	quality range	质量范围
RA	rheumatoid arthritis	类风湿关节炎
RADAR	research on adverse drug events and reports	药物不良事件和报告研究小组
RCT	randomized controlled trial	随机对照试验
RD	risk difference	风险差
	Remicade	类克（英夫利昔单抗）
REMS	risk evaluation and mitigation strategies	风险评估和减低策略
	risk minimization action plans	风险最小化行动计划
	rituximab	利妥昔单抗
RMP	risk management plan	风险管理计划
RPS	Royal Pharmaceutical Society	英国皇家制药协会
RR	risk ratio	相对风险度（风险比）
RRF	risk ranking and filtering	风险分级和筛选模型
RWS	real - world study	真实世界研究
SAE	serious adverse event	严重不良事件
	Samsung Biologics	三星生物
	Sandoz	山德士
SAWP		科学建议工作组
SBPs	similar biotherapeutic products	生物类似治疗产品
SEC	size exclusion chromatography	分子排阻色谱
	seed train	种子扩增
SIA	system impact assessment	系统影响性分析
SIP	sanitize in place	原位灭菌

英文缩写	英文全称	中文名称
SMC	Scottish Medicines Consortium	苏格兰药品联合会
SmPC/SPC	summary of product characteristics	产品特征概要
SMR		药品的临床效益
	somatropin	生长激素
SPR	surface plasmon resonance	表面等离子共振
SRS	spontaneous reporting system	可疑不良反应自发报告系统
SUSAR	suspected unexpected serious adverse reaction	非预期严重不良反应
	three tiers	三层级评估体系
TNF	tumor necrosis factor	肿瘤坏死因子
	totality of evidence	综合证据
TPP	target product profile	目标产品概况
	trastuzumab	曲妥珠单抗
	trough sampling design	谷浓度采样设计
TTP	time to progression	肿瘤进展时间
UADR	unexpected adverse drug reaction	非预期的不良反应
UMC	Uppsala Monitoring Centre	WHO 乌普萨拉监测中心
VEGF	vascular endothelial growth factor	血管内皮生长因子
VPC	visual predictive check	可视化预测检验
WCB	working cell bank	工作细胞库
WHO	World Health Organization	世界卫生组织
WHO – DD	WHO Drug Dictionary	WHO 药物词典